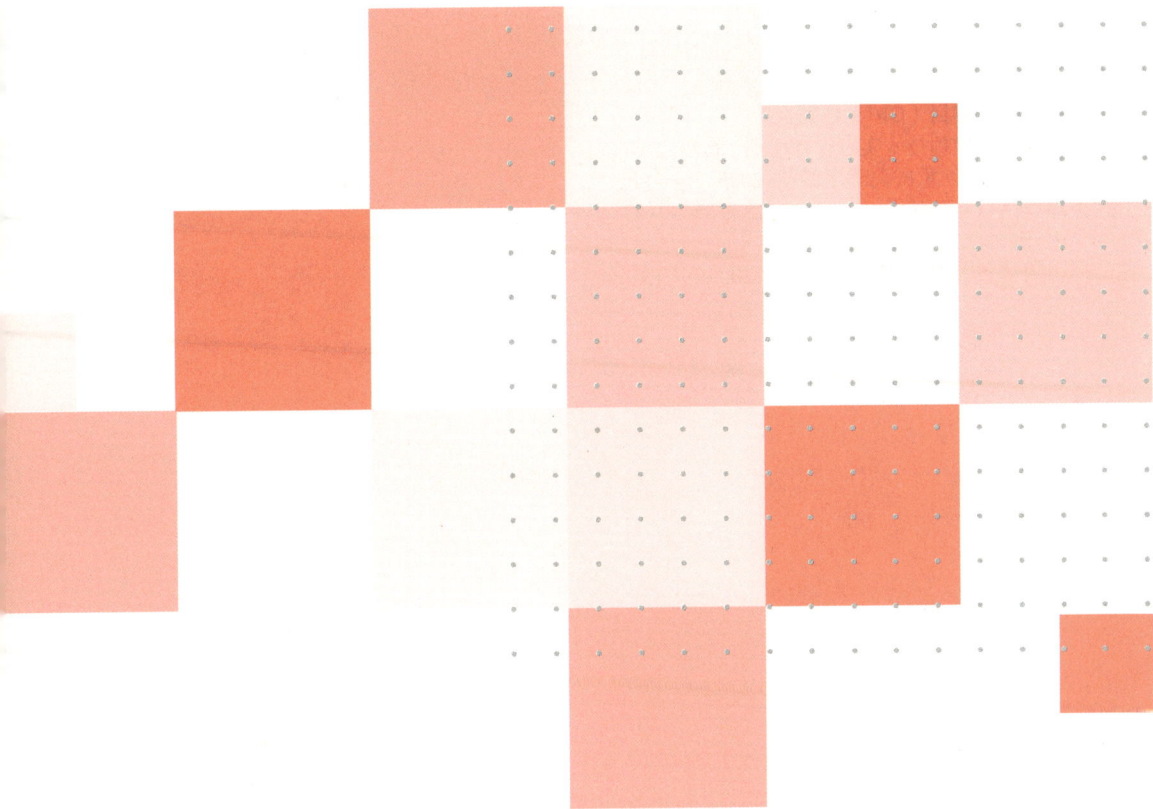

儿科护理理论与实践丛书

现代儿科护理技术实务
操作手册

顾问｜华子瑜 王 佚

主编｜崔 璀 刘 洋 范 娟

重庆大学出版社

图书在版编目（CIP）数据

现代儿科护理技术实务操作手册 / 崔璀, 刘洋, 范娟主编. -- 重庆 : 重庆大学出版社, 2025. 7. -- (儿科护理理论与实践丛书). -- ISBN 978-7-5689-5311-5

Ⅰ. R473.72-62

中国国家版本馆CIP数据核字第2025K9U187号

现代儿科护理技术实务操作手册

XIANDAI ERKE HULI JISHU SHIWU CAOZUO SHOUCE

主　编　崔　璀　刘　洋　范　娟

策划编辑：胡　斌

责任编辑：胡　斌　　版式设计：胡　斌

责任校对：邹　忌　　责任印刷：张　策

＊

重庆大学出版社出版发行

出版人：陈晓阳

社址：重庆市沙坪坝区大学城西路21号

邮编：401331

电话：（023）88617190　88617185（中小学）

传真：（023）88617186　88617166

网址：http://www.cqup.com.cn

邮箱：fxk@cqup.com.cn（营销中心）

全国新华书店经销

重庆亘鑫印务有限公司印刷

＊

开本：787mm×1092mm　1/16　印张：31.75　字数：750　千

2025年7月第1版　2025年7月第1次印刷

ISBN 978-7-5689-5311-5　定价：186.00元

编委会

序

儿童作为民族的未来和希望，承载着社会发展的重要使命。在医疗事业高质量发展的新时代，儿科护理人肩负着守护儿童健康成长的神圣职责。面对日益多元化的临床需求和不断革新的医疗技术，儿科护理工作者不仅需要具备扎实的专业技能，更需要有深厚的人文素养和创新思维，以从容应对日益复杂的临床挑战。

本书由重庆医科大学附属儿童医院的儿科护理领域权威专家和一线护理骨干携手编撰，充分汲取了国内外儿科护理领域的最新研究成果，将规范化与实用性有机融合，为儿科护理工作提供了坚实的理论支持和实践指导。书中不仅介绍了儿科基础护理操作，还深入探讨了专科疾病的高阶护理技术。内容编排充分体现了编写团队对临床需求的深刻理解和对专业细节的严谨把控，旨在帮助护理人员在面对复杂多样的临床情况时，能够迅速、准确地执行护理操作。

儿科护理的服务对象是儿童，他们既是需要治疗的患者，更是渴望关爱与呵护的特殊群体。因此，护理工作在追求技术精准性的同时，更应高度关注患儿的心理需求和情感体验。编写团队在书中融入了丰富的人文关怀理念，倡导护理人员在日常工作中以家庭为中心，给予儿童更多的温暖与关爱。同时，鼓励护理人员秉持创新精神，勇于探索新的护理方法和技术，持续提升护理质量和服务水平。

本书的独特价值在于创新性地构建了"技术 - 人文 - 创新"三位一体的现代儿科护理操作规范。我们相信，《现代儿科护理技术实务操作手册》将成为儿科护理人员的得力助手，为他们提供坚实的理论支持和实用的操作指导，帮助他们提升专业技能，激励他们在日常工作中践行人文关怀和创新精神，为儿童健康事业贡献更多的智慧与力量。

2025 年 4 月 12 日

前 言

在新时代医疗卫生事业高质量发展的背景下，儿科护理作为医疗体系的重要组成部分，其专业价值和社会意义日益凸显。国家卫生健康委确定 2025—2027 年为"儿科和精神卫生服务年"，进一步强调了儿科医疗服务能力提升的紧迫性。儿科护理不仅是保障儿童健康的第一道防线，更是推动儿科医疗服务高质量发展的关键环节。为适应这一发展需求，《现代儿科护理技术实务操作手册》应运而生。本书以科学性、系统性和实用性为编写原则，致力于为儿科护理专业人员提供系统、科学、实用的操作指引，助力其在临床实践中史好地服务患儿，推动儿科护理事业迈向新的高度。

本书以临床需求为导向，采用模块化设计，分为三大核心部分。第一部分聚焦于儿童基础护理操作技术，涵盖儿童基本护理操作和儿童诊疗护理操作，为护理人员提供从基础到实践的全方位操作指引，助力夯实护理技能根基。第二部分为儿童专科护理技术，按照系统和专科进行编排，覆盖呼吸、循环、消化、血液、内分泌等系统疾病的护理操作技术，以及新生儿科、危急重症科、普通外科、肝胆外科、胸心外科、烧伤整形科、日间外科、耳鼻喉科、皮肤科、口腔科、眼科等专科护理技术，全面满足临床一线的多样化需求。第三部分为平台科室护理操作技术，包括儿童手术室护理技术、消毒供应中心护理技术、儿童内镜中心护理技术及儿童放射护理技术，为护理人员在多学科协作中提供专业的技术指导。本书的章节设计紧密结合临床实践需求，从基础护理到高阶专科技术的儿科护理操作技能，兼具实用性和指导性。在"儿科和精神卫生服务年"的推动下，期望本书能成为儿科护理人员及护理学子的必备工具书，也能为儿科临床医护人员提供重要的参考。

本书的编写秉持"立足临床、注重实用、追踪前沿"的原则，确保内容紧贴临床实际，紧跟行业标准与护理前沿动态。同时，本书与电子音像出版物《儿童实用护理技术》相结合，多形式、立体化呈现操作要点，便于读者高效学习与实践。

本书的出版离不开重庆医科大学附属儿童医院临床护理专家、儿科专科医生、专科护士和临床护理骨干的大力支持，也得到了重庆大学出版社的帮助。我们向所有为本书付出心血的专家、编者以及工作人员表示衷心的感谢！主编和编者们在编写过程中尽最大努力，反复斟酌和修改，力求保证内容的精简和准确。然而，由于时间和水平所限，书中难免存在不足之处。我们诚挚地希望各位同人在使用本书的过程中，能够提出宝贵的意见和建议，帮助我们不断完善和改进。我们相信，《现代儿科护理技术实务操作手册》将在"儿科和精神卫生服务年"的推动下，为我国儿科护理事业的发展注入新的活力，为儿童的健康成长保驾护航！

崔　瑾

2025 年 4 月 12 日

目 录

第一篇　儿童基础护理技术

● 第一章　儿童基本护理操作技术 ·· 2
　　第一节　生命体征监测 ·· 2
　　第二节　手卫生 ··· 6
　　第三节　无菌技术 ·· 9
　　第四节　穿脱隔离衣 ··· 12
　　第五节　穿脱防护装备 ··· 17
　　第六节　儿童口腔护理 ··· 21
　　第七节　儿童约束法 ··· 24
　　第八节　儿童轴线翻身 ··· 28
　　第九节　患儿运送法 ··· 31
　　第十节　心电监护仪的使用 ··· 35
　　第十一节　输液泵的使用 ··· 39
　　第十二节　微量注射泵的使用 ··· 42
　　第十三节　尸体护理 ··· 45

● 第二章　儿童诊疗护理操作技术 ·· 47
　　第一节　儿童物理降温法 ··· 47
　　第二节　口服给药 ·· 50
　　第三节　儿童鼻饲 ·· 52
　　第四节　氧气吸入疗法 ··· 55
　　第五节　压缩空气雾化吸入 ··· 58
　　第六节　经鼻、口腔吸痰 ··· 62
　　第七节　儿童胸部物理治疗 ··· 66
　　第八节　婴幼儿期的各种注射给药法 ··· 69
　　第九节　儿童静脉留置针输液 ··· 73
　　第十节　密闭式静脉输血法 ··· 77
　　第十一节　儿童保留灌肠法 ··· 80

第十二节　儿童压力性损伤的预防 ···················· 82

第十三节　动脉穿刺采血法 ······························ 85

第十四节　颈外静脉采血法 ······························ 89

第十五节　股静脉采血法 ································· 92

第十六节　儿童痰培养标本采集 ······················· 96

第二篇　儿童专科护理技术

● 第三章　新生儿护理技术 ······························ 102

第一节　新生儿沐浴 ···································· 102

第二节　新生儿蓝光治疗 ······························· 105

第三节　婴儿培养箱的使用 ····························· 110

第四节　新生儿复苏 ···································· 113

第五节　新生儿肺表面活性物质给药 ···················· 119

第六节　新生儿无创呼吸支持技术 ······················ 122

第七节　新生儿双管同步换血法 ······················· 125

第八节　新生儿经外周静脉穿刺的中心静脉导管置管 ······ 129

第九节　新生儿亚低温治疗 ····························· 133

第十节　婴儿抚触 ······································ 136

● 第四章　儿童保健护理技术 ···························· 140

第一节　儿童体格测量 ·································· 140

第二节　丹佛发育筛查测验 ····························· 144

第三节　定量超声骨密度检测 ·························· 146

第四节　人体成分分析检测 ····························· 148

第五节　视力筛查 ······································ 150

第六节　口腔功能评估及训练 ·························· 152

第七节　功能性构音障碍训练 ·························· 153

● 第五章　消化系统疾病护理技术 ························ 156

第一节　尿素 ^{13}C 胶囊呼气试验 ······················ 156

第二节　儿童电子胃镜检查 ····························· 158

第三节　胶囊内镜检查 ·································· 161

第四节　儿童食管 24 小时 pH- 阻抗监测 ················ 164

第五节　儿童电子结肠镜检查 ························· 166

第六节　肛门直肠测压 ····························· 169

第七节　生物反馈电刺激治疗 ························· 171

第八节　回流灌肠技术 ····························· 174

第九节　肝移植受体术前擦浴 ························· 177

● 第六章　呼吸系统疾病护理技术 ····························· 180

第一节　皮肤过敏原点刺试验 ························· 180

第二节　压力定量气雾剂吸入技术 ····················· 183

第三节　压力定量气雾剂联合口鼻气雾剂给药器 ·············· 185

第四节　干粉吸入器 ······························· 186

第五节　特异性免疫治疗 ··························· 189

第六节　儿科可弯曲支气管镜术的护理 ··················· 192

第七节　呼吸康复 ······························· 196

● 第七章　心血管系统疾病护理技术 ························· 201

第一节　儿童心电图采集技术 ························· 201

第二节　临时心脏起搏器安置技术 ····················· 204

● 第八章　泌尿系统疾病护理技术 ··························· 208

第一节　环磷酰胺冲击治疗 ··························· 208

第二节　大剂量甲泼尼龙冲击治疗 ····················· 210

第三节　利妥昔单抗注射液输注 ······················· 212

第四节　终末期肾脏疾病儿童腹膜透析 ··················· 215

第五节　会阴冲洗技术 ····························· 218

第六节　坐浴技术 ······························· 220

第七节　儿童清洁间歇性导尿技术 ····················· 222

● 第九章　神经系统疾病护理技术 ··························· 226

第一节　腰椎穿刺技术 ····························· 226

第二节　视频脑电图检查 ··························· 228

第三节　新斯的明试验 ····························· 231

第四节　神经系统专科引流管维护技术 ··················· 234

第五节　抗痉挛体位摆放指导训练技术 ··················· 237

第六节　肌张力异常患儿姿势管理技术 ··················· 240

● 第十章 内分泌系统疾病护理技术…………………………………………………… 245

    第一节 促性腺激素释放激素激发试验………………………………………… 245

    第二节 生长激素激发试验……………………………………………………… 247

    第三节 口服葡萄糖耐量试验…………………………………………………… 250

    第四节 床旁血糖监测技术……………………………………………………… 252

● 第十一章 造血系统疾病护理技术………………………………………………… 255

    第一节 达妥昔单抗 β 注射液输注技术 ……………………………………… 255

    第二节 贝林妥欧单抗输注技术………………………………………………… 257

    第三节 外周血干细胞采集技术………………………………………………… 259

    第四节 儿童经外周静脉穿刺的中心静脉导管置管技术…………………… 262

    第五节 儿童经外周静脉穿刺的中心静脉导管维护技术…………………… 266

    第六节 超声引导穿刺联合腔内心电图定位的中心静脉导管置入技术……… 269

    第七节 中心静脉导管维护技术………………………………………………… 272

    第八节 输液港无损伤蝶翼针穿刺技术………………………………………… 275

    第九节 无损伤蝶翼针撤除技术………………………………………………… 278

● 第十二章 免疫系统疾病护理技术………………………………………………… 281

    第一节 贝利尤单抗输注技术…………………………………………………… 281

    第二节 英夫利西单抗输注技术………………………………………………… 283

    第三节 托珠单抗输注技术……………………………………………………… 286

    第四节 生物制剂皮下注射技术………………………………………………… 288

    第五节 血液灌流治疗技术……………………………………………………… 291

● 第十三章 运动系统疾病护理技术………………………………………………… 295

    第一节 儿童斜颈推拿按摩技术………………………………………………… 295

    第二节 电脑骨创伤治疗仪操作技术…………………………………………… 297

    第三节 拔甲技术………………………………………………………………… 299

● 第十四章 感染系统疾病护理技术………………………………………………… 302

    第一节 结核菌素试验技术……………………………………………………… 302

    第二节 胃液查抗酸杆菌采集技术……………………………………………… 305

● 第十五章 颌面疾病护理技术……………………………………………………… 308

    第一节 玻璃离子调拌技术……………………………………………………… 308

第二节　藻酸盐取印模技术 ……………………………………… 310

第三节　氟化物涂布技术 …………………………………………… 313

第四节　四手操作技术 ……………………………………………… 315

第五节　泪道冲洗技术 ……………………………………………… 318

第六节　结膜囊冲洗技术 …………………………………………… 321

第七节　结膜结石剔除技术 ………………………………………… 323

第八节　睑板腺囊肿刮除技术 ……………………………………… 324

第九节　眼睑化脓性肉芽肿切开引流技术 ………………………… 327

第十节　远视力检查 ………………………………………………… 329

第十一节　鼻窦负压置换疗法 ……………………………………… 331

第十二节　上颌窦穿刺冲洗技术 …………………………………… 333

第十三节　外耳道冲洗技术 ………………………………………… 336

第十四节　鼓膜穿刺技术 …………………………………………… 338

第十五节　耳（鼻窦）内镜检查 …………………………………… 340

● 第十六章　创面护理技术 ………………………………………… 343

第一节　烧伤换药技术 ……………………………………………… 343

第二节　1540 nm 非剥脱性点阵激光 ……………………………… 346

第三节　负压封闭引流技术 ………………………………………… 348

第四节　清创缝合技术 ……………………………………………… 351

第五节　体表脓肿切开引流技术 …………………………………… 354

● 第十七章　皮肤疾病护理技术 …………………………………… 357

第一节　脉冲染料激光治疗仪操作技术 …………………………… 357

第二节　强脉冲光治疗仪操作技术 ………………………………… 360

第三节　308 准分子紫外光治疗仪操作技术 ……………………… 362

第四节　糊剂封包技术 ……………………………………………… 365

第五节　液氮冷冻治疗技术 ………………………………………… 367

● 第十八章　儿童危重症护理技术 ………………………………… 369

第一节　儿童心肺复苏 ……………………………………………… 369

第二节　除颤技术（非同步电复律） ……………………………… 372

第三节　洗　胃 ……………………………………………………… 375

第四节　儿童有创动脉血压监测 …………………………………… 379

第五节　中心静脉压监测 …………………………………………… 383

第六节　先天性心脏病术后儿童腹膜透析 ··· 386

第七节　儿童床旁连续性血液净化 ·· 388

第八节　儿童血液透析 ··· 393

第九节　气管导管的固定 ·· 398

第十节　气管插管 ·· 401

第十一节　气管切开 ··· 403

第十二节　儿童气道内吸引技术 ·· 408

第十三节　气管导管内壁清理技术 ·· 411

第十四节　机械通气期间的呼吸道管理 ··· 413

第三篇　平台科室护理操作技术

● 第十九章　儿童手术室护理技术 ··· 418

第一节　超声刀护理技术 ·· 418

第二节　充气式加温仪护理技术 ·· 420

第三节　腹腔镜护理技术 ·· 422

第四节　高频电刀护理技术 ·· 424

第五节　骨动力系统（气钻）护理技术 ··· 426

第六节　气压止血带护理技术 ··· 427

第七节　体外循环护理技术 ·· 429

第八节　显微镜外科技术 ·· 434

第九节　介入治疗 ·· 435

● 第二十章　消毒供应中心护理技术 ·· 439

第一节　预处理技术 ··· 439

第二节　回收技术 ·· 440

第三节　清洗消毒技术 ··· 442

第四节　检查与保养技术 ·· 445

第五节　消毒物品包装技术 ·· 447

第六节　压力蒸汽灭菌器操作技术 ·· 448

第七节　环氧乙烷灭菌器操作技术 ·· 450

第八节　过氧化氢低温等离子体灭菌器操作技术 ·· 452

第九节　消毒与灭菌物品储存技术 ·· 453

第十节　发放与运送技术 ·· 455

● 第二十一章　内镜中心护理技术 ·· 456
　第一节　个人防护技术 ·· 456
　第二节　软式内镜清洗消毒（灭菌）技术 ································ 459
　第三节　超声波清洗技术 ·· 464

● 第二十二章　放射科护理技术 ·· 466
　第一节　CT 增强扫描高压注射技术 ······································ 466
　第二节　儿童磁共振增强扫描技术 ·· 470

● 参考文献 ·· 473

第一篇

儿童基础护理技术

第一章 儿童基本护理操作技术

第一节 生命体征监测

一、概述

生命体征（vital sign）是体温、脉搏、呼吸及血压的总称，是机体内在活动的一种客观反映，是衡量机体身心状况的可靠指标，与病情、病程及情绪变化等密切相关。生命体征能显示身体功能的变化，护士通过对生命体征的监测可以及时、准确地了解疾病的发生、发展及转归，为预防、诊断、治疗及护理提供依据。

二、目的

1. 判断体温、脉搏、呼吸、血压有无异常。

2. 动态监测体温、脉搏、呼吸、血压变化，分析热型及伴随症状，间接了解心脏系统、循环系统及呼吸功能情况。

3. 协助诊断，为预防、治疗、康复和护理提供依据。

三、操作实践

（一）评估

1. 评估患儿：①评估患儿的年龄、意识、病情、治疗情况、心理状态及合作程度。②评估患儿20～30分钟前有无运动、进食、冷热饮、冷热敷、洗澡、坐浴、灌肠等，若有上述情况，应休息30分钟后再测量。③评估患儿测量部位的皮肤黏膜情况。

2. 评估环境：室温、光线、周边环境。

3. 评估测量工具：评估体温计、血压计的性能。

（二）操作前准备

1. 物品准备：体温计、纱布、弯盘、秒表、听诊器、血压计、75% 酒精棉片。

2. 护士准备：衣帽整洁，修剪指甲，洗手，戴口罩。

3. 环境准备：温度适宜、光线充足、环境安静。

4. 检查患儿腕带：核对姓名、床号，并向患儿及家属作解释。

（三）操作步骤

1. 体温的测量。根据患儿年龄、病情选择合适的体温测量工具及方式。

（1）核对患儿信息并向患儿解释测量步骤，协助患儿采取舒适卧位。

（2）测量腋温（电子体温计测量）。测量腋温是临床上最常用的测量体温的方法。擦干患儿腋下的汗液，打开体温计电源开关，将体温计温度传感探头放于腋窝深处，屈臂过胸，夹紧，根据体温计使用说明进行相应时间的测量，体温计提示测量结束后取出，读数。将体温计用 75% 酒精棉片进行擦拭消毒。

（4）测量口温（电子体温计测量）。嘱患儿张口，将体温计温度传感探头放于患儿舌下，让患儿紧闭口唇，切勿用牙咬体温计，嘱患儿用鼻呼吸，体温计提示测量结束后取出，读数并记录。将体温计用 75% 酒精棉片进行擦拭消毒。

（5）测量肛温（水银体温计）。协助患儿取侧卧或屈膝仰卧位，暴露肛门，润滑肛表水银端，轻轻旋转插入肛门 3 ~ 4 cm。婴幼儿、躁动患儿测肛温时，护士须手扶体温计固定，以免破裂，3 分钟后取出，用纱布擦净，读数记录。将体温计放入回收盒内。

2. 脉搏、呼吸的测量。

（1）协助患儿坐位或平卧，手臂松弛，舒适体位。

（2）护士以食指、中指、无名指三指的指腹轻按于患儿桡动脉处或其他浅表大动脉处测量，压力大小以能清楚触到脉搏为宜。

（3）计时 30 秒，将测量的脉搏数乘以 2，记录。脉率异常应测量 1 分钟；如发现患儿有心律不齐或脉搏短绌，应两人同时分别测量心率和脉率。由听心率者发出"开始""停止"的口令，计数 1 分钟。

（4）保持测量姿势不动，观察患儿胸部、腹部起伏（一起一伏为 1 次），计时 1 分钟，记录呼吸频次。

（5）危重患儿呼吸不易观察时，将少许棉絮置于患儿鼻孔前，计数 1 分钟，记录棉絮被吹动的次数。

3. 无创血压的测量（电子血压计）。

（1）患儿取坐位或仰卧位，协助患儿露出手臂并伸直，手掌向上。手臂、心脏、血压计应在同一水平，即坐位时肱动脉平第 4 肋间，卧位时肱动脉平腋中线。

（2）放平电子血压计于被测上臂旁，经袖带的空气插头插入主机的空气管插孔，排尽袖带内空气。将袖带的气袋中部对着肘窝平整地缠于上臂，袖带下缘距肘窝 2 ~ 3 cm，松紧度以插入 1 指为宜。袖带宽度一般为上臂的 1/2 ~ 2/3，按下测量键，血压开始自动测量，待血压计测量结束后读取测量值，记录。测毕，解除袖带，驱除余气，关闭电源开关。

（四）操作后处理

1. 安置患儿。

2. 整理床单位及处理用物。

3. 记录测得的生命体征数值。

4. 擦拭消毒体温计、血压计。

四、注意事项

1. 体温的测量。

（1）所有体温计必须经过专门机构校对后方可使用。

（2）使用体温计前先用酒精棉片轻轻擦拭探头。

（3）测体温前需先将所测部位的汗液擦干。

（4）腹泻、直肠或肛门手术患儿禁止测肛温，心肌梗死患儿不宜测肛温。

2. 脉搏的测量。

（1）婴幼儿的脉搏测量应于测体温和血压前进行，避免小儿哭闹致脉率增快。

（2）一般选择桡动脉为测量部位，婴儿可首选肱动脉。

（3）偏瘫患儿应选择健侧肢体测脉。

（4）不可用拇指诊脉。

（5）异常脉搏或病情危重者应测 1 分钟。

（6）绌脉以分数式记录，即心率 / 脉率，如 180/60 次 / 分。

3. 呼吸的测量。

（1）尽量去除影响呼吸的生理因素，在患儿松弛的状态下测量。

（2）由于呼吸受意识控制，计数呼吸时应避免被患儿察觉。

（3）呼吸不规则者及婴儿应测 1 分钟。

4. 血压的测量。

（1）血压以分数式记录，即收缩压 / 舒张压，如 105/65 mmHg。

（2）血压测量一般选择右上臂。偏瘫、肢体外伤或手术的患儿应选择健侧肢体，勿选择静脉输液一侧的肢体。

（3）袖带太宽，测得的血压值偏低；袖带太窄，测得的血压值偏高；袖带过紧，测得的血压值偏低；袖带过松，测得的血压值偏高。

（4）长期监测血压的患儿做到"四定"：定时间、定部位、定体位、定血压计。

五、知识拓展

1. 体温计的种类。

（1）水银体温计。

（2）电子体温计。

（3）可弃式体温计。

（4）其他，如前额体温计、报警体温计、远红外线测温仪等。

2.体温计的消毒。体温计应一人一用，用后消毒，防止引起交叉感染。

（1）电子体温计消毒方法：仅消毒电子感温探头部分，应根据制作材料的性质选用不同的消毒方法，如浸泡、熏蒸等。

（2）水银体温计消毒法：将使用后的体温计放入消毒液中，清水冲洗擦干后放入清洁容器中备用。注意口表、肛表、腋表应分别消毒和存放。

3.血压计的种类。

（1）水银血压计。

（2）无液血压计。

（3）电子血压计。

4.血压计的消毒。血压计及袖带属于低度危险物品，在清洁基础上必要时消毒。血压计可使用 500 mg/L 含氯消毒液或 75% 酒精擦拭，袖带可使用 500 mg/L 含氯消毒液浸泡 30 分钟。

5.各年龄段儿童正常呼吸、脉搏见表 1-1。

▶ 表 1-1　各年龄段儿童呼吸、脉搏

年龄	呼吸（次 / 分）	脉搏（次 / 分）	呼吸脉搏比
新生儿	40 ~ 45	120 ~ 140	1：3
<1 岁	30 ~ 40	110 ~ 130	1：（3 ~ 4）
1 ~ 3 岁	25 ~ 30	100 ~ 120	1：（3 ~ 4）
4 ~ 7 岁	20 ~ 25	80 ~ 100	1：4
8 ~ 14 岁	18 ~ 20	70 ~ 90	1：4

6.各年龄段儿童平均血压见表 1-2。

▶ 表 1-2　各年龄段儿童平均血压

年龄	血压（mmHg）
1 个月	84/54
1 岁	95/65
6 岁	105/65
10 ~ 13 岁	110/65
14 ~ 17 岁	120/70

7.2 岁以上儿童血压计算公式：收缩压（mmHg）= 年龄 ×2+80；舒张压（mmHg）= 2/3 收缩压。

（黎万梅）

第二节　手卫生

手卫生（hand hygiene）是指医务人员在从事职业活动过程中的洗手、卫生手消毒和外科手消毒的总称。

洗　手

一、概述

洗手（hand washing）指医务人员用流动水和洗手液（肥皂）揉搓冲洗双手，去除手部皮肤污垢、碎屑和部分微生物的过程。

二、目的

清除手部皮肤污垢和大部分暂居菌，切断通过手传播感染的途径。

三、操作实践

（一）评估

环境清洁、宽敞。

（二）操作前准备

1. 护士准备：衣帽整洁，修剪指甲，取下手表及饰品，卷袖过肘。

2. 用物准备：流动水洗手设施、洗手液（肥皂）、干手物品。

（三）操作步骤

1. 打开水龙头，充分湿润双手，取适量洗手液均匀涂抹双手。

2. 掌心相对，手指并拢，相互揉搓。

3. 手心对手背沿指缝相互揉搓，交替进行。

4. 掌心相对，双手交叉沿指缝相互揉搓。

5. 弯曲手指，使关节在另一手掌心旋转揉搓，交替进行。

6. 一手握另一手大拇指旋转揉搓，交替进行。

7. 将五个手指尖并拢在另一手掌心揉搓，交替进行。

8. 在流动水下彻底冲净双手，使用一次性纸巾干燥双手。

（四）操作后处理

保持双手清洁干燥，若在接触患儿前、清洁和无菌操作前手部被污染，须再次进行手卫生。

四、注意事项

1. 当手部有血液或其他体液等肉眼可见的污染时，应用洗手液和流动水洗手。当手部没有肉眼可见的污染时，可用速干手消毒剂消毒双手代替洗手，揉搓方法与洗手方法相同。

2. 认真揉搓双手至少 15 秒。

3. 戴手套不能代替手卫生，摘手套后应进行手卫生。

五、知识拓展

世界卫生组织推荐的手卫生 5 个重要时刻（"两前三后"）：两前即接触患儿前，清洁和无菌操作前；三后即接触患儿后，接触患儿血液、体液、分泌物后，接触患儿周边环境后。

卫生手消毒

一、概述

卫生手消毒（antiseptic handrubbing）指医务人员用手消毒剂揉搓双手，以减少手部暂居菌的过程。

二、目的

清除致病性微生物，预防感染与交叉感染，避免污染无菌物品和清洁物品。

三、操作实践

（一）评估

环境清洁、宽敞。

（二）操作前准备

1. 护士准备：衣帽整洁，修剪指甲，取下手表及饰品，卷袖过肘。

2. 用物准备：速干手消毒剂。

（三）操作步骤

1. 涂剂：取适量速干手消毒剂，保证消毒剂完全覆盖手部皮肤。

2. 揉搓：按照医务人员洗手的步骤揉搓双手至少 15 秒。

3. 干手：待双手自然干燥。

（四）操作后处理

保持双手清洁干燥，若在接触患儿前、清洁和无菌操作前手部被污染，须再次进行手卫生。

四、注意事项

1. 卫生手消毒时间 20 ～ 30 秒，消毒后无须用水冲洗。

2. 医务人员在下列情况下应先洗手，然后进行卫生手消毒：接触患儿的血液、体液和分泌物后；接触被传染性致病性微生物污染的物品后；直接为传染病患儿进行检查、治疗、护理后；处理传染患儿污物后。

五、知识拓展

速干手消毒剂：含有醇类和护肤成分的手消毒剂，如乙醇、异丙醇、氯己定、碘伏等，剂型包括水剂、凝胶和泡沫型。手消毒剂应为符合国家有关规定的产品，医务人员有良好的接受性，宜使用一次性包装，并且无异味、无刺激性。

外科手消毒

一、概述

外科手消毒（surgical hand antisepsis）指外科手术前医护人员用流动水和洗手液揉搓冲洗双手、前臂至上臂下 1/3，再用手消毒剂清除或者杀灭手部、前臂至上臂下 1/3 暂居菌并减少常居菌的过程。外科手消毒包括刷手法和免刷手法，使用的手消毒剂可具有持续抗菌活性。

二、目的

清除指甲、手部、前臂的污物和暂居菌，将常居菌减少到最低限度，抑制微生物的快速再生。

三、操作实践

（一）评估

环境清洁、宽敞、光线适宜。

（二）操作前准备

1. 护士准备：衣帽整洁，修剪指甲，取下手表及饰品，卷袖过肘。

2. 用物准备：洗手池、洗手液、手消毒剂、干手物品、计时装置、洗手流程图。

（三）操作步骤

1. 洗手前更换手术衣裤，戴好口罩帽子；摘除手部饰物，修剪指甲。

2. 流动水淋湿双手至上臂下 1/3 处，取适量抗菌洗手液涂抹双手、前臂和上臂下 1/3 处。

3. 按照六步洗手法清洁双手，揉搓手腕、前臂和上臂下 1/3 处。

4. 流动水冲洗干净，由指尖至肘部，禁止来回。

5. 抓取无菌毛巾依次擦干双手、腕部至肘部以上，将毛巾反折，同法擦拭另一侧。

6. 取适量消毒剂于一手掌心，另一侧手指尖在掌心揉搓。

7. 剩余消毒剂依次涂抹手背、揉搓手腕、前臂至上臂 1/3 处。

8. 取手消毒剂，按照六步洗手法揉搓双手至手腕部，揉搓至干燥，双手交替进行。

（四）操作后处理

1. 保持双手位于腰部以上、肩部以下的胸前区，避免双手触碰任何非无菌物品和区域。

2.用后的清洁指甲用品、揉搓用品，如海绵、手刷等，放到指定的容器中；揉搓用品、清洁指甲用品应一人一用一消毒或者一次性使用。

四、注意事项

1.外科手消毒，清洁揉搓时间约 3 ~ 5 分钟。

2.外科手消毒应遵循的原则：先洗手，后消毒；不同患儿手术之间、手套破损或手被污染时，应重新进行外科手消毒。

3.在外科手消毒过程中应保持双手位于胸前并高于肘部，使水由手部流向肘部。

4.术后摘除手套后，应用洗手液清洁双手。

五、知识拓展

手卫生消毒效果应达到如下要求：卫生手消毒，监测的细菌菌落总数应 $\leqslant 10$ CFU/cm^2；外科手消毒，监测的细菌菌落总数应 $\leqslant 5\ CFU/cm^2$。

（代蓉华　张先红　易　敏）

第三节　无菌技术

一、概述

无菌技术（aseptic technique）是指在执行医疗、护理操作过程中，防止一切微生物侵入机体和保持无菌物品及无菌区域不被污染的操作技术和管理方法。

经过物理或化学方法灭菌后，未被污染的物品称无菌物品（aseptic supply）。经过灭菌处理且未被污染的区域，称无菌区域（aseptic area）。未经灭菌或经灭菌后又被污染的物品或区域，称非无菌物品或区域（non-aseptic area）。相对无菌区（relative aseptic area）指无菌物品自无菌容器内一经取出，就认为是相对无菌，不可再放回；无菌区边缘向内 3 cm 为相对无菌区。污染物品（infectant）指未经过灭菌处理，或灭菌处理后又被污染的物品。

二、目的

规范无菌技术操作，防止医源性感染的发生。

三、操作实践

（一）评估

评估操作环境：清洁、宽敞，定期消毒；物品布局合理。

（二）操作前准备

1. 无菌操作前半小时应停止清扫工作、减少走动、避免尘土飞扬。

2. 工作人员做好个人准备，戴好帽子、口罩，修剪指甲并洗手，必要时穿无菌衣、戴无菌手套。

3. 准备无菌物品，符合要求，均在有效期内。

（三）操作步骤

1. 检查无菌持物钳包有无破损、潮湿、消毒指示胶带是否变色及其有效期。打开无菌钳包，查看包内指示卡，检查消毒效果。取出镊子罐置于治疗台面上，将无菌持物钳放入罐中，钳端打开。标明开启日期及时间。

2. 检查无菌包有无破损、潮湿、消毒指示胶带是否变色及其有效期。打开无菌包，查看包内指示卡，检查消毒效果。用无菌钳取出1块治疗巾，放于治疗盘内。包内剩余物品按原折痕包好。标明开启日期及时间。

3. 双手捏住无菌巾上层两角的外面，轻轻抖开，双折铺于治疗盘内，上层向远端呈扇形折叠，开口边向外。

4. 检查无菌包有无破损、潮湿、消毒指示胶带是否变色及其有效期。查看包内指示卡，检查消毒效果。采用无菌方法将治疗碗放在无菌区内。

5. 检查、核对无菌溶液，开启铝盖，消毒瓶塞边缘，按照无菌技术要求取出无菌溶液，手握标签面，先倒少量溶液于弯盘内，再由原处倒所需液量于无菌容器内。取用后立即塞上橡胶塞，消毒瓶塞边缘。标明开启日期及时间。

6. 检查无菌容器有效期。打开无菌容器，查看容器内指示卡，检查消毒效果。容器盖内面朝上置于稳妥处，或者拿在手上。从中取物品时，应将盖子全部打开，避免物品触碰边缘而污染，用毕立即将容器盖严。标明开启日期及时间。

7. 取所需无菌物品放入无菌区内后，覆盖上层无菌巾，上下层边缘对齐，开口处向上翻折两次，两侧边缘向下翻折一次。标明铺盘日期及时间。

8. 戴无菌手套，选择尺码合适的无菌手套，检查有无破损、潮湿及其有效期。取下手表，洗手。按照无菌技术原则和方法戴无菌手套。双手对合交叉调整手套位置，将手套翻边扣套在工作服衣袖外面。

9. 按照无菌技术原则和方法脱手套，将手套口翻转脱下，不可用力强拉手套边缘或手指部分。

（四）操作后处理

1. 洗手，摘口罩、脱帽子。

2. 整理用物，按要求分类处置垃圾。

四、注意事项

1. 无菌持物钳（镊）。

（1）无菌持物钳不能夹取未灭菌的物品，也不能夹取油纱布。

（2）取远处物品时，应当连同容器一起搬移到物品旁操作。

（3）使用无菌钳时不能低于腰部。

（4）打开包后的干持物钳罐、持物钳应当 4 小时更换。

2. 铺无菌盘。

（1）铺无菌盘区域必须清洁干燥，无菌巾避免潮湿。

（2）非无菌物品不可触及无菌面。

（3）注明铺无菌盘的日期、时间，无菌盘有效期为 4 小时。

3. 取用无菌溶液。

（1）不可以将无菌物品或者非无菌物品伸入无菌溶液内蘸取，也不可以直接接触瓶口倒液。

（2）已倒出的溶液不可以再倒回瓶内。

（3）取用无菌溶液后立即塞上橡胶塞，消毒瓶塞边缘。

（4）无菌溶液打开后，须记录开启的日期、时间，有效使用时间为 24 小时。

4. 无菌容器使用。

（1）使用无菌容器时，不可污染容器边缘及内面。

（2）无菌容器打开后，记录开启的日期、时间，有效使用时间为 24 小时。

5. 戴无菌手套。

（1）戴手套时应注意未戴手套的手不可触及手套的外面，戴手套的手不可触及未戴手套的手或者另一手套里面。戴手套的手始终保持在腰部以上水平、视线范围内。

（2）戴手套后如发现有破损，应当立即更换。

（3）脱手套时，应翻转脱下。

五、知识拓展

1. 无菌物品管理有序规范。

（1）存放环境：适宜的室内环境，温度低于 24 ℃，相对湿度 <70%，机械通风换气 4 ~ 10 次 / 小时，无菌物品应存放于无菌包或无菌容器内，并置于高出地面 20 cm、距离天花板超过 50 cm、离墙远于 5 cm 处的物品存放柜或架上，以减少来自地面、屋顶和墙壁的污染。

（2）标识清楚：无菌包或无菌容器外需标明物品名称、灭菌日期；无菌物品必须与非无菌物品分开放置，并且有明显标志。

（3）使用有序：无菌物品通常按失效期先后顺序摆放取用；必须在有效期内使用，可疑污染、污染或过期应重新灭菌。

（4）储存有效期：使用纺织品材料包装的无菌物品如存放环境符合要求，有效期宜为 14 天，否则一般为 7 天；医用一次性纸袋包装的无菌物品，有效期宜为 30 天；使用一次性医用皱纹纸、一次性纸塑袋、医用无纺布或硬质密封容器包装的无菌物品，有效期宜为 180

天；由医疗器械生产厂家提供的一次性使用无菌物品遵循包装上标识的有效期。

2.操作过程中加强无菌观念。

（1）明确无菌区、非无菌区、无菌物品、非无菌物品，非无菌物品应远离无菌区。

（2）操作者身体应与无菌区保持一定距离。

（3）取、放无菌物品时，应面向无菌区。

（4）取用无菌物品时应使用无菌持物钳。

（5）无菌物品一经取出，即使未用，也不可放回无菌容器内。

（6）手臂应保持在腰部或治疗台面以上，不可跨越无菌区，手不可接触无菌物品。

（7）避免面对无菌区谈笑、咳嗽、打喷嚏。

（8）如无菌物品疑有污染或已被污染，即不可使用，应予以更换。

（9）一套无菌物品供一位患儿使用。

（谢　佳　申玉洁　蒋小平）

第四节　穿脱隔离衣

一、概述

隔离衣（isolation gowns）是用于保护医务人员避免受到血液、体液和其他感染性物质污染，或用于保护患儿避免感染的防护用品，分为一次性隔离衣和布质隔离衣。一次性隔离衣通常用无纺布制作，由帽子、上衣和裤子组成，可分为连身式、分身式两种。通常根据患儿的病情、目前隔离种类和隔离措施，确定是否穿隔离衣，并选择其型号。

二、目的

1.用于保护患儿，避免感染。

2.保护医务人员避免受到血液、体液和其他感染性物质污染。

三、操作实践

（一）评估

1.患儿的病情，治疗与护理内容。

2.穿隔离衣的环境。

3.隔离的种类及隔离衣型号。

（二）操作前准备

1.环境准备：环境清洁、宽敞，便于操作。

2.物品准备：隔离衣（布制隔离衣是否干燥、完好、有无穿过；一次性隔离衣包装无破损、无潮湿、在有效期内），挂衣架，手消毒用物。

3.护士准备：衣帽整洁，修剪指甲、取下手表，卷袖过肘、洗手、戴口罩。

（三）操作步骤

1.褂式隔离衣。

（1）穿隔离衣。

①取衣：手持衣领取下隔离衣（图1-1），使清洁面朝向自己，将衣领两端向外折齐，对齐肩缝，露出肩袖内口（图1-2）。

②穿袖：一手持衣领，另一手伸入一侧袖内，持衣领的手向上拉衣领，将衣袖穿好（图1-3）；换手持衣领，依上法穿好另一袖（图1-4）。

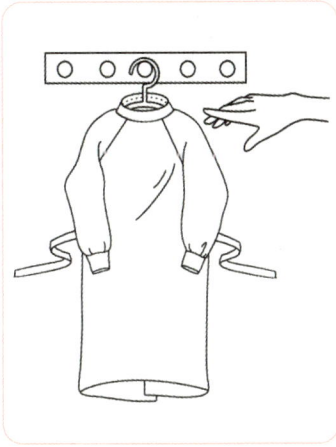

图1-1　取隔离衣

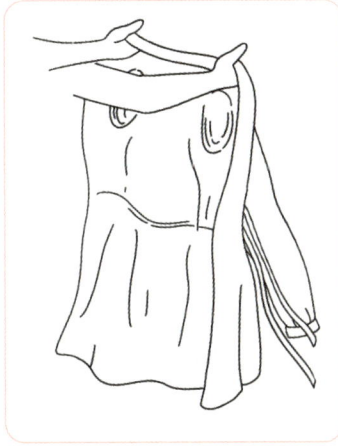

图1-2　清洁面朝向自己露出肩袖内口

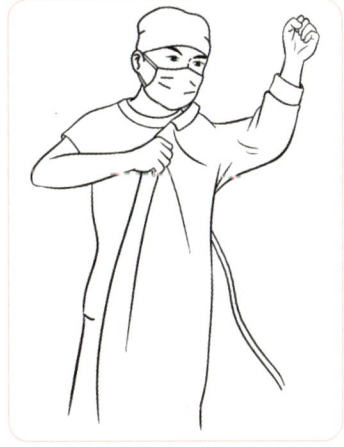

图1-3　穿一只衣袖

③系领：两手持衣领，由领子中央顺着边缘由前向后系好衣领（图1-5）。

④系袖口：扣好袖口或系上袖带（图1-6）。

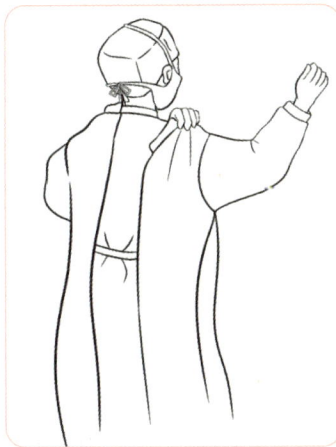

图1-4　穿另一只衣袖

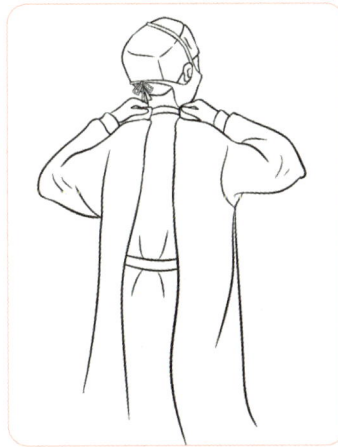

图1-5　系衣领

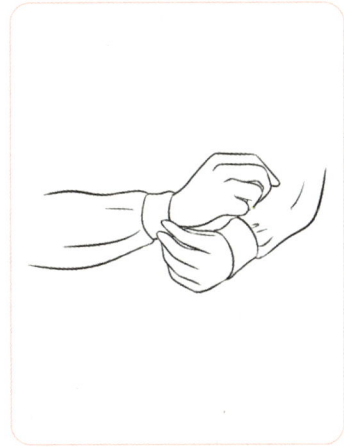

图1-6　系袖口

⑤系腰带：将隔离衣一边（约在腰下5 cm处）逐渐向前拉，见到衣边捏住（图1-7），同法捏住另一侧衣边（图1-8）。两手在背后将衣边边缘对齐（图1-9），向一侧折叠（图1-10），一手按住折叠处，另一手将腰带拉至背后折叠处，腰带在背后交叉，回到前面打一活结系好（图

1-11）。

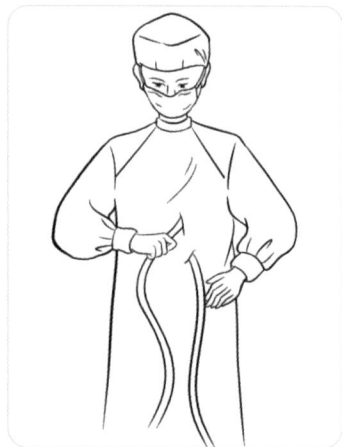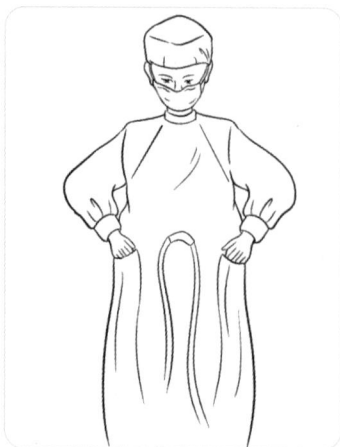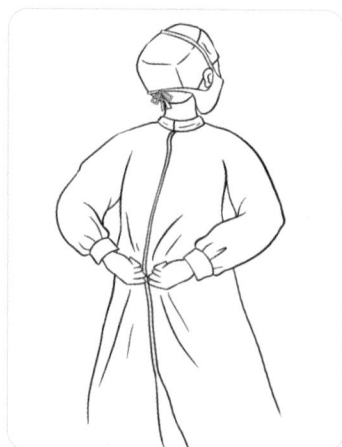

图 1-7 　将一侧衣边拉到前面 　　图 1-8 　将另一侧衣边拉到前面 　　图 1-9 　将两侧衣边在背后对齐

（2）脱隔离衣（明确脱隔离衣的区域划分）。

①解腰带：解开腰带，在前面打一活结（图 1-12）。

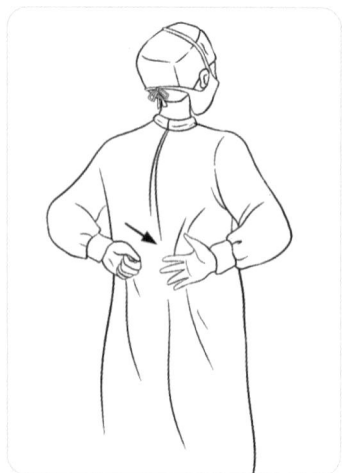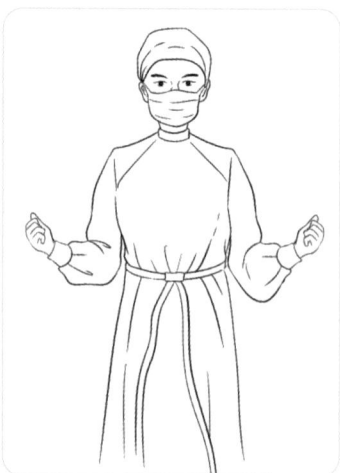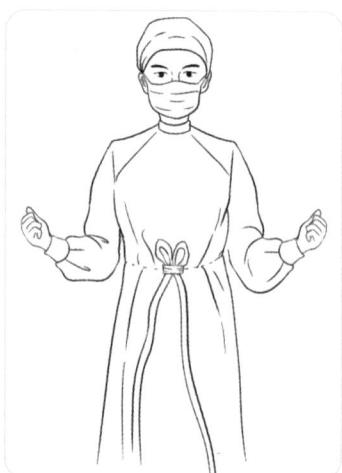

图 1-10 　将对齐的衣边向一边 　　图 1-11 　系腰带 　　　　图 1-12 　解开腰带在前面打一
折叠 　　　　　　　　　　　　　　　　　　　　　　　　　　　　　　活结

②解袖口：解开袖口，将衣袖上拉，在肘部将部分衣袖塞入工作衣袖内（图 1-13），充分暴露双手。

③卫生手消毒。

④解衣领：解开领带（或领扣）（图 1-14）。

⑤脱衣袖：一手伸入另一侧袖口内（图 1-15），拉下衣袖过手（遮住手），再用衣袖遮住的手在外面握住另一衣袖的外面并拉下袖子（图 1-16），两手在袖内使袖子对齐，双臂逐渐退出（图 1-17）。

⑥整理：双手持领，将隔离衣两边对齐，挂在衣钩上（图 1-18）。如隔离衣不再使用，将隔离衣污染面向里，衣领及衣边卷至中央，卷成包裹状，布制隔离衣放入污衣袋内清洗消

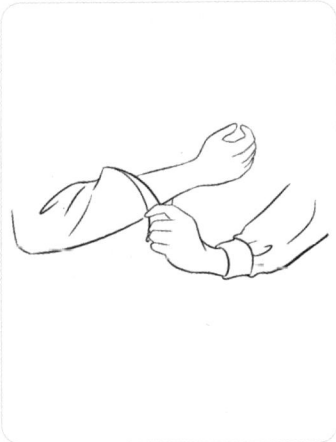

图 1-13　翻起袖口，将衣袖向上拉

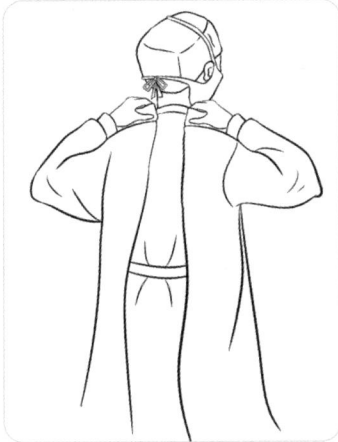

图 1-14　解衣领

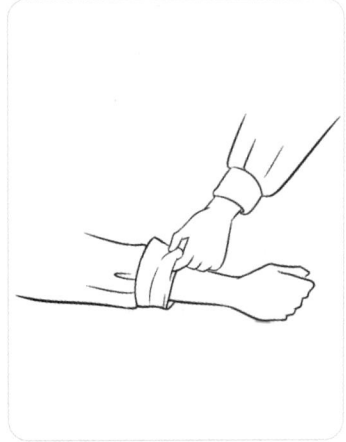

图 1-15　一手伸入另一袖口内拉下衣袖

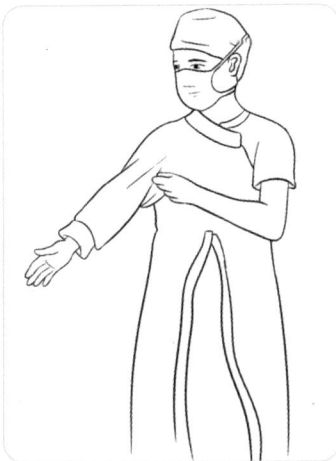

图 1-16　一手在袖口内拉另一衣袖的污染面

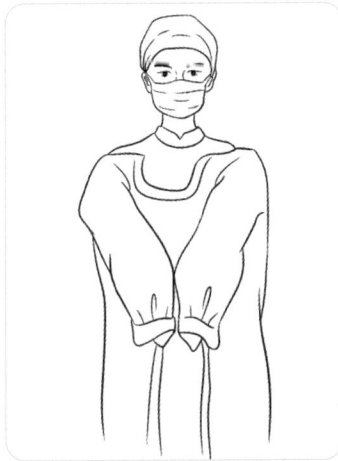

图 1-17　双袖对齐，双臂逐渐退出隔离衣

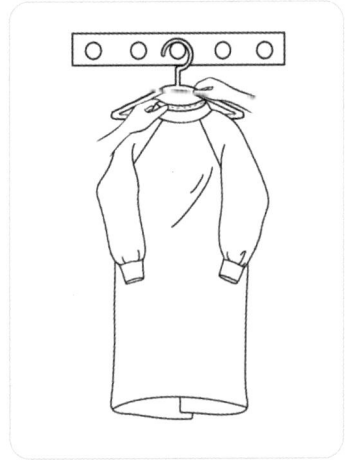

图 1-18　提起衣领，对齐衣边挂在衣钩上

毒后备用；一次性隔离衣投入医疗垃圾袋中（图 1-19）。

2. 连身式一次性隔离衣。

（1）穿隔离衣。

①取隔离衣：打开隔离衣包装，检查隔离衣完整性。

②穿隔离衣：打开拉链，手抓住袖口和帽子，先穿裤腿再穿上衣，把拉链拉到一半，戴好帽子，拉上拉链，贴密封条。

③对镜检查：做伸展、下蹲运动，检查是否有隔离衣破损，确保穿戴严密。

（2）脱隔离衣（明确脱隔离衣的区域划分）。

①撕掉胶贴，将拉链拉到底。

②卫生手消毒。

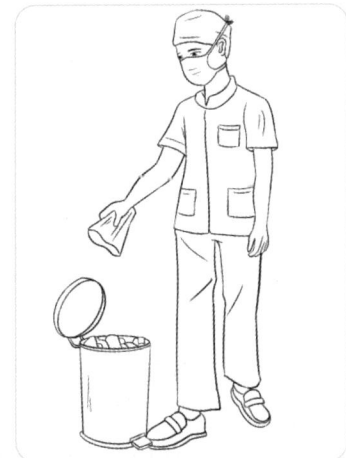

图 1-19　将一次性隔离衣投入医疗垃圾袋中

15

③拉开拉链，取下隔离衣帽子，由上向下边脱边卷，连同靴套一起脱掉，卷边过程裸手不得触碰隔离衣污染面，将卷成包裹状的隔离衣投入医疗垃圾袋中。

3. 分身式一次性隔离衣。

（1）穿隔离衣。

①取衣：打开隔离衣包装，检查隔离衣完整性。

②穿上衣：展开上衣，打开拉链，将两臂伸入袖内，把拉链拉到一半，戴好帽子，拉上拉链，贴密封条。

③穿下衣：展开裤子，将裤子套在腿上即可。

④对镜检查：做伸展、下蹲运动，检查隔离衣是否有破损，确保穿戴严密。

（2）脱隔离衣（明确脱隔离衣的区域划分）。

①撕掉胶贴，将拉链拉到底。

②卫生手消毒。

③脱上衣：拉开拉链，取下隔离衣帽子，先脱袖子，再脱上衣，由上向下边脱边卷，卷边过程裸手不得触碰隔离衣污染面，将卷成包裹状的上衣投入医疗垃圾袋中。

④脱下衣：由上向下边脱边卷，污染面向里，脱下后将卷成包裹状的下衣置于医疗垃圾袋内。

（四）操作后处理

1. 隔离衣挂在半污染区，清洁面向外；挂在污染区则污染面向外。

2. 布制隔离衣每日放入污衣袋内，送清洗消毒后备用。

3. 接触传染性疾病的一次性隔离衣严格按照医疗废物处置，并始终保持医疗垃圾桶处于关闭状态。

四、注意事项

1. 隔离衣只能在规定区域内穿脱，穿前检查有无潮湿、破损，长短须能全部遮盖工作服。

2. 隔离衣每日更换，如有潮湿或污染，应立即更换。接触不同病种患儿时应更换隔离衣。

3. 穿脱隔离衣过程中避免污染衣领、面部、帽子和清洁面，始终保持衣领清洁。

4. 穿好隔离衣后，双臂保持在腰部以上，视线范围内，不得进入清洁区，避免接触清洁物品。

5. 消毒手时不能沾湿隔离衣，隔离衣也不可触及其他物品。

6. 脱下的隔离衣还需使用时，若挂在半污染区，清洁面向外；若挂在污染区则污染面向外。

7. 可重复使用的布质隔离衣，应按照制造商规定的洗消处理程序和最大洗消次数进行洗消毒备用。

8. 接触耐万古霉素的金黄色葡萄球菌感染患儿时，应使用一次性隔离衣。

9. 接触艾滋病患儿，可能发生血液、体液大面积飞溅或者有可能污染医务人员的身体时，应当穿具有防渗透性的隔离衣。

10.配置化疗药物时应穿连身式一次性隔离衣。

五、知识拓展

1.穿隔离衣场景。

（1）对患儿实行保护性隔离时，如大面积烧伤、骨髓移植等患儿的保护。

（2）接触经接触传播的感染性疾病患儿时，如接触多重耐药菌感染患儿。

（3）可能受到患儿血液、体液、分泌物、排泄物喷溅时。

2.穿隔离衣禁忌。

（1）使用破损、潮湿、污染、型号不符合及24小时未更换的隔离衣。

（2）接触不同病种患儿时未更换隔离衣。

（3）重复使用一次性隔离衣。

（李玲玉 易 敏）

第五节 穿脱防护装备

一、概述

个人防护装备（personal protective equipment，PPE）是在工作过程中为防御物理、化学、生物等外界因素伤害所穿戴、配备和使用的各种物品的总称，包括工作帽、呼吸防护装备、手套、防护服、隔离衣、护目镜、防护面屏、防水靴套和胶靴等。

二、目的

防止传染物质、物理、化学、生物等外界因素，通过口鼻、手、皮肤、眼睛等接触佩戴者，减少或阻止其对佩戴者的伤害。

三、操作实践

（一）评估

评估暴露风险，根据不同区域、不同岗位暴露风险选择防护等级。

（二）操作前准备

1.环境准备。

（1）清洁区：收纳柜和淋浴间，设置穿衣镜、靠椅（靠凳）、生活垃圾桶、穿戴防护装备指引流程图。

（2）缓冲间1（污染区与潜在污染区之间）：速干手消毒液、医疗废物桶、穿戴防护装备指引流程图。

（3）缓冲间2（潜在污染区）：速干手消毒液、医疗废物桶、消毒小桶、穿戴防护装备指引流程图。

（4）缓冲间3（潜在污染区与清洁区之间）：配备流动水洗手池、医疗废物桶，有穿戴防护装备指引流程图。

2.护士准备：修剪指甲，更换个人衣物，穿短款工作服或洗手衣，去除个人用品如首饰、手表、手机等，穿工作鞋或胶靴。

3.物品准备：速干手消毒液、医用防护口罩、一次性医用帽子、医用防护服、医用外科手套两副、护目镜、一次性靴套、一次性鞋套、一次性隔离衣。

（三）操作步骤

1.穿防护装备流程（在清洁区进行）。

（1）流动水下七步洗手法洗手。

（2）戴医用防护口罩，金属鼻夹侧向上，罩鼻、口及下巴，根据鼻梁形状双手塑造鼻夹，用双手完全盖住口罩，快速地呼气，进行密合性检查。

（3）戴一次性医用帽子，帽子应包住所有头发及耳朵。

（4）穿医用防护服，检查防护服有无破损，先穿裤腿再穿上衣，防护服帽子须盖住内层帽子，拉上拉链，贴好密封条。

（5）戴内层手套，检查手套是否漏气，将手套压住防护服袖口。

（6）穿一次性隔离衣，后背部分尽量全部遮盖防护服。

（7）戴外层手套，外层手套需压住一次性隔离衣袖口。

（8）穿靴套。

（9）穿鞋套。

（10）戴护目镜，上缘压住防护服帽子，下缘压住防护口罩。

（11）检查穿戴严密性及伸展性：通过镜子完成上举双臂、弯腰、下蹲等动作，有条件可在监督指导员协助下完成，确保穿戴严密方可进入污染区。

2.脱防护装备流程。

（1）一脱。在污染区与潜在污染区之间的缓冲区进行：①卫生手消毒，使用快速手消毒液进行七步洗手；②脱鞋套；③卫生手消毒；④脱隔离衣及外层手套，用手拉拽隔离衣外侧面，将隔离衣向内反折，与外层手套一起脱掉；⑤卫生手消毒。

（2）二脱。在潜在污染区的缓冲区进行：①卫生手消毒；②取护目镜，拉住后方系带，身体前倾，头稍低，轻轻取下护目镜，护目镜放置到专用浸泡桶内；③卫生手消毒；④松解靴套带；⑤卫生手消毒；⑥脱防护内层手套及靴套，拉开拉链，取下防护服帽子，由上向下边脱边卷，连同靴套一起脱掉，卷边过程裸手不得触碰防护服外侧面；⑦卫生手消毒。

（3）三脱。在潜在污染区与清洁区之间的缓冲区进行：①卫生手消毒；②脱一次医用帽，头稍低，手拉帽子外侧面，轻轻取下帽子；③卫生手消毒；④脱医用防护口罩，先脱下方系带，保持牵拉状态，手不得接触口罩外侧面，后脱上方系带；⑤流动水下七步洗手法洗手。

（4）在清洁区换清洁鞋，脱工作服，个人卫生处理（沐浴更衣），必要时进行口腔、鼻腔和外耳的清洁。

（四）操作后处理

1.终末消毒人员消毒前必须穿戴防护用品，终末消毒顺序按照清洁区→潜在污染区→污染区→医疗废物处理通道进行。终末消毒结束后，按照流程脱防护装备离开。

2.医疗废物处理。所有区域废物均按医疗废物处理，若遇甲类或按甲类管理的传染病，需双层垃圾袋密封保存，并标明垃圾类型，在医疗废物暂存间表面进行第一次消毒，转移到医疗废物交接处进行第二次消毒。

3.织物处理。所有织物均属于感染性织物，水溶性包装袋密闭收集，收集箱进行加盖密闭运输，如遇甲类或按甲类管理的传染病，双层包装袋密封保存，并标明感染性织物，在暂存间表面进行第一次消毒，转移到交接处进行第二次消毒。织物浸泡消毒后使用专用机洗涤，使用后的收集箱一用一消毒。

四、注意事项

1.穿防护服前应去除身上的尖锐物，选择尺码合适的防护服并检查防护服的整体完整性。

2.戴手套前应修剪指甲，选择型号合适的手套，检查手套的完整性。

3.进污染区前检查穿戴严密性及延展性，工作中关注防护用品的完整性，如有破损及时更换。

4.脱卸防护装备区域自污染区进入潜在污染区，最后到清洁区。

5.脱卸防护装备尽量减少接触污染面，防止职业暴露。

6.脱卸防护装备时每脱一步均应进行手消毒，防护装备全部脱完后再次流动水下洗手。

五、知识拓展

1.防护等级、防护范围及防护要求见表1-3。

▶ **表1-3　防护等级、防护范围及防护要求**

防护等级	防护范围	防护要求
一般防护	普通门（急）诊、普通病房医务人员	工作服、外科口罩，根据工作需要戴乳胶手套
一级防护	发热门诊与感染性疾病科医务人员	工作服、外科口罩、帽子、隔离衣、乳胶手套
二级防护	接触疑似或确诊呼吸道传染病患儿，为患儿提供一般诊疗操作的医务人员，以及转运患儿的司机，保洁人员等	工作服，医用防护口罩、帽子、手套、鞋套、隔离衣或防护服、护目镜、防护面罩
三级防护	为疑似或确诊呼吸道传染病患儿进行产生气溶胶的操作，如气管插管、气管切开、吸痰、支气管镜检、心肺复苏、咽拭子采样等的医务人员	工作服、医用防护口罩、帽子、防护服、防护面罩或护目镜、手套、靴套、鞋套，必要时在防护服外加穿隔离衣

2.防护用品异常及处理。

（1）防护服破损处理流程：75%酒精或速干手消毒液喷洒或涂抹破损处（范围大于破损区3倍）→ 与同班人员交班→ 撤离隔离区→按流程脱摘防护装备→脱工作服，沐浴更衣→重新穿戴防护装备再进入隔离区。

（2）手套破损处理流程：在污染区与潜在污染区间的缓冲间手卫生→脱外层手套→手卫生→脱内层手套→手卫生→重新戴手套。

（3）护目镜起雾或松脱处理流程：在污染区与潜在污染区间的缓冲间手卫生→脱外层手套→手卫生→取下护目镜→手卫生→戴外层手套→戴护目镜。

（4）防护口罩松脱：与同班工作人员交班→离开隔离区→按流程脱防护装备（摘掉防护服帽子→手卫生→摘防护口罩→手卫生→戴新的防护口罩→再按流程脱防护用品）。

（5）职业暴露处理流程见图1-20。

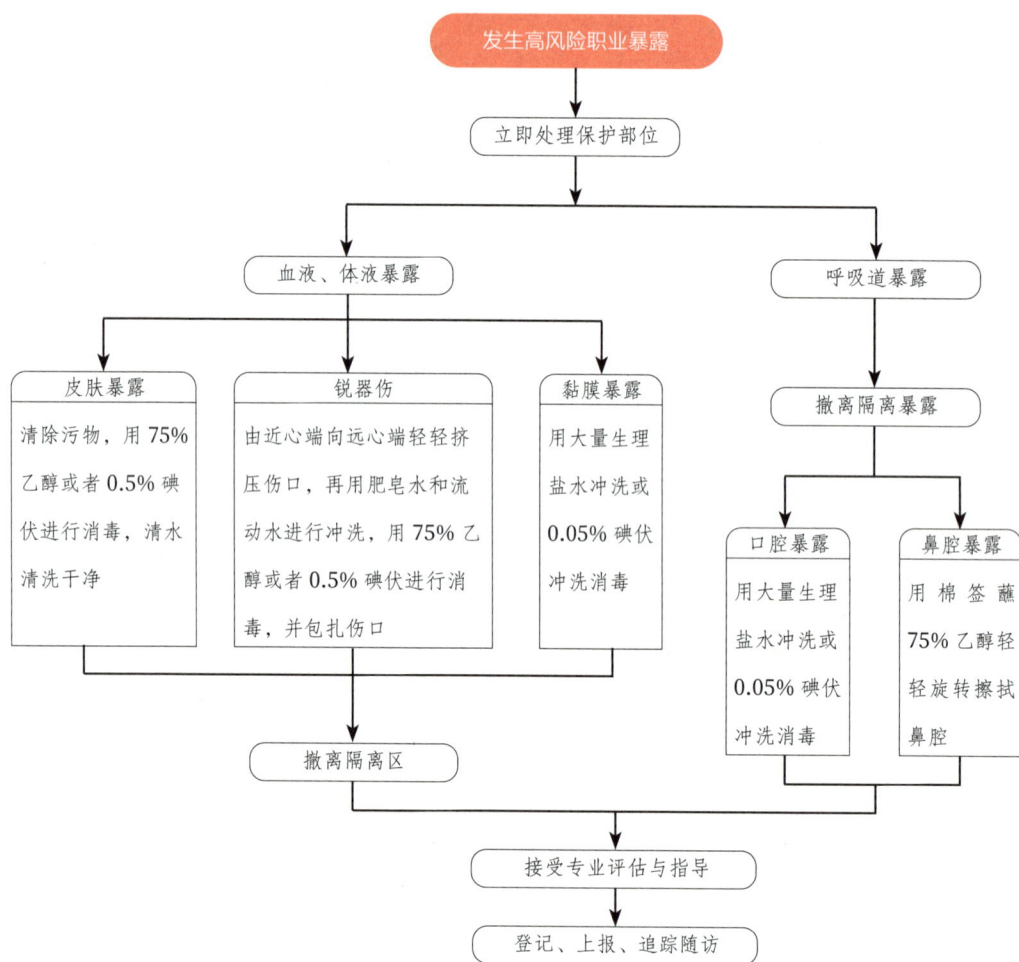

图1-20 职业暴露处理流程

（李朝瑾　程晓红　王　丹）

第六节　儿童口腔护理

一、概述

口腔护理（oral care）是临床护理工作的重要内容。对于高热、昏迷、危重、禁食、鼻饲、口腔疾患、术后及生活不能自理的患儿，护士应遵医嘱给予口腔护理，一般每日 2 ~ 3 次。如病情需要，可酌情增加次数。

二、目的

1. 保持口腔清洁、湿润，预防口腔感染等并发症。
2. 去除口腔异味，促进食欲，确保患儿舒适。
3. 评估口腔变化（如黏膜、舌苔及牙龈等），提供患儿病情动态变化的信息。

三、适应证

高热、昏迷、危重、禁食、鼻饲、口腔疾患、术后及生活不能自理的患儿。

四、禁忌证

1. 口腔颌面需要制动的患儿。
2. 躁动的患儿，应等患儿安静后再进行口腔护理。

五、操作实践

（一）评估

1. 评估患儿的年龄、病情、意识、心理状态、自理能力、配合程度。
2. 评估患儿的口腔卫生状况，包括口唇、口腔黏膜、牙龈、牙齿、舌、腭、唾液及口腔气味等。

（二）操作前护理

1. 环境准备：病房宽敞，保证光线充足或有足够的照明。
2. 护士准备：衣帽整洁，洗手、戴口罩。
3. 用物准备：口腔护理包，内有治疗碗、棉球、弯盘、镊子、弯钳、纱布、治疗巾。备治疗盘、水杯、吸水管、棉签、液体石蜡、手电筒、压舌板、常用口腔护理液。必要时备开口器和口腔外用药。
4. 核对解释：使用执行单或标签与手腕带核对患儿姓名及 ID 号，耐心地向患儿及家长解释口腔护理的目的、方法、注意事项及配合要点。采取适合患儿年龄和理解能力的沟通方式，以取得其配合。

（三）操作中护理

1. 核对：备齐用物，携至患儿床旁，核对患儿姓名、ID 号。

2.体位：协助患儿右侧卧位或头转向操作者。

3.铺巾置盘：为患儿下颌铺治疗巾，弯盘置于患儿口角旁。

4.清点棉球：打开口腔护理包，护士手持镊子清点棉球数量，倒口腔护理液，润湿棉球。

5.湿润口唇：护士用棉签蘸温水，湿润患儿的口唇。

6.漱口：协助患儿用吸管吸水，轻轻在口腔内含漱后吐入弯盘中。

7.口腔评估：嘱患儿张口，护士一手持手电筒，一手持压舌板轻轻撑开颊部，观察患儿口腔情况，询问及检查有无假牙或松动牙齿。昏迷患儿或牙关紧闭者可用开口器协助开口。

8.按顺序擦拭：夹取含有口腔护理液的棉球，拧干。拧干棉球时保持镊子在上，弯钳在下，避免污染清洁的镊子与棉球。

（1）嘱患儿咬合上、下齿，用压舌板撑开左侧颊部，纵向擦洗牙齿左外侧面，由臼齿洗向门齿，同法擦洗牙齿右外侧面。

（2）嘱患儿张开上、下齿，擦洗牙齿左上内侧面、左上咬合面、左下内侧面、左下咬合面，弧形擦洗左侧颊部。同法擦洗右侧牙齿。

（3）擦洗舌面、舌下及硬腭部。

（4）擦洗完毕，再次清点棉球数量。

9.再次漱口：协助患儿用吸水管漱口，将漱口水吐入弯盘，用纱布擦净口唇。撤去弯盘及治疗巾。

10.再次评估口腔状况：若患儿口唇干裂，适当涂液体石蜡。

（四）操作后护理

1.协助患儿取舒适卧位，整理床单位。

2.洗手、记录。

3.按医疗废物分类处理原则处理用物。

六、并发症处理

1.窒息。

（1）发生原因：假牙或松动的牙齿脱落、棉球遗留在口腔、棉球脱落。

（2）预防：①操作前询问检查有无假牙或松动牙齿。②操作前、后清点棉球数量，并检查口腔内有无异物。③尽量在患儿安静的情况下进行口腔护理。

（3）处理：迅速有效清除吸入的异物，及时解除呼吸道梗阻。

2.吸入性肺炎。

（1）发生原因：口腔护理液和口腔内分泌物误入气管。

（2）预防：①昏迷患儿取仰卧位，头偏向一侧，不可漱口。②口腔护理时，所用棉球不可过湿，应以不滴水为宜。

（3）处理：遵医嘱抗感染治疗，并结合相应的临床表现采取对症处理。

3.口腔黏膜损伤、口腔及牙龈出血。

（1）发生原因：使用开口器协助张口方法欠正确、操作时动作粗暴、漱口液温度过高。

（2）预防：①正确使用开口器。②操作时动作轻柔，擦洗过程中，要防止碰伤黏膜及牙龈。③选择温度适宜的漱口液。

（3）处理：若发生口腔黏膜损伤，可用朵贝尔氏液、呋喃西林液或 0.1% ~ 0.2% 双氧水含漱；若出现口腔及牙龈出血，可采用局部止血、牙周袋内碘酚烧灼或加海绵填塞等方法止血，必要时进行全身止血治疗。

4. 口腔感染。

（1）发生原因：口腔黏膜感染，继发口腔感染；口腔护理清洗不彻底；口腔护理用物被污染。

（2）预防：①严格执行无菌操作原则及消毒隔离制度。②规范操作。③注意观察口唇、口腔黏膜、舌、牙龈等处有无充血、糜烂等。

（3）处理：遵医嘱用药。

5. 恶心、呕吐。

（1）发生原因：操作时棉签等物品刺激咽喉部。

（2）预防：擦洗时动作轻柔，擦舌部和软腭时不要触及咽喉部。

（3）处理：必要时遵医嘱使用止吐药物。

七、注意事项

1. 操作时动作轻柔，避免损伤口腔黏膜及牙龈。

2. 婴儿、不配合的患儿及昏迷患儿禁止漱口，防止患儿误吸。

3. 需要使用开口器时，开口器应从臼齿处放入，牙关紧闭者不可使用暴力使其开口，以免造成损伤。

4. 每次操作前后，须清点棉球的数目。

5. 棉球应包裹弯钳尖端，防止弯钳顶端直接触及口腔黏膜和牙龈。

6. 棉球不可过湿，以不能挤出液体为宜，防止因水分过多造成误吸。

7. 棉球不可重复使用，一次只能夹取一个棉球，一个棉球擦洗一个部位。

8. 对长期应用激素、抗生素的患儿，应注意观察其口腔内有无真菌感染。

9. 传染病患儿的用物需按消毒隔离原则进行处理。

10. 新生儿可采用棉签代替棉球进行口腔护理，操作前后须检查棉签的完整性及棉头有无松动。

八、知识拓展

家庭口腔护理中，刷牙是最常用且最有效的机械性清除牙齿表面菌斑的方法。针对儿童的刷牙要点包括以下几个方面。

1. 刷牙时间与频率：牙齿萌出后即应开始刷牙，有效刷牙的时间比刷牙的频率更为重要。

2.刷牙方法：学龄前儿童采用改良巴氏刷牙法或圆弧法，效果明显优于竖刷法。

3.牙刷选择：研究表明，电动牙刷比手动牙刷能更有效地清除菌斑并降低牙龈炎发生率。但儿童使用电动牙刷的效果依赖于儿童的配合度以及家长帮助刷牙的方式。

（张　媛）

第七节　儿童约束法

一、概述

身体约束（physical restraint）是指使用相关用具或设备附加在或邻近于患儿的身体，限制其身体或身体某部位自由活动和（或）触及自己身体的某部位。由于约束限制了患儿的身体活动度，约束指征把握不当可能会给患儿的身体和心理造成严重影响，因此，医务人员应遵循最小化约束原则，只有当约束替代措施无效时才实施约束；同时应遵循患儿有利原则，在约束过程中保护患儿隐私和安全，并对患儿提供心理支持；此外在约束过程中应动态评估，医护患三方及时沟通，调整约束决策。

二、目的

1.限制患儿身体或者身体某部位活动。

2.确保患儿安全。

3.保证诊疗活动顺利进行。

三、适应证

1.有严重自杀或自伤行为者。

2.意识障碍、谵妄躁动患儿，可能发生坠床、意外拔管等风险。

3.严重不合作患儿，导致医疗活动无法进行。

四、禁忌证

1.严重凝血功能障碍疾病者。

2.约束部位皮肤受损严重者。

3.约束部位骨折的患儿。

4.家属不同意使用者。

五、操作实践

（一）评估

1.评估患儿意识状态、肌力、行为、治疗和使用仪器设备情况、约束部位皮肤完整性、颜色、温度、感觉和末梢循环情况，以明确是否符合约束指征及约束部位。

2. 告知家属约束的相关内容，共同决策。

3. 约束用具类型（肢体约束带、腰部约束带等）、材质、大小。

（二）操作前护理

1. 用物：肢体约束带、约束腰带、棉布（新生儿用）、棉垫、速干手消毒液等。

2. 环境：安静，避免光线直射或各种冷热风直吹。

3. 护士核对医嘱，穿戴整洁，修剪指甲，洗手。

4. 家属签署知情同意书。

（三）操作中护理

1. 洗手，戴手套。

2. 核对患儿信息，安置患儿于舒适的体位。

3. 躯体约束：将腰部约束带平整置于患儿后背下方，交叉的约束带从肩部穿出后平整置于前胸，该约束带有上、中、下三个开口，评估患儿的胸廓大小和呼吸形态，选择不影响患儿呼吸的位置将两侧的短宽带穿过开口，同时注意避开引流管，然后在胸前打结、固定，松紧能容下1～2横指为宜，两侧长细带分别系于两侧床沿固定位置且患儿无法触及处，同时保证患儿有合适的活动度。

4. 肢体约束：暴露患儿约束部位，将肢体约束带平整置于患儿腕部/踝部下方，平整包裹腕部/踝部，打结或粘贴固定，松紧以能容下1～2横指为宜，将延长带系于床沿固定位置且患儿无法触及处，同时保持肢体处于功能位和适当的活动度。

5. 新生儿约束：将棉布平整置于新生儿身下，然后举起新生儿一侧手臂，将棉布从腋下穿过，包裹上肢后置于新生儿后背，包裹时需覆盖肩部，加强约束效果，同时给肢体留有一定的活动度。同理，另一侧棉布包裹同侧上肢后置于新生儿后背，两侧棉布在新生儿后背平整、交叉放置。

（四）操作后护理

1. 安置患儿。

2. 整理床单位。

3. 记录约束的原因、部位、用具、执行时间、执行者。

4. 动态观察患儿约束松紧度、局部皮肤颜色、温度、感觉、局部血运等情况。一旦出现并发症，及时通知医师。

六、并发症处理

约束常见的并发症包括患儿及家属的焦虑、紧张、恐惧心理，患儿皮肤擦伤、关节脱位或骨折、牵拉性臂丛神经受损、血运障碍、压疮、疼痛等。

1. 患儿和家属出现情绪问题的处理：约束前应向患儿和家属做好知情同意及解释工作，告知患儿及家属约束的目的是保护患儿，取得患儿及家属的配合；并严格执行约束的相关制度，如严禁采用约束法惩罚患儿；对于不合作及有危险行为的精神病患儿要先予以警示，无效者再予以约束；实施约束时应态度和蔼，评估患儿及家属的心理状态与合作程度，及时予以解释，尽量争取患儿及家属的理解与配合；必要时由医生协助解释工作或遵医嘱使用药物稳定患儿情绪。

2. 皮肤擦伤的处理：根据患儿病情，尽早松解约束；交代患儿勿抓、挠；对于皮肤擦伤部位，用 0.5% 聚维酮碘溶液外涂，保持局部的清洁干燥；若发生溃烂、破损，则换药处理。

3. 关节脱位或骨折的处理：一旦发现异常，充分评估约束部位的关节及肢体活动，立即报告医生；交代患儿及家属受伤部位制动；配合医生完成相关检查，请相关科室会诊处理。

4. 牵拉性臂丛神经受损的处理：遵医嘱采用理疗，如电刺激疗法、磁疗等；进行功能锻炼，并可配合针灸、按摩等；应用神经营养药物，如维生素 B_1、维生素 B_6、维生素 B_{12}、复合维生素 B 等；及时观察患儿病情变化，记录功能恢复情况；不断评价治疗与护理的效果，为进一步处置提供依据。

5. 血运障碍的处理：立即松解约束，活动肢体，以促进血液回流；用 50% 硫酸镁溶液湿热敷肿胀部位；局部按摩、理疗等；发生局部组织坏死者请外科医生协助处理；密切观察，记录病变部位皮肤情况；不断评价治疗与护理的效果，为进一步处置提供依据。

6. 压力性损伤的处理：松解约束或更换约束部位与方法；皮肤未破损的受压部位予以局部按摩；皮肤破损者换药处理。

7. 疼痛的处理：评估疼痛的程度，寻找疼痛的病因，尽可能解除病因，并根据评估结果采取药物和非药物干预措施。

七、注意事项

1. 约束解除指征：①患儿意识清楚，情绪稳定，精神或定向力恢复正常，可配合治疗及护理，无攻击、拔管行为或倾向；②患儿深度镇静状态、昏迷、肌无力；③支持生命的治疗／设备已终止；④可采取约束替代措施；⑤多部位约束，宜根据患儿情况逐一解除并记录。

2. 约束用物：应专人专用，一次性约束用具使用后应按医疗废物处理，重复使用的约束用具使用后应按产品说明书处理，并符合《医疗机构消毒技术标准》（WS/T 367—2023）要求。

3. 皮肤保护：避免在患儿皮肤损伤处施加约束，对皮肤易损伤患儿，应在约束部位加用棉垫，保护约束部位。新生儿使用棉布约束时，棉布覆盖了新生儿双上肢，阻碍了护士直接观察新生儿的手臂静脉通道和肢体情况，故应加强巡视，定时松解观察，预防肢体损伤。

八、知识拓展

1. 意识状态评估：评估内容和方法见表 1-4。评分 15 分为正常清醒；12 ～ 14 分为轻度意识障碍；9～11分为中度意识障碍；4～8分为昏迷分；3分为深昏迷。

▶ 表 1-4 意识状态评估表

评估内容	评分
运动能力	6分 按吩咐运动 5分 对疼痛刺激产生定位反应 4分 对疼痛刺激产生屈曲反应 3分 异常屈曲（去皮层状态） 2分 异常伸展（去脑状态） 1分 无反应
语言能力	5分 正常交谈 4分 胡言乱语 3分 只能说出单词（不适当的） 2分 只能发音 1分 不能发音
睁眼能力	4分 自发睁眼 3分 能通过语言吩咐睁眼 2分 通过疼痛刺激睁眼 1分 不能睁眼

引自：《住院患者身体约束护理》（T/CNAS 04—2019）。

2.肌力评估：肌力是指肌肉运动时的最大收缩力，肌无力指肌力分级≤3级。具体肌力分级如下：①0级指肌肉无任何收缩，完全瘫痪；②1级指肌肉轻微收缩，但不能产生动作；③2级指肢体收缩可引起关节活动，但不能对抗地心引力，即不能抬起；④3级指肢体能对抗重力抬离床面，但不能抵抗阻力；⑤4级指肢体能做对抗外界阻力的运动，但未达到正常；⑥5级指肌力正常，运动自如。

3.行为评估：根据患儿的行为表现和反应可分为以下10种情况。①有攻击性（+4分）：有暴力行为；②非常躁动（+3分）：试图拔出管道；③躁动焦虑（+2分）：身体剧烈移动，无法配合治疗；④不安焦虑（+1分）：焦虑紧张但身体轻微移动；⑤清醒平静（0分）：清醒自然状态；⑥昏昏欲睡（-1分）：没有完全清醒，但可保持清醒超过10秒；⑦轻度镇静（-2分）：无法维持清醒超过10秒；⑧中度镇静（-3分）：对声音有反应；⑨中度镇静（-4分）：对身体刺激有反应；⑩昏迷（-5分）：对声音及身体刺激都无反应。

4. 治疗 / 设备评估：根据表 1-5 进行评估。

▶ 表 1-5 治疗 / 设备评估内容

治疗 / 设备类型	内容
支持生命的治疗 / 设备	颅内压监测或留置脑室引流管、胸腔导管、T 管、耻骨上导尿管（膀胱造瘘）、气管插管 / 切开导管、机械通气、临时起搏器、动脉导管、体外膜肺氧合管路、连续肾脏替代治疗管路、脉搏指示连续心输出量监测导管、中心静脉导管、静脉滴注维持血流动力学稳定的药物（血管活性药物）等
非支持生命的治疗 / 设备	留置普通引流管、直肠造瘘袋 / 肛管、胃造口引流管、氧气面罩或鼻导管、监护导联、脉搏血氧仪、血压袖带、鼻胃管、气囊导尿管、外周静脉置管等

引自：《住院患者身体约束护理》（T/CNAS 04—2019）。

5. 约束方式和用具的选择：应根据患儿的具体情况选择合适的约束方式和约束用具，具体方法见表 1-6。

▶ 表 1-6 约束方式和用具的选择

患儿情况	约束方式	约束用具
患儿有抓伤、自行拔管等行为	上肢约束	约束带、约束手套
患儿躁动、有攻击性行为	四肢约束	约束带
患儿使用支持生命的治疗 / 设备且有躁动和攻击性行为	同时行四肢和躯体约束，禁止约束头、颈部	约束带、约束衣、约束背心

引自：《住院患者身体约束护理》（T/CNAS 04—2019）。

（冷虹瑶 易敏）

第八节 儿童轴线翻身

一、概述

儿童轴线翻身技术（pediatric axial rotation technique）是指 2 ～ 3 名护士协作患儿进行翻身，使患儿在翻身时，保持头、颈、肩、腰、髋在同一条直线上，并以这条直线为轴线所进行的一种体位变换方式。

二、目的

1. 保持脊柱的稳定性，避免翻身时诱发或加重脊髓损伤。

2. 保持患儿舒适，预防皮肤压力性损伤，减少并发症。

3. 满足检查、治疗和护理的需要。

三、适应证

适用于脊椎受损或脊椎手术后患儿改变卧位。

四、禁忌证

1. 存在活动性出血。

2. 病情危重，生命体征不稳定。

五、操作实践

（一）评估

1. 一般情况评估：生命体征、体重、意识、躯体活动能力、损伤部位、皮肤情况及理解合作程度等。

2. 专科情况评估：患儿伤口情况、管路情况，有无支具、牵引、石膏固定等。

（二）操作前护理

1. 用物：免洗手消毒液、口罩、软枕 2 个、固定枕 1 个、颈枕 2 个。

2. 环境：环境宽敞，温度适宜。

3. 患儿：①检查患儿腕带，核对姓名、住院号。②固定床脚轮，将各种管道及输液装置安置妥当，必要时将盖被折叠至床尾或一侧。③向患儿及家属解释操作目的、方法，并取得配合。

4. 护士操作者穿戴整洁，修剪指甲，洗手，戴口罩。

（三）操作中护理

1. 两人翻身法：适用于脊椎受损或脊椎手术后患儿改变卧位。

（1）患儿仰卧位，嘱患儿两臂交叉于胸前，两腿屈曲。

（2）移动患儿。两名护士站在病床同侧，将大单置于患儿身下，分别抓紧靠近患儿肩、腰背、髋部、大腿等处的大单，将患儿拉至近侧，拉起床挡。

（3）安置体位。护士绕至对侧，将患儿近侧手臂置在头侧，远侧手臂置于胸前，两膝间放一软枕。

（4）协助侧卧。护士双脚前后分开，两人双手分别抓紧患儿肩、腰背、髋部、大腿等处的远侧大单，由其中一名护士发口令，两人动作一致地将患儿整个身体以圆滚轴式翻转至侧卧位。

2. 三人翻身法：适用于患儿有颈椎损伤改变体位。

（1）第一名操作者站于患儿头侧，采用双肩锁固定手法固定患儿头颈部。

（2）第二名操作者将双手分别置于患儿肩部、背部，第三名操作者将双手分别置于患儿腰部、臀部，使头、颈、腰、髋保持在同一水平线上，移至近侧。

（3）翻转至侧卧位，翻转角度不超过60°。

（4）翻身后于患儿头颈肩部前后两侧，分别放置相同高度的颈枕固定。

（5）将固定枕放于患儿背部支撑身体，另一软枕置于两膝间。

（四）操作后护理

1. 检查安置：检查患儿肢体各关节保持功能位，各种管道保持通畅。

2. 记录交班：观察背部皮肤并进行护理，记录翻身时间及皮肤状况，做好交接班。

3. 整理床单位及处理用物。

六、并发症处理

继发性脊髓损伤、椎体关节突骨折是常见的并发症。患儿有颈椎损伤时，翻身由三人操作，勿扭曲或旋转头部。固定头部的操作者，沿纵轴向上略加牵引，使头、颈随躯干移动。轴线翻身过程中及翻身后询问患儿感受，如患儿突然诉不适时，须予以重视，不可强行暴力翻身。密切观察生命体征、肢体感觉、运动功能情况。

七、注意事项

1. 遵守节力原则：翻身时，让患儿尽量靠近护士，使重力线通过支撑面来保持平衡，缩短重力臂而省力。

2. 避免皮肤与脊柱的损伤：移动患儿时动作应轻稳，协调一致，不可拖拉，以免擦伤皮肤。应将患儿身体稍抬起再行翻身。轴线翻身法翻转时，要维持躯干的正常生理弯曲，避免翻身时脊柱错位而损伤脊髓。

3. 注意保暖与安全：翻身时应注意为患儿保暖并防止坠床。翻身后，需用软枕垫好肢体，以维持舒适而安全的体位。

4. 合理安排翻身的频率：根据患儿病情及皮肤受压情况，确定翻身间隔的时间。如发现皮肤发红或破损应及时处理，酌情增加翻身次数，同时记录于翻身卡上，并做好交接班。

5. 保持各种管路的位置与通畅：若患儿身上有各种导管或输液装置，应先将导管安置妥当，翻身后仔细检查导管是否有脱落、移位、扭曲、受压，以保持导管通畅。

6. 为有特殊情况的患儿更换卧位时应区别对待。

（1）为手术患儿翻身前应先检查伤口敷料是否潮湿或脱落，如已脱落或被分泌物浸湿，应先更换敷料并固定妥当后再行翻身，翻身后注意伤口不可受压。

（2）颈椎或颅骨牵引者，翻身时不可放松牵引，并使头、颈、躯干保持在同一水平位翻动，翻身后注意牵引方向、位置以及牵引力是否正确。

（3）颅脑手术者，头部转动过剧可引起脑疝，导致患儿突然死亡，故应卧于健侧或平卧。

（4）石膏固定者，应注意翻身后患处位置及局部肢体的血运情况，防止受压。

八、知识拓展

双肩锁固定手法：适用于患儿有颈椎损伤改变体位。具体方法为掌心向上（图1-21），拇指伸至锁骨方向，四指分开伸展至斜方肌并锁紧斜方肌，同时稳定双手手肘固定患儿头颈两侧（图1-22）。

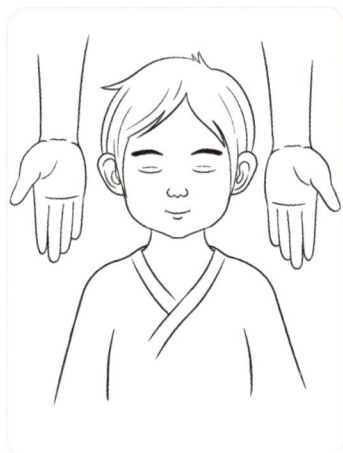

图1-21　掌心向上

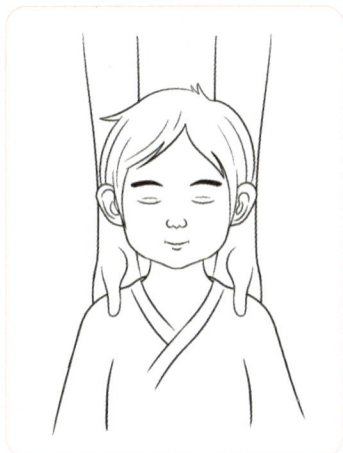

图1-22　双手固定患儿头颈两侧

（钟文艳）

第九节　患儿运送法

一、概述

在患儿入院、接受检查或治疗、出院时，凡不能自行移动的患儿，均需护士根据患儿病情选用不同的运送工具，如轮椅、平车或担架等运送患儿。在转移和运送患儿过程中，护士应将人体力学原理正确地运用于操作中，以避免发生损伤，减轻双方疲劳及患儿痛苦，提高工作效率，并保证患儿安全与舒适。患儿运送法分为轮椅运送法（wheelchair carry）和平车运送法（flatcar carry），平车运送法分为挪动法、一人搬动法、二人搬动法、三人搬动法和四人搬动法。

二、目的

1. 轮椅运送法：①护送不能行走但能坐起的患儿入院、出院、检查、治疗或室外活动。②协助患儿下床活动，促进血液循环和体力恢复。

2. 平车运送法：运送不能起床的患儿入院、出院，做各种特殊的检查、治疗、手术或转运。

三、适应证

1. 轮椅运送法适用于不能行走但能坐起的患儿。

2. 挪动法适用于能在床上配合的患儿。

3. 一人搬运法适用于上肢活动自如，体重较轻的患儿。

4. 二人搬运法适用于不能活动，体重较重的患儿。

5. 三人搬运法适用于不能活动，体重超重的患儿。

6. 四人搬运法适用于颈椎、腰椎骨折和病情较重的患儿。

四、禁忌证

生命体征不平稳的患儿。

五、操作实践

（一）评估

评估患儿的体重、意识状态、病情、躯体活动能力、损伤部位及理解合作程度。

（二）操作前护理

1. 核对解释：核对患儿信息，向患儿及家长解释搬运的目的及配合方法。

2. 环境准备：环境宽敞，便于操作。

3. 物品准备：轮椅、平车、一次性护理垫、枕头、棉被。骨折患儿准备石膏固定、支具固定或硬质平板，颈椎、腰椎骨折患儿或病情较重的患儿准备帆布中单或布中单。

4. 护士准备：衣帽整洁，修剪指甲，流动水洗手，戴口罩。

（三）操作中护理

1. 轮椅运送法。

（1）检查轮椅性能，将轮椅推至床旁，使椅背与床尾平齐，椅面朝向床头，关闭制动闸，翻起脚踏板。

（2）撤掉盖被，扶患儿坐起，协助患儿穿衣、裤、袜子。

（3）嘱患儿以手掌撑在床面上，双足垂于床边，维持坐姿。

（4）协助患儿穿好鞋子。

（5）嘱患儿将双手置于护士肩上，护士双手环抱患儿腰部，协助患儿下床。

（6）协助患儿转身，嘱患儿用手扶住轮椅把手，坐于轮椅中。

（7）翻下脚踏板，协助患儿双足置于脚踏板上。

（8）协助患儿系好安全带。

2. 挪动法。

（1）移开床旁桌，放下床挡，松开盖被。

（2）检查平车性能,将平车推至床旁与床平行,大轮靠近床头,关闭制动闸防止平车滑动。

（3）协助患儿将上身、臀部、下肢依次向平车移动。

（4）协助患儿在平车上躺好，盖好盖被。

3. 一人搬运法。

（1）婴儿。

①竖抱法。搬运者弯腰靠近患儿，左手托住患儿头颈部，右手从患儿身体另一侧托住其臀部（图1-23），缓慢将患儿抱起，使患儿尽量贴近搬运者身体（图1-24）。

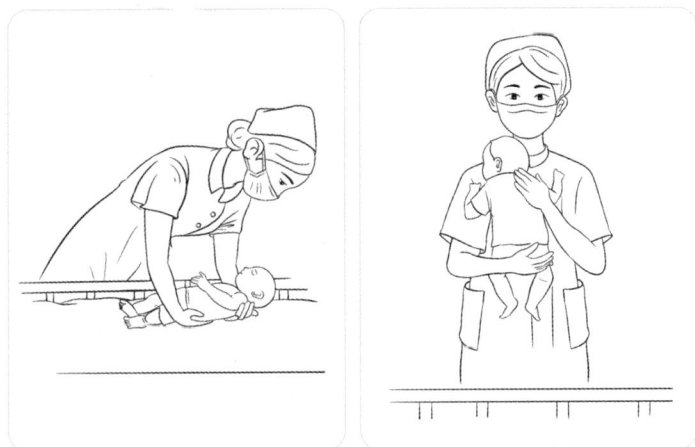

图 1-23　右手从患儿身体另一侧　图 1-24　缓慢将患儿抱起
托住其臀部

②横抱法。搬运者弯腰靠近患儿，左手形成臂弯，右手托起患儿头部放于臂弯处（图1-25），右手从患儿身体另一侧托住臀部（图1-26），缓慢将患儿抱起，搬运者双手微微收紧，将患儿怀抱在胸前（图1-27）。

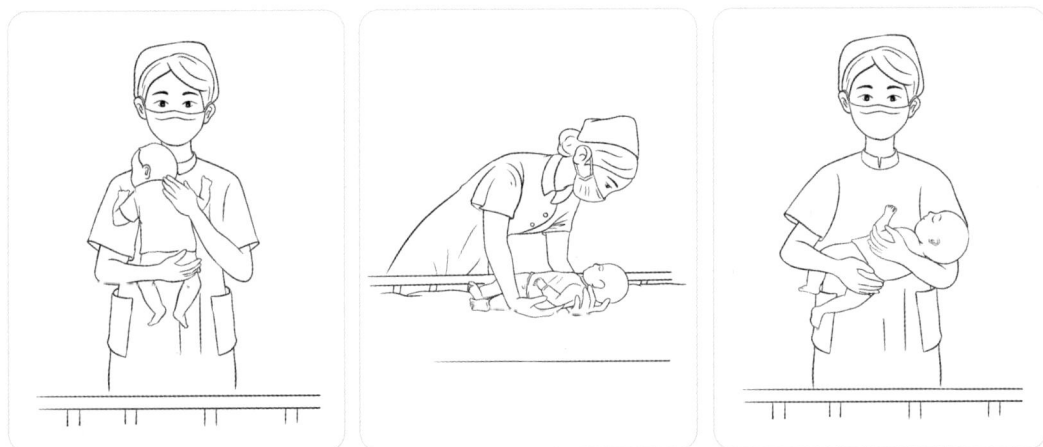

图 1-25　右手托起患儿头部放于　图 1-26　右手从患儿身体另一侧　图 1-27　将患儿怀抱在胸前
臂弯处　　　　　　　　　　　托住臀部

（2）年长儿。

①将平车推至床旁，大轮靠近床尾，使平车与床成钝角，关闭制动闸防止平车滑动。

②松开盖被，协助患儿整理好衣服。

③搬运者一臂自患儿近侧腋下伸至对侧肩部，另一臂伸至患儿臀下；患儿双臂过搬运者肩部，双手交叉于搬运者颈后；搬运者抱起患儿，稳步移动将患儿放于平车中央，盖好盖被。

4. 二人搬运法。

（1）将平车推至床旁，大轮靠近床尾，使平车与床成钝角，关闭制动闸防止平车滑动。

（2）松开盖被，协助患儿整理好衣服。

（3）搬运者甲、乙二人站在患儿同侧床旁，协助患儿将上肢交叉于胸前。

（4）搬运者甲一手伸至患儿头、颈、肩下方，另一手伸至患儿腰部下方；搬运者乙一手伸至患儿臀部下方，另一手伸至患儿膝部下方，两人同时抬起患儿至近侧床沿，再同时抬起患儿稳步向平车处移动，将患儿放于平车中央，盖好盖被。

5. 三人搬运法。

（1）将平车推至床旁，大轮靠近床尾，使平车与床成钝角，关闭制动闸防止平车滑动。

（2）松开盖被，协助患儿整理好衣服。

（3）搬运者甲、乙、丙三人站在患儿同侧床旁，协助患儿将上肢交叉于胸前。

（4）搬运者甲双手托住患儿头、颈、肩及胸部；搬运者乙双手托住患儿背、腰、臀部；搬运者丙双手托住患儿膝部及双足，三人同时抬起患儿至近侧床边，再同时抬起患儿稳步向平车处移动，将患儿放于平车中央，盖好盖被。

6. 四人搬运法。

（1）将平车推至床旁，大轮靠近床尾，使平车与床成钝角，关闭制动闸防止平车滑动。

（2）松开盖被，协助患儿整理好衣服。

（3）搬运者甲、乙分别站于床头和床尾；搬运者丙、丁分别站于病床和平车的一侧。

（4）将布中单放于患儿腰、臀部下方。

（5）搬运者甲抬起患儿的头、颈、肩；搬运者乙抬起患儿的双足；搬运者丙、丁分别抓住中单四角，四人同时抬起患儿稳步向平车处移动，将患儿放于平车中央，盖好盖被。

（四）操作后护理

1. 整理床单位，将床铺为暂空床。

2. 松开轮椅或平车制动闸，推患儿至目的地。

六、并发症处理

搬运患儿过程中动作不协调，平车未固定或平车疏于保养，固定部件有损害，车轱辘内线头等杂物未及时清理以及失灵，致使运行过程中方向不易把握，突然转弯，患儿未加防护出现撞伤、坠床事故。预防方法包括：①应经常检查平车各部件性能是否良好，及时维护。②搬运患儿时宜轻、稳、动作协调，应根据患儿评估结果选择适当的搬运方法。③运送过程中车速适宜，上下坡时，始终保持患儿头部位于高位一端，且注意控制速度。④竖起床挡、患儿用束缚带，但不能强行制动。⑤对清醒的年长儿进行安全知识教育。⑥如出现意外伤害应立即检查患儿伤情，加强病情监测，对症处理。

七、注意事项

1.搬运时注意动作轻稳、准确，确保患儿安全、舒适。

2.根据室外温度适当地增加衣物、盖被，以免患儿受凉。

3.搬运过程中，注意观察患儿的病情变化，避免引起并发症。

4.保证患儿的持续性治疗不受影响。

5.颅脑损伤、颌面部外伤以及昏迷患儿，应将头偏向一侧；颈椎损伤患儿，头部应保持中立位。

八、知识拓展

医用转移板又称医用过床器、医用过床易，是一种患儿平移或转移的护理工具。一次性滑移垫，也称一次性静态搬运床单，是在医用转移板的基础上研发生产的新型一次性护理耗材。二者均利用两种不同特殊材料之间的滑动性，由一名医护人员拉引滑动，形成类似传动带的效果，实现患儿"不动式"平稳过床，适用于医院各科室病床、推车、手术台、CT台、X线检查台之间患儿的过床，以及患儿的移位、侧身、清洁以及康复或重症患儿的护理。

（陈竺　高洁　易敏）

第十节　心电监护仪的使用

一、概述

多功能心电监护仪（multi-functional ECG monitor）可持续进行心率、心律、血压、血氧饱和度和体温的监测，并可进行多种模式的血压测量等，便于观察和及时发现患儿身体细微的体征变化。

二、目的

1.判断脉搏、呼吸、血氧饱和度、血压有无异常。

2.动态监测脉搏、呼吸、血氧饱和度、血压变化，间接了解心脏系统、循环系统及呼吸功能情况。

3.协助诊断，为预防、治疗、康复和护理提供依据。

三、操作实践

（一）评估

1.评估患儿：①评估患儿的年龄、意识、病情、治疗情况，心理状态及合作程度。②评估患儿胸部、手臂皮肤情况。③评估患儿吸氧浓度，指（趾）端循环情况，皮肤完整性及肢体活动情况。

2.评估环境：室温、光线、周边环境等。

（二）操作前准备

1.物品准备：多功能心电监护仪，心电、血压、经皮血氧饱和度等监测插件，电极片若干个，合适的血压计袖带，合适的血氧饱和度传感器。

2.护士准备：衣帽整洁，修剪指甲，洗手，戴口罩。

3.环境准备：环境清洁，光线适宜，避免阳光直射，避免周边电磁波干扰。

4.检查患儿腕带：核对姓名、床号，并向患儿及家属作解释。

（三）操作步骤

1.连接心电监护仪电源，打开主机开关。

2.协助患儿平卧，安装电极片。

3.连接心电导联并粘贴电极片于患儿胸部。

（1）三导联电极安放位置。RA（right arm）：安放在右锁骨下，靠近右肩；LA（left arm）：安放在左锁骨下，靠近左肩；LL（left leg）：一般情况安放在左下腹，特殊情况可放于任何位置（图1-28）。

（2）五导联电极安放位置如图1-29、表1-7。

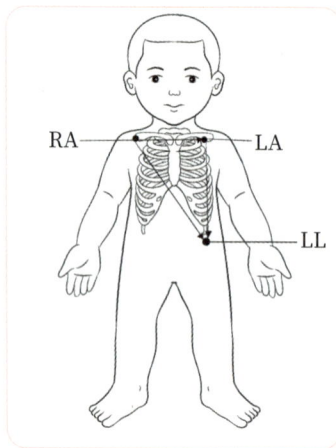

图1-28　三导联电极安放　　　　图1-29　五导联电极安放

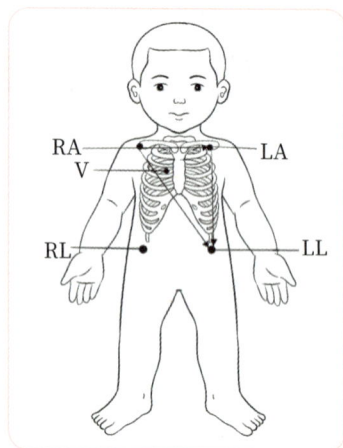

▶ 表1-7　导联电极安放位置

部位	标号	颜色	放置位置
右上	RA	白	胸骨右缘锁骨中线第1肋间
左上	LA	黑	胸骨左缘锁骨中线第1肋间
中间	V	棕	胸骨左缘第4肋间
左下	LL	红	左锁骨中线肋缘处
右下	RL	绿	右锁骨中线肋缘处

4. 设置机器模式，根据患儿年龄选择新生儿 / 儿童 / 成人模式。

5. 根据患儿年龄、病情、基础心率、血压等情况设置合理的报警界限（一般根据正常生命体征上下幅度 30% 之内，特殊情况根据患儿病情调节）。

6. 心率、心律、呼吸监测。

（1）选择恰当导联，一般选择 Ⅱ 导联作为显示波形，调节波幅。

（2）正确记录屏幕上显示的心率和呼吸数值。

（3）监测过程中应注意患儿有无异常心电波形，排除各种干扰和电极脱落，发现异常及时通知医生处理。带有起搏器的患儿要区别正常心律与起搏心律。

7. 血压监测。

（1）根据医嘱设置血压测量的间隔时间。

（2）协助患儿取舒适卧位，露出手臂并伸直，排尽袖带内空气，将袖带缠至肘窝上 1 ~ 2 横指，松紧以放进一指为宜，按"START"。

（3）若需自动监测血压，则根据医嘱设置血压测量的间隔时间。

（4）测量完毕，正确记录屏幕上显示的血压数值。

8. 血氧饱和度监测。

（1）选择合适的血氧饱和度接头或指套，正确安放于患儿手指、足趾处，接触良好，松紧度适宜。

（2）设置适当的报警范围，报警低限设置为 90%。

（3）视患儿循环情况定期更换血氧饱和度接头或指套位置，以免造成灼伤、压力性损伤或血液循环受损。

9. 报警应始终处于开启状态。

10. 根据监护仪显示的各项数值进行相应生命体征值的记录。

（四）操作后处理

1. 安置患儿。

2. 整理床单位及处理用物。

3. 记录。

四、注意事项

1. 放置电极片时，避开伤口、瘢痕、中心静脉插管、起搏器及电除颤时电极板的放置部位，避开乳头、乳晕、骨骼隆突处、皮肤发红或破损炎症处；电极片长期应用易脱落，影响准确性及检测质量，一般 2 ~ 3 天更换 1 次，对于皮肤敏感患儿，可适当减少更换电极片的次数。

2. 为减少电极片对皮肤造成的损伤，可在放置电极片之前在相应部位使用液体皮肤保护膜。在揭取电极片时，动作要缓慢、轻柔，一手揭取电极片，一手按住患儿电极片放置处的皮肤，慢慢分离、揭取，防止表皮撕脱。

3. 患儿休克、体温过低、低血压或使用血管收缩药物、贫血、偏瘫、指甲过长、涂抹指甲油、周围光线太强、电磁干扰等都对血氧饱和度监测的结果有影响。

4.血压测量和血氧饱和度测量尽量不要在同一侧肢体上进行，以免影响测量结果。

5.报警应始终处于开启状态。

五、知识拓展

1.常见报警处理。

（1）生理报警包括心率、呼吸、血压等测得数值超过报警设置高限或低限时监护仪发出的报警，此时需立即检查患儿状况、电极、电缆和导联线连接情况，及时进行相应干预。

（2）技术报警。

①心电导联脱落或某导联脱落。查看监护仪心电导联类型设置是否与实际一致，如使用的三导联则系统设置也为三导联；查看电极片安放是否规范，与患儿皮肤是否接触良好。

②心电干扰大。查看患儿是否测量过程中剧烈活动影响信号采集；查看心电导联线外皮是否有裸露破损处；查看周围是否存在电设备磁场干扰。

（3）无创血压不输出数值。

①充气超时或其他。查看是否选择了合适的袖带以及系统设置是否选择了相应的袖带类型；查看袖带连接是否规范，松紧是否适宜，上臂与心脏是否处于同一水平线；查看患儿是否移动、发抖、痉挛等。

②袖带漏气。查看袖带是否有漏气位置，检查袖带接头密封情况。

③测量数值不准。查看袖带连接是否过松；被测患儿不能穿过厚的衣物，尽量避免在静脉滴注或插导管的肢体上安装袖带。

（4）血氧饱和度测量报警。

①只显示波形不显示数值。查看是否存在末梢循环差、休克或手指温度过低；是否存在测量血压同侧手臂或被测量同侧手臂侧卧压迫；是否存在患儿指甲涂抹指甲油或静脉注射染色药物。

②血氧探头脱落。查看血氧探头连接情况；查看探头发光管是否有光；连接线是否有破损或断开。被测患儿如果存在休克、体温过低，将无法测量出血氧。

③测量结果不准。影响血氧饱和度测量的因素主要有光线干扰、人为移动、其他信号干扰等。

（5）呼吸测量报警，可参考心电报警进行排查。

2.心电监护仪日常保养及维护。

（1）清洁监护仪前，断开电源线与插座的连接。

（2）对监护仪进行清洁和消毒时应注意避开散热孔和外部接口。

（3）主机、显示屏的清洁。使用无绒布，蘸取适量清洁剂（水、3% 双氧水、70% 乙醇等）挤干，擦拭显示屏；擦拭主机的表面时注意避开设备侧面的接口；用干的无绒布擦去设备表面的清洁剂，并将设备放置在通风阴凉的环境下风干。

（4）附件的清洁、消毒。用蘸有清水的棉球或软布擦洗附件；然后用棉球或软布蘸取适量的消毒剂擦洗附件；再用清水擦除残留在附件上的消毒剂并将附件放置在阴凉的环境中晾干。

（黎万梅）

第十一节　输液泵的使用

一、概述

输液泵（infusion pump）是机械或电子的控制装置，它通过作用于输液导管达到控制输液速度的目的，常用于需要严格控制输液量和药量的情况，可提高输注的安全性及护理质量。

二、目的

1. 准确控制输液速度，使药物速度均匀、用量准确地进入患儿体内发挥作用。
2. 监测输液，确保治疗的安全性。

三、适应证

1. 需要较大正压和快速定时输液时。
2. 需要严格控制输液量时。
3. 需要严格控制输入速度时。
4. 输注静脉营养液时。

四、禁忌证

无。

五、操作实践

（一）评估

1. 检查输液泵外观及性能是否完好。
2. 评估病房环境。
3. 评估患儿的年龄、病情、过敏史、意识状态及营养状况等。
4. 评估患儿注射部位的皮肤及留置针情况。
5. 评估患儿输液前是否需要排尿或排便。

（二）操作前护理

1. 护士准备：着装整洁，洗手，戴口罩。

2.患儿准备：向患儿及家属解释输液的目的、方法、注意事项及配合要点。协助患儿取舒适体位，暴露输液部位。

3.用物准备：输液泵、治疗盘、已配置好的液体、输液器、生理盐水注射器或预充式导管冲洗液、消毒液、棉签、弯盘、手持移动终端（personal digital assistant，PDA）。

（三）操作中护理

1.核对医嘱及药液各项信息，携用物至床旁，用PDA扫描患儿腕带，核对患儿身份信息。

2.将输液泵妥善安置于泵架上。

3.接通电源。

4.消毒输液瓶口，连接输液器，挂于输液架上，正确排气，确保整个输液管路无气泡，关闭流量调节器。

5.打开电源开关，确认输液泵显示的输液器品牌与实际使用的输液器品牌一致。打开泵门，按动"止液夹"按键，止液夹打开，把管道放进止液夹中，再次按动"止液夹"按键，止液夹自动夹紧管道。

6.按照输液方向从右往左，依次安装管道通过气泡传感器、压力传感器，然后拉直管道，并确定管道位于两端的管道槽中，关闭泵门，松开流量调节器，注意确保墨菲式滴管位于输液瓶与输液泵之间，且保持垂直，流量调节器位于输液泵与患儿之间。

7.根据医嘱正确设置输液速度及输液量。

8.消毒肝素帽或正压接头两次，生理盐水注射器或预充式导管连接输液通道，使用脉冲式正压冲管法进行冲管。

9.操作中核对患儿及药液信息，核对输液泵设置无误，PDA扫描药液标签及患儿腕带，点击执行。

10.将输液器与输液通道连接，按启动键开始输液。

11.再次核对患儿及药液，观察输液泵运转情况良好，输液泵显示的速率准确无误。

（四）操作后护理

1.洗手，取口罩，告知患儿及家属输液中的注意事项。

2.整理床单位、协助患儿取舒适体位，处理用物，记录。

3.输液过程中观察输液泵是否正常工作，医嘱输液速度与设置速度是否吻合，观察输液部位有无红肿，出现报警及时查找原因并及时处理。

4.输液结束时，报警提示输液完成，点击"停止"，停止输液，PDA扫描药液，点击结束。

5.打开泵门，按动"止液夹"按键，取出输液管。再按"止液夹"按键，关闭泵门。按开关键选择关机。

六、并发症处理

1.药物渗出与药物外渗。原因包括穿刺血管不充盈、血管管径小，穿刺者技术不佳、液体渗透压高、滴速快等原因导致药物渗出与药物外渗。表现为局部红肿、疼痛、发热或发凉。

应立即停止原部位输液，抬高患肢，及时通知医生，回抽药液，尽量减少药液在组织内残留。评估渗出药液的性质、渗出量及肿胀程度，根据药物类型及渗出程度采取相应的处理措施，如局部冷敷或热敷、局部减张、局部封闭等。观察皮肤颜色、温度等变化，以及患肢远端血运情况并记录。

2. 静脉炎。未严格无菌操作或导管留置时间长、长期输注高浓度、刺激性较强的药液等原因导致静脉炎。表现为沿静脉走向出现条索状红线、硬结，局部组织发红肿胀、灼热、疼痛，有时伴有畏寒发热等全身症状。应立即停止输液，抬高患肢、制动、局部用 50% 硫酸镁或 95% 乙醇溶液行湿热敷。如合并感染，遵医嘱予抗生素治疗。

3. 急性肺水肿。输液泵设置错误或者输液泵故障导致短时间输入过多液体，使循环血量急剧增加，心脏负荷过重引起。患儿突然出现呼吸困难、胸闷、咳嗽、咳粉红色泡沫样痰。听诊肺部布满湿啰音，心率快且节律不齐。应立即停止输液并迅速通知医生，协助患儿取端坐位，双腿下垂，以减少下肢静脉回流，减轻心脏负担。给予高流量氧气吸入，一般氧流量为 6 ~ 8 L/min，同时，湿化瓶内加入 20% ~ 30% 的乙醇溶液，以降低肺泡内泡沫表面的张力。

4. 导管堵塞。由于输注不通畅、输液泵各种警报未及时处理等原因，输液泵停止工作时间过长会引起血液回流堵塞导管，出现液体不滴、导管内有凝血等情况。静脉导管堵塞时，应分析堵塞原因，不应强行推注生理盐水，确认导管堵塞时，应立即拔除。

5. 药液滴入失控。患儿触碰到输液泵面板、管路安装错误或仪器故障导致输液速度发生改变，不能按所要求的速度滴入药液会出现药液滴入快或慢于所要求滴速的现象。一般需重新设置输注速度、重新安装管路或更换输液泵，并根据患儿情况采取相应处理。

七、注意事项

1. 输液泵置于安全位置，以不牵拉电源及患儿输液部位为宜，注意防水防震。

2. 护士应了解输液泵的工作原理，熟练掌握其使用方法。

3. 在使用输液泵控制输液的过程中，如出现报警，查找可能的原因，如有气泡、输液管堵塞或输液结束等，并给予及时的处理。观察墨菲式滴管滴液速度与设置是否相符，输注量是否准确，评估液体剩余量是否与实际相符，防止液体输注失控。

4. 加强对患儿病情、穿刺部位及皮肤的观察，避免发生药液外渗、输液管脱出等不良隐患。

5. 为保证输液精度，当输液器长时间连续使用（如超过 8 小时）时，应停止输液，打开泵门，移动输液管在蠕动泵片中的位置，移开约 10 cm，继续输液。

6. 告知患儿及家属输液肢体不要进行剧烈活动，防止牵拉输液管路，有不适感觉或输液泵报警时及时通知医护人员，以便及时处理出现的问题。

7. 告知患儿及家属不要随意搬动输液泵，防止输液泵电源线因牵拉而脱落。

8. 输液泵定期擦拭消毒、保养，随时清洁表面污物。

八、知识拓展

1. 输注阻塞报警，检查输液通道是否通畅、输液管路是否打折等造成输液不畅。

2. 输注即将完成报警，等待直至输液完毕。

3. 无外部电源报警，立即连接交流电源或外部直流电源。

4. 电池电量低报警，检查有无连接电源，电源线是否松脱，及时接通电源。

5. 管路有气泡，检查管路安装于气泡检测探头内的部分没有压扁变形，并排除气泡。

6. 遗忘操作报警，按下任意键消除报警，按启动键开始输液。

（胡晓敏　何华云　易　敏）

第十二节　微量注射泵的使用

一、概述

微量注射泵（micro-perfusion pump）是指机械推动液体进入血液系统的一种电子控制装置，它通过作用于注射器的活塞将药物精确、微量、均匀、持续地泵入静脉，以控制给药的浓度和速度。

二、目的

精确控制静脉给药速度，使药物匀速、剂量准确地注入患儿体内。

三、适应证

适用于临床上给患儿进行液体量少、浓度高但又需精确控制的连续微量注射。多用于危重患者、心血管疾病患者的治疗和抢救，也应用于注入需避光的或半衰期极短的药物。

四、禁忌证

无。

五、操作实践

（一）评估

1. 检查注射泵外观及性能是否完好。

2. 评估病房环境。

3. 评估患儿的年龄、病情、过敏史、意识状态及营养状况等。

4. 评估患儿注射部位的皮肤及留置针情况。

5. 评估患儿输液前是否需要排尿或排便。

（二）操作前护理

1. 护士准备：着装整洁，洗手，戴口罩。

2. 患儿准备：向患儿及家属解释输液的目的、方法、注意事项及配合要点。协助患儿取舒适体位，暴露输液部位。

3. 用物准备：微量注射泵、治疗盘、已配制好的液体、延长管、生理盐水注射器或预充式导管冲洗液、消毒液、棉签、弯盘、PDA。

（三）操作中护理

1. 核对医嘱及药液各项信息，携用物至床旁，用PDA扫描患儿腕带，核对患儿身份信息。

2. 将注射泵放置在安全易操作的位置，接通电源，打开电源开关，确认微量注射泵显示的注射器品牌和规格与实际使用的注射器品牌和规格一致。

3. 打开泵门，按住离合器，拉出推杆。拉出压杆并向右旋转，将抽吸药液贴好标签的注射器与延长管连接好，排尽空气，放入注射器座（注意：注射器圈边必须插入注射泵的注射器圈边固定槽）。

4. 按下离合器，将推头向左移动夹住注射器的活塞柄，将注射器压杆向左旋转，卡住注射器。将延长管卡在卡槽中，关闭泵门。

5. 根据医嘱正确设置输液速度及输注量。

6. 消毒肝素帽或正压接头两次，生理盐水注射器或预充式导管连接输液通道，使用脉冲式正压冲管法进行冲管。

7. 操作中核对患儿及药液，核对注射泵设置无误，PDA扫描药液标签及患儿腕带，点击执行。

8. 将延长管与输液通道连接，按启动键开始输液。

9. 再次核对患儿及药液，观察注射泵运转情况是否良好，注射泵显示的速度准确无误。

（四）操作后护理

1. 洗手，取口罩，告知患儿及家属输液中的注意事项。

2. 整理床单位，协助患儿取舒适体位，处理用物，记录。

3. 输液过程中观察注射泵是否正常工作，输液速度与设置速度是否吻合，输液部位有无红肿等，出现报警及时查找原因并及时处理。

4. 输液结束时，报警提示输液完成，点击"停止"，停止输液，PDA扫描药液标签，点击结束。

5. 打开泵门，按住离合器，松开注射器，拉出推杆。向外拉压杆并向右旋转，取出注射器，向左旋转压杆，按住离合器，推进推杆，关闭泵门。按开关键选择关机。

六、并发症处理

1. 药物渗出与药物外渗。穿刺血管不充盈、血管管径小，穿刺者技术不佳、液体渗透压高、滴速快等原因导致药物渗出与药物外渗，表现为局部红肿、疼痛、发热或发凉。应立即停止原部位输液，抬高患肢，及时通知医生，回抽药液，尽量减少药液在组织内残留。评估渗出药液的性质、渗出量及肿胀程度，根据药物类型及渗出程度采取相应处理措施，如局部冷敷或热敷、局部减张、局部封闭等。观察皮肤颜色、温度等变化，以及患肢远端血运情况并记录。

2. 静脉炎。未严格无菌操作或导管留置时间长、长期输注高浓度、刺激性较强的药液等原因导致静脉炎，表现为沿静脉走向出现条索状红线、硬结，局部组织发红肿胀、灼热、疼痛，有时伴有畏寒发热等全身症状。应立即停止输液，抬高患肢、制动、局部用 50% 硫酸镁或 95% 乙醇溶液行湿热敷。如合并感染，遵医嘱予抗生素治疗。

3. 空气栓塞。延长管未排气或管道连接处松动或脱落，导致输液过程中空气进入血液循环，导致血氧分压下降，危及生命。患儿感到胸部异常不适或有胸骨后疼痛，随即发生呼吸困难和严重的发绀，并伴有濒死感。一旦发现空气进入，立即暂停输液，将患儿置于左侧卧位，并保持头低足高位，给予高流量氧气吸入，纠正缺氧状态，严密观察患儿病情变化，如有异常，及时对症处理。

4. 导管堵塞。由于输注不通畅、注射泵各种警报未及时处理等原因，使注射泵停止工作时间过长引起血液回流堵塞导管，会出现导管内有凝血等情况。静脉导管堵塞时，应分析堵塞原因，不应强行推注生理盐水，确认导管堵塞时，应立即拔除。

5. 微量注射泵速率调节错误。由于操作者不熟悉速度的正确设置方法或更换药液后未及时更改速度，药液未按医嘱要求的输注速度进行输注。应按暂停键后设置正确的输注速度，并根据患儿情况采取相应处理，加强核对及巡视。

七、注意事项

1. 正确设定推注速度及其他必需参数，防止设定错误延误治疗或产生其他的严重后果。

2. 护士随时查看微量注射泵的工作状态，及时排除报警、故障，防止液体输入失控。

3. 注意观察穿刺部位皮肤情况，防止发生液体外渗，出现外渗及时处理。

4. 推注避光药物时应使用避光空针及延长管，紧急情况下更换血管活性药物时（如升压药等），更换前应将延长管内原有药物排尽或更换延长管，保证药液及时输入，达到最佳疗效。

5. 使用时应将注射泵置于台面或者固定在输液架上，妥善放置延长管，避免垂落地面造成污染。

6. 注射泵定期擦拭消毒、维护保养，随时清洁表面污物。

八、知识拓展

1. 输注阻塞报警，检查输液通道是否通畅、输液管路是否打折等造成输液不畅。

2. 注射器排空报警，及时更换药物或者结束输液。

3. 无外部电源报警，立即连接交流电源或外部直流电源。

4. 电池电量低报警，检查有无连接电源，电源线是否松脱，及时接通电源。

5. 注射器安装错误，应重新正确安装注射器。

6.遗忘操作报警，按下任意键消除报警，按启动键开始输液。

（胡晓敏 何华云 易 敏）

第十三节 尸体护理

一、概述

尸体护理（postmortem care）是对临终患儿实施整体护理的最后步骤，也是临终关怀的重要内容之一。

二、目的

1.使尸体清洁，维护良好的外观，易于辨认。

2.安慰家属，减轻哀痛。

三、操作实践

（一）评估

1.经2名医生确认患儿死亡，核对死亡报告单。

2.评估尸体清洁程度，有无伤口、引流管等。

3.死者家属对患儿死亡的态度。

（二）操作前准备

1.用物准备。

（1）治疗车上层：血管钳、剪刀、除胶剂、绷带、不脱脂棉球、梳子、尸袋或尸单、衣裤、鞋、袜等；有伤口者备需换药敷料、胶布，必要时备隔离衣和手套；擦洗用物、手消毒液。

（2）治疗车下层：生活垃圾桶、医疗垃圾桶。

2.评估病房环境：安静、肃静，必要时屏风遮挡。

3.洗手，戴口罩。

4.核对死亡报告单，检查患儿腕带，核对姓名、床号，劝慰家属。

（三）操作步骤

1.戴手套，撤去治疗用物（如输液管、氧气管、导尿管、气管套管或插管等），放入医疗垃圾桶内，用除胶剂去除胶布痕迹。

2.将床放平使尸体仰卧，头下置一枕头，双臂放于身体两侧，留一层大单遮盖患儿尸体。

3.洗脸，闭合口、眼。若眼睑不能闭合，可用纱布湿敷或于上眼睑下垫少许棉花。若嘴不能闭合，轻揉下颌或用四头带固定。脱去患儿衣裤，从上至下擦净全身，有伤口者更换敷料，有引流管应拔出后缝合伤口或用蝶形胶布封闭并包扎。

4. 用血管钳将棉花塞于口、鼻、耳、肛门、阴道等孔道，动作轻柔，堵塞物不可外露。

5. 更换干净衣裤，梳发，把尸体抱入尸袋里，并关上拉链。

6. 与殡仪服务中心人员交接患儿尸体。

（四）操作后处理

1. 整理遗物交患儿家属。

2. 处理床单位。

3. 整理病历，体温单上记录死亡时间，注销各种执行单，完成各项记录，办理出院手续。

四、注意事项

1. 必须先由医院开出死亡通知单，并得到家属许可后，护士方可进行尸体护理。

2. 患儿死亡后应及时进行尸体护理，以防尸体僵硬。

3. 在向家属解释过程中，护士应具有同情心和爱心，沟通的语言体现对死者家属的关心和体贴，安慰家属时可配合使用体态语言。

4. 护士应以高尚的职业道德和情感，尊重逝者，严肃、认真地做好尸体护理工作。

5. 传染病患儿的尸体应使用中效以上消毒剂擦拭清洁，并用消毒液浸泡过的棉球堵塞各孔道，尸体用尸单包裹后装入不透水的袋中，并作出传染标识。

五、知识拓展

1. 尸冷：尸冷是最先出现的尸体现象，死亡后因体内产热停止，散热继续，尸体温度逐渐降低。一般死后 10 小时内尸温下降速度约为每小时 1 ℃，10 小时后为每小时 0.5 ℃，大约 24 小时，尸温与环境温度相同。测量尸温常以直肠温度为准。

2. 尸斑：死亡后血液循环停止，血液向身体的最低部位坠积，该处皮肤呈现暗红色斑块或条纹。尸斑的出现时间是死亡后 2 ~ 4 小时。

3. 尸僵：尸体肌肉僵硬，并使关节固定。尸僵首先从小块肌肉开始，表现为先从咬肌、颈肌开始，向下至躯干、上肢和下肢。尸僵一般在死后 1 ~ 3 小时开始出现，4 ~ 6 小时扩展至全身，12 ~ 16 小时发展至高峰，24 小时尸僵开始减弱，肌肉逐渐变软，尸僵缓解。

（倪　佳　陈吉明　易　敏）

第二章　儿童诊疗护理操作技术

第一节　儿童物理降温法

一、概述

发热（fever）是小儿最常见的临床症状之一。机体代谢在发热时明显增强，导致内脏器官的功能失调。采取及时有效的降温处理，对小儿疾病的转归有非常重要的意义。世界卫生组织建议，发热应首选物理降温法，如冷敷法、温水擦浴法。

二、目的

1. 促使发热患儿体温下降或恢复正常。
2. 患儿发热症状能够得到持续缓解及保护大脑。
3. 避免退热剂等化学药物对危重患儿各项器官造成损害。
4. 增加患儿的舒适感。

三、适应证

患儿发热、中暑等需要物理降温的情况。

四、禁忌证

1. 血液循环障碍患儿。
2. 慢性炎症或深部化脓病灶。
3. 组织损伤、破裂有开放性伤口，局部禁止物理降温。
4. 禁忌部位：枕后、耳廓、阴囊、心前区、腹部、足底。

五、操作实践

（一）评估

1. 评估患儿年龄、病情、体温、意识、活动能力、合作程度等情况。

2. 评估患儿局部或全身皮肤状况。

3. 评估病房环境。

（二）操作前护理

1. 护士准备：洗手，戴口罩。

2. 用物准备：

（1）冷敷法：治疗盘、冰袋或冰囊、小毛巾、手消毒液。

（2）温水擦浴法：一次性中单、治疗盘、浴巾、小毛巾、水温计、体温计、脸盆（内盛放 32 ~ 34 ℃温水，2/3 满）、手消毒液，必要时备干净衣裤。

3. 患儿准备：检查患儿腕带，核对姓名、ID 号，并向患儿及家属作解释。

（三）操作中护理

1. 冷敷法。置小毛巾包裹的冰袋于患儿前额、头顶部、体表大血管流经处（颈部两侧、腋窝、腹股沟等）。观察降温效果及局部皮肤情况，如皮肤出现发紫、苍白或麻木感，立即停止使用。

2. 温水擦浴法。

（1）松开床尾被盖，协助患儿脱去上衣，充分暴露的同时应注意患儿保温。

（2）擦浴方法。垫一次性中单，将浴巾垫于擦拭部位下，小毛巾浸入 32 ~ 34 ℃温水中，拧至半干，缠于手上成套状，以离心方向拭浴，拭浴毕，使用浴巾擦干皮肤。全过程 10 ~ 15 分钟。

（3）擦浴顺序。

①双上肢。患儿取仰卧位，擦浴顺序为颈外侧→上臂外侧→前臂外侧→手背；更换小毛巾，擦浴腋窝→上臂内侧→肘窝→前臂内侧→手心。腋窝、肘窝、手心处稍用力并停留，利于散热。

②腰背部。患儿取侧卧位，擦浴顺序为颈下肩部→背部→腰部→臀部。擦拭完毕，穿上上衣。

③双下肢。擦浴外侧：外侧髂骨→下肢外侧→足背；擦浴内侧：腹股沟→下肢内侧→内踝；擦浴后侧：臀下→大腿后侧→腘窝→足跟。擦至腹股沟、腘窝处并停留，促进散热。

④观察。观察患儿有无寒战、面色苍白、脉搏呼吸异常等情况，如有异常，立即停止擦浴，及时处理。

（四）操作后护理

1. 冷敷法。

（1）撤去治疗用物。

（2）协助患儿取舒适体位。

（3）整理床单位，分类处理医疗垃圾。

（4）洗手，记录冷敷部位、时间、效果。

（5）整理床单位及处理用物。

2. 温水擦浴法。

（1）擦浴毕，根据需要更换衣裤，协助患儿取舒适体位。

（2）整理床单位，拉开窗帘或撤去屏风，开窗。

（3）用物分类处理。

（4）洗手，记录时间、效果；擦浴30分钟复测体温，并在体温单上记录。

六、并发症处理

局部冻伤、寒战、发抖是物理降温最常见的并发症，出现上述任一情况均应立即停止物理降温，汇报医生，加强病情监测，做对症处理。若为一度冻伤，迅速将患处置于37～40 ℃的温水中20～30分钟，以达到复温目的。二度冻伤，保持创面清洁干燥，肢体保温。物理降温时可在患儿的足底放置50～55 ℃的热水袋，促进发汗，增强舒适感，预防寒战、发抖出现。物理降温后增加营养补给，以高热量、高蛋白、清淡、易消化的饮食为主。

七、注意事项

1. 冷敷法。

（1）密切观察，检查冰袋有无漏水，是否夹紧，保持小毛巾干燥。

（2）观察冷敷部位局部情况，防止冻伤。倾听患儿主诉，有异常立即停止。

（3）使用冰袋后30分钟复测体温，降至39 ℃以下，应取下冰袋，并在体温单上记录。

2. 温水擦浴法。

（1）擦浴过程中，应注意观察患儿局部皮肤及反应。

（2）心前区、腹部、足底为擦浴的禁忌部位，注意避免禁忌部位擦浴。

（3）擦浴过程中，应以擦拭方式进行，避免摩擦方式。

八、知识拓展

发热一般包括体温上升期、高热持续期和体温下降期三个时期。在体温上升期，患儿易出现畏寒、怕冷等症状，此时不宜进行物理降温。而在高热持续期，体温持续处于较高水平，患儿出现口唇干燥、颜面潮红、皮肤灼热、呼吸和脉搏加快、尿量减少，大汗淋漓，寒战消失，此时才是进行物理降温的最佳时机。

（李　鑫　易　敏　崔　璀）

第二节 口服给药

一、概述

口服给药（oral administration）是指药物经口服后被胃肠道吸收入血，通过血液循环到达局部或全身组织，达到治疗目的的给药方法。

二、目的

1. 协助患儿遵照医嘱，安全、正确地服用药物。

2. 治疗疾病、减轻症状、维持正常生理功能。

3. 协助诊断、预防疾病。

三、适应证

1. 意识清醒、无吞咽功能障碍的患儿。

2. 无药物过敏史和不良反应史。

四、禁忌证

1. 不适用于急救、意识障碍、呕吐不止、禁食等患儿。

2. 某些药物，如青霉素、胰岛素口服易被破坏而失效，只能注射给药。

五、操作实践

（一）评估

1. 患儿年龄、病情、意识状态、合作程度、患儿的吞咽能力，有无恶心、呕吐情况。

2. 用药史、过敏史、家族史、不良反应史。

3. 进食能力、方式和安全性。

4. 患儿口腔是否有溃疡、糜烂等情况。

5. 评估病房环境。

（二）操作前护理

1. 双人核对医嘱、药物、口服药标签。核对内容：姓名、ID号、药名、剂量、浓度、时间、用法、药品有效期。

2. 用物准备齐全。用物包括口服药标签、发药车、药物、药杯、温开水，必要时准备注射器（根据药量选择）、药匙、量杯、滴管、研钵、包药纸等。

3. 洗手，戴口罩。

4. 操作者自我介绍，查对患儿手腕带，核对姓名、ID号，并向患儿及家长解释口服给药目的，告知药物的作用、不良反应、服用方法及注意事项，取得配合。

（三）操作中护理

1. 协助患儿取舒适体位，婴幼儿可抱起取半坐卧位，管饲患儿抬高床头。

2. 正确备药：按照医嘱准确备药。

3. 再次核对，操作中查对：姓名、ID、药名、剂量、浓度、时间、用法、药品有效期。

4. 协助给药：给药时机和方法正确。

5. 确认患儿服药到口。

6. 喂药后观察患儿服药后有无呕吐、呛咳等不良反应。

（四）操作后护理

1. 再次核对患儿信息及药物。

2. 整理用物。

3. 协助患儿取舒适体位。

4. 洗手、取口罩。

5. 记录给药时间、执行人。

六、并发症处理

1. 过敏反应。过敏反应是口服药最常见的并发症，表现为局部或全身出现皮疹或荨麻疹，伴发热。严重者可有剥脱性皮炎或休克症状。护理措施：①立即停止给药并保存药物。②立即通知医师并给予抗组胺药物。③若有严重过敏反应，并有全身症状，应立即平卧，给予吸氧，观察生命体征。④给予心理支持以减轻患儿的恐惧情绪。⑤准备急救用品并做好记录。

2. 吞咽困难。部分患儿因药物颗粒大、味道刺激、自身吞咽功能障碍或者体位不当等原因存在吞咽困难。护理措施：①改变药物形态，利用研钵与杵磨碎药物。②协助患儿改变原有体位。③吞药前先湿润口咽。④在不影响药物作用的前提下，可将药物混合于果汁中服下，或将药物放于舌根处，此处味蕾数少可减少异味的感觉。

七、注意事项

1. 严格执行查对制度。

2. 婴幼儿、管饲或吞咽困难者需将药片研碎。

3. 避免用牛奶、茶水送服药物。

4. 注意服药体位，婴幼儿抱起取半坐卧位，管饲患儿要抬高床头等。

5. 如患儿提出疑问，护士要认真听取，重新核对，确认无误后再耐心解释，协助患儿服下；不能自行服药的危重患儿应喂服；如患儿不在或因故暂时不能服药，应将药物带回保管，适时再发或交班。

6. 指导患儿按药物性能正确服药。

（1）对牙齿有腐蚀作用或使牙齿染色的药物，服用时应避免与牙齿接触，可用吸水管吸入，服后漱口，如稀盐酸溶液、铁剂等。

（2）铁剂服用时忌饮茶，以免形成铁盐，妨碍铁剂的吸收。

（3）健胃药物宜饭前服，可刺激味觉感受器，使消化液分泌增多，增加食欲。

（4）助消化药和对胃有刺激性的药物宜饭后服，利于食物消化，减少药物刺激。

（5）磺胺类和发汗类药物，服后多饮水，以防因尿少磺胺结晶析出，堵塞肾小管；发汗类药物服后多饮水可增强药物疗效，以助降温。

（6）止咳糖浆对呼吸道黏膜有安抚作用，故服后不宜饮水，以防降低疗效，若同时服多种药，则最后服用止咳糖浆。

（7）发口服强心苷类药物前，需监测心率及节律变化，当脉率低于每分钟60次或节律不齐时应暂停发药，并告知医生。用药期间需加强对血压、心率、心律、心电图及电解质等的监测，及时发现毒性反应。

7. 观察患儿服药后的治疗效果和不良反应，有异常情况时应及时与医生联系，进行相应处理。

八、知识拓展

口服给药法是常见的药物治疗方式，通过口服将药物送达消化道，被吸收到血液循环中。药物的剂型选择取决于药物性质和患儿需求，有些药物需要特殊制剂设计以确保在消化过程中的稳定性和有效性。一些药物可能需要与食物一起服用或者空腹服用以调节吸收速度和程度。

（杨春莲　崔　璀　易　敏）

第三节　儿童鼻饲

一、概述

鼻饲法（nasogastric feeding）是指从胃管内输注流质食物、水和药物，以维持患儿营养和治疗需要的技术，又称经口或鼻胃管喂养法，是一种既安全又经济的营养支持方法。

二、目的

对不能经口进食的患儿注入流质食物，保证患儿摄入足够的营养、水分和药物。

三、适应证

1. 不能经口进食的患儿（如昏迷、口腔疾患、口腔手术后、吞咽和咀嚼困难等）。

2. 不能张口的患儿（如破伤风）。

3. 拒绝进食的患儿。

4. 营养素需要量增加而摄食不足的患儿（如脓毒症、甲状腺功能亢进、畏食、抑郁症、恶性肿瘤及化疗或放疗时等）。

5. 胃肠道疾病（如溃疡性结肠炎、短肠综合征等）。

四、禁忌证

1. 食管胃底静脉曲张。

2. 食管癌及食管梗阻。

3. 急性完全性肠梗阻或胃肠蠕动严重减慢。

4. 急性重症胰腺炎急性期。

5. 严重吸收不良综合征。

五、操作实践

（一）评估

1. 患儿年龄、病情、意识、合作程度、营养状况。

2. 评估患儿口鼻腔情况。

3. 评估操作环境安全，适合操作。

（二）操作前护理

1. 护士准备：衣帽整洁，洗手，戴口罩。

2. 物品准备：治疗盘、治疗巾、胃管、石蜡油、无菌手套、纱布、固定胶布、棉签、弯盘、杯子（内盛温水）、手电筒、听诊器、20 mL 注射器、卫生纸、水温计、鼻饲液、胃管标识。

3. 核对：双人核对医嘱。

（三）操作中护理

1. 携用物至床旁，自我介绍并核对患儿身份信息。

2. 解释操作目的、配合要点。

3. 询问或查看患儿是否需要大小便。

4. 协助患儿取舒适体位，头部偏向一侧；颌下铺治疗巾，将弯盘放于治疗巾上。

5. 手电筒检查鼻腔，棉签蘸清水清洁鼻腔。

6. 检查用物有效期，注射器、胃管打开备用。

7. 插管：戴手套，取出胃管，检查是否通畅后，测量插入胃管长度（1岁：发际到肚脐；1 ~ 6岁：发际到肚脐上 1 ~ 2 cm；6岁以上：发际至剑突的距离或者鼻尖到耳垂再到剑突）。以纱布蘸取石蜡油润滑胃管前端，将胃管前端沿一侧鼻孔轻轻插入，到咽喉部时，嘱患儿做吞咽动作。针对无法沟通和不合作的患儿，对清醒患儿可用糖水涂口唇或使用安抚奶嘴促使其做吞咽动作；对昏迷者用左手将患儿头部托起，使下颌靠近胸骨柄，增大咽部通道的弧度，使管端沿后壁滑行，插入胃管至预定长度。

8. 确认胃管在胃内有两种方法。一种是用空针抽吸胃液；另外一种是听诊器置于胃部，用空针快速注入少量空气可听到气过水声。

9. 使用高举平台法固定胃管。

10. 协助患儿清洁鼻部及面部；撤去弯盘和治疗巾，将胃管标示贴于胃管末端（置管日期、时间、深度）。

11. 鼻饲喂养：病情允许，抬高床头 30° ～ 45°，协助患儿半卧位；测量鼻饲液温度后，抽取鼻饲液，排出空气；连接胃管接口，缓慢注入。新生儿及小婴儿鼻饲时，不宜推注，将鼻饲液注入空针筒以微量泵匀速泵入或以自然重力注入胃内，应根据患儿病情和医嘱选择合适的方式进行鼻饲；鼻饲完毕后注入少量温水冲净鼻胃管内剩余鼻饲液。

12. 清洁患儿鼻部及面部，撤去弯盘和治疗巾。

13. 整理床单位，协助患儿取舒适卧位。

14. 再次核对患儿身份信息，询问患儿需要，告知注意事项。

（四）操作后护理

1. 健康教育。妥善固定，避免意外脱管；教会家属注意观察患儿有无腹胀，呕吐等症状；鼻饲期间有任何不适，及时告知医护人员。

2. 拔管。

（1）核对医嘱，准备用物至患儿床旁，洗手，戴口罩。

（2）核对患儿身份信息，自我介绍，解释操作目的及取得配合。

（3）协助患儿取舒适体位，铺治疗巾于颌下。

（4）戴手套，除去固定胶布。

（5）轻微前后移动胃管，避免胃管粘连而扯伤胃黏膜。

（6）清洁患儿鼻部、面颊上的胶布痕迹，清洁口鼻腔，取手套。

（7）协助患儿取舒适卧位，整理患儿床单位，整理用物。

六、并发症处理

1. 误吸。

（1）临床表现：剧烈咳嗽，同时可能伴有憋闷、呼吸困难、反常呼吸形态以及三凹征。

（2）预防及处理：每次鼻饲前均需先确认胃管在胃内；严格遵医嘱（方式和速度）进行鼻饲喂养；病情允许情况下可抬高床头 30° ～ 45°。

2. 胃肠道反应。

（1）临床表现：腹泻、恶心、呕吐、腹胀。

（2）预防及处理：严格无菌操作；鼻饲液温度 38 ～ 42 ℃，每次量 < 200 mL，间隔 > 2 小时（或遵医嘱）；鼻饲喂养前，抽吸胃内容物，当胃内残留液超过鼻饲液量的 1/4 时，应报告医生酌情减量或暂停鼻饲喂养。

3. 导管相关并发症。

（1）临床表现：鼻腔及胃黏膜损伤表现为鼻腔出血，大便隐血；导管堵塞表现为回抽注入阻力明显增加；导管移位、导管滑脱表现为回抽未见胃液，注食可能出现呛咳；导管相关的消化道穿孔表现为突发的剧烈腹痛，腹胀进行性加重。

（2）预防及处理：选择管径、质地合适的胃管；插管时操作熟练，动作轻柔，遇阻力切勿暴力插管；妥善固定，避免管道移位和非计划拔管。长期鼻饲喂养者定期更换胃管，并更换固定位置；若有穿孔可能表现，立即通知医生及时处理。

4. 代谢异常（水、电解质紊乱）。

（1）临床表现：高钠血症表现为乏力、口唇干燥、皮肤缺乏弹性，烦躁不安，甚至有狂躁的表现；低钠血症表现为味觉减退，肌肉酸痛，也会出现恶心、呕吐；高钾血症表现为心动过缓，心慌，胸闷，肌肉疼痛，严重会引起呼吸肌麻痹，表情淡漠，对外界刺激反应较迟钝。

（2）预防及处理：严格记录出入量；监测血清电解质及尿素氮水平；必要时静脉补充水电解质。

七、注意事项

1. 每次鼻饲前均需先确认胃管在胃内，并且用温水冲洗胃管后方可鼻饲。

2. 应根据患儿病情和医嘱选择合适的方式进行鼻饲；持续泵入肠内营养液时至少每 4 小时冲管 1 次。

3. 药物、饮食应分开鼻饲，特殊用药前后要用温开水冲洗胃管，药片或药丸经研碎，溶解后注入。

4. 长期置管患儿，每天需行口腔护理，根据胃管说明书要求定期更换胃管。

八、知识拓展

鼻饲喂养时患儿的体位与误吸的发生率有关，相关指南建议抬高床头 30°～45°，半卧位禁忌证除外；但同时指出，当床头抬高 45° 时可能会增加危重患儿皮肤受损的危险。

（刘　丽　易　敏）

第四节　氧气吸入疗法

一、概述

氧气吸入（oxygen inhalation）是常用的改善呼吸的技术之一。通过给氧，以提高动脉血氧分压及动脉血氧饱和度，增加动脉血氧含量，从而预防和纠正各种原因造成的缺氧状态，促进组织的新陈代谢，维持机体生命活动。

二、目的

预防或纠正缺氧状态。

三、适应证

1. 肺活量减少，因呼吸系统疾病而影响肺活量者，如哮喘、支气管肺炎或气胸等。

2. 心肺功能不全，使肺部充血导致呼吸困难者，如心力衰竭等。

3. 各种中毒引起的呼吸困难，氧不能由毛细血管渗入组织而缺氧，如巴比妥类药物中毒、一氧化碳中毒等。

4. 昏迷，如脑血管意外或颅脑损伤。

5. 其他某些外科手术前后，以及大出血休克患儿等。

四、禁忌证

依赖动脉导管未闭的患儿。肺动脉闭锁合并动脉导管未闭的患儿，如果有动脉导管未闭的情况，在吸氧之后会导致闭塞，从而加重患儿的缺氧状态，因此要避免吸氧。

五、操作实践

（一）评估

1. 评估患儿的意识、病情、缺氧情况、合作程度。

2. 评估环境安静、清洁、安全，远离火源。

（二）操作前护理

1. 物品准备：氧气流量表、一次性使用氧气湿化瓶、一次性使用单腔鼻氧管 1 套、盛少量温开水的小药杯、纱布、电筒、棉签、胶带、皮肤保护剂、弯盘、用氧记录单、标签、笔、医嘱单。

2. 操作者准备：洗净双手，戴口罩，查对医嘱及用物。

（三）操作中护理

1. 检查患儿腕带：核对姓名、床号，并向患儿及家属作解释。

2. 清洁检查：检查患儿鼻腔情况，同时清理鼻腔内分泌物，润湿鼻腔。

3. 将氧气流量表插入与其配套的气源接头内，将设备带上的氧气终端的压盖压下，插入氧气流量表，轻轻回拉氧气流量表，确保接头锁住，检查有无漏气。

4. 连接氧气湿化瓶、氧气管、鼻导管，根据医嘱调节氧气流量。

5. 将鼻导管前端放入小药杯温开水内润湿，并检查导管是否通畅。

6. 在鼻导管前端留出约 1 cm 的距离贴第一条胶带，将鼻导管轻轻插入鼻腔，用高举平台法固定第一条胶带，再用另一条胶带高举平台法固定导管于患儿一侧脸颊上，如遇特殊情况，还可先涂抹皮肤保护剂再贴胶带或使用人工皮保护皮肤。

7. 标签注明湿化瓶开启时间、用氧开始时间，贴于湿化瓶。

（四）操作后护理

1. 再次核对氧流量及患儿身份。

2. 对家属进行用氧安全指导。

3. 整理用物。

4. 洗手，记录。

5. 评估用氧效果，给予氧疗期间护理。

6. 停氧的操作步骤：

（1）检查患儿腕带，核对姓名、床号，评估患儿缺氧情况，并向患儿及家属做好解释。

（2）轻轻取下胶带，移去鼻氧管，关闭流量开关，用纱布擦净鼻面部，取下一次性氧气管扔入黄色垃圾桶。

（3）将设备带上的氧气终端的压盖压下，另一只手握住氧气表轻轻往外拉取下流量表及湿化瓶，分离氧气流量表及湿化瓶。

（4）协助患儿取舒适体位，整理床单位，评估用氧效果，清理用物，洗手，记录。

六、并发症处理

氧气吸入疗法的并发症包括无效吸氧、气道黏膜干燥、氧中毒、腹胀、感染、鼻衄、肺组织损伤、晶体后纤维组织增生、烧伤、过敏反应、二氧化碳麻醉等。相关并发症的处理措施如下。

1. 无效吸氧的处理。立即查找原因，采取相应的处理措施，恢复有效吸氧。

2. 气道黏膜干燥的处理。可给予雾化吸入。

3. 氧中毒的处理。主要以预防为主，一旦发生氧中毒，立即降低吸氧流量，并报告医生，对症处理。

4. 腹胀的处理。如发生急性腹胀，及时进行胃肠减压或肛管排气。

5. 感染的处理。去除感染的原因，应用抗生素抗感染治疗。

6. 鼻衄的处理。及时报告医生，进行局部止血处理，如使用血管收缩剂或局部压迫止血。对鼻衄出血量大，上述处理无效者，请耳鼻喉科医生行后鼻孔堵塞。

7. 肺组织损伤的处理。规范操作规程，以预防为主，如出现肺组织损伤，立即通知医生，给予处理。

8. 晶体后纤维组织增生的处理。对曾长时间高浓度吸氧后出现视力障碍的患儿，应定期行眼底检查。已发生晶体后纤维组织增生者，应早日行手术治疗。

9. 过敏反应的处理。发生过敏反应，及时寻找过敏原，去除过敏原，给予抗过敏及对症治疗。

10. 二氧化碳麻醉的处理。发生高浓度吸氧后病情恶化，不能立即停止吸氧，应调节氧流量为 $1 \sim 2 \, \text{L/min}$ 后继续给氧，同时应用呼吸兴奋剂。加强呼吸道管理，保持呼吸道通畅，促进二氧化碳排出。处理无效者应建立人工气道进行人工通气。

七、注意事项

1.用氧前，检查氧气装置有无漏气，是否通畅。

2.使用氧气时，应先调流量再使用。停用氧气时，应先拔出鼻导管，再关闭氧气开关。如用氧途中需改变流量，应先分离氧气管与鼻导管连接处，再调整氧流量。

3.用氧过程中，严密观察患儿病情，评估患儿吸氧效果，加强监管，家属或患儿勿擅自调节氧流量。

4.严格遵守操作规程，注意用氧安全，特别是使用氧气筒或小氧气瓶时，切实做好四防，即防震、防火、防热、防油。对未用完或已用完的氧气筒，应分别悬挂"有氧"或"无氧"的标志。

5.持续用氧时，应当保持管道通畅，为避免鼻腔干燥，左右鼻孔交替吸氧。

6.除急救必需外，严禁向湿化瓶内添加任何物质。

八、知识拓展

轻度缺氧一般不需要给氧，如果患儿有呼吸困难，可给予低流量的氧气（1～2 L/min）。中度缺氧有必要给氧。重度缺氧是给氧的绝对适应证。当患儿动脉氧分压低于50 mmHg时，均应给氧，缺氧程度与给氧的标准见表2-1。

▶ 表2-1　缺氧的程度与症状

程度	发绀	呼吸困难	神志	血气分析	
				PaO_2（mmHg）	SaO_2（%）
轻度	不明显	不明显	清楚	>50	>80
中度	明显	明显	正常或烦躁不安	30～50	60～80
重度	显著	严重、三凹征明显	昏迷或半昏迷	<30	<60

（李朝瑾　程晓红　王　丹）

第五节　压缩空气雾化吸入

一、概述

压缩空气雾化（compressed air nebulizer）是利用压缩空气作为驱动能力，将水分或药液分散成细小的雾滴以气雾状喷出，经鼻或口由呼吸道吸入的方法。具有起效快、疗效佳、全身不良反应少等优势。

二、目的

湿化气道，控制感染，改善通气，祛痰镇咳。

三、适应证

1. 过敏性气道炎症，如支气管哮喘急性发作期和长期控制、咳嗽变异性哮喘等。

2. 婴幼儿喘息性疾病，如毛细支气管炎、喘息性支气管炎。

3. 呼吸道感染性疾病，如急性喉气管支气管炎、急性会厌炎、百日咳或类百日咳样综合征、肺炎。

4. 呼吸道非感染性疾病，如支气管肺发育不良等。

5. 其他疾病，如呼吸道感染后咳嗽、咳痰、闭塞性细支气管炎、支气管扩张症。

6. 外科手术相关疾病气管插管术中、术后，咽喉部手术如腺样体切除、扁桃体切除、鼻息肉切除等。

四、禁忌证

无。

五、操作实践

（一）评估

1. 评估患儿病情，询问用药史、过敏史。

2. 评估患儿进食时间。

3. 评估患儿呼吸道是否通畅。

4. 评估患儿面部及口腔是否有感染、溃疡等。

（二）操作前护理

1. 用物准备：空气压缩雾化泵、雾化加药器、一次性注射器、药物（根据医嘱）、消毒液、无菌棉签、无菌纱布、雾化标签、电筒、治疗盘、温开水。

2. 评估环境：光线充足，清洁、温湿度适宜。

3. 操作者准备：洗手，戴口罩。

4. 患儿准备：查看患儿腕带，核对患儿姓名、ID 号，向患儿及家属解释雾化吸入的目的及方法，并取得配合。

（三）操作中护理

1. 协助患儿取坐位或半卧位。

2. 指导患儿正确呼吸，深而慢地呼吸，吸气末梢停片刻（婴幼儿正常呼吸即可）。

3. 将空气雾化泵置于平稳处。

4. 检查空气雾化泵是否完好。

5. 检查并打开雾化加药器，将空气导管与雾化加药器、空气雾化泵相连接。

6. 接通电源，打开开关，检查空气雾化泵是否正常运行，关机备用。

7. 核对药物名称、浓度、剂量、用法、时间、有效期，检查药物质量。

8. 按照无菌操作原则准备药液。

9. 再次核对患儿姓名、ID 号、药物。

10. 将抽吸好的雾化药液加入雾化加药器中。

11. 打开空气雾化泵开关，将雾化加药器面罩罩住患儿口鼻，开始雾化。

12. 患儿进行深而慢的呼吸，直至所有药液吸入完毕。

13. 密切观察患儿反应、面色、呼吸等情况。

（四）操作后护理

1. 雾化结束后，协助患儿漱口（婴幼儿可饮少许温水），清洁面部。

2. 协助患儿取舒适体位，整理床单位。

3. 操作后再次核对患儿姓名、ID 号、药物。

4. 鼓励患儿自主咳嗽。

5. 指导家长正确叩背，促进痰液排出。

6. 指导患儿（或家长）清洗及保存雾化加药器。

7. 整理用物。

8. 洗手，取口罩。

六、并发症处理

1. 过敏反应。

（1）发生原因。患儿对雾化药物中的某些成分敏感、个体差异、药物浓度不当等因素共同作用，导致免疫系统过度反应。

（2）临床表现。雾化吸入过程中患儿发生支气管痉挛，出现喘息或原有喘息加重，或全身出现过敏性的红斑并伴有寒战，一般过敏性休克较少出现。

（3）预防及处理。用药前询问患儿药物过敏史。发生过敏反应时，立即停止雾化吸入，密切观察患儿生命体征，根据患儿病情遵医嘱必要时应用抗过敏药物。

2. 呼吸困难。

（1）发生原因。①气道湿化过度。黏稠的分泌物具有吸水性，长期积聚支气管内就会因雾化吸入而膨胀，加重支气管堵塞。此外，若长时间吸入（超过 20 分钟）可导致气道湿化过度而引起急性肺水肿。②支气管痉挛。雾化药物过敏或雾化药物刺激性大导致支气管痉挛而引起呼吸困难。

（2）临床表现。雾化吸入过程中患儿出现胸闷，不能平卧，口唇、颜面发绀等呼吸困难表现，甚至出现烦躁、出汗等。

（3）预防及处理。①保持呼吸道通畅。及时评估患儿呼吸道情况，如患儿痰液过多，则雾化前需先清除痰液，再进行雾化吸入。②遵医嘱使用雾化药物。严格掌握药物剂量，控制雾化吸入时间，高危患儿雾化吸入时应专人守护，观察患儿病情变化。③体位选择。患儿取坐位或半卧位。④纠正缺氧。患儿遵医嘱持续氧气吸入。

七、注意事项

1. 雾化吸入前。

（1）应及时清理呼吸道分泌物、食物残渣，以免窒息。

（2）患儿雾化前不能涂抹面霜，以免雾化微粒吸附在面部。

（3）婴幼儿应尽量安排在进食前或进食后 30 分钟进行雾化。

2. 雾化吸入中。

（1）雾化吸入药物需现用现配，正确使用雾化吸入药物和剂量，注意药物配伍禁忌、尽量使用单一剂量的药物，避免多剂量药物开瓶后存在污染风险。

（2）患儿宜采用舒适的坐位或半卧位，用嘴深吸气、鼻呼气方式进行深呼吸，使药液充分到达支气管和肺部。

（3）注意观察病情，如果面色发绀、呼吸困难明显，立即停止雾化，并做相应处理。

（4）哭闹、不配合的患儿，采用睡眠时行雾化吸入治疗。

3. 雾化吸入后。

（1）雾化结束后要及时漱口（婴幼儿可饮少许温水）、清洁面部，减少雾化药物对皮肤黏膜的影响。

（2）鼓励患儿自主咳嗽或给予叩背，观察患儿痰液排出是否困难，必要时吸痰。

（3）雾化加药器的清洗和保存。根据外包装有效期要求及时更换雾化加药器；使用后清水冲洗干净，晾干备用；禁止使用蒸煮、高压等方式消毒，防止产品变形。

八、知识拓展

1. 常用雾化吸入药物。

（1）吸入性糖皮质激素（inhaled corticosteroids，ICS）。ICS 通过呼吸道吸入后直接作用于病变部位，与全身激素相比具有用药剂量小、见效快、不良反应少及使用方便等优点，因此作为治疗哮喘的一线药物。目前国内已上市的 ICS 为布地奈德（BUD）和丙酸倍氯米松（BDP）。

（2）支气管舒张剂。

①选择性 β2 受体激动剂。β2 受体激动剂是临床最常用的支气管舒张剂，是任何年龄儿童哮喘急性发作时的首选药物。根据其起效时间和持续时间的不同可分为短效 β2 受体激动剂（SABA）与长效 β2 受体激动剂（LABA）两种。目前临床上雾化吸入所用制剂主要为 SABA，其共同特点是起效迅速、维持时间短，代表药物有特布他林和沙丁胺醇。

②胆碱受体拮抗剂。根据起效时间和持续时间的不同可分为短效胆碱受体拮抗剂

（SAMA）与长效胆碱受体拮抗剂（LAMA）两种。目前临床上的雾化吸入制剂主要为SAMA，代表药物为异丙托溴铵。

（3）祛痰药。

①N-乙酰半胱氨酸。可降低痰液的黏度，使痰容易咳出，适用于浓稠黏液分泌物过多者。乙酰半胱氨酸还具有清除氧自由基的作用，也被应用于间质性肺疾病。

②盐酸氨溴索。可降低痰液的黏稠度，刺激肺泡表面活性物质的合成与释放，增强气道纤毛的摆动能力，进一步促进痰液排出，适用于伴有痰液分泌异常及排痰功能不良者。盐酸氨溴索在儿童呼吸道感染中应用广泛且耐受性好，但也有诱发支气管痉挛的风险，哮喘患儿应慎用。吸入给药前建议使用支气管舒张剂。

（4）抗病毒药物。重组人干扰素是目前临床上主要的雾化吸入抗病毒类药物，能直接作用于呼吸道黏膜，具有靶向性强、疗效高、药物作用持久、安全性好等优点，可用于毛细支气管炎、病毒性肺炎、疱疹性咽峡炎等的治疗。

（5）高渗盐水。高渗盐水雾化可改变痰液的黏性、重建气道表面液体层、刺激咳嗽、加快黏液清除。推荐将7%高渗盐水雾化应用于囊性纤维化（cystic fibrosis，CF）的患儿。针对毛细支气管炎患儿，需在严密监测下使用3%高渗盐水雾化,使用前可吸入支气管舒张剂，同时注意吸痰、保持呼吸道通畅。

2.雾化吸入治疗相关不良反应及处理。

（1）声音嘶哑、咽部不适和口腔念珠菌感染。雾化吸入后及时洗脸和清水漱口，无法漱口或清洗口腔者，雾化吸入15～30分钟后多饮水。

（2）咳嗽及呼吸困难。选择合适的体位，给予坐位或半卧位，保持呼吸道通畅；选择合适的雾化器，雾量不宜过大，雾化时间不宜过长，一般以5～10分钟为宜；有严重缺氧表现时应及时给予氧气吸入，备好抢救用品。雾化过程中加强观察和巡视，及时清理呼吸道分泌物，避免痰液堵塞气道。

（3）手足抖动、震颤、肌肉痉挛等。应考虑SABA引起，一般停药后即可恢复正常。

（4）心率增快或突然胸痛。应立即停止治疗并密切监测生命体征。

（蒲春兰）

第六节　经鼻、口腔吸痰

一、概述

吸痰（aspiration of sputum）是指通过负压作用，利用吸痰管经口、鼻腔、人工气道将呼吸道的分泌物或误吸物吸出，以保持呼吸道通畅，预防吸入性肺炎、肺不张、窒息等并发症的一种方法。临床常用于各种原因引起的不能有效咳嗽与排痰者。

二、目的

1. 清除患儿呼吸道分泌物，保持呼吸道通畅。

2. 改善肺通气，预防肺部并发症。

三、适应证

用于新生儿、昏迷、气管插管 / 切开、麻醉术后或病情危重等各种原因引起的不能进行自主排痰者。

四、禁忌证

无绝对禁忌证，相对禁忌证包括严重支气管损伤、活动性肺出血等。

五、操作实践

（一）评估

1. 患儿评估。评估患儿意识状态、生命体征、吸氧情况、咳痰能力、气道分泌物的情况、口腔、鼻腔情况及合作程度。如患儿痰稠，可以配合翻身叩背、雾化吸入后再吸痰。询问患儿进食时间，除抢救外，进食 1 小时内避免吸痰，防止误吸。

2. 吸痰装置的选择。

（1）中心负压吸引装置。可将医院中心负压通过导管连接到各病房床单位。使用时需安装墙壁式吸引装置，连接吸引器连接管及一次性吸痰管，开启开关，调节压力即可操作，简单快捷。

（2）电动吸引器。通过接通电源后马达带动偏心轮，从吸气孔吸出瓶内空气，并由排气孔排出，不断循环转动，从而使瓶内产生负压，使用时连接吸引器连接管及一次性吸痰管将痰液吸出。

（3）吸痰管的选择。根据患儿年龄选用粗细、长短、质地适宜型号的吸痰管。一般新生儿选择 6 ～ 8 号，婴幼儿选择 8 ～ 10 号，儿童选择 10 ～ 14 号；气管导管内吸痰以导管内径 1/2 ～ 2/3 为宜。

（二）操作前护理

1. 患儿准备：将患儿鼻吸氧管取下，加大吸氧流量（8 ～ 10 L/min），预防在吸痰过程中发生低氧血症，调节好氧流量后，再将鼻吸氧管与患儿连接。

2. 环境准备：光线充足、环境安静、温湿度适宜。

3. 护士准备：衣帽整洁，洗净双手，戴口罩。

4. 用物准备：

（1）治疗车上层，包括治疗盘内备型号合适的一次性吸痰管、吸引器连接管、生理盐水 2 瓶、无菌手套、无菌纱布、治疗巾、弯盘、处置卡、听诊器、手电筒，必要时备压舌板、开口器。

（2）治疗车下层，包括医疗垃圾桶、生活垃圾桶。

（3）其他，如电动吸引器或墙壁式吸引装置、洗手液、接线板。

（三）操作中护理

1.核对医嘱，核对患儿信息。

2.吸引器连接管与负压吸引装置连接，接通电源，开启开关，检查吸引器性能。根据患儿的年龄调节负压，选择合适的一次性吸痰管。

3.患儿取舒适体位，头偏向操作者一侧。检查患儿口鼻腔情况，听诊呼吸音，确定肺部有无痰液及痰液分布部位，颌下垫治疗巾。

4.右手戴无菌手套，将吸痰管抽出并盘绕于无菌手中，左手连接吸痰管，打开吸引器开关，用生理盐水润滑冲洗吸痰管。

5.经口腔吸痰：阻断负压，将吸痰管经口腔插至气管，开放负压。吸痰时边上提边旋转吸引，自深部向上分别吸尽气道深处、口腔的痰液。

6.左手分离吸痰管与负压吸引管，反脱手套将吸痰管包裹，弃于医疗垃圾桶内。更换吸痰管，右手戴手套，将吸痰管抽出并盘绕于无菌手中，连接负压吸引管，润滑冲洗吸痰管，取下吸氧管。

7.经鼻腔吸痰：阻断负压，将吸痰管经患儿鼻腔插至气管，开放负压。吸痰时边上提边旋转吸引，自深部向上分别吸尽气道深处、口咽部、鼻腔的痰液。

8.吸痰完毕，抽吸生理盐水冲洗吸痰管，为患儿进行氧气吸入。

9.左手分离吸痰管与负压吸引管，反脱手套将吸痰管包裹，弃于医疗垃圾桶内。清洁患儿口鼻，观察患儿口、鼻腔黏膜有无损伤，观察痰液情况。

（四）操作后护理

1.关闭吸引器，用无菌纱布擦拭患儿口鼻部。

2.洗手，听诊呼吸音。

3.根据患儿病情，调节吸氧流量。

4.整理用物，洗手，摘口罩。

5.记录痰液的量、颜色、性状。

六、并发症处理

1.低氧血症。吸痰操作用时过长，长时间中断氧气供应，或操作前未将吸氧浓度提高，或吸痰时负压过高等原因均可引起缺氧或低氧血症。根据缺氧程度不同，其临床表现也有差别。轻者表现为呼吸、脉搏加快，血压升高，严重者出现发绀、意识障碍、血压下降、心跳减弱，甚至呼吸心跳停止。发生低氧血症者，立即加大氧流量或给予面罩加压吸氧，迅速纠正缺氧状态，必要时进行机械通气治疗。

2.呼吸道黏膜损伤。吸痰时操作不当，如动作粗暴、反复插管、吸引时间过长、负压过大等均可导致黏膜损伤。表现为痰中带血，出血量根据损伤程度不同而不同，纤维支气管镜下可见损伤处黏膜糜烂、充血水肿、渗出或出血。因此，选择型号合适、质地优良的吸痰管，动作轻柔地吸痰预防呼吸道黏膜损伤十分重要。

3. 气道痉挛。表现为吸痰过程中或吸痰操作后患儿突发呼吸困难，伴喘鸣、咳嗽。气道痉挛发作时，立即暂停气道吸引，予以 β2 受体兴奋剂吸入。对于气道高敏感的患儿，配合医生吸痰前气道内滴入少量 1% 利多卡因或组胺拮抗剂，预防气道发生痉挛。

七、注意事项

1. 建议吸引器负压值的选择：新生儿及儿童的吸痰负压为 120 mmHg 以下，且尽可能在有效清除分泌物的前提下设置较低的负压水平。

2. 建议常规使用浅吸痰技术以避免潜在的气道损伤，而深吸痰通常在浅吸痰无效时使用。

3. 进食 1 小时内避免吸痰，防止误吸。

4. 吸痰管到达适宜深度前避免负压，逐渐退出的过程中提供负压。

5. 每次吸痰时间应小于 15 秒（婴儿为 5 秒，年长儿 15 秒），以免造成缺氧。

6. 吸痰同时要观察患儿的通气功能是否改善，吸出物的性质、量及颜色。若患儿呼吸、面色、唇色有改变，应立即停止吸痰。

八、知识拓展

1. 提高吸痰效果的辅助方式。

（1）雾化吸入，雾化吸入宜于餐前 30 分钟或饭后 1 小时进行，以减少不良反应的发生，雾化过程中注意观察患儿咳嗽、咳痰及呼吸情况。

（2）体位引流，适用于痰量较多、呼吸功能尚好的支气管扩张、肺脓肿等患儿。体位引流禁忌证为心力衰竭、极度衰弱、意识不清等。

（3）叩背，根据患儿病变部位不同采取适当卧位，操作者将手固定成背隆掌空状，即手背隆起，手掌中空，手指弯曲，拇指紧靠食指，有节奏地从肺底自下向上、自外向内在胸背部适当力度地叩击，使痰液松动利于吸出。叩背时可在叩击部位垫薄毛巾以缓解患儿不适或疼痛感。叩背禁忌证为胸部外伤、肋骨骨折、气胸、胸腔出血或引流者。

2. 紧急情况吸痰的方式。紧急情况下，无法获取吸痰装置时可选择用注射器吸痰或口对口吸痰。注射器吸痰需使用 50 ~ 100 mL 一次性注射器连接吸痰管进行呼吸道内的抽吸；口对口吸痰是操作者托起患儿下颌，捏住患儿鼻孔使其头后仰，口对口吸出呼吸道分泌物，解除呼吸道痰堵的症状。

（黄　静　易　敏　项　明）

第七节　儿童胸部物理治疗

一、概述

儿童胸部物理治疗技术（chest physical therapy，CPT）是采用物理方法以改变患儿体位、训练患儿呼吸及咳嗽技巧，增加无效腔锻炼，清除气道分泌物、改善患儿通气功能、防治肺部并发症的治疗手段。具体包括改变体位、叩击背部、机械辅助排痰、体位引流、吸痰等操作。

二、目的

1. 促进气道分泌物排出，预防与治疗肺部并发症。

2. 改善通气功能，促进肺膨胀，增加肺活量。

三、适应证

1. 肺炎、肺膨胀不全和肺纤维化。

2. 毛细支气管炎。

3. 新生儿呼吸窘迫综合征。

4. 气道异常及气管食管瘘伴反复肺炎或局部支气管扩张。

5. 遗传性感觉与自主神经病伴反复吸入性肺炎致慢性肺病。

6. 儿童吉兰-巴雷综合征、脊髓性肌萎缩伴呼吸肌无力。

7. 术后/创伤后或长期卧床患儿预防性应用。

四、禁忌证

1. 术后合并大出血。

2. 低心排综合征。

3. 严重的心律失常。

4. 患儿严格限制翻身。

5. 气道异物。

6. 哮喘急性发作。

五、操作实践

（一）评估

评估患儿意识状态、生命体征、最近一次进食时间、自主咳嗽能力、影响咳痰的因素、配合能力，以及患儿手术切口与有创管道的留置情况。

（二）操作前护理

1. 双人核对医嘱。

2.用物准备：执行单、PDA、免洗手消毒液、一次性口罩、软垫、排痰仪、一次性手套、硅胶面罩、听诊器、呼吸皮囊、负压吸引设备。

3.护士准备：衣帽整齐，洗手，戴口罩。

（三）操作中护理

1.携用物至床旁，评估病室环境。

2.检查患儿腕带，核对姓名、床号、ID号，并向患儿及家属作解释。

3.结合患儿胸片报告与临床表现，使胸部物理治疗技术更有针对性。如根据患儿病情，将理疗技术侧重作用于左肺或右肺或双肺，适当调整叩击背部、机械辅助排痰等各种治疗方式的时长，着重对病肺的治疗。

4.为患儿更换体位，每2小时1次。

5.叩击背部。

（1）宜在餐后2小时或餐前进行。

（2）以衣物隔开皮肤。

（3）操作者五指合拢呈空杯状，或应用硅胶面罩以手指封堵面罩上端开口，作为拍背工具。

（4）从肺尖、肺底向肺门方向叩击背部，使痰液从气道壁松动，更易排出。

（5）叩击频率约60次/分，左右侧背部交替叩击各5分钟，共10分钟。2~3次/日。

（6）对于能够配合的患儿，叩击同时鼓励患儿做深呼吸、咳嗽、咳痰。

6.机械辅助排痰。

（1）开启电源，选择工作模式（手动模式或自动模式）。

（2）设置工作时间及频率。大部分患儿经过10~15分钟治疗可获得满意效果。部分患儿肺部炎症重、肺严重实变不张、实验室检查提示氧合差，需要延长治疗时间至20~30分钟。工作频率（轻柔、标准、加强、超强）取决于患儿的状况及对治疗的反应，应根据患儿的承受能力，由低到高、由弱到强逐步增大工作频率，一般临床使用的工作频率为20~30 Hz。

（3）按下"开/关"键进入工作状态，开始计时。注意以衣物隔开皮肤，将治疗头紧贴患儿背部，缓慢从肺尖、肺底向肺门方向推动治疗头。注意治疗头上的箭头始终指向肺门。

（4）左右侧肺交替进行。

（5）如果在治疗期间需要停止治疗，按下"开/关"键终止工作程序；需重新治疗，再次按下"开/关"键。

（6）到设定的工作时间时，排痰仪发出声响提示并自动停止工作程序。

（7）停止使用时，关闭电源。

7.体位引流。

（1）对分泌物的重力引流，宜在餐后1~2小时或餐前进行，早晨清醒后立即进行效果最好。

（2）通过调整床头高度及患儿体位，使病肺处于高位，其引流支气管的开口向下，促使痰液借重力作用，顺体位引流方向排出。首先引流上叶，然后引流下叶后基底段。如果患儿不能耐受，应及时调整姿势。

（3）每次体位引流时间为 15 ～ 20 分钟，1 ～ 3 次 / 日。

（4）配合叩击背部及机械辅助排痰，效果更佳。

（5）引流完成后，鼓励患儿咳嗽咳痰，必要时吸痰。

（四）操作后护理

1. 安置患儿：调高床头至 30° ～ 45°，取患儿舒适体位，给予清水或漱口液漱口，嘱其充分休息。

2. 再次核对患儿身份。

3. 整理床单位及处理用物。

4. 记录患儿病情及痰液的颜色、性质、量。

5. 洗手，取口罩。

六、并发症处理

1. 并发症：患儿不耐受、心律失常、血压异常等。

2. 处理：①立即停止操作，协助患儿取舒适体位休息，报告医生并积极配合处理；②心律失常的患儿立即行床旁心电图检查，观察患儿心律变化情况，必要时请心内科医生会诊；③血压异常患儿，若血压偏高，待患儿充分休息，恢复舒适后观察血压变化；若血压偏低，监测患儿心率，根据患儿基础疾病情况，遵医嘱对症处理。

七、注意事项

1. 为患儿更换体位时，应用软垫支撑，注重患儿舒适性及体位稳定性。

2. 叩击背部及机械辅助排痰时，注意避开患儿手术切口及引流管置管处，并指导家长或患儿自行按压切口部位或置引流管周围皮肤，以缓解疼痛。

3. 叩击背部与机械辅助排痰方向，均遵循由肺尖向下到肺门、由肺底向上到肺门。

4. 避免以很小的曲率半径（如近乎直角）弯曲排痰仪传动软轴，不允许将传动软轴缠绕、打结、直角打折使用。

5. 有明显呼吸困难伴发绀的患儿，有咯血、高血压、心力衰竭的患儿禁止体位引流。

6. 俯卧位时切忌遮蔽口鼻，以免引起呼吸不畅。

八、知识拓展

1. 针对使用呼吸机患儿，行胸部物理治疗前，务必评估并记录气管导管插入深度。如果固定胶带湿润或松脱，应重新固定导管后再开展胸部物理治疗。治疗结束后再次评估气管导管插入深度，确保无导管移位。如有气管导管移位，立即通知医生，协助处理。

2. 针对使用呼吸机患儿，每 2 小时更换体位，需 2 人配合，1 人站在床头保护患儿头颈部、固定气管插管及颈内静脉置管，1人理顺各类管道、预留足够长度，取患儿目标体位后，予软枕支撑，保持患儿舒适及体位稳定，体位更换完成后确保气管导管未移位且与呼吸机管道连接稳妥，呼吸机正常工作。更换体位时，注意移除压在患儿身体下的电极线、深静脉卡扣、各种管道等可能造成患儿不适或压力性损伤的物品，保持床单清洁平整。

3.确保患儿各管道（如气管导管、心包或胸腔闭式引流管、尿管、腹腔引流管、深静脉置管等）在操作前、中、后固定稳妥、保持通畅，未出现折叠、扭曲、脱管等意外情况。

（王寒凝　易　敏　项　明）

第八节　婴幼儿期的各种注射给药法

一、概述

注射给药是将无菌药液或生物制剂注入体内的方法。注射给药的主要特点是药物吸收快，血药浓度迅速提高，适用于各种原因不宜口服给药的患儿。但注射给药会造成一定程度的组织损伤，可引起疼痛及潜在并发症的发生。

二、目的

1.皮内注射（intradermal injection）是将少量药液或生物制剂注射于皮内的方法，适用于药物过敏试验，以观察有无过敏反应；预防接种；局部麻醉的起始步骤。

2.皮下注射（subcutaneous injection）是将少量药液或生物制剂注入皮下组织的方法，用于不宜口服给药但需要在一定时间内产生药效时；预防接种；局部麻醉用药。

3.肌内注射（intramuscular injection）是将一定量药液注入肌肉组织的方法，用于不宜或不能口服或静脉注射，且要求比皮下注射更快产生疗效时；注射刺激性较强或药量较大的药物。

三、适应证

适用于所有遵医嘱需进行注射给药的患儿。

四、禁忌证

1.不可在炎症、瘢痕、硬结、皮肤受损处进针。

2.不可注射于神经、血管处（动、静脉注射除外）。

3.两种或两种以上药物同时注射时，注意配伍禁忌。

五、操作实践

（一）评估

评估患儿的病情、治疗情况、用药史及药物过敏史；意识状态、心理状态、对用药的认识及合作程度；注射部位的皮肤情况。向患儿家长解释注射的目的、方法、注意事项及配合要点。

（二）操作前护理

1. 患儿及家长准备：了解各类注射的目的、方法、注意事项及配合要点。取舒适体位并暴露注射部位。

2. 用物准备：治疗车上层常规配置以下用品：注射盘、注射器、针头、速干手消毒液、皮肤消毒液、无菌棉签、砂轮、弯盘、启瓶器、小垫枕等；各种注射法所用注射器和针头型号见表 2-2；注射药液按医嘱准备；治疗车下层准备污物桶 2 个，锐器盒 1 个；根据医嘱打印注射标签，作为注射给药的依据。

▶ 表 2-2　各种注射法所用注射器和针头型号

注射法	注射器规格	针头型号
皮内注射	1 mL	4½ 号
皮下注射	1 mL、2 mL	5、6 号
肌内注射	2 mL、5 mL	6、7 号

3. 护士准备：衣帽整洁，修剪指甲，洗手，戴口罩。

4. 环境准备：清洁安静、光线适宜或有足够的照明。

（三）操作中护理

1. 皮内注射。部位常选用前臂掌侧下段。操作步骤如下。

（1）按医嘱吸取药液。

（2）携用物至患儿床旁，核对患儿床号、姓名及腕带信息。

（3）根据注射目的选择合适的部位，用 75% 乙醇消毒皮肤，待干。

（4）二次核对，排尽空气。

（5）一手绷紧皮肤，一手持注射器，针尖斜面向上，与皮肤呈 5° 角刺入皮内。待针头斜面完全进入皮内后，放平注射器。用绷紧皮肤手的拇指固定针栓，注入药液 0.1 mL，使局部隆起形成一皮丘。

（6）注射完毕，迅速拔针，不可按压局部，计时、洗手、记录。

（7）再次核对，交代注意事项。15 ~ 20 分钟后查看皮试结果。

2. 皮下注射。部位常选上臂三角肌下缘、腹部、后背、大腿前侧及外侧。操作步骤如下。

（1）按医嘱吸取药液。

（2）携用物至患儿床旁，核对患儿床号、姓名及腕带信息。

（3）选择合适的部位。

（4）消毒皮肤，待干。

（5）二次核对，排尽空气。

（6）一手绷紧皮肤，一手持注射器，以食指固定针栓，针头斜面向上，与皮肤呈30°～40°角，快速刺入皮下，进针约1/2或2/3，松开绷紧局部皮肤的手，抽吸无回血后，缓慢推注药液。

（7）注射完毕，快速拔针后用无菌干棉签按压穿刺点片刻。

（8）再次核对，交代注意事项。洗手、记录。

3.肌内注射。部位一般选择肌肉较厚，远离大神经、大血管的部位，如臀大肌、臀中肌、臀小肌、股外侧肌及上臂三角肌，其中最常用的部位是臀大肌。操作步骤如下。

（1）按医嘱吸取药液。

（2）携用物至患儿床旁，核对患儿床号、姓名及腕带信息。

（3）围起隔帘，协助患儿取舒适卧位，选择注射部位且准确定位（图2-1—图2-3）。

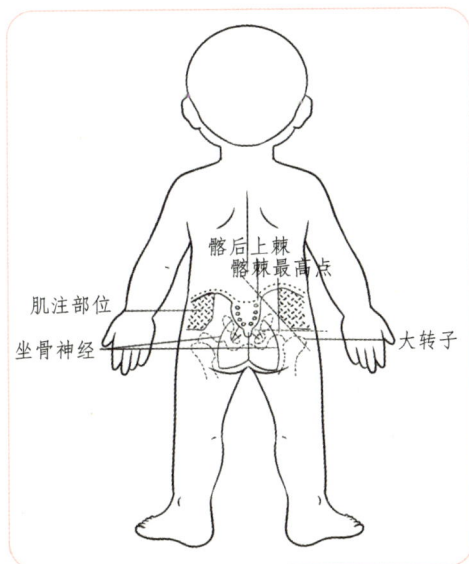

图2-1 十字法

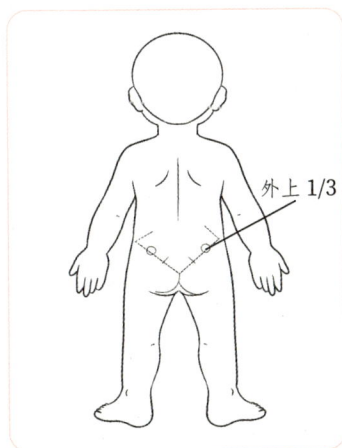

图2-2 联线法

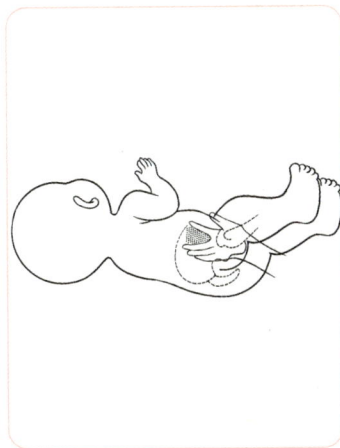

图2-3 臀中肌、臀小肌注射定位法

（4）消毒皮肤。

（5）二次核对，排尽空气。

（6）左手拇、食指绷紧局部皮肤，右手持注射器，中指固定针栓，将针头迅速垂直刺入，切勿将针梗全部刺入，固定针头。松开左手，抽吸无回血后，缓慢推注药液。

（7）注射完毕，快速拔针后用无菌干棉签按压穿刺点片刻。

（8）再次核对，交代注意事项。

（四）操作后护理

1. 协助患儿取舒适卧位。

2. 清理用物，按消毒隔离及固废处理原则处理用物。

3. 洗手。

4. 观察、记录观察用药后反应，记录注射时间，药物名称、浓度、剂量及患儿的反应。

六、并发症处理

若针头折断，应先稳定患儿及家属情绪，并嘱患儿保持原位不动，固定局部组织，以防断针移位，同时尽快用无菌血管钳夹住断端取出；如断端全部埋入肌肉，应速请外科医生处理。

七、注意事项

1. 做药物过敏试验前，要备好急救药品，以防发生意外。

2. 药物过敏试验结果如果为阳性反应，告知患儿及家属，不能再用该种药物，并记录在病历上。

3. 刺激性强的药物不宜用皮下注射。

4. 身体消瘦患儿，护士可捏起局部组织，适当减少穿刺角度，进针角度不宜超过45°，以免刺入肌层。

5. 肌内注射对儿童刺激大，次数过多可造成臀肌挛缩，影响下肢功能，故非病情必需不宜采用。

6. 对2岁以下婴幼儿不宜选用臀大肌注射，因其臀大肌尚未发育好，注射时有损伤坐骨神经的危险，最好选择臀中肌和臀小肌注射。

7. 对不合作、哭闹挣扎的婴幼儿，可采取"三快"的特殊注射技术，即进针、注药及拔针均快速，以免发生意外。

8. 拔针后对于一般患儿需压迫1～2分钟，但对于凝血功能异常的患儿，须延长压迫时间至5分钟以上，观察无渗血后离开。

八、知识拓展

1. 皮肤有湿疹、感染、皮炎或外伤时不宜在局部注射，正在或近日服用免疫抑制剂或抗组胺药物者也不宜进行皮肤过敏试验，当同时试验多种抗原时，相互间至少间隔4 cm，以免强烈反应时互相混淆结果。

2. 对须长期注射者，应有计划地更换注射部位，保证每个注射部位 48 小时只注射 1 次。注射时每个象限内的 2 次注射部位距离要有 2 cm 左右。选用细长针头，以避免或减少硬结的发生。如因长期多次注射出现局部硬结时，可采用热敷、理疗等方法予以处理。

3. 应用减轻患儿疼痛的注射技术。

（1）安慰患儿，给予袋鼠式护理、抚触、非营养性吸吮等护理措施，分散其注意力，减轻其疼痛。

（2）注射时做到"二快一慢加匀速"，即进针、拔针快，推药速度缓慢并匀速。

（3）注射刺激性较强的药物时，应选用细长针头，进针要深。如需要同时注射多种药物，一般先注射刺激性较弱的药物，再注射刺激性较强的药物。

（邹　赵）

第九节　儿童静脉留置针输液

一、概述

静脉留置针输液（infusion via indwelling venous catheter）是在静脉输液中为保护患者静脉，避免反复穿刺的痛苦和随时保持畅通的静脉通道，便于急救和给药，所以对长期输液、年老、衰弱、血管穿刺困难的患者而设计的给药方法。常用静脉留置针保留于外周静脉或中央静脉。

二、目的

1. 保持静脉通道通畅，便于抢救、给药等。
2. 补充水分、电解质、维持体液平衡。
3. 补充血容量，改善血液循环。
4. 输入药物，治疗疾病。
5. 维持营养，供给热量。
6. 减轻患儿痛苦。

三、适应证

连续静脉输液超过 4 小时者。

四、禁忌证

1. 持续腐蚀性药物治疗。
2. 胃肠外营养。

3. pH 值小于 5 或大于 9、渗透压超过 600 mOsm/L 的液体或药物。

五、操作实践

（一）评估

1. 留置针的选择：对于儿童、新生儿，建议使用 22 ～ 24G 的导管，将置入相关的创伤降至最低。在满足治疗需要前提下，应选用最小型号的留置针。留置针及延长管等附加装置应使用不含邻苯二甲酸二乙基己酯（DEHP）成分的输液装置。

2. 穿刺部位及血管的选择：使用最有可能持续完成医嘱治疗的静脉部位，考虑的血管位于手部、前臂和腋以下的上臂，避免肘区；幼儿和学步期小儿可以考虑头皮位置的静脉，但不宜首选，如果尚未行走，可以选择足背血管；婴儿避开手部或手指，或被用来吮吸的拇指 / 食指；在治疗先天心脏缺陷缺损的手术完成之后，由于可能会降低锁骨下动脉的血流，应避免使用患儿的右臂血管；避开手腕内侧面，避免产生疼痛和损伤桡神经；从上肢远端血管开始，逐步往近心端穿刺；避开关节、触诊有疼痛的区域、受损血管（如青紫、渗出、硬化或条索状的血管）、静脉瓣、瘢痕、炎症的位置及计划进行手术的区域。

（二）操作前护理

1. 评估：患儿年龄、病情、意识状态及营养状况等，心理状态及配合程度，穿刺部位的皮肤、血管状况及肢体活动度。

2. 解释：向患儿及家长解释输液的目的、方法、注意事项及配合要点。

3. 患儿准备：输液前排尿或排便；取舒适卧位。

4. 环境准备：环境清洁安全，光线适宜。

5. 护士准备：衣帽整洁，修剪指甲，洗手。

6. 用物准备：治疗车（锐器盒、免洗手消毒液、医疗垃圾桶、生活垃圾桶）、治疗盘、一次性使用无菌巾、一次性使用输液器、型号适宜的留置针（22 ～ 24G）、无针输液接头、无菌棉签、预充式导管冲洗器、皮肤消毒液、透明薄膜敷贴、胶带、止血带、一次性橡胶手套、弯盘，有条件者也可使用 PDA。

7. 检查物品有效期及质量。

（三）操作中护理

1. 双人核对医嘱执行单与输液标签（患儿床号、姓名、ID 号、药名、浓度、剂量、时间、方法）。

2. 检查药液的质量。

3. 操作前核对，携用物至床旁，核对患儿床号、姓名、ID 号，有 PDA 也可用其与患儿手腕带进行核对。

4. 洗手、戴口罩。

5. 插输液器。将输液器的插头插入瓶塞直至插头根部，关闭调节器。

6. 第 1 次排气。将输液袋挂于输液架上，挤压滴壶，低速打开调节器，整理管路，当液体到达输液器末端时排气成功，对光检查有无气泡。

7. 选择穿刺部位铺治疗巾，在穿刺点上方 6 cm 处扎止血带，选择好合适的静脉后松开止血带，戴手套。

8. 第 1 次消毒。以穿刺点为中心，螺旋式由内至外进行消毒，消毒直径≥ 8 cm（或消毒面积大于敷贴面积）待干，备胶布和留置针敷贴，并在敷贴上写上置管日期、时间、执行者姓名。

9. 释放预充式导管冲洗器压力，连接无针输液接头，并进行排气后备用。

10. 扎止血带。嘱患儿握拳，再次消毒皮肤。

11. 操作中核对患儿床号、姓名、ID 号、药物名称、浓度、剂量、时间、方法。

12. 打开留置针，检查留置针针尖是否光滑、有无倒钩。

13. 静脉穿刺进针。绷紧皮肤，固定静脉，在血管上方以 15°～ 30°角进针，见回血后降低角度 5°～ 10°，继续进针 0.2 cm。

14. 送套管。左手绷紧皮肤，右手食指抵住推送板，送软管，导管外见第 2 次回血后将软管全部送入血管，松开止血带、嘱患儿松拳，取出透明薄膜敷贴，采用无张力的方式粘贴，捏压覆盖于导管部分的透明敷贴塑形，使之更妥帖地固定导管，按压整片敷贴，使之充分与皮肤接触。

15. 采用"V"形手法按压留置针导管前端，右手撤出针芯置于锐器盒内，连接无针输液接头，揭除框形离型纸，同时再次按压敷贴边缘。

16. 使用已连接无针输液接头的预充式导管冲洗器确认导管留置的通畅性，抽回血，如遇阻力或抽吸无回血，应进一步确定导管的通畅性，不应强行冲洗导管。

17. 连接输液器，采取"高举平台法"用胶带加强固定留置针与无针输液接头。

18. 调节滴速，用 PDA 进行操作后核对，脱手套，洗手。

19. 调整体位，撤去治疗巾，取出止血带，整理床单位，协助患儿取舒适体位，告知家长呼叫器使用方法。

（四）操作后护理

1. 告知患儿及家属保护留置针的注意事项。

2. 观察患儿活动及合作情况，必要时适当加强固定。

3. 整理用物，洗手，记录（记录输液时间、滴入药液种类、滴速、患儿全身及局部状况，并签名）。

4. 导管的维护。

（1）冲管及封管。①在冲管和封管之前，应对连接表面进行消毒。②应使用不含防腐剂的 0.9% 氯化钠溶液进行脉冲式冲管。当药物与氯化钠溶液不相容时，先使用 5% 葡萄糖，然后使用不含防腐剂的 0.9% 氯化钠溶液。③使用 10 mL 的注射器或专门设计以产生较低的注射压力的注射器来进行评估。④使用正压技术封管，尽量减少血流回流至血管通路腔。⑤输液完毕应用导管容积加延长管容积 2 倍的不含防腐剂的 0.9% 氯化钠溶液或肝素盐水正压封管，肝素盐水的浓度可用 0.5 ~ 10 U/mL。⑥给药前、后或使用 2 种不同药物之间宜用生理盐水脉冲式冲洗导管，如果遇到阻力或抽吸无回血，应进一步确定导管的通畅性，不应强行冲洗导管。

（2）敷料的更换。①严格无菌技术操作。②严密观察穿刺部位有无红、肿、痛、热或沿走向出现条索状有无发红，若有则提示有静脉炎发生，应拔除留置针，进行相应处理。③无菌透明敷料应至少每 7 天更换 1 次，无菌纱布敷料应至少每 2 天更换 1 次；穿刺部位发生渗液、渗血时应及时更换敷料；穿刺部位的敷料发生松动、污染等完整性受损时，应立即更换。

5. 拔管。

（1）临床治疗不需要使用静脉留置针时，应及时拔除。不宜仅以留置时间长短作为静脉留置针拔除的依据。

（2）当外周静脉留置针出现并发症时应拔除。如患儿有与外周静脉短导管相关的不适或疼痛、穿刺部位有脓液渗出、冲洗时有阻力、缺乏血液回流及皮肤温度的异常等。

（3）当怀疑有导管相关性血液感染时，应在拔除导管之后考虑对导管进行培养。

6. 健康教育。

（1）注意保护使用留置针的肢体，未输液时，尽量避免肢体下垂姿势，以免由于重力作用造成回血堵塞导管。

（2）穿刺部位减少活动，防压、防水。

（3）敷贴卷边或污染及穿刺部位有红、肿、痛、热等不适时应及时告知护士。

（4）若穿刺部位有水渗入，应立即告知护士并及时处理。

（5）嘱患儿不可随意调节输液滴速，以免发生意外。

（6）对长期输液的患儿，护士应做好患儿的心理护理，消除其焦虑和厌烦情绪。

六、并发症处理

1. 静脉炎。处理方法：①拔除留置针，停止炎性部位静脉输液，并将患肢抬高、制动。②24 小时内冷敷，24 小时后局部湿热敷。③中药治疗。④如合并感染，遵医嘱给予抗生素治疗。⑤观察局部及全身情况变化及记录。

2. 药物渗出与药物外渗。处理方法：①停止原部位输液，抬高患肢，及时通知医生给予对症处理。②回抽药液（尽量减少药液在组织内残留）。③观察渗出或外渗区域皮肤的颜色、温度、感觉等变化及置管侧关节活动和远端血运情况并记录。

3. 导管堵塞。①分析堵塞原因，不应强行推注生理盐水。②确认导管堵塞时，应立即拔除（若有外周静脉穿刺中心静脉置管，中心静脉置管者可遵医嘱及时处理并记录）。

4. 导管相关血流感染。①立即停止输液，拔出导管。②留取血培养送检。③对症处理并记录。

5. 导管相关性静脉血栓形成。①可疑导管相关性静脉血栓形成时，应抬高患儿并制动，不应热敷、按摩、受压，立即通知医生给予对症处理。②观察留置管侧肢体肿胀、疼痛、皮肤温度、颜色、出血倾向及功能活动情况。

6. 输液反应。①立即停止输液，更换药液及输液器，通知医生给予对症处理，并保留原有药液及输液器。②密切观察病情变化并记录。

7. 输血反应。①立即减慢或停止输血，更换输血器，用生理盐水维持静脉通畅，通知医生给予对症处理，保留余血及输血器，上报输血科。②密切观察病情变化并记录。

8. 医用粘胶相关性皮肤损伤。①分析原因，对症处理，不应在穿刺部位涂抹外用药膏。②观察皮肤颜色、温度、完整性等情况并记录。

七、注意事项

1. 严格执行无菌操作及查对制度，根据病情需要合理安排输液顺序。

2. 对需要长期输液的患儿，注意保护和合理使用静脉。

3. 需使用关节固定装置时，应保证不妨碍穿刺部位的观察与评估，防止造成血运障碍、皮损，定期移除并及时交班记录。

4. 外周静脉留置针出现并发症时应立即更换或拔出。

八、知识拓展

1. 消毒剂的选择。穿刺及维护时应选择合格的皮肤消毒剂，宜选用浓度大于 0.5% 的葡萄糖酸氯己定乙醇溶液（小于 2 个月的婴儿慎用）、有效碘浓度不低于 0.5% 的碘伏或 2% 碘酊溶液和 75% 酒精，以穿刺点为中心擦拭消毒皮肤，并自然待干。对于皮肤完整性受损的患儿，先用无菌生理盐水清洗，再用 0.5% 碘伏消毒，自然干燥。

2. 无张力粘贴方法。穿刺部位局部皮肤干燥；透明敷料中央对准穿刺部位放下；捏压覆盖于导管部分的透明敷料，使之更妥帖地固定导管；按压整片敷料，使之充分与皮肤接触；揭除框形离型纸，同时抹压敷料边缘。

（谭　娟　易　敏　项　明）

第十节　密闭式静脉输血法

一、概述

静脉输血（venous transfusion）是将全血或成分血通过静脉输入人体内的方法。

二、目的

静脉输血的目的主要包括增加血红蛋白，补充血容量，增加蛋白质含量，补充凝血因子，增强抵抗力。

三、适应证

适用于急性大量失血、凝血功能障碍、严重贫血等。

四、禁忌证

血型不合、已经出现过输血反应、存在急性肺水肿等。

五、操作实践

（一）评估

1. 核对腕带，核对姓名、ID 号、血型，评估患儿的意识、病情、体温，了解患儿输血史，解释输血有关事项并取得配合。

2. 评估患儿静脉留置针处敷料及周围皮肤情况。

3. 嘱患儿排尿。

（二）操作前护理

1. 准备用物，包括一次性输血器、血液制品、生理盐水、冲管液、执行单（贴输血医嘱标签）、9 号头皮针、输血记录单、配血报告及发血单、治疗盘、弯盘、消毒液、棉签、胶布、笔、PDA、洗手液、污物桶。

2. 双人进行输血前"三查十一对"并双人签字。

3. 评估病房环境。

4. 洗手，戴口罩。

（三）操作中护理

1. 安置患儿于舒适的体位。

2. 输血前冲管。

（1）向患儿及家属解释输血前用 0.9% 氯化钠溶液冲管的目的。

（2）打开生理盐水，连接输血器，排气。

（3）消毒肝素帽 2 次，用生理盐水再次排气并连接肝素帽。

（4）打开输血器开关，检查是否通畅，固定头皮针，调节滴速。

3. 操作中核对患儿身份信息、核对血型。

4. 输血。

（1）轻轻摇匀血液制品，消毒血袋上塑料管 2 次。

（2）将输血器针头插入塑料管消毒部位，调节滴速每分钟 10 ~ 15 滴。

5. 操作后核对患儿身份信息及血型。协助患儿取舒适卧位，整理床单位。

6 指导患儿及家属输血注意事项，将呼叫器放于患儿可触及位置。

7. 记录输血开始时间、患儿生命体征等一般情况。

8. 观察 15 分钟后，询问患儿有无任何不适，检查输血局部皮肤情况，观察患儿有无不良反应，按医嘱调节滴速。

9. 输血中巡视患儿，观察患儿生命体征、有无输血不良反应等，记录输血中患儿情况。

10. 输血结束，核对患儿信息及血型。生理盐水冲管、封管。

（四）操作后护理

1. 记录输血结束时间、输血反应、体温等。

2. 协助患儿取舒适卧位，整理床单位。

3. 对患儿及家属宣教，如有不适立即通知医护人员，以便及时处理。嘱咐患儿注意休息。将呼叫器放于患儿可触及位置。

六、并发症处理

1. 过敏反应。表现为单纯荨麻疹、血管神经性水肿和更严重的呼吸障碍、过敏性休克。单纯荨麻疹时，一般严密观察，减慢输血速度，口服或肌注抗组胺药。重度反应时，立即停止输血，保持静脉通道通畅；有支气管痉挛者，遵医嘱皮下注射肾上腺素 0.01 ~ 0.03 mg/kg，最大不超过 1 mg；严重或持续者有喉头水肿时做好气管插管或气管切开准备；有过敏性休克者，遵医嘱应积极进行抗休克治疗。

2. 非溶血性发热反应。症状包括体温升高、脸红、寒战等。立即停止输血，保持静脉输液通畅，反应较重者将剩余血送输血科和检验科进行检验，注意保暖，解热镇静。遵医嘱用药，密切观察病情变化，每 15 ~ 30 分钟测体温和血压 1 次，高热严重者给予物理降温。

3. 急性溶血反应。常在输血后 24 小时内发生，多立即发生。表现为在输血过程中或输血后出现寒战，高热，腰背剧痛，面部发红，尿呈酱油色，或全麻状态下手术野过度渗血或出血不止，不明原因的血压下降等。应立即停止输血，保持静脉输液通畅，密切观察血压、尿色、尿量，抽取发生输血反应后的患儿血液和血袋内的血液一同送输血科复查。遵医嘱抗休克，预防 DIC 和急性肾衰竭等治疗。

4. 迟发型溶血反应。通常在输血后 2 ~ 21 天内发生，多为 Rh 或其他血型系统血型不合，以血管外溶血为主。一旦明确诊断，症状轻者需遵医嘱对症处理，症状重者要按急性溶血反应的处理措施治疗。

5. 循环负荷过重。短时间内大量快速地输注血液制品极易造成循环负荷过重，重则死亡。最常见于伴有心肺功能不全、慢性严重贫血或低蛋白血症等患儿。立即停止输血、输液或慢速输液。按心力衰竭的处理原则进行治疗。

七、注意事项

1. 严格遵守无菌操作原则及查对制度。

2. 血液取回后勿剧烈震荡、加温、避免血液成分破坏引起不良反应。

3. 密切观察输血部位有无异常，保持输血通畅。

4. 输血过程中随时可能出现输血反应，尤其是在输血开始 15 分钟，护士应密切观察患儿的生命体征和局部皮肤变化，观察有无先兆输血反应的症状。

5.输血持续 12 小时后更换输血器。

6.需输入全血和成分血的患儿，应先输成分血，后输全血，以保证成分血的新鲜输入。

7.输入过多供血者成分前应根据医嘱给予抗过敏药物，以免发生过敏反应。在输不同供血者血液制品间用生理盐水冲管。

八、知识拓展

ABO 同型血液储备无法满足需求时紧急抢救输血方案如下。

1.在患儿紧急抢救输血而输血科血液储备无法满足需要时，首选"O"型悬浮红细胞，血浆、冷沉淀、血小板应选择"AB"型。

2.如"O"型悬浮红细胞缺乏，可选择相容性输注，如"AB"型患儿可选择"A"型或者"B"型悬浮红细胞；"O"型患儿只能选择"O"型悬浮红细胞，但可选择"A""B""O""AB"型血浆和冷沉淀。

3.当输血科再次获得与患儿 ABO 同型血液时，若患儿仍需继续输血治疗，应重新抽取患儿标本进行交叉配血试验，并遵循以下原则输血：交叉配血试验阴性者，可输注与患儿 ABO 同型悬浮红细胞；交叉配血试验阳性者，应继续输注"O"型悬浮红细胞。

（钟　茜　唐绪容　易　敏）

第十一节　儿童保留灌肠法

一、概述

保留灌肠法（retention enema）是将药液灌入直肠或结肠内，通过肠黏膜吸收达到治疗疾病目的的一种方法。

二、目的

镇静、催眠，治疗肠道感染。

三、适应证

1.镇静、催眠，适用于高热、惊厥、破伤风等疾病患儿。

2.治疗肠道感染，适用于结肠炎、直肠周围脓肿、慢性盆腔炎、阿米巴痢疾等疾病患儿。

四、禁忌证

1.生命体征不稳定的患儿。

2.肛门、直肠、结肠术后未恢复的患儿。

3.大便失禁的患儿。

五、操作实践

（一）评估

1. 评估患儿身心情况，有无禁忌证。

2. 向患儿及家属解释保留灌肠的目的、意义，操作过程和配合要点，嘱患儿排尿。

（二）操作前护理

1. 护士准备：仪容仪表准备，洗手。

2. 核对医嘱：双人核对医嘱及患儿信息。

3. 物品准备：治疗盘、肛管（选择质地及内径适宜的肛管）、石蜡油、纱布2张、一次性手套、一次性注射器、温生理盐水5~10 mL、弯盘、小垫枕、治疗巾、卷尺。

4. 灌肠液准备：药物及剂量遵医嘱准备。溶液温度一般为38 ℃，依据疾病状态及灌肠目的调整灌肠液温度。

5. 环境准备：环境安静清洁，光线充足，温度适宜。

（三）操作中护理

1. 核对：携用物至床旁，洗手，戴口罩，核对医嘱与患儿身份信息。

2. 患儿准备：关闭门窗，拉起对侧床挡、床帘，遮挡患儿，协助患儿靠近近侧床沿，根据病情选择不同体位，脱下外裤，充分暴露臀部，将小垫枕、治疗巾垫于臀下，抬高臀部，弯盘置于臀边，盖被（体位可选侧卧位、俯卧位、胸膝卧位，需依据配合度、灌肠效果选择）。

3. 药物准备：洗手，戴手套，用一次性空针抽吸灌肠液，连接肛管，排气，测量插管长度，石蜡油润滑肛管前端。

4. 插管：再次核对患儿信息无误后，润滑肛门口，一手分开患儿臀部，显露肛门，一手持肛管插入肛门，插管时动作轻柔。

5. 注药：一手固定肛管，一手将药液缓缓注入，同时观察灌肠液注入情况和患儿情况。当出现腹胀或便意时，嘱做深呼吸；若出现脉速、面色苍白、腹痛等症状，应立即停止操作，并报告医生及时处理。

6. 冲管：药液注入完毕，反折肛管，注入少量温生理盐水。

7. 拔管：拔出肛管，用纱布擦净肛周皮肤，嘱患儿继续抬高臀部，尽可能保留药液30分钟以上。

8. 整理：脱手套，洗手，整理患儿衣物、床单位，清理用物，开窗通风。

（四）操作后护理

核对患儿医嘱与身份信息，评估患儿神志、腹部情况，书写灌肠记录，指导患儿及家属注意患儿灌肠后精神状态及有无出血、腹胀、呕吐等情况。

六、并发症处理

1. 肠道黏膜损伤。临床表现为肛门疼痛，伴局部压痛；损伤严重时可见肛门外出血或粪便带血丝。预防及处理：选择型号、材质适宜的肛管并充分润滑；灌肠液温度适宜；操作过程中动作轻柔，切忌暴力插管；一旦发生黏膜损伤，立即暂停并请示医生评估是否继续灌肠，如需继续灌肠，应加强观察，避免发生肠穿孔；指导家属灌肠过程中安抚患儿，确保其充分配合，避免进一步加重肠道黏膜损伤。

2. 腹泻。临床表现为腹痛、肠痉挛、疲乏或恶心、呕吐、大便次数增多，且粪便稀薄。预防及处理，保留灌肠前嘱患儿排便，以减轻腹压及清洁肠道，以便灌肠液的保留及吸收；一旦发生腹泻，应卧床休息，腹部予以保暖；保持皮肤完整，每次便后轻柔清洗皮肤，并在肛门周围涂皮肤保护剂保护局部皮肤；严密观察病情，记录排便的性质、次数等；腹泻严重者，遵医嘱止泻及补液。

七、注意事项

1. 肠道抗感染以晚上睡眠前灌肠为宜，此时肠道活动减少，药液易保留吸收，达到治疗的目的。

2. 慢性细菌性痢疾，病变部位多在直肠或乙状结肠，取左侧卧位；阿米巴痢疾病变多在回盲部，取右侧卧位，以提高疗效。

3. 为保留药液，灌肠时要掌握溶液的温度、浓度、流速、压力和溶液的量，同时肛管粗细及插入深度应适宜，以减少刺激。

八、知识拓展

1. 肛管插入深度：婴儿 2.5 ~ 4 cm，幼儿 5 ~ 7.5 cm，儿童 7.5 ~ 15 cm。

2. 新应用：肠道菌群移植、肠道特殊感染等方面的研究。

3. 新器材：新型保留灌肠器（含硅胶气囊）的研制与使用，可避免因器材限制及儿童不配合导致的灌肠液提前外渗。

（王钰铃　应本娟　刘　荣）

第十二节　儿童压力性损伤的预防

一、概述

压力性损伤（pressure injury，PI）是指由压力或压力联合剪切力导致的皮肤和 / 或皮下组织的局部损伤，通常位于骨隆突处，但也可能与医疗器械或其他物体有关。

二、目的

预防和治疗压力性损伤。

三、适应证

适用于长期卧床、术后、营养不良、水肿或监护室需要接受多种治疗的患儿。

四、禁忌证

感染性创面、脉管炎急性发作、下肢深静脉血栓、组织氧合和灌注不良等。

五、操作实践

（一）评估

1. 评估患儿的意识、病情、合作程度。

2. 选择合适的压力性损伤评估量表进行评估。内容包括：患儿移动及活动能力、皮肤潮湿情况、摩擦力和剪切力、皮肤成熟度、营养，灌注和氧合等。

3. 评估器械、设备的存在对患儿压力损伤的影响。

4. 评估受压皮肤及组织。

5. 评估患儿及家属对预防压力性损伤注意事项的掌握情况。

（二）操作前护理

1. 用物准备齐全，包括治疗车、纱布、软枕、棉垫、体位垫，必要时准备透明板和预防性敷料（液体敷料 / 水胶体敷料 / 泡沫敷料），以及生活垃圾桶、医用垃圾桶、执行单等。

2. 评估病房环境。

3. 洗手，戴口罩。

4. 检查患儿腕带，核对姓名、床号，并向患儿及家属作解释。

（三）操作中护理

1. 体位 30° 侧卧位。

（1）协助舒适卧位，用温水纱布清洁该部位皮肤，并分别在肩胛、手肘、膝关节外侧、脚踝等受压部位贴上预防性敷料。

（2）头部睡软枕。

（3）在近侧背部放置 30° 体位垫，让患儿背部后靠在体位垫上。使患儿一侧垫高约 30°。

（4）腋下放置软枕，提高舒适度。

（5）两膝之间放置软枕，并悬空足尖。

（6）调整身体与体位垫的接触面积，整理床单位，洗手，脱口罩。

（7）再次核对患儿信息。

（8）询问患儿感受，交代注意事项。

（9）整理用物。

2. 变换体位至半卧位。

（1）洗手、戴口罩，核对患儿信息，检查各部位皮肤受压情况，评估该体位受压点，清洁皮肤后分别在肩胛、骶尾等处贴预防性敷料。

（2）头、颈、肩部下方垫软枕。

（3）近侧、对侧腰背部至大腿垫软枕，大腿根部垫软枕，缓解手肘、坐骨结节压力。

（4）将床头摇高30°。

（5）小腿下方垫软枕，保持小腿弯曲5°～10°并悬空足跟，提高小腿舒适度。

（6）将软枕对折抬高足底垫，防止足后跟受压。

（7）调整身体与体位垫的接触面积，整理床单位，洗手，脱口罩。

3. 对于器械相关性损伤采用预防性敷料、高举平台法等进行保护。

（四）操作后护理

1. 再次核对患儿信息。

2. 询问患儿感受，交代注意事项。

3. 整理用物。

六、并发症处理

1. 皮肤感染。皮肤感染是压力性损伤最常见的并发症之一，表现为红肿、疼痛、渗出物增加等，若不及时控制，可进一步发展为深部组织感染，甚至引发全身性感染。处理措施：保持伤口清洁，定期使用无菌生理盐水清洗伤口，去除坏死组织和分泌物。根据细菌培养结果选用敏感抗生素，保持床单位清洁干燥，密切监测患儿体温、伤口变化，及时发现并处理感染迹象。

2. 关节僵硬。压力性损伤多发生于活动受限的部位，如长期卧床患儿的骶尾部、髋部等。长期的固定姿势和缺乏运动可导致关节周围肌肉萎缩、韧带挛缩，进而引发关节僵硬。不仅影响患儿的活动能力，还可能增加跌倒等意外的风险。处理措施：①体位转换训练，指导患儿进行正确的翻身、坐起等动作，增强身体灵活性和协调性。②肌肉力量训练，通过等长肌肉收缩、抗阻运动等方式，增强局部肌肉力量，提高受压部位的耐受力。③平衡与协调训练，对于能够下床活动的患儿，进行平衡与协调训练，减少跌倒风险。

七、注意事项

1. 预防性皮肤护理。保持皮肤清洁并适当保湿，大小便失禁后立即清洁皮肤，避免使用碱性肥皂和清洁剂，使用隔离产品保护皮肤不受潮，避免用力摩擦皮肤，建议使用高吸收性尿失禁产品、低摩擦系数的纺织品以及硅胶泡沫敷料保护有压力性损伤风险的皮肤。

2. 支撑面。对有压力性损伤风险的患儿，评估使用交替压力空气床垫或覆盖物。

3. 足跟部压疮预防。使用足跟托起装置、枕头或泡沫垫悬置足跟，使足跟悬空，完全解除足跟压力，操作中要沿小腿分散整个腿部的重量，不可将压力作用在跟腱上。

4. 体位变换。通过体位变换来解除压力或使压力再分布，变化体位时进行人工辅助，使用抬举方式，避免拖动患儿，以降低摩擦力和剪切力。使用30°卧位与半卧位交替进行体位变换，俯卧位在患儿能够耐受且其医疗状态允许的情况下可以采用。体位变换角度，卧位抬高角度限制在 30° 以内，除非有医疗禁忌证或出于进食或消化因素考虑。避免使用压力较大的卧位，如 90° 侧卧位，或传统半坐卧位。体位变换的频率个性化，根据个人的活动水平、灵活性和独立进行体位变化的能力设定变换频率。

八、知识拓展

1. 压力性损伤评估量表的选择。压力性损伤评估量表作为预防压力性损伤的第一步，已经受到广泛关注。儿童的解剖、生理发育特点及疾病因素等与成人均有不同，其压力性损伤的评估重点也不同。普通儿科患儿可选择 Braden-Q 量表或 Glamorgan 量表，儿童重症监护病房（pediatric intensive care unit，PICU）患儿可选择 Braden QD 量表，新生儿可选择 N/I Braden-Q 量表，手术室患儿可选择 Braden Q+P。

2. 新生儿压力性损伤高发部位。新生儿头部发生压力性损伤所占比例高于其他部位，是由于头部所占身体比例及重量较大，而新生儿常取平卧位，使头部成为一个主要的受压点。头部好发的部位包括枕骨部位、鼻部、耳朵，其次是下肢后足跟、脚踝部。

3. 器械相关性压力性损伤。定期监测医疗器械的松紧度，如果患儿病情允许，可询问患儿的舒适度，同时建议使用预防性敷料降低医疗器械相关压力性损伤风险，并强调不要在医疗器械下方使用过多的预防性敷料而增加医疗器械处的压力。新生儿、儿童进行氧疗时，在保障安全的情况下，建议采用面罩和鼻塞交替给氧的方式，以降低鼻、面部压力性损伤程度。

（钟　茜　唐绪容　崔　瑾）

第十三节　动脉穿刺采血法

一、概述

动脉穿刺采血法（arterial puncture blood sampling）是指从动脉采集动脉血标本的技术。通过对人体动脉血液中的 pH 值、氧分压和二氧化碳分压等指标进行测量，客观反映患儿呼吸衰竭的性质、程度及酸碱失衡的类型，以指导氧疗、调节机械通气参数和纠正酸碱失衡。

二、目的

为诊断和治疗呼吸衰竭提供可靠依据，为判断有无缺氧、二氧化碳潴留、酸碱平衡紊乱，指导氧疗、调节机械通气的各种参数以及诊断和治疗呼吸衰竭提供重要依据。

三、适应证

1. 需对氧疗、机械通气等治疗反应进行评估的患儿。

2.需对血流动力学进行评估的患儿，如严重的出血性休克、心源性休克、心肺复苏术等。

四、禁忌证

1.凝血功能障碍者。

2.穿刺部分感染者。

3.侧支循环不良（Allen 试验阳性）者。

五、操作实践

（一）评估

1.评估患儿年龄、病情、意识状况、配合程度、待穿刺处局部皮肤状况等情况。动脉采血可选择的部位有桡动脉、肱动脉、股动脉和足背动脉。由于桡动脉位置表浅、搏动明显、易于固定、不受体位限制、患儿易接受且疼痛较轻，故首选桡动脉。

2.评估患儿用氧或呼吸机使用情况。如患儿给氧方式发生改变，应在采血前等待至少20 ~ 30 分钟，以达到稳定状态。

3.评估患儿体温。

5.评估患儿是否符合动脉穿刺采血的指征和适应证。

6.评估患儿是否存在凝血功能障碍。

7.评估周围环境是否安全，适宜操作。

8.桡动脉采血侧肢体需进行 Allen 试验。

（二）操作前的护理

1.注射盘内盛无菌手套、一次性使用人体动脉血样采血器、消毒棉签、棉球、弯盘、锐器盒、小枕垫。

2.必要时备弹性绷带和小沙袋。

3.操作前与患儿及家属做好解释，充分沟通动脉穿刺采血法的目的、方法及注意事项，以便取得配合。

（三）操作中的护理

1.核对医嘱，核对患儿。

2.洗手，戴口罩。

3.打开一次性使用人体动脉血样采血器，将采血针栓推到底，再拉到预设量位置，约1 ~ 2 mL，使用 PDA 核对采血检验条码和手腕带上信息一致。核对后将采血检验条码贴于采血器上。

4.定位穿刺点，桡动脉的穿刺点为距腕横纹一横指（约1 ~ 2 cm），距手臂外侧0.5 ~ 1 cm 处，以桡动脉搏动最明显处为穿刺点。

5.将治疗巾铺于小垫枕上，置于穿刺部位下。穿刺部位皮肤应无破溃，无皮疹，皮下无硬结。

6. 固定好患儿，消毒穿刺部位皮肤，消毒范围为以穿刺点为中心周围 5 cm 以上，正反消毒 2 次。消毒穿刺者左手食指和中指第 1、2 指节掌面及侧面。

7. 再次核对患儿信息，左手食指和中指再次确定穿刺点位置，并固定在穿刺点的上方。另一只手，以单手持笔姿势持一次性使用人体动脉血样采血器，针尖斜面向上。微移定位食指且不离开皮肤，暴露穿刺点。针与皮肤呈 30° ~ 45° 角斜刺进针，见鲜红血后固定针头，待动脉血自动充满采血器预设量后，用准备好的无菌纱布轻轻放在穿刺处，快速拔除针头，按压穿刺部位 5 ~ 10 分钟直至不出血为止。

8. 针头拔出后应立即刺入软木塞或橡胶塞，再卸下针头螺旋，拧上安全针座帽，以隔绝空气。上下颠倒采集针数次，然后在手掌中滚动数次，以充分混合样本。

（四）操作后的护理

1. 采血完毕，收拾好用物，协助患儿取舒适体位，整理床单位，所有用物按规定分类处置。PDA 再次扫描采血检验码，确认患儿信息。

2. 洗手，摘口罩，记录体温吸氧浓度，30 分钟内送检标本。向患儿交代注意事项。

六、并发症处理

1. 动脉痉挛。疼痛、焦虑或其他刺激可能导致一过性动脉痉挛，此时即使穿刺针进入动脉管腔，仍可能无法成功采血。若穿刺针确定在血管内，可暂停抽血，待血流量逐渐增加后，再行抽血，避免反复穿刺；若穿刺未成功，则拔针暂停穿刺，热敷局部血管，待痉挛解除后再次进行动脉穿刺。向患儿耐心解释操作方法，协助其采取舒适的体位，帮助其放松心情，可降低动脉痉挛发生率。

2. 血肿。动脉压力比静脉压力高，因此动脉穿刺部位更容易出现渗血或血肿。血肿的发生率与患儿年龄、穿刺针头直径、是否接受抗凝治疗、有无严重凝血障碍等有关。血肿较小时，应密切观察肿胀范围有无增大。若肿胀逐渐局限、不影响血流时，可不予特殊处理。若肿胀程度加剧，应立即按压穿刺点。局部按压无效时，应给予加压包扎或遵医嘱处理。

3. 血栓或栓塞。导管在动脉内放置一段时间后，由于血管内膜受损，可能会发生血栓或栓塞，堵塞导管或血管。动脉栓塞的发生率与导管直径和插管时间呈正相关，与动脉直径和动脉血流速度呈负相关。动脉和静脉中均有可能形成血栓，但动脉血栓后果相对比较严重。用于静脉穿刺的浅表静脉常具有足够的侧支循环，而动脉则不具备。因此，选择动脉穿刺部位时，应优先考虑侧支循环是否良好，否则可能造成远端血栓或栓塞。为预防血栓形成，应减少同一穿刺点的穿刺次数。拔针后，压迫穿刺点的力度应适中，应做到伤口不渗血，动脉血流又保持通畅，压迫时以指腹仍有动脉搏动感为宜。若血栓形成，可行尿激酶溶栓治疗。

七、注意事项

1. 严格执行查对制度和无菌操作原则。

2. 凝血异常的患儿，按压时间需延长至不出血为止。

3. 操作结束 10 ~ 20 分钟再次观察穿刺点有无渗血及血肿。

4. 穿刺时密切注意患儿的意识、面色、生命体征等变化，如有异常，立即停止操作。

5. 穿刺后注意保护穿刺部位，以防感染。

6. 血气分析标本必须与空气隔绝，并充分揉搓血样标本使其与抗凝剂混合，并在 30 分钟内送检，以免影响检测结果。

八、知识拓展

1. Allen 试验。Allen 试验又称血管通畅试验（vascular patency test），是一种判断桡动脉、尺动脉是否通畅及掌浅弓、掌深弓是否完善的临床试验。嘱患儿握拳，同时按压尺动脉及桡动脉，患儿伸开手掌，手掌变白。松开压迫尺动脉的手，观察手掌颜色恢复时间，若手掌颜色在 5 ~ 15 秒之内恢复，提示尺动脉供血良好，该侧桡动脉可用于动脉穿刺。若手掌颜色不能在 5 ~ 15 秒之内恢复，提示该侧手掌侧支循环不良，该侧不适宜穿刺。

2. 桡动脉。桡动脉位置表浅、搏动明显、易于固定、不受体位限制、患儿易于接受且疼痛较轻。因此，动脉穿刺首选桡动脉。腕关节下垫一小软枕，帮助腕部保持过伸和定位。穿刺点在腕横纹一横指（约 1 ~ 2 cm）、手臂外侧 0.5 ~ 1 cm，动脉搏动最强处。常规消毒后，在桡动脉上方以 35° ~ 45° 角斜刺进针，进针斜面向上直接逆动脉血流方向刺入血管；如不见回血，可适当调整针头方向和进针深度，再慢慢后退，遇到一股冲力感，见回血，即穿刺成功。

3. 肱动脉。当桡动脉因畸形、瘢痕或外固定等不能使用时，可选用肱动脉进行动脉穿刺。由于肱动脉缺乏侧支循环且不易触及动脉搏动，不推荐儿童，尤其是婴幼儿进行肱动脉穿刺。以肱二头肌内侧沟动脉搏动最明显处；或以肘横纹为横轴，肱动脉搏动为纵轴，交叉点周围 0.5 cm 范围为肱动脉穿刺点。建议进针角度 45°。

4. 足背动脉。足背动脉位置表浅，易于触及，但由于足背动脉较细且神经末梢丰富，穿刺时非常疼痛。一般只作为以上 2 种动脉不能使用或穿刺失败时的选择。足背动脉穿刺点为足背内、外踝连线中点至第一骨间隙的中点处，动脉搏动最明显处。穿刺足背动脉时应使患儿足背过伸绷紧。穿刺的角度以针头与皮肤表面呈 45° ~ 60° 角缓慢进针。见回血停止进针，血液充盈采血器至预设位置后拔针。

5. 头皮动脉。对年龄较小的患儿，头皮动脉比较表浅，较伴行静脉隆起，外观呈皮肤颜色或淡红色，有搏动，管壁厚，不易压痕，血管易滑动；少数隆起不明显但能触及搏动。婴幼儿头部相对易于固定，常用于婴幼儿动脉穿刺。穿刺点为动脉搏动最明显处。采血过程中应剃净患儿头部预穿刺部位毛发，以穿刺点为中心，面积约 10 cm×12 cm。用左手食指触摸颞浅动脉搏动最明显处为穿刺点。如果头皮血管较细，可用 5.5 号头皮针连接 1 mL 动脉血气针或注射器进行采血，采血针头与皮肤呈 20° ~ 30° 动脉穿刺。

6. 股动脉。股动脉血管特点是管径粗大、搏动感强、易于穿刺。但是，股动脉缺乏腿部侧支循环，股动脉损伤可累及患儿下肢远端的血供。股动脉压力较大，难以按压止血，易发生假性动脉瘤，造成出血、血栓风险。股动脉周围有股静脉和股神经，穿刺时可能会导致股神经损伤或误采静脉血。股动脉穿刺需要暴露隐私部位。长期反复穿刺股动脉，可导致血管内壁瘢痕组织增生，影响下肢血液循环。因此，股动脉部位通常是动脉采血最后选择的部位。新生儿禁忌选择股动脉进行穿刺。穿刺点为腹股沟韧带中点下方 1 ~ 2 cm，或耻骨结节与髂前上棘连线中点，股动脉搏动最明显处。需要注意的是，与成人相比，新生儿股动脉位置与髋关节、股静脉和股神经更为接近，穿刺易导致这些部位的损伤，属于禁忌证。在较大年龄的婴幼儿中，股动脉穿刺相对容易和安全，但仍作为最后选择的位置。采血时应注意保护患儿隐私，患儿应当平卧伸直双腿，或将穿刺一侧大腿稍向外展外旋，小腿屈曲成 90°，呈蛙式。在食指与中指之间中点，穿刺针头以与皮肤垂直 90° 的角度逆血流方向进针。

7. 样本的运送与接收。采血后应立即送检，并在 30 分钟内完成检测，如进行乳酸检测，需在 15 分钟内完成检测，如无法在采血后 30 分钟内完成检测（需远程运输或外院检测），应在 0 ~ 4 ℃低温保存，存储时应避免温度降至 0 ℃以下。

8. 穿刺困难的预防及处理。

（1）临床护士应调整自身心理状态，以镇定、果断、审慎、自信的心态进行操作。

（2）掌握常用动脉穿刺血管的解剖定位法，熟悉血管的走行及深度。

（3）具备良好的动脉定位技能及熟练的操作技术。

（4）对于脆性增加的血管，在穿刺操作时，动作要轻柔而仔细，寻找血管宜缓慢进行，切记不能在同一部位反复多次穿刺，以防内出血及加重血管损伤。

（5）对于血液高凝的患儿，注意有效抗凝，确认穿刺成功后迅速回抽血液，以防血液凝固而阻塞针头，造成穿刺失败。

（黄　静　易　敏　项　明）

第十四节　颈外静脉采血法

一、概述

颈外静脉采血法（external jugular vein sampling）是从颈外静脉处采集血液的一项护理技术。颈外静脉位置表浅而恒定，管径较大，临床上儿科常在此做静脉采血。

二、目的

采集血液标本，用于对血液的各项检查。

三、适应证

适用于婴幼儿肘部或其他部位不易采血者。

四、禁忌证

1.病情危重，有严重心、脑疾病患儿。

2.凝血功能异常患儿。

3.呼吸困难患儿。

五、操作实践

（一）评估

1.评估患儿的年龄、意识、病情、治疗情况，心理状态及合作程度；评估患儿半小时内是否进食；评估患儿颈部皮肤情况；评估患儿凝血功能情况。

2.评估环境，包括室温、光线、周边环境。

（二）操作前护理

1.物品准备：消毒液、棉签、一次性真空采血针、标本容器、检验申请单（检验条码）、治疗巾、软枕、手套。

2.护士准备：衣帽整洁，修剪指甲，洗手，戴口罩。

3.环境准备：温度适宜、光线充足、环境安静。

4.检查患儿腕带：核对姓名、床号，并向患儿及家属作解释。

（三）操作中护理

1.协助患儿取去枕平卧位，头转向对侧，或侧卧位，肩下垫薄枕，使头低肩高，颈部伸展平直；一人固定患儿腿部及肩部，一人固定患儿头部。

2.戴手套，常规消毒皮肤（5 cm×5 cm）2次，正反各1次。

3.操作者位于患儿头侧，穿刺点在下颌角与锁骨上缘中点连线的上1/3处，穿刺针与皮肤呈45°进针，进入皮肤后改为25°，沿颈静脉向心方向穿刺。

4.穿刺成功后根据采血项目，正确采集所需血量，按试管采集顺序进行采血。

5.拔针后指导家属按压穿刺点及血管走向前端5 ~ 10分钟，直至不出血为止。

（四）操作后护理

1.安置患儿。

2.整理床单位及处理用物。

3.观察、记录。

六、并发症处理

1.误吸。

（1）发生原因：婴儿胃呈水平位，贲门和胃底部肌张力低，幽门括约肌发育较好，食管下括约肌发育不成熟或神经肌肉协调功能差，故易在餐后、仰卧位时发生幽门痉挛而出现胃食管反流，产生呕吐。

（2）临床表现：吐奶或溢奶、面色发绀、呼吸减慢或停止。

（3）处理方法：①凡进行颈外静脉穿刺的患儿，不管其检验项目是否需要空腹，必须禁食半小时以上，以防患儿哭闹时吸入大量的空气，引起呕吐，导致食物误吸入气管内，造成患儿窒息。②在穿刺过程中，要密切观察患儿的呼吸、面色等情况，发现异常，立即停止操作，并采取相应的抢救措施。③若选择侧卧位时建议采用左侧卧位，有研究显示左侧卧位能够显著降低短暂性的下食管括约肌松弛次数和液体反流。④熟练掌握急救知识和技术，以便在紧急情况下，对患儿实施及时、准确的救治，从而提高抢救成功率。

2. 休克。

（1）发生原因：①颈外静脉是颈部最大的浅静脉，由前后根组成。前根为面后静脉的前支，后根由枕静脉与耳后静脉汇合而成。起始于面总静脉的后方，沿胸锁乳突肌的表面下行，在接近锁骨上缘处穿过颈筋膜注入锁骨下静脉。在胸锁乳突肌的深面有颈总动脉上行，颈总动脉在甲状软骨上缘水平分为颈外动脉与颈内动脉，在此分叉处和主动脉弓区域有 2 个主要结构，即颈动脉窦和颈动脉体。颈动脉窦为压力感受器。按压刺激该处可反射性引起心迷走神经紧张性加强，心交感神经和交感缩血管紧张性减弱，其效应为心率减慢，心输出量减少，外周血管阻力降低，动脉血压下降。②穿刺过程中，患儿头部下垂时间过长，会影响头部血液回流，造成脑缺血、缺氧。当血液的某些化学成分发生变化时，如缺氧、二氧化碳分压过高、氢离子浓度过高等，可刺激颈动脉体和主动脉化学感受器。这些化学感受器受到刺激后，可使呼吸发生改变。

（2）临床表现：面色发绀、意识丧失、呼吸心脏骤停。

（3）处理方法：①护士应具备高度的责任心和娴熟的操作技术，严格执行操作规程，尽可能做到一针见血，最大努力缩短操作时间，尤其是患儿头下垂时间不要过长。②护理人员要加强业务学习，尤其是加强基础医学的学习，熟知颈静脉的解剖位置及毗邻关系。操作过程中要仔细、认真、谨慎、轻柔，不要用力按压颈部。指导陪护正确约束患儿。穿刺点绝对不可超过甲状软骨上缘，否则容易出现意外。③在穿刺过程中，要密切观察患儿的呼吸、面色等情况，发现异常，立即停止操作，并采取相应的抢救措施。④熟练掌握急救知识和技术，以便在紧急情况下，对患儿实施及时、准确的救治，从而提高抢救成功率。

七、注意事项

1. 穿刺前应禁食半小时以上，防止呕吐引起误吸。

2. 穿刺时动作应迅速，避免患儿头部下垂时间过长。

3. 操作时避免反复多次穿刺，以免形成血肿。

4. 穿刺时应尽量避开颈动脉窦，且穿刺点不可超过甲状软骨上缘，否则患儿有可能出现呼吸心脏骤停，导致死亡。

5. 穿刺时随时观察患儿面色及呼吸，发现异常立即停止，并采取相应处理。

6. 采血过程中，需稳妥固定患儿，防止跌落。

7. 操作完毕后指导家属正确按压，并确认无出血，无血肿后方可离开。

8. 按压时尽量避开颈动脉窦。

八、知识拓展

真空采血顺序：血培养瓶→柠檬酸钠抗凝采血管→血清采血管（包括含有促凝剂和/或分离胶）→肝素抗凝采血管（含有或不含有分离胶）→EDTA 抗凝采血管（含有或不含有分离胶）→葡萄糖酵解抑制采血管。

（黎万梅）

第十五节　股静脉采血法

一、概述

静脉采血法（collection of venous blood）是自静脉抽取血标本的技术。静脉采血可选择的部位有四肢浅静脉、小儿头皮静脉以及股静脉。新生儿和小婴儿血管较细小，表浅部位不易看到，且操作不配合，血标本采集较困难，易造成采集的血量不够及溶血，故通常采用股静脉采血。

二、目的

采集血液标本，用于对血液的各项检查。

三、适应证

1. 新生儿及婴幼儿血标本采集。

2. 肥胖患儿血标本采集。

3. 长期卧床及循环不良患儿血标本采集。

4. 紧急情况下快速采集血标本。

四、禁忌证

1. 局部感染或炎症。

2. 凝血功能障碍。

3. 血管病变，解剖位置异常。

4. 神经系统疾病。

五、操作实践

（一）评估

评估患儿穿刺部位皮肤没有破溃、感染，没有红肿、硬结；评估患儿穿刺侧肢体没有关节病变、骨折等；查看患儿凝血功能情况；评估患儿配合程度，指导家长或请助手协助摆放体位。

（二）操作前护理

1. 护士准备：仪表端庄，着装整洁。洗手、戴口罩。

2. 环境准备：环境清洁，光线适宜，拉上窗帘或用屏风遮挡保护患儿隐私。

3. 物品准备：治疗盘、消毒液、棉签、一次性真空采血针、标本容器、试管架、小垫枕、采血检验条码、治疗巾、无菌手套、无菌棉球、PDA。

4. 患儿准备：将患儿置于辐射台上，打开辐射台开关。根据患儿日龄、体重、基础体温设置好辐射台温度，贴好温度探头。协助患儿取仰卧位。

5. 核对解释：双人核对医嘱及患儿信息；打印采血检验条码。使用 PDA 核对采血检验条码和腕带上信息一致。告知家长股静脉采血的目的、过程及并发症，取得家长的同意。

（三）操作中护理

1. 体位正确：助手协助患儿仰卧、双腿外展外旋，在穿刺侧臀部下垫小垫枕、治疗巾。充分暴露穿刺部位。小儿需用尿不湿覆盖会阴，以防其尿液污染穿刺部位，注意保护患儿隐私。

2. 确定穿刺位置：腹股沟股动脉搏动最明显部位偏内侧 0.5 cm、腹股沟下 2～3 cm 处为穿刺点。

3. 消毒穿刺部位皮肤，消毒范围为，以穿刺点为中心周围 5 cm 以上，正反消毒 2 次。消毒穿刺者左手食指和中指。

4. 再次定位穿刺点位置。

5. 再次核对检验标签与腕带信息一致，检查采血管是否正确。

6. 真空采血针针尖斜面朝上，从穿刺点上方以 30°～45°刺入，见回血后固定针头。

7. 按顺序采集血标本。

8. 采血完毕，用无菌棉球轻轻放在穿刺处，快速拔除针头，并按压穿刺点 3～5 分钟，直至不出血为止。

9. 再次核对患儿信息。

（四）操作后护理

1. 安抚患儿、整理患儿衣物、穿好尿不湿，收拾用物，所有用物按规定分类处置。

2. 脱下手套、洗手、取口罩。

3. PDA 再次扫描采血检验条码，确认采集时间。送检、登记，临时医嘱单签字。

4. 指导患儿家长正确的按压止血方法。

六、并发症处理

1. 皮下出血和血肿。

（1）发生原因：抽血完毕后按压时间不够，抽血完毕后按压方法不对，针头在皮下多次进退。

（2）临床表现：穿刺部位疼痛、肿胀、有压痛，肉眼皮下瘀斑。

（3）预防和处理：①抽血完毕后，棉签按压时间5分钟以上。②抽血完毕后，棉签或棉球按压方法正确，如果穿刺时针头经皮下直接进入血管，拔针后按压方法是与血管走行垂直；如果穿刺时针头在皮下行走一段距离后再进入血管，拔针后按压方法是与血管走行平行，才能够达到止血目的。③提高抽血技术、掌握入针方法。④如果出现皮下出血和血肿，早期冷敷，减轻局部充血和出血，冷敷可使毛细血管收缩，可防止皮下出血和肿胀。3天后热敷，改善血液循环，减轻炎性水肿，加速皮下出血的吸收。

2. 误入动脉。

（1）发生原因：在部分患儿上肢或下肢浅静脉无法抽血时，常在股静脉抽血，这些患儿常因过度肥胖，或血容量不足，动脉搏动不明显，容易误抽股动脉血。

（2）临床表现：如果误抽动脉血，不用回抽血液自动上升到注射器里。血液呈红色，比静脉血鲜红。

（3）预防和处理：①准确掌握股静脉的解剖位置。股静脉在股动脉内侧约0.5 cm处。②正确的穿刺方法。洗手后用消毒液消毒手指，于股三角区扪股动脉搏动或找髂前上棘和耻骨结节联线中点的方法作股动脉定位，并用手指加以固定；右手持注射器，针头和皮肤呈30°～45°，在股动脉内侧0.5 cm处刺入，见抽出暗红色血，示已达股静脉。③如抽出为鲜红色血液，即提示穿入股动脉，应立即拔出针头，紧压穿刺处5～10分钟，直至无出血为止，再重新穿刺抽血。

3. 下肢循环障碍。

（1）发生原因：小儿尤其是新生儿，股动脉与股静脉之间的距离相较成人的近，按压股静脉时，范围过大，容易导致股静脉、股动脉同时受压；组织薄弱，抗压能力不够，按压力量过大容易导致血管血流减少，甚至中断；血管壁薄，特别是新生儿、早产儿，血管对缺血缺氧较敏感，按压持续时间过长，会因缺血缺氧反射性地引起股动脉管壁痉挛，股动脉痉挛致小动脉缺血，导致肢体供血障碍。

（2）临床表现：下肢青紫、脚趾甲床发绀，肢体皮温降低。局部无血肿，长时间血管痉挛可致血管栓塞。

（3）预防和处理：①穿刺结束后按压位置要准确，使用指腹按压穿刺点，手指与腹股沟呈垂直方向，使皮肤进针点和静脉进针点能同时按压，且不容易按压到股动脉。②按压时力量均匀适中，力量过轻达不到止血效果，过重则会引起肢体供血障碍。③按压时间8～10分钟为宜。股静脉采血后30分钟内护士要注意观察穿刺侧肢体及局部情况，特别是新生儿、营养不良、血液病等特殊病例，注意并发症的风险防范。

4. 深静脉血栓。

（1）发生原因：血管内膜损伤，反复穿刺，血管内膜损伤后血小板易黏集。高凝状态长期卧床，血管受压，血流滞缓。

（2）临床表现：穿刺端肢体疼痛、无力。检查发现，穿刺端皮肤青紫或苍白，皮温下降，足背动脉搏动减弱或消失。

（3）预防和处理：①减少同一穿刺点的穿刺次数。②拔针后，压迫穿刺点的力度要适中，压迫过程中注意观察肢端循环情况。③若血栓形成可静脉插管行尿激酶溶栓治疗。

5.感染。

（1）发生原因：①穿刺过程中没有严格执行无菌操作。②穿刺后，穿刺点被尿液或粪便污染。

（2）临床表现：穿刺部位皮肤红、肿、热、痛；严重者脓肿形成；个别患儿会出现全身症状。

（3）预防和处理：①穿刺时严格遵守无菌原则，遵守操作规程，所使用的穿刺针确保无菌。②穿刺前认真选择血管，避免在有皮肤感染的部位穿刺。③如果穿刺点被污染，应及时重新消毒，并用无菌敷料遮盖。

七、注意事项

1.严格执行无菌技术，以防感染。

2.有出血倾向及血液系统疾病患儿，严禁腹股沟穿刺。

3.穿刺误入动脉，应立即拔针，并用无菌棉球压迫5～10分钟，避免揉搓，以免引起出血或形成血肿。

4.穿刺时密切观察患儿的意识、面色、生命体征等变化，如有异常，立即停止操作。

5.避免同一部位多次反复穿刺，以免造成血肿或较大范围的损伤。

八、知识拓展

1.采血部位定位方法。

（1）触摸法：是股静脉穿刺点定位的首选方法，也是临床最常用、最可靠及穿刺成功率最高的方法，适用于大多数患儿，特别是体重适中、皮下脂肪不太厚的患儿。在腹股沟韧带中点稍下方触摸股动脉搏动最明显的部位，在股动脉搏动点的内侧0.5 cm处即为股静脉的穿刺点。

（2）连线法：适用于腹股沟区解剖标志不明显或触摸法难以定位的患儿。从脐部引一条直线垂直于腹股沟，垂直交叉点的内侧0.3～0.5 cm处是股静脉的穿刺部位。

（3）超声引导穿刺法：对于肥胖、血管解剖变异或触摸法、连线法均无法定位的患儿，可采用超声引导下的穿刺定位。超声下可以实时显示血管的位置、深度、走向及与周围组织的关系，从而引导穿刺针准确进入股静脉，避免损伤。

2.采血穿刺方法。

（1）直刺法：针头垂直刺入，当针进入1/3～1/2后缓慢向上提针，同时抽吸，见有回血即停止进针，抽取所需血量。传统直刺法命中率高，但不易固定。穿刺针仅针尖斜面在血管内，针头易脱出导致反复穿刺，易穿破静脉后壁，加重股静脉损伤，出现瘀斑、血肿。

（2）斜刺法：触摸股动脉搏动点向内约 0.5 cm 处，再向下 2 ~ 3 cm，沿股静脉体表投影方向缓慢进针，进针角度为 30° ~ 45°，见回血后停止进针，固定针头，抽取所需血量。此方法针梗进入皮下及血管内的长度较多，不易滑出，易固定，耗时少，穿刺成功率较高。

（谢　佳　申玉洁　吴利平）

第十六节　儿童痰培养标本采集

一、概述

痰培养标本（sputum culture specimen）采集技术分为自然咳痰法、吸痰器吸痰法、支气管镜采集法。

二、目的

检查痰液内有无致病菌并明确种类，协助临床诊断疾病，为临床选择抗生素治疗提供依据。

三、适应证

1. 咳嗽、咳痰，痰液可为脓性、血性、红棕色胶胨样等，考虑肺部感染时。

2. 呼吸困难，呼吸急促或哮喘，伴有胸痛。

3. 发热伴白细胞增高尤其是中性粒细胞或 C 反应蛋白（C-reactive protein，CRP）、血小板压积（plateletcrit，PCT）明显增高。

4. 影像学检查提示肺部感染可能。

四、禁忌证

无绝对禁忌证。

五、操作实践

（一）评估

1. 评估患儿的意识状态、生命体征、自主咳嗽能力。

2. 评估患儿进食时间，进食 1 小时后方可进行操作。

3. 评估患儿口鼻腔情况。

4. 对于能自主咳嗽、咳痰，年龄较大的患儿指导正确地留取痰标本，告知患儿留取前先漱口，然后深吸气，用力咳出气管深部的痰液一口，留于无菌容器中。指导患儿不可将唾液、漱口水、鼻涕等混入痰中。

5. 对清醒患儿应当进行解释，取得患儿配合，并告知患儿检查目的、采集方法和时间。

（二）操作前护理

1. 护士准备：仪表端庄、服装整洁。

2. 用物准备：治疗盘、洗手液、无菌棉签、无菌手套、可控式吸痰管、治疗巾、无菌生理盐水 1 瓶、无菌纱布、一次性口罩、执行单、PDA、化验单、标签 2 张、电筒、负压表、一次性负压吸引装置。

3. 环境准备：评估操作环境安全，适合操作。

4. 沟通解释：向患儿及家属解释操作的目的、意义、方法及注意事项，以取得最大程度的配合。

5. 操作前核对：核对床头卡并自我介绍，开放式提问患儿姓名，使用执行单、标签与手腕带核对患儿姓名及 ID 号，可使用 PDA 扫描核对。

6. 洗手，戴口罩。

7. 协助患儿取舒适体位。

8. 检查所有用物是否均在有效期范围内。

9. 组装负压吸引装置，连接中心负压，检查吸引设备性能是否良好，连接是否正确。

（三）操作中护理

1. 操作中核对：开放式提问查对患儿姓名。

2. 操作要点。

（1）铺治疗巾，协助患儿头偏向操作者。

（2）用电筒检查患儿鼻腔并用棉签清洁患儿鼻腔。

（3）根据患儿年龄，调节至合适的负压。

（4）打开可控式吸痰管及无菌生理盐水。

（5）戴无菌手套，连接可控式吸痰管接头与负压吸引装置，持吸痰管的手必须保持无菌，另一只手可保持清洁。

（6）试吸少量的生理盐水，检查管道是否通畅。

（7）将吸痰管末端插入鼻腔或口腔至适宜深度（临床上出现呛咳反射即停止插管）、左右旋转，时间少于 15 秒。手法为用左手拇指按住吸引孔，右手指左右旋转，自深部向上提拉吸取痰液。

（8）吸痰结束后再吸无菌生理盐水 3 mL，冲洗痰液至痰液采集器内。

（9）取下集痰器上端的瓶盖，旋下尾端瓶盖盖在集痰器上。

（10）吸痰毕，脱去手套并包裹吸痰管置入黄色垃圾袋，关闭吸引器。然后用纱布擦净口角分泌物，观察患儿鼻腔黏膜有无损伤。

（四）操作后护理

1. 操作后核对：操作后再次用条码标签核对患儿姓名、ID 号，将已扫描条码标签侧贴于痰液采集器上，用 PDA 扫描条码标签结束，并将另一张条码标签贴于化验单上。

2. 整理记录：2 小时内将痰标本及时送检，按规定处理医疗垃圾。及时查看及提醒医生痰培养结果，以便为患儿的进一步治疗提供参考依据。

3. 协助患儿取舒适体位。

4. 健康宣教：告知家属痰培养采集后的注意事项。

六、并发症处理

1. 低氧血症的预防与处理：①注意吸痰管的口径选择适当。②吸痰过程中，患儿若有咳嗽立即暂停操作。③吸痰不宜深入到支气管处，否则易堵塞呼吸道。④吸痰时密切观察患儿的心率、动脉血压和血氧饱和度的变化，每次吸痰的时间不宜超过 15 秒。已发生低氧血症者，立即加大吸氧流量或给予面罩加压吸氧。

2. 呼吸道黏膜损伤的预防与处理：①使用优质、前端钝圆有多个侧孔、后端有负压调节孔的吸痰管，吸痰前先蘸生理盐水使其润滑。②选择型号适当的吸痰管，婴幼儿多选择 10 号，新生儿常选用 6 ~ 8 号，如从鼻腔吸引尽量选用 6 号。③注意吸痰管的插入长度，插入的长度为患儿有咳嗽或恶心反应即可，避免插入过深损伤黏膜，插入时动作轻柔，禁止带负压插管；抽吸时，吸痰管必须旋转向外拉，严禁提插。

3. 感染的预防与处理：①吸痰时严格遵守无菌技术操作原则，采用无菌吸痰管，使用前认真检查有无灭菌，外包装有无破损等。②加强口腔护理。③吸痰所致的感染几乎都发生在呼吸道损伤的基础上，所有预防呼吸道黏膜损伤的措施均适合于预防感染。④发生局部感染者，予以对症处理。出现全身感染时，行血培养，做药物敏感试验，根据药敏试验结果选择抗生素静脉用药。

七、注意事项

1. 严格遵循无菌技术操作原则。

2. 采集标本的最佳时机应在使用抗菌药物之前；能自主咳痰者宜采用晨痰。

3. 严格掌握吸痰时间，每次吸痰时间少于 15 秒，连续吸痰的总时间不得超过 3 分钟，以免造成患儿缺氧。

4. 插管时不可有负压以免引起呼吸道黏膜损伤，吸痰时防止在一处或吸引力过大损伤黏膜。

5. 标本采集后应 2 小时内送检，否则可暂存于 4 ℃冰箱，最长不超过 24 小时（但是肺炎链球菌、流感嗜血杆菌等厌氧菌不喜低温，怀疑其感染者切勿冷藏）。

6. 送检量为吸痰液 2 ~ 3 mL。

八、知识拓展

1. 心律失常处理要点：①因吸痰所致的心律失常几乎都发生在低氧血症的基础上，所有预防低氧血症的措施均适合预防心律失常。②如发生心律失常，立即停止吸痰，退出吸痰管，并给予吸氧或加大吸氧浓度。③一旦发生心脏骤停，立即施行准确有效的胸外心脏按压，开放静脉通道，同时准备行静脉、气管内或心内注射肾上腺素等复苏药物。心电持续监测，准备好电除颤器、心脏起搏器，心搏恢复后予以降温措施行脑复苏。留置导尿管，采取保护肾功能措施，纠正酸碱平衡失调和水电解质紊乱。

2. 阻塞性肺不张处理要点：①根据患儿的年龄、痰液的性质选择型号合适的吸痰管。有气管插管者，选用外径小于气管插管 1/2 的吸痰管，吸引前测量吸引管长度，将吸引管插至超出气管插管末端 1 ~ 2 cm 的位置进行浅吸引。②采用间歇吸引的方法。将拇指交替按压和放松吸引管的控制口，可以减少对气道的刺激。③每次操作最多吸引 3 次，每次持续不超过 10 ~ 15 秒，同时查看负压压力，避免压力过高。吸引管拔出应边旋转边退出，使分泌物脱离气管壁，可以减少肺不张和气道痉挛。④插入吸痰管前检测吸痰管是否通畅，吸痰过程中必须注意观察吸痰管是否通畅，防止无效吸引。⑤加强肺部体疗，每 1 ~ 2 小时协助患儿翻身一次，翻身的同时给予自下而上、自边缘向中央的叩背体疗，使痰液排出。

（郭　芸　易　敏　项　明）

第二篇

儿童专科护理技术

第三章 新生儿护理技术

第一节 新生儿沐浴

一、概述

新生儿沐浴是一种常规的照护实践，不仅能清洁皮肤、促进血液循环和皮肤触觉发育，还可促进新生儿免疫系统的早期发育，减少感染，便于评估新生儿全身情况等。

二、目的

清洁皮肤，预防感染，促进血液循环，观察全身情况。

三、适应证

1. 新生儿生命体征平稳。

2. 无脑出血、器官衰竭及严重畸形症状。

3. 新生儿皮肤色泽红润、无破损，肤温 ≥ 36.5 ℃。

四、禁忌证

1. 新生儿生命体征不稳定。

2. 体温 <36.5 ℃，体重 <1500 g 的危重新生儿。

3. 新生儿有心脏病、畸形等先天性疾病。

4. 合并严重的生长发育异常。

5. 存在皮肤严重破损或开放性伤口的患儿。

以上情况可视病情行床旁擦浴。

五、操作实践

（一）评估

1. 评估病情：生命体征稳定，一般情况良好的新生儿，可以进行沐浴。病情危重或尚未稳定的患儿，如休克、严重低血糖、低体温、亚低温治疗的患儿等，不宜进行沐浴。

2. 评估皮肤情况：查看患儿皮肤有无破损，手术切口及感染等情况不能进行沐浴。

3. 评估沐浴时间：每天定时为新生儿进行沐浴护理，沐浴时间在喂奶前或喂奶后 1 小时左右。

（二）操作前护理

1. 用物准备：新生儿沐浴专用盆、一次性塑料隔膜、水温计、沐浴露（中性）、一次性棉柔巾、棉签、弯盘、75% 乙醇、护臀膏、紫草油、液状石蜡、尿不湿。用于包裹新生儿的褓褓、浴巾（2 张）、衣物、垫巾等分别铺好备用。严格分离用过与未用过的物品。

2. 环境准备：室内光线柔和，室温 26 ~ 28 ℃、湿度 50% ~ 60%。预热辐射台，关闭门窗，减少对流，水温为 38 ~ 40 ℃，深度保持在 8 ~ 10 cm。用温度计测量水温，调试水温。

3. 实施者准备：一对一沐浴护理，着装整齐、剪指甲、洗净双手、戴口罩、摘除手部饰物，衣服口袋内外避免有坚硬、尖锐物。

（三）操作中护理

1. 核对新生儿身份信息。

2. 将新生儿抱至沐浴处，脱衣物及尿布，擦净臀部，用浴巾包裹。

3. 擦洗面部。棉柔巾蘸水拧干，用四角分别擦拭双眼（从内眦向外眦）和双耳，中心部分擦拭额头、鼻翼、面颊及下颌。

4. 清洗头部。抱起新生儿，用左手托住头颈部，拇指与中指分别将新生儿双耳廓折向前方，堵住外耳道口，左臂托住背部，左腋夹住臀部及下肢。右手取适量沐浴露，用五指指腹顺时针轻柔揉搓头部后用清水冲洗干净，再用棉柔巾擦干头部。

5. 脱下浴巾，左手握住新生儿左肩及腋窝处，使其头颈部枕于操作者左前臂，用右手握住患儿左大腿靠近腹股沟处，使其臀部位于手掌上，轻放于水中。

6. 清洗全身。松开右手，淋湿新生儿全身，取适量沐浴露揉搓起泡后轻柔地清洗全身，按 "颈部→腋下→上肢→前胸→腹部→腹股沟→会阴→下肢" 顺序清洗，再冲洗干净。清洗过程中，可轻声与新生儿沟通，以免吓到新生儿，动作轻快。

7. 右手从前方握住新生儿左肩及左腋窝处，使其头颈部俯于操作者右前臂，左手取适量沐浴露清洗后颈、背部及臀部。沐浴时尤其要注意皮肤褶皱处的清洁，同时观察全身有无异常情况，最后用水冲洗干净。

8. 单次沐浴时间控制在 5 分钟以内，洗澡完毕后将新生儿抱出，用干净的浴巾包裹全身并迅速将水分擦干。

（四）操作后护理

1. 脐部护理。使用无菌棉签蘸 75% 乙醇从脐断面擦拭至脐根部，然后以脐根部为中心，环状向外擦拭直径达 5 cm，脐部周围消毒 2 遍待干。如脐轮有红肿、脐部有分泌物或渗血等异常情况及时报告医生并遵医嘱处理。若脐带断端无感染迹象，无须在脐带断端外敷任何药物或消毒剂。脐带断端应暴露在空气中，保持清洁、干燥、促进脐带脱落。

2.会阴护理。若女婴大阴唇有较多胎脂和污垢，或男婴包皮处有污垢可用棉签蘸生理盐水轻柔擦净。

3.臀部护理。检查臀部皮肤情况，在臀部涂上护臀膏或紫草油，穿好尿不湿。若臀部发红明显，破皮或有肛周脓肿等异常情况及时报告医生并遵医嘱处理。

4.检查指甲，必要时修剪指甲。清洁鼻孔，必要时用棉签轻柔地在鼻孔内旋转，清理出分泌物。

5.移开浴巾，穿好衣物包被，将新生儿抱回床上再次核对身份信息。

6.整理环境，分类处理用物，打开窗户，通风换气。

六、并发症处理

1.窒息。表现为吐奶、呛咳、面色发绀、呼吸困难。沐浴宜选在喂奶前后 1～2 小时进行，以防溢奶导致误吸，沐浴过程中操作者手始终扶住新生儿身体，避免水呛入口鼻。沐浴时密切观察面色和呼吸，一旦发生窒息，立即停止沐浴，将头偏向一侧，使用吸引器吸出气道误吸物，保持呼吸道通畅，必要时吸氧，严重者按新生儿窒息复苏流程抢救。

2.烫伤。皮肤出现发红、水疱，表现为哭闹。沐浴前用水温计测试水温，保持水温适宜，淋浴时水龙头流水经实施者手流到新生儿身上，盆浴时先放冷水后放热水。一旦发生烫伤立即用冷水冲洗，浸泡烫伤部位，或用冷水毛巾湿敷局部，注意避免着凉、冻伤，同时立即上报医生，遵医嘱使用药物。严重者做好紧急处理同时，请烧伤科会诊处理。

七、注意事项

1.沐浴会导致新生儿体温过低、呼吸窘迫、生命体征不稳定、耗氧量增加等，生后 6 小时内不沐浴，第 1 次沐浴应在温度和心肺状况保持稳定 4～6 小时后进行。

2.注意安全，防止烫伤和跌倒/坠床，操作中途不得离开新生儿。严格身份核对，避免抱错。

八、知识拓展

中国妇幼保健协会发布的《新生儿皮肤护理指导原则》（第二版）中明确指出：为确保新生儿体温稳定性，应在出生 24 小时后开始沐浴，如果母亲有体液传播疾病等高危因素时，应在新生儿出生后 4～6 小时生命体征稳定后进行沐浴。可见，新生儿出生后 24 小时或 48 小时进行首次沐浴有利于体温的稳定和恢复，皮肤异常事件发生率也较低，可有效保护皮肤，防止皮肤感染风险发生，保持皮肤健康。

（欧小燕）

第二节　新生儿蓝光治疗

一、概述

蓝光治疗是新生儿高胆红素血症的首选治疗方法，通过使用波长为 425 ～ 475 nm 的蓝光作用于皮肤浅层组织，促使新生儿血液中脂溶性胆红素转化为水溶性异构体，通过胆汁与肾脏排出，降低血清总胆红素，进而达到治疗目的。该治疗方法操作简便，经济实惠，临床接受度较高。目前主要的蓝光设备有光疗箱、光疗灯、光疗毯、冷光源等。蓝光治疗方式有单面光疗、双面光疗、多面光疗、持续光疗、间歇光疗等不同形式，临床上可根据患儿的原发疾病和具体情况来选择合适的蓝光治疗形式。

二、目的

降低血清总胆红素水平，治疗和预防高胆红素血症。

三、适应证

1. 各种原因所致的新生儿胆红素异常增高，如溶血症、败血症、胆红素代谢先天缺陷等。

2. 新生儿小时胆红素列线图，当胆红素水平超过 95 百分位时。

3. 早期（出生后 36 小时内）出现黄疸并进展较快。

4. 换血前后的辅助治疗。

5. 高危儿出生后即可以进行预防性光疗。

四、禁忌证

1. 直接胆红素 >68.4 μ mol/L。

2. 心肺或肝功能损害。

3. 新生儿先天胆道闭锁畸形，肝内胆汁淤积症，发育不全。

4. 患有胃肠道疾病，频繁呕吐或腹泻表现。

5. 先天性卟啉病。

6. 体温过高（>38.5 ℃）。

7. 蓝光过敏。

8. 确诊为核黄疸，烦躁、呕吐、腹胀等临床症状较为严重。

9. 先天性代谢病、神经系统畸形及全身感染等疾病患儿。

五、操作实践

（一）评估

1. 评估患儿体重、胎龄、日龄、胆红素水平，有无神经系统症状，全身皮肤有无异常及皮肤清洁度。

2. 评估蓝光治疗设备是否完好备用，灯管表面有无灰尘，灯管是否全亮或灯光强度是否正常。

3. 评估光疗方法，单面光疗、双面光疗、冷光源光疗、光疗毯治疗。

4. 家属是否签署知情同意书。

（二）操作前护理

1. 用物准备：

（1）已消毒备用的蓝光箱。选择蓝色荧光灯管光疗箱（波长 425 ~ 475 nm），接通电源，调节蓝光箱温度至 30 ~ 32 ℃（早产儿须根据胎龄和体重调节），湿度为 55% ~ 65%，箱内湿化器水箱加灭菌水至 2/3 满。照射过程中灯管须距患儿皮肤 33 ~ 50 cm。

（2）心电监护仪、温湿度计、体温计、鸟巢、枕头、遮光布、速干手消毒液、手足保护套、一次性遮光眼罩、灭菌注射用水、尿不湿。

2. 环境准备：光疗设备放在清洁、安静、避光和通风处，预热至灯下温度 30 ℃。

3. 患儿准备：裸露全身仅着松紧适宜的尿不湿遮盖肛门、会阴部位，修剪指甲、清洁皮肤，佩戴一次性遮光眼罩遮盖双眼。双面光疗时给患儿佩戴手足保护套，肘部予以透明敷贴保护。

4. 护士准备：操作者穿戴整洁，修剪指甲，洗手。

（三）操作中护理

1. 携用物至床旁，核对患儿身份信息和医嘱。

2. 在蓝光箱内放好鸟巢、枕头，蓝光箱上盖好遮光布。

3. 打开箱门，将患儿轻轻抱入预热好的蓝光箱正中央，尽可能多地暴露皮肤，注意保护患儿的眼睛和生殖器。检查箱温传感器并固定稳妥。

4. 关闭箱门，打开蓝光灯，罩上遮光布，记录光疗开始的时间。

5. 光疗中观察以下内容。

（1）光疗时患儿应全程心电监护，同时观察有无抽搐、惊厥、呼吸暂停、面色青紫的表现。还应注意有无神经系统的改变，如若患儿出现拒食、嗜睡、肌张力减退等胆红素脑病的早期临床症状，应立即采取相应措施，通知医生，做好相应的抢救配合并做好记录。烦躁哭闹的患儿及时安抚，分析哭闹原因，以免造成皮肤损伤。

（2）密切监测患儿胆红素水平，光疗过程中应每 6 ~ 12 小时监测一次胆红素水平的变化；对于发生溶血症或需要换血的患儿需在光疗开始后 4 ~ 6 小时内进行严密监测；光疗结束后 12 ~ 18 小时应再次监测血清结合胆红素水平。观察患儿全身皮肤黄染消退情况，有无皮肤发红、皮疹等光疗反应。

（3）准确记录出入量，观察大小便性状、形状、次数，观察有无脱水表现。

（4）蓝光照射期间持续监测箱温和室温变化，监测患儿的体温，使其保持在一个热中性环境中。

（5）注意患儿体位安置，每 2 小时翻身一次，侧卧位和仰卧位相互交替，减少长期同一卧位导致的不适并且能够使照射面积区域最大暴露，有助于血清胆红素的减少。患儿烦躁导致体位不正时，及时纠正为正中位。

（6）保持患儿眼罩及尿布无滑落，保持患儿的全身皮肤清洁完整，保持有机玻璃床板透明度，如患儿呕吐或大小便，应及时清除。

（四）操作后护理

1. 核对患儿身份信息和医嘱。

2. 关闭蓝光灯管，去除遮光眼罩、手足保护套，检查全身皮肤完整性，必要时给患儿洗澡清洁，放入暖箱或婴儿床。记录光疗停止的时间及黄染消退的情况，注意观察患儿黄疸有无反复。

3. 关闭电源，整理用物，洗手，记录，做好蓝光箱终末消毒及保养。

六、并发症处理

1. 发热。由蓝光灯发热、环境温度相对过高、光疗装置通风问题所致。光疗中持续监测肤温，37.5 ℃≤患儿肤温＜38 ℃下调箱温 0.5 ℃；肤温 38 ~ 38.5 ℃，应暂停光疗；肤温≥ 38.5 ℃，应暂停光疗并排除其他病理因素，遵医嘱给予物理降温处理。

2. 腹泻。大便 4 ~ 5 次 / 天，其主要原因是光疗分解产物经肠道排出时，刺激肠壁引起肠蠕动增加。记录患儿 24 小时出入量，腹泻时做好臀部护理，及时清洁臀部、更换尿不湿。腹泻严重者，需警惕电解质紊乱及酸中毒。

3. 皮疹。常在患儿面部、下肢、躯干出现红斑或瘀点，可持续到光疗结束，消退后不留痕迹。一般可自行消退，必要时可停止光疗，外用炉甘石涂抹。

4. 青铜症。胆汁淤积性黄疸患儿光疗后可使皮肤、血清及尿呈青铜色。光疗结束后，青铜症可逐渐消退，但时间较长。

5. DNA 损伤。光能穿透薄的阴囊皮肤，在光疗期间需用尿不湿遮盖外生殖器。

6. 视网膜损伤。强光线照射能够损伤视网膜，造成结膜充血、角膜溃疡等，光疗时应使用黑布或遮光眼罩保护眼睛。

七、注意事项

1. 保持患儿皮肤清洁，不能涂抹油类、乳霜和任何液体，防止光线的照射引起灼伤。

2. 光疗下足月儿及近足月儿易哭吵、出汗，显性失水增加，光疗下的早产儿显性失水增加造成的体液平衡失调对其影响更大，因此需密切监测尿量，必要时遵医嘱补液或适当镇静。

3. 单面光疗患儿应定时翻身，均匀受光以达到光疗效果，每班检查光疗灯管与患儿的距离。

八、知识拓展

2022 版美国儿科学会（American Association of Pediatrics，AAP）新生儿高胆红

素血症管理指南根据有无高胆红素血症神经毒性高危因素、胎龄及生后小时龄，绘制了新的光疗阈值图（图 3-1、图 3-2）和换血标准（图 3-3、图 3-4）。

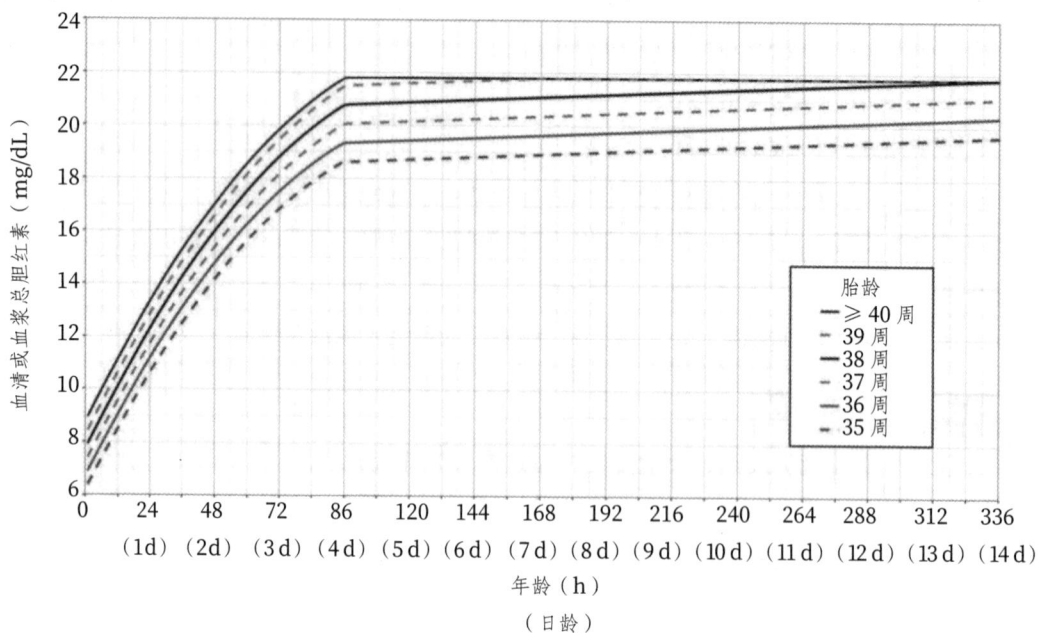

图 3-1　无高胆红素血症神经毒性高危因素新生儿的光疗阈值

引自：杨静丽，王建辉. 2022 版美国儿科学会新生儿高胆红素血症管理指南解读 [J]. 中国当代儿科杂志,2023,25(1):11-17.

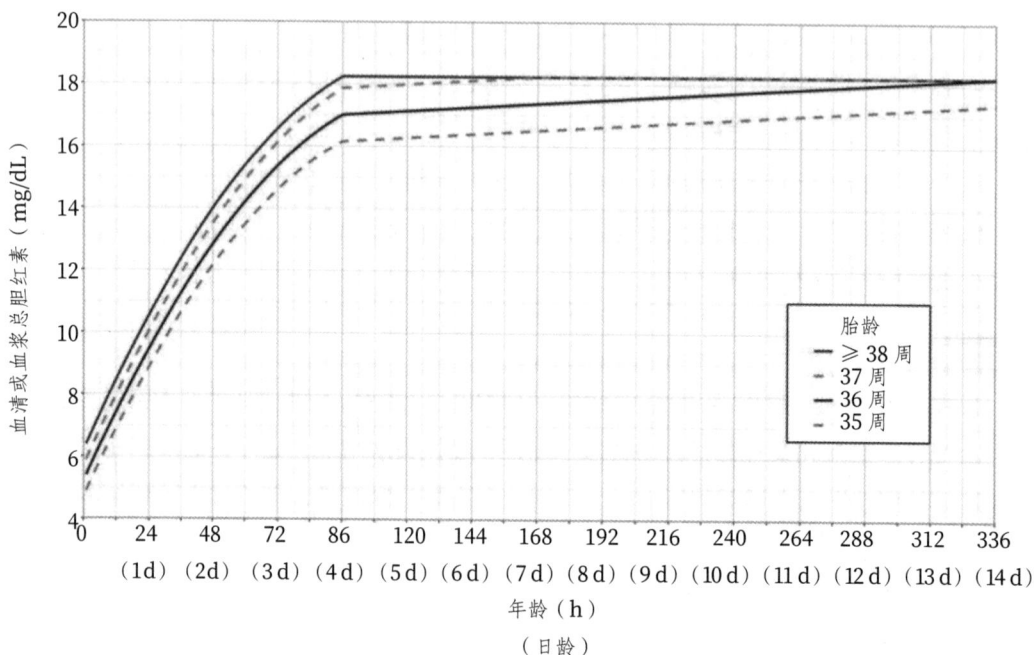

图 3-2　有高胆红素血症神经毒性高危因素新生儿的光疗阈值

引自：杨静丽，王建辉. 2022 版美国儿科学会新生儿高胆红素血症管理指南解读 [J]. 中国当代儿科杂志,2023,25(1):11-17.

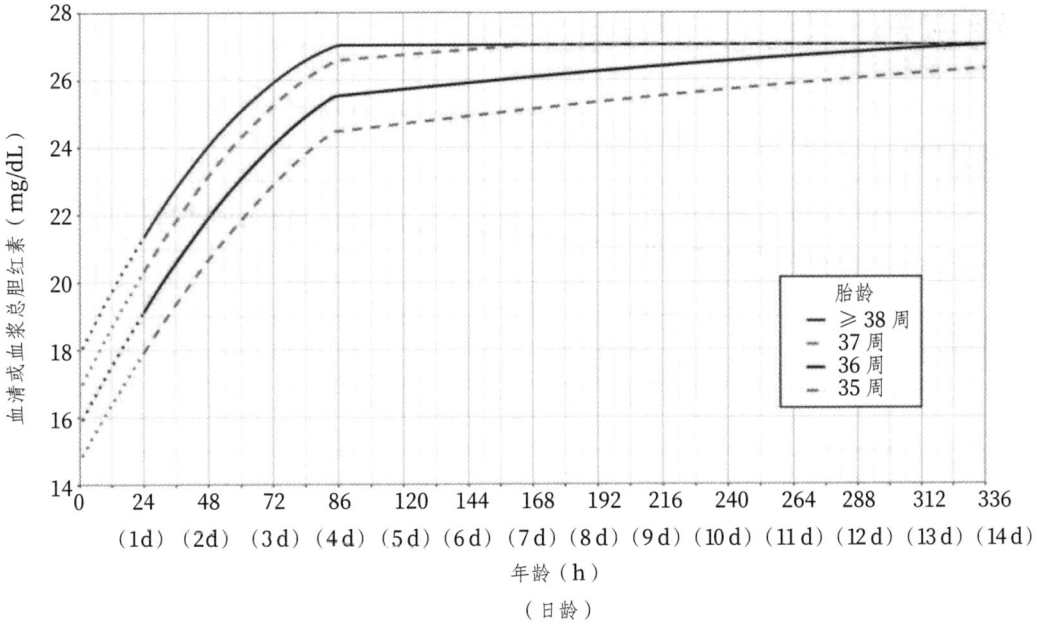

图 3-3　无高胆红素血症神经毒性高危因素新生儿的换血阈值

引自：杨静丽，王建辉 . 2022 版美国儿科学会新生儿高胆红素血症管理指南解读 [J]. 中国当代儿科杂志 ,2023,25(1):11-17.

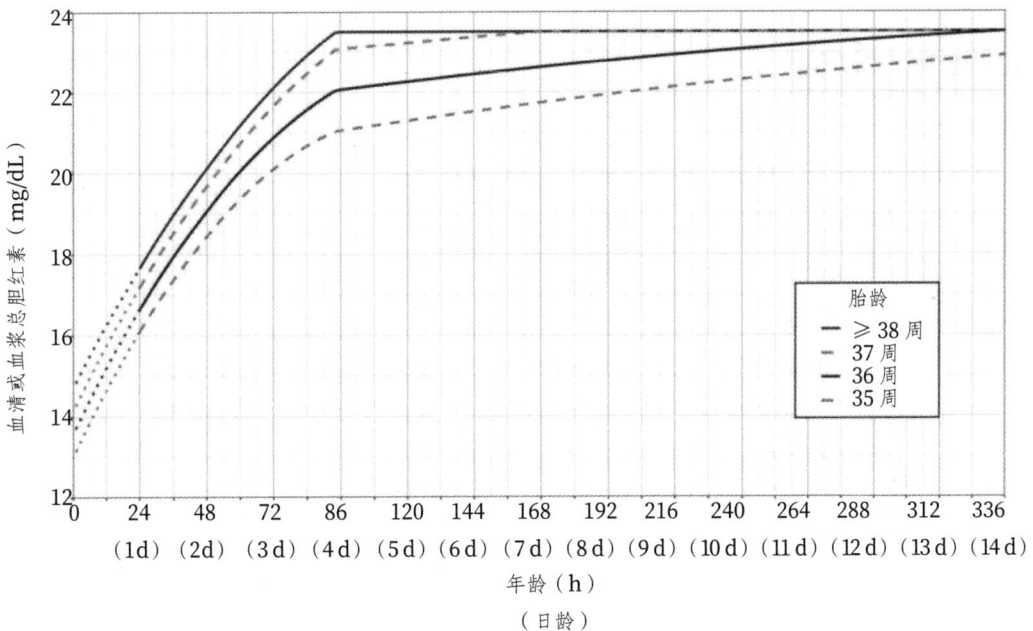

图 3-4　有高胆红素血症神经毒性高危因素新生儿的换血阈值

引自：杨静丽，王建辉 . 2022 版美国儿科学会新生儿高胆红素血症管理指南解读 [J]. 中国当代儿科杂志 ,2023,25(1):11-17.

（谢　洁）

第三节　婴儿培养箱的使用

一、概述

婴儿培养箱（incubator）又称暖箱、恒温箱，是婴儿尤其是新生儿保暖、治疗、抢救的重要场所，对提高新生儿抢救成功率和疾病治疗效果起到至关重要的作用。

二、目的

为新生儿创造温度和湿度均适宜的环境，以保持其体温的恒定，并促进新生儿的发育。

三、适应证

1. 需要裸体观察或进行医疗、急救的新生儿。

2. 出生体重 <2000 g 的低出生体重儿。

3. 体温偏低或不升者，如新生儿硬肿症等。

4. 需要保护性隔离者，如新生儿剥脱性皮炎等。

四、禁忌证

无绝对禁忌证。

五、操作实践

（一）评估

1. 评估患儿诊断、体重、胎龄、日龄、生命体征等。

2. 评估培养箱周围环境温度、湿度。

3. 评估培养箱是否安全、性能是否完好。

（二）操作前护理

1. 护士准备：着装整洁，洗手，戴口罩、手套，熟悉培养箱的使用方法。

2. 患儿准备：双人核对患儿身份信息及医嘱，患儿仅着尿不湿，修剪指甲，必要时戴手足保护套，避免抓伤或是蹬伤发生医源性皮肤损伤。

3. 环境准备：室温 24 ~ 26 ℃，湿度 55% ~ 65%，避免阳光直射及各种冷热风直吹。

4. 物品准备：培养箱、鸟巢、床单、软垫、枕头、温湿度计、遮光布、灭菌注射用水、速干手消毒液，必要时准备水垫，预防压力性损伤。

5. 知情同意：医护与患儿家属沟通，告知其使用培养箱的目的、注意事项等。

（三）操作中护理

1. 再次核对患儿身份信息及医嘱。

2. 使用柔软棉质的床单铺好培养箱，置入鸟巢、枕头、温湿度计，水槽内加入适量灭菌注射用水。

3. 接通电源，打开开关，检查各仪表显示是否正常，选择箱温模式或者肤温模式，与医生沟通后根据患儿体重、日龄、胎龄等设定合适的温湿度。

4. 培养箱使用。

（1）达到预定温湿度后，适当抬高床头，将患儿轻轻放入培养箱内，并将肤温传感器探头稳妥贴于患儿剑突与脐部之间皮肤（避开皮肤破损处），金属面朝下，连接好心电监护、氧饱和探头。

（2）根据患儿情况选择合适体位，利用鸟巢、床单等辅助工具为患儿提供体位支持，模拟宫内环境提供边界感，以增强患儿安全感。

（3）整理好患儿管路及床单位后，关闭箱门，确保患儿安全。罩上遮光布，模拟宫内发育环境，减少光线对患儿的刺激。

（4）使用过程中医护密切监测患儿体温，四肢是否暖和，培养箱温湿度是否适宜。

（四）操作后护理

1. 再次核对患儿身份信息及医嘱。

2. 整理用物，洗手。

3. 患儿入培养箱的最初 2 小时，应每 30 ~ 60 分钟测量体温一次，体温稳定后，应每班测量一次体温，保持体温 36.5 ~ 37.5 ℃，根据体温、病情调整培养箱温湿度，并记录箱温和患儿体温。

六、并发症处理

1. 体温异常。

（1）根据患儿胎龄、日龄、体重等情况合理设定培养箱温度，使用肤温模式时应妥当固定肤温探头，避免因肤温探头脱落，导致箱温调节失控，造成体温不升的假象。

（2）使用培养箱时室温不宜过低，以免培养箱大量散热；严禁骤然升高箱温，以免患儿体温短时间内上升过快；避免在阳光直射、有对流风处或取暖设备附近放置培养箱，以免影响箱内温度。

（3）实时监测患儿体温，根据患儿体温及时调整箱温。如有发热，可降低箱温 0.5 ~ 1 ℃，保持体温 36.5 ~ 37.5 ℃。

2. 感染。

（1）加强医护人员消毒隔离相关知识培训，严格执行消毒隔离制度，操作前清洗双手或进行消毒。

（2）使用中的暖箱应注明消毒日期及启用时间，每日用消毒湿巾擦拭消毒培养箱外表面，用清水擦拭培养箱内部；每日消毒培养箱水槽并更换水槽内的灭菌注射用水，确保水质清洁无污染。

（3）针对住院时间长的患儿，应至少每周更换一次培养箱并进行彻底消毒；患儿出院后行终末消毒。正确配制消毒液浓度。消毒时，彻底拆卸培养箱各部件浸泡消毒，不能浸泡的部件擦拭消毒，确保各部件消毒到位。注意消毒的顺序，先清洗消毒普通患儿使用后的暖箱，后清洗消毒特殊感染患儿使用后的暖箱。

（4）定期进行婴儿培养箱细菌学监测，确保培养箱内部环境安全。

3. 坠床。

（1）培养箱使用前和使用中应确保完好，并按操作规范使用。

（2）任何床旁操作，一旦打开箱门，不得离开患儿；若需离开，务必关好箱门，确保患儿安全。

七、注意事项

1. 根据患儿日龄、胎龄、体重等情况选用合适的培养箱，使用肤温模式时应采用压敏胶布妥当固定肤温探头，避免因肤温探头脱落，造成体温不升的假象，导致箱温调节失控；严禁骤然升高箱温，以免患儿因体温短时间内上升过快导致不良后果。

2. 使用培养箱时室温不宜过低，以免培养箱大量散热；避免在阳光直射、有对流风处或取暖设备附近放置培养箱。

3. 使用中注意观察培养箱的显示是否正常，出现报警要及时查找原因并予以处理，必要时切断电源，对于不能处理的故障，应立即停止使用，请专业人员进行维修，待故障排除后再使用。

4. 所有治疗、护理操作应集中进行，减少开门次数和时间，操作过程中应注意与患儿交流，抚慰其情绪，减少对患儿的不良刺激；打开箱门进行操作时需注意安全，操作后及时关闭箱门，避免患儿坠落；如需抱出患儿，注意保暖，避免患儿受凉，并关闭箱门，避免培养箱内温度波动过大；不要在培养箱旁大声说话，轻柔开、关治疗窗，避免外界声、光对患儿造成干扰。

5. 每日用消毒湿巾擦拭消毒培养箱表面，用清水擦拭培养箱内部；每日更换培养箱水槽及水槽内的灭菌注射用水；使用时间达一周后需更换培养箱并进行彻底消毒；患儿出院后行终末消毒处理，彻底拆卸培养箱各部件并浸泡消毒；定期进行细菌学监测。

6. 告知家属不可随意调节培养箱温度，不可随意开培养箱门，医护联合解答家属在培养箱使用过程中提出的问题，解除家长疑虑。

八、知识拓展

1. 适中温度（neutral temperature，NET）是指能维持正常体温及皮肤温度的最适宜的环境温度，在此温度下身体耗氧量最少，蒸发散热量最少，新陈代谢最慢。培养箱内的新生儿需要根据体重和日龄调节适中温度（表3-1）。

▶ 表3-1　不同出生体重的新生儿适中温度

出生体重（kg）	35 ℃	34 ℃	33 ℃	32 ℃
1.0 ~	出生10天内	10天后	3周	5周后

续表

出生体重（kg）	35 ℃	34 ℃	33 ℃	32 ℃
1.5 ~		出生 10 天内	10 天后	4 周后
2.0 ~		出生 2 天内	2 天后	3 周后
2.5 ~			出生 2 天内	2 天后

2. 出箱标准：①患儿体重达到 2000 g 以上，室温 22 ~ 24 ℃时能维持正常体温，一般情况良好。②患儿在培养箱内生活 1 个月以上，体重不到 2000 g，但一般情况良好可遵医嘱灵活掌握。

（段海梅）

第四节　新生儿复苏

一、概述

新生儿复苏是帮助和保障新生儿出生时平稳过渡的重要生命支持技术，要求产房和新生儿病房医护人员熟练掌握。实施有效的复苏技术，可有效保证新生儿安全，改善救治结局。

二、目的

保持新生儿气道通畅，建立呼吸，维持正常循环。

三、适应证

1. 新生儿窒息。
2. 新生儿胎粪吸入综合征。
3. 先天性心脏病。
4. 呼吸暂停。
5. 其他需要紧急抢救复苏的新生儿。

四、禁忌证

无。

五、操作实践

（一）评估

评估内容包括孕周、羊水是否清亮、预期分娩的新生儿数目、母婴的高危因素等。根据评估结果准备人员及复苏物品。

（二）操作前护理

1. 团队准备。

（1）现场至少有 1 名能够实施初步复苏并启动正压通气的医护人员。

（2）如有高危因素，须组建有 2～5 名人员的新生儿复苏团队（neonatal resuscitation team，NRT）。

2. 药品及仪器设备准备。

（1）保暖。预热的辐射保暖台、毛巾或毛毯、床垫（<32 周）、帽子、塑料袋或保鲜膜（<32 周）。

（2）清理气道。肩垫、吸引球、负压吸引器、吸痰管、胎粪吸引管。

（3）监测及评估。听诊器、三导联心电监测仪、脉搏血氧饱和度监测仪、目标血氧饱和度参考值表格。

（4）正压通气。自动充气式气囊、T- 组合复苏器、面罩、胃管、注射器。

（5）给氧。氧源、空氧混合仪、吸氧导管。

（6）气管插管。喉镜、喉镜片、导管芯、气管导管、软尺和气管插管深度表、防水胶布、剪刀、喉罩气道。

（7）给药。1：10000 肾上腺素，生理盐水，注射器。

（8）脐静脉置管。脐静脉导管、三通，以及脐静脉置管所需其他物品。

（三）操作中护理

严格按 ABCDE 复苏方案进行。A（air way）：清除呼吸道分泌物；B（breathing）：建立呼吸；C（circulation）：维持正常循环，保证足够心搏出量；D（drug）：药物治疗；E（evaluation）：评价（图 3-5、图 3-6）。

复苏程序如下：

1. 快速评估。快速评估以下 4 项指标，任何一项为否，进入复苏流程。①是否足月儿。②羊水是否清亮。③是否有哭声或呼吸。④肌张力是否好。

2. 初步复苏。

（1）方法。①保暖。产房温度 24～26 ℃，将患儿置于辐射台保暖。②体位。仰卧，肩部垫软枕 2～2.5 cm，保持鼻吸气位。③必要时清理呼吸道分泌物，先口腔再鼻腔，时间 <10 秒，负压 80～100 mmHg。④羊水胎粪污染时。先评估有无活力。有活力时，继续初步复苏；无活力时，在 20 秒内完成气管插管及吸引胎粪。如不具备气管插管条件而新生儿无活力，快速清理口鼻立即正压通气。⑤擦干。快速擦干新生儿全身，去掉湿毛巾。⑥刺激。擦干身体，用手轻拍或手指弹新生儿足底或摩擦背部。

（2）评估呼吸和心率。观察新生儿呼吸并评估心率，如出现自主呼吸，心率 >100 次 / 分，面色转红润可予观察。如患儿呼吸暂停或喘息样呼吸、心率 <100 次 / 分进入正压通气。

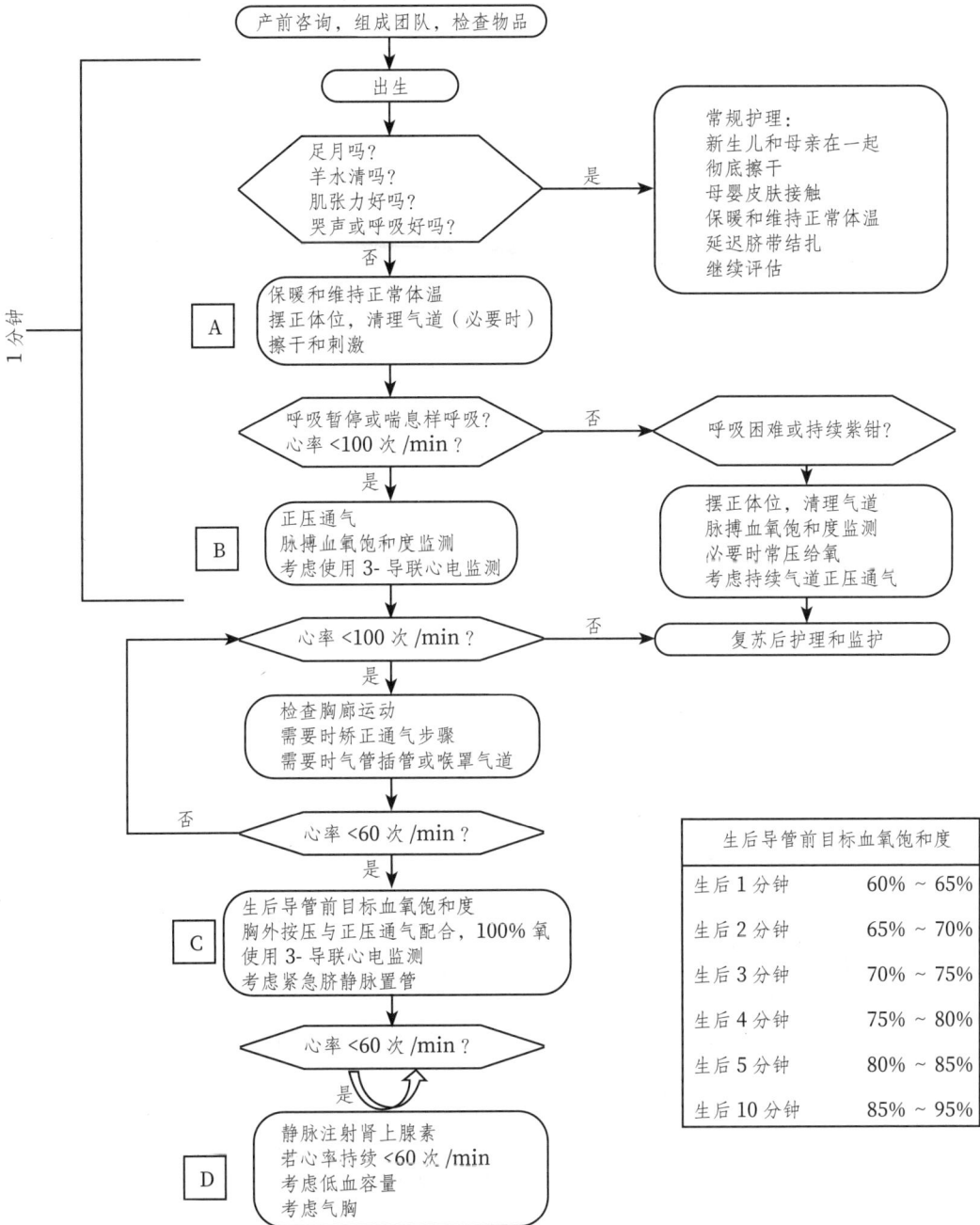

图 3-5　中国新生儿复苏流程图（2021 年修订版）

引自：中国新生儿复苏项目专家组，中华医学会国产医学分会新生儿复苏学组．中国新生儿复苏指南（2021 年修订）[J]．中华国产医学杂志，2022,25(1):4-12.

（3）团队分工。NRT 团队分工进行擦干、刺激及心率评估。

3. 正压通气。

（1）方法。①压力。使用复苏囊前检查减压阀，吸气峰压 20 ～ 25 cmH$_2$O，推荐使用 T-组合复苏器。②频率和吸气时间。通气频率 40 ～ 60 次 / 分。③用氧。足月儿和胎龄≥ 35

周早产儿开始用 21% 氧气进行复苏。胎龄 <35 周早产儿自 21% ~ 30% 氧气开始，根据脉搏血氧饱和度调整给氧浓度，使脉搏血氧饱和度达到目标值。④矫正通气步骤。如未达到有效通气，需做矫正通气步骤。先检查面罩是否密闭；再调整体位为鼻吸气位，清理气道分泌物，使新生儿的口张开；最后，适当增加通气压力。上述步骤无效时，则气管插管或使用喉罩气道。⑤判断通气有效性。有效正压通气表现为胸廓起伏良好、心率迅速增加。

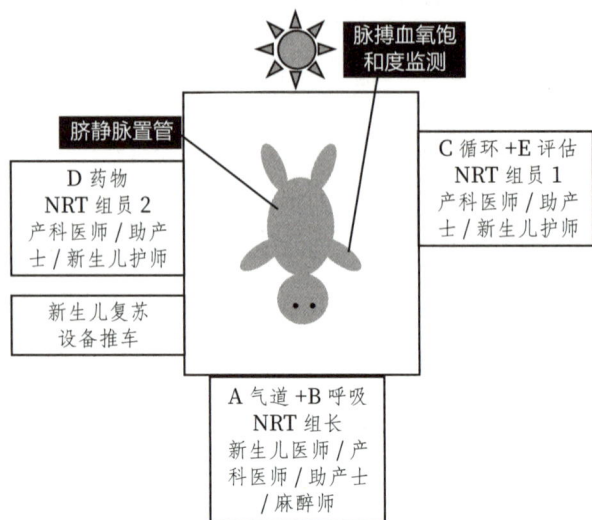

图 3-6 新生儿复苏团队的分工及站位
引自：韩彤妍.《中国新生儿复苏指南（2021 年修订）》解读 [J]. 中华医学信息导报,2022,37(6):17.

（2）评估。30 秒有效正压通气后评估心率。如有自主呼吸且心率≥ 100 次 / 分，可逐步减少并停止正压通气，继续观察。如心率 <60 次 / 分，气管插管正压通气并胸外按压。

（3）团队分工。正压通气开始后，NRT 组长边操作边观察胸廓是否起伏，组员 1 将脉搏血氧饱和度仪传感器置于新生儿右上肢。

4. 气管插管。

（1）指征。①气管内吸引胎粪。②正压通气无效或需长时间正压通气。③需胸外按压。④经气管注入药物。⑤特殊复苏情况，如先天性膈疝等。

（2）准备（表 3-2）。

▶ 表 3-2 不同胎龄、体重新生儿气管导管型号

胎龄（周）	新生儿体重（g）	导管内径（mm）
<28	<1000	2.5
28 ~ 34	1000 ~ 2000	3.0
>34	>2000	3.5

（3）方法。置于轻度仰伸位。左手持喉镜，镜片沿舌面右侧滑入，推进镜片直达会厌软骨谷，暴露声门，插入气管导管，使导管声带线标识达声带水平，操作在 20 ~ 30 秒

内完成。

（4）插管深度。①公式法：出生体重（kg）+（5.5 ~ 6.0）cm。②胎龄和体重法（表3-3）。

▶ 表3-3 不同胎龄、体重新生儿气管导管插入深度（cm）

胎龄（周）	新生儿体重（g）	插入深度（cm）
23 ~ 24	500 ~ 600	5.5
25 ~ 26	700 ~ 800	6.0
27 ~ 29	900 ~ 1000	6.5
30 ~ 32	1100 ~ 1400	7.0
33 ~ 34	1500 ~ 1800	7.5
35 ~ 37	1900 ~ 2400	8.0
38 ~ 40	2500 ~ 3100	8.5
41 ~ 43	3200 ~ 4200	9.0

（5）判断插管成功。①胸廓起伏对称。②听诊双肺呼吸音一致。③无胃部扩张。④呼气时导管内有雾气。⑤心率和脉搏血氧饱和度上升。

（6）团队分工。NRT 组长负责气管插管。

5. 胸外按压。

（1）方法。①位置。胸骨下 1/3，避开剑突，深度为胸廓前后径 1/3。②拇指法。双手拇指端按压胸骨，拇指重叠或并列，双手环抱胸廓支撑背部。胸外按压时，需气管插管进行正压通气，将氧浓度提高至 100%，同时进行脉搏血氧饱和度和 3- 导联心电监测，考虑脐静脉置管。③频率。胸外按压与正压通气比例为 3∶1，即每 2 秒有 3 次胸外按压和 1 次正压通气。胸外按压者喊出"1—2—3—吸"，其中"1—2—3—"为胸外按压，"吸"为助手做正压通气配合。

（2）评估。按压 45 ~ 60 秒后评估心率，如心率 >60 次 / 分，停止胸外按压继续正压人工通气，如果心率仍 <60 次 / 分，加用药物治疗。

（3）团队分工。NRT 组员 1 负责胸外按压，组长负责正压通气及评估。

6. 药物治疗

（1）肾上腺素。①指征。有效的正压通气和胸外按压 60 秒后，心率持续 <60 次 / 分。②剂量。使用 1∶10000 的肾上腺素。静脉用量 0.1 ~ 0.3 mL/kg；气管内用量 0.5 ~ 1 mL/kg。③方法。首选脐静脉给药。如脐静脉尚未置入，可气管注入，若需重复给药，则选静脉途径。必要时间隔 3 ~ 5 分钟重复给药。如气管内用药无反应，一旦建立静脉通路，即刻静脉给药。

（2）扩容剂。①指征。怀疑有低血容量的新生儿，心率仍然 <60 次 / 分，应使用扩容剂。如无低血容量表现或急性失血史，不常规扩容。②扩容剂。生理盐水。③方法。首次剂量为 10 mL/kg，经脐静脉或骨髓腔 5 ~ 10 分钟缓慢推入。不推荐采用外周静脉进行扩容治疗。

（3）其他。分娩现场新生儿复苏时不推荐使用碳酸氢钠。

（4）团队分工。NRT 组员 2 负责脐静脉置管和给药。

（四）操作后护理

复苏后转入新生儿重症监护室继续监护，包括体温管理、生命体征监测、早期发现并发症。

六、并发症处理

1. 低体温。如体温 <36 ℃（无计划进行亚低温治疗）应立即进行复温，以避免低体温相关并发症，快速（0.5 ℃ /h）或慢速（小于 0.5 ℃ /h）复温均可。

2. 血糖异常。接受复苏的新生儿应及时检测脐动脉血气，尽快监测血糖水平，并给予相应治疗。

3. 脑损伤。包括脑水肿、颅内出血、缺氧缺血性脑病等。严格控制液体入量，防止过度输液。应用止血药物，降低颅内压。及时吸氧，保持呼吸道通畅，控制惊厥，维持正常循环。对于胎龄 ≥36 周的新生儿，如果接受了高级复苏，应评估有无新生儿缺氧缺血性脑病的证据，以确定是否符合亚低温治疗标准。有中到重度新生儿缺氧缺血性脑病时，应按照相应的诊疗规范进行亚低温治疗。对于有神经系统后遗症的新生儿及时给予早期干预与康复治疗。

4. 新生儿气胸。医源性气胸是新生儿气胸的主要原因，绝大部分与窒息复苏操作及正压通气应用不当有关，临床表现多较严重。及时摄床旁胸片，发现气胸后先行胸腔穿刺抽气减压，改善呼吸、循环功能，随后尽快行胸腔闭式引流术。

5. 新生儿坏死性小肠结肠炎。围生期窒息的早产儿由于缺氧缺血容易发生坏死性小肠结肠炎，应密切观察，避免喂养或进行微量喂养。

七、注意事项

1. 注重与家长沟通。若所有复苏步骤均已实施，仍无法检测到心率，应在生后 20 分钟经 NRT 与患儿监护人讨论决定继续或停止复苏。

2. 注重团队配合。复苏前 NRT 讨论，分析高危因素，制订预案，做好准备；复苏后，对过程总结，改善技能，促进合作。以案例模拟和参与式反馈操作演练，持续强化培训和考核（至少每 2 年一次）。

八、知识拓展

新生儿目标血氧饱和度（oxygen saturation of blood，SpO$_2$）参见表 3-4。

▶ 表 3-4　新生儿目标血氧饱和度参考表

出生后时间	目标 SpO_2
生后 1 分钟	60% ~ 65%
生后 2 分钟	65% ~ 70%
生后 3 分钟	70% ~ 75%
生后 4 分钟	75% ~ 80%
生后 5 分钟	80% ~ 85%
生后 10 分钟	85% ~ 95%

（周　梅）

第五节　新生儿肺表面活性物质给药

一、概述

新生儿肺表面活性物质（pulmonary surfactant，PS）是由 II 型肺泡上皮细胞产生，可以降低肺泡表面张力，有助于气体交换的一类磷脂、中性脂肪和蛋白质构成的混合物。PS 给药是指将外源性 PS 经气管导管或细导管滴入肺内，使其替代患儿缺乏的内源性 PS，并均匀分布在肺泡的气液界面上，发挥内源性 PS 作用，以治疗新生儿呼吸窘迫综合征（neonatal respiratory distress syndrome，NRDS）的方法。PS 给药方法有 3 种：经气管插管注入、微创给药和雾化吸入，本节主要介绍经气管插管注入给药技术。

二、目的

预防和治疗 NRDS，提高早产儿存活率。

三、适应证

1. 早产儿呼吸窘迫综合征。
2. 严重低氧性呼吸衰竭。
3. 其他原因所致的 PS 缺乏。

四、禁忌证

无绝对禁忌证，有气胸或肺出血的患儿，需根据严重程度综合判断。

五、操作实践

（一）评估

1. 患儿评估：评估生命体征、孕周及体重、呼吸支持方式、气道分泌物的量及颜色、辅助检查和检验结果。

2. 家长评估：评估母亲是否有糖尿病史，是否签署知情同意书，家庭经济水平，告知医保办理及支付方式。

3. 药品评估：评估使用药品的种类、剂型、包装及保存温度。

（二）操作前护理

1. 护士准备：清洁双手，戴口罩、帽子。

2. 患儿准备：核对患儿身份信息及医嘱，清理呼吸道。有创辅助通气的患儿，需确定气管导管的位置，妥善固定；无气管导管的患儿，置于仰卧位，充分暴露插管部位，进行气管插管，确定导管位置后立即予以固定。

3. 环境准备：室温 24 ～ 26 ℃、光线明亮、整洁安静。

4. 用物准备。

（1）插管用物。喉镜、镜片、气管导管、吸痰管、简易复苏器 /T- 组合复苏器、无菌手套、听诊器、剪刀、胶布及急救用物等。

（2）药液准备。PS 药品主要有两种，猪肺磷脂注射液（混悬剂）、注射用牛肺表面活性剂（干粉剂）。须将药瓶置于 37 ℃预热。注射用牛肺表面活性剂每支用 1.5 ～ 2 mL 灭菌注射用水稀释，置于药品振荡仪振荡，使药品充分溶解，呈均匀的混悬液状。

（3）相关用物及设备。注射器、碘伏、呼吸机等。

（三）操作中护理

1. 再次核对患儿信息。

2. 用无菌注射器抽吸准确剂量的药液。

3. 给药方法。患儿取仰卧位，无须变换体位，用注射器将 PS 经气管导管注入肺内后予正压通气。实施氧疗的早产儿给药过程中，SpO_2 目标值应在 90% ～ 94%，报警限值应设置为下限 89% 和上限 95%。

4. 给药后处理。有创通气患儿，将气管导管与呼吸机管路相连接，根据患儿的临床表现、胸廓扩张情况及血气指标，及时调节呼吸机参数，6 小时内暂停气道内吸引。不需有创辅助通气的患儿，根据医嘱予以无创通气或氧疗。

（四）操作后护理

1. 整理用物，将喉镜及镜片消毒备用。

2. 洗手、记录。

3. 密切观察患儿 SpO_2 及血气情况。关注可能发生的过度通气、高氧血症、气漏和肺出血等风险。

六、并发症处理

1. 过度通气和高氧血症。

（1）临床表现：呼吸深快费力，心动过速，动脉血二氧化碳分压（partial pressure of carbon dioxide，$PaCO_2$）降低，血氧分压（blood partial pressure of oxygen，PaO_2）>100 mmHg。

（2）原因：PS 治疗后肺部病变快速改变，肺通气和换气显著改善，未及时下调吸入氧浓度和呼吸机参数。

（3）预防及处理：及时下调 FiO_2 和呼吸机参数。

2. 气胸。

（1）临床表现：患儿可表现为张力性气胸、肺间质气肿、纵隔气肿、皮下气肿、心包气肿、空气栓塞等症状。

（2）原因：PS 治疗后肺顺应性改善，气道压力过大或容量过大导致。

（3）预防及处理：使用 PS 后及时调整呼吸机参数；若发生张力性气胸，立即行胸腔闭式引流。

3. 肺出血。

（1）临床表现：气管导管内可吸出血性分泌物。

（2）原因：使用 PS 后，肺血管阻力迅速降低及肺血管血流增加导致肺组织充血。

（3）预防及处理：暂停气道灌洗；遵医嘱使用止血药及对症处理。

4. 动脉导管开放。

（1）临床表现：动脉导管未闭（patent ductus arteriosus，PDA），由右向左分流转为由左向右分流。

（2）原因：PS 治疗后因肺部病变及顺应性改善，使肺动脉压力下降。

（3）预防及处理：无须特殊处理。

5. 脑血流动力学改变。

（1）临床表现：PS 治疗后 10 分钟内脑血流速度增快或血流量增加。

（2）原因：可能为反射性所致。

（3）预防及处理：给药过程中轻柔操作，一般 30 分钟后恢复正常，应严密观察。

七、注意事项

1. 严格无菌操作，给药前尽可能清除口鼻腔和气管内的分泌物。

2. 注入 PS 前，协助医生确定气管插管位置。

3. 用药后，6 小时内勿拍背和吸痰，除非有明显的呼吸道堵塞症状。

4. 给药过程中严密监测患儿心率、呼吸及血气变化，观察用药效果，随时与医生沟通，保证用药安全。

八、知识拓展

PS 不同给药方式介绍如下。

1. 微创给药技术。近年来，开展微创给药技术如微创表面活性物质注射（less invasive surfactant administration，LISA）或微创表面活性物质治疗（minimally invasive surfactant therapy，MIST）的机构逐渐增多。对存在自主呼吸不需要气管插管和机械通气的患儿，通过直接或可视喉镜下，将细导管经声门插入气管，将 PS 注入肺内。LISA 或 MIST 主要适用于出生胎龄 25 ~ 32 周使用无创通气的新生儿呼吸窘迫综合征患儿，操作者需要经过严格培训，熟练掌握给药技术。

2. 雾化吸入。使用新型雾化吸入装置吸入 PS。初步研究表明，与单独经鼻持续气道正压通气（nasal continuous positive airway pressure，NCPAP）相比，使用 NCPAP 联合雾化吸入 PS 可减少气管插管和机械通气需求，但尚需进一步临床研究。

（万晴萱）

第六节　新生儿无创呼吸支持技术

一、概述

无创通气（noninvasive ventilation，NIV）是指不经人工气道（气管插管或气管切开）进行的通气，是通过鼻面罩将呼吸机与患儿相连，由呼吸机提供正压支持而完成通气辅助的人工通气方式。新生儿无创通气模式包括：加温湿化高流量鼻导管通气（heated humidified high-flow nasal canula，HFNC），经鼻持续气道正压通气（NCPAP），双水平气道正压通气（bi-level positive airway pressure，BiPAP），经鼻间歇正压通气（noninvasive intermittent positive pressure ventilation，NIPPV），无创高频振荡通气（noninvasive high-frequency oscillatory ventilation，NHFOV）。

二、目的

增加功能残气量，改善氧合；维持上气道开放，降低气道阻力，防止肺泡萎陷；减少呼吸做功，稳定胸壁，改善膈肌功能。

三、适应证

有自主呼吸的极早产儿（出生胎龄 25 ~ 28 周），产房早期预防性应用；可能发生呼吸窘迫综合征（respiratory distress syndrome，RDS）的高危新生儿；RDS 患儿应用肺表面活性物质拔除气管插管后呼吸支持；鼻导管、面罩或头罩吸氧时，当吸入氧浓度分数（fraction of inspired oxygen，FiO_2）>0.30 时，动脉血氧分压（arterial oxygen tension，PaO_2）<50 mmHg（1 mmHg=0.133 kPa）或经皮血氧饱和度（transcutaneous oxygen saturation，$TcSO_2$）<0.90；早产儿呼吸暂停；有创机械通气拔除气管插管后出现的明显吸气性凹陷和（或）呼吸窘迫。

四、禁忌证

1. 无自主呼吸。

2. 呼吸窘迫进行性加重，不能维持氧合氧饱和度（FiO_2>0.40，PaO_2<50 mmHg），动脉血二氧化碳分压（arterial partial pressure of carbon dioxide，$PaCO_2$）>60 mmHg，pH<7.25。

3. 先天畸形，包括先天性膈疝、气管-食管瘘、后鼻道闭锁、腭裂等。

4. 心血管系统不稳定，如低血压、心功能不全、组织低灌注等。

5. 肺气肿、气胸、消化道出血、严重腹胀、局部损伤（包括鼻黏膜、口腔、面部）为相对禁忌证。

五、操作实践

（一）评估

1. 评估患儿年龄、体重，原发疾病及呼吸困难程度，胸部 X 线及动脉血气分析结果。

2. 评估患儿是否有先天性畸形，心血管系统是否稳定，有无自主呼吸、肺气肿、气胸，腹胀程度，有无局部损伤（鼻黏膜、口腔、面部）等无创呼吸支持的禁忌证。

（二）操作前护理

1. 护士准备：着装整洁，清洗双手，戴手套，用物准备齐全。

2. 患儿准备：患儿家属签署知情同意书；评估生命体征、意识状态、气道是否通畅；评估胎龄、日龄、体重、头围、鼻部皮肤情况；清理呼吸道，置患儿于鼻吸气体位，安置好心电监护仪。

3. 环境准备：光线明亮、安静、宽敞，空气流通。

4. 用物准备：无创呼吸机、湿化罐、灭菌注射用水、呼吸机管路、吸痰盘、吸痰管、无菌手套等，备用 T 组合复苏器或人工简易复苏球囊，检查设备是否完好。

（三）操作中护理

1. 检查呼吸管路密闭性，确保呼吸管路连接正确无误，逐个查看呼吸管路开口有无脱落。

2. 选择合适的鼻塞、鼻罩并正确地佩戴、固定。

3. 使用主动湿化，为吸入气体增加热量和湿度，可以改善其依从性和舒适度。

4. 预防压力性损伤，使用水胶体敷料保护皮肤；选择合适的鼻塞、鼻罩；选择合适的头帽并正确定位和安装，正确的固定是成功治疗的关键。

5. 保持正确的体位，颈部适度伸展，上身抬高 30°～40°，防止反流和误吸；在此角度上定时侧向翻身，促进分泌物的排除和引流痰液；及时清理呼吸道分泌物，按需吸痰。

6. 动态监测病情变化，保证管路连接的正确性，实时监测患儿鼻塞、鼻导管等的连接情况，根据肺部病变情况及肺顺应性变化及时调整压力，预防和减少气压伤的发生。

7. 加强口腔护理，吸入气体充分加温湿化，加强患儿巡视，当湿化水低于 1/4 时及时更换，避免湿化水用完后患儿呼吸管路内无湿化。

8. 为患儿安置胃管，定时排出胃内积气。

9. 无创呼吸机参数设置。压力调定应根据患儿基础疾病以及疾病的不同阶段进行设置；压力通常为 3 ~ 8 cmH₂O，呼吸暂停（无其他肺部疾病）的患儿为 3 ~ 4 cmH₂O，呼吸窘迫综合征的患儿至少保证 6 cmH₂O，但一般不超过 8 cmH₂O；气体流量应大于每分钟通气量的 3 倍，通常供气流量为 4 ~ 8 L/min。

（四）操作后护理

1. 安置患儿，再次核对患儿身份信息及医嘱。

2. 整理床单位。

3. 观察患儿活动及合作情况，必要时适当加强固定及约束患儿。

4. 记录通气效果、患儿生命体征及血气结果，并告知医生以及时调整呼吸机参数。

5. 按要求处理呼吸机管路，擦拭消毒呼吸机备用。

6. 洗手，记录。

六、并发症处理

1. 胃部扩张的预防及处理：留置胃管，定时抽出残留气体，必要时可保持胃管持续开放。

2. 鼻损伤的预防及处理：佩戴鼻塞松紧度合适，预防性使用人工皮进行鼻黏膜保护，每 2 小时一次（quaque 2 hora，q2h）松动鼻塞，每日四次（quarter in die，qid）行鼻黏膜护理。

3. 气胸的预防及处理：立即下调呼吸机参数；对症处理，立即行胸腔穿刺排气，必要时行胸腔闭式引流。

4. 心排量降低的预防及处理：根据患儿病情调节合适的呼吸机参数。

5. 口咽干燥的预防及处理：加强口腔护理，吸入气体充分加温湿化，加强患儿巡视，当湿化水低于 1/4 时及时更换，避免湿化水用完后患儿呼吸管路内无湿化。

6. 气压伤的预防及处理：动态监测病情变化，保证管路连接的正确性，实时监测患儿鼻塞、鼻导管等的连接情况，根据肺部病变情况及肺顺应性变化及时调整压力，预防和减少气压伤的发生。

七、注意事项

1. 呼吸机管路观察。通气期间注意监测呼吸管路的密闭性，保证压力达到预设值，并保持稳定。

2. 无创呼吸支持策略。推荐对具有呼吸窘迫综合征高风险，胎龄 <28 周的早产儿在产

房出生后尽早应用经鼻持续气道正压通气，但当心率<100 次 / 分，或自主呼吸功能不足，或有明显呼吸困难时，不宜应用经鼻持续气道正压通气。生后早期应用经鼻持续气道正压通气，根据氧合情况联合肺表面活性物质使用是极早产儿呼吸窘迫综合征的优化管理方案。

3. 并发症预防。经鼻持续气道正压通气可吞入较多空气，导致胃扩张，可留置胃管，定时抽出残留气体，必要时可保持胃管持续开放。

4. 鼻塞、鼻罩选择。双侧鼻塞通气效果要优于单侧鼻导管，一般推荐双侧鼻塞，应根据患儿体重选择合适的鼻塞。选择合适的鼻塞、鼻罩并正确地佩戴固定。鼻塞提供更加稳定的压力系统，但不适合躁动不安的患儿；鼻罩是小早产儿在产房或运输途中的第一选择，适合躁动不安的患儿；针对早产儿 NCPAP 的治疗，鼻塞效果好于鼻罩。

5. 皮肤保护。使用时需注意预防鼻黏膜、鼻中隔损伤。

八、知识拓展

1. 重视人员培训和队伍建设，实施者的技能对治疗成败至关重要。

2. 开展无创通气的平台建设，包括规范无创通气设备的管理、监护设备、应急处理与紧急插管条件、人力资源配备等。

3. 根据患儿病情选择合适的无创通气模式，并实时调整应用模式及参数。

4. 人工皮也称水胶体敷料，是由弹性的聚合水凝胶与合成橡胶和黏性物混合加工而成的敷料。无创呼吸机患儿贴于鼻唇部，可避免局部皮肤直接受压，减少皮损的发生。

5. 依据目标 SpO_2 水平和血气分析结果调节 FiO_2，理想调节范围为 50% 以下，吸痰前后可短时间提高 FiO_2，尽量以最低的通气压力、最低的吸入氧浓度，维持血氧饱和度在正常范围。

（魏　璐）

第七节　新生儿双管同步换血法

一、概述

换血疗法（exchange transfusion）是指用库存或新鲜血液置换出患儿血液，以降低血液及细胞外液中胆红素浓度，是迅速去除胆红素最有效的方法；还可用于治疗新生儿弥散性血管内凝血、严重败血症、药物中毒，以及用于去除体内各种毒素等。目前最常用的换血方法为外周动静脉双管同步换血法（Wiener 法）。

二、目的

换出致敏红细胞和血清中的免疫抗体，阻止继续溶血；降低胆红素，防止胆红素脑病发生；纠正溶血导致的贫血，防止缺氧及心功能不全。

三、适应证

1. 各种原因所致的高胆红素血症。

2. 严重贫血。

3. 红细胞增多症。

4. 严重败血症。

5. 其他弥散性血管内凝血，严重肺透明膜病，药物过量或中毒，产生毒性产物的代谢缺陷病，各种经胎盘获得抗体而引起的免疫性疾病。

四、禁忌证

如患儿存在严重窒息伴缺氧、心力衰竭、休克等生命体征不平稳的状态，须纠正后再评估是否可行换血治疗。

五、操作实践

（一）评估

1. 医护评估：患儿病史、日龄、胎龄、体重、检验结果、生命体征等，以及是否需要补液及输注白蛋白；护士还应评估患儿动静脉血管条件。

2. 评估家属心理状态、配合度，予以耐心沟通解释换血目的、操作过程和注意事项，签署换血同意书。

（二）操作前护理

1. 患儿准备：双人核对患儿身份信息及医嘱，持续加强光疗、监测生命体征，换血前暂禁食一次，备好动静脉通道（2条静脉通路用于输血及用药，1条动脉通路用于置换患儿血液），动静脉穿刺时予安抚，必要时遵医嘱予局麻药表面麻醉镇痛。

2. 医务人员准备：医生、手术及巡回护士各一名。操作前洗手，戴口罩和手术帽，穿手术衣。

3. 环境准备：在手术室或经消毒处理的环境中进行，调节室温于 24 ~ 26 ℃，预热辐射台。

4. 血源准备：联系血库紧急备血，一般用 O 型红细胞悬液和 AB 型血浆；排除 ABO 溶血病可采用同型血。换血量为 150 ~ 180 mL/kg，红细胞与血浆比例为（2 ~ 3）:1。

5. 药物准备：肝素钠、苯巴比妥、10% 葡萄糖酸钙、10% 葡萄糖水、生理盐水，遵医嘱备局部表面麻醉药等。

6. 物品及仪器准备：换血记录单、留置针、三通接头、输血器、输液器、动脉血采样器、静脉采血管、各型号注射器、洞巾、治疗巾、无菌手套、纱布、手术衣、帽子、废血盛器、抢救车、推注泵、输血泵、输液泵、血液加温器、心电监护仪、血糖仪等。

（三）操作中护理

1. Time-out：由 3 人（医生、手术护士、巡回护士）行 Time-out。核对患儿身份信息及医嘱无误后，将患儿置于辐射台上，稳妥固定肤温探头，连接心电监护仪，设置血压为每5分钟测量一次，记录患儿生命体征。

2. 遵医嘱予以镇静，或佩戴安抚奶嘴，适当包裹，加强安抚，保持患儿安静。

3. 由两名医护人员在床旁按照"三查十对"核对血液及患儿信息无误后签字。

4. 将红细胞及血浆的血袋分别连接输血器，各使用输血泵，通过三通管与静脉通道连接。

5. 使用血液加温器对血液进行复温，禁止超过 37 ℃，防止溶血。

6. 铺治疗巾、洞巾，戴无菌手套，用 1 ~ 5 U/mL 肝素液充满三通管道，连接三通管（三通管前端连接动脉留置针，侧端连接肝素盐水，尾端连接出血管），出血端连接输液泵接入废血瓶。

7. 换血开始前从动脉端抽取血液做换血前检验，如血糖、电解质、血常规、血清胆红素和血气分析等。

8. 医护人员再次核对血液及患儿信息无误后开始输血，当输入血液累计量达到纠正贫血血量＋检验采血量时，打开三通管，遵医嘱根据患儿体重、病情等调节出血速度与输血速度一致（红细胞与血浆速度比一般为 2 ∶ 1 ~ 3 ∶ 1），遵循先慢后快原则，观察输入血液后有无不良反应，无不良反应者可将速度调至 2 ~ 4 mL/min。

9. 每输入 100 mL 血液时，从另一外周静脉缓推等量稀释的 5% 葡萄糖酸钙 1 ~ 2 mL，整个换血过程中，保持出血、输血同步，并根据生命体征动态调整换血速度。

10. 每换 20 ~ 40 mL 血，分别向动脉端、出血端推注 1 ~ 2 mL 的 1 ~ 5 IU/mL 肝素稀释液，以保持出血管路通畅。

11. 注意患儿生命体征变化，烦躁需及时安抚。每隔 20 分钟监测并记录一次生命体征，当血氧饱和度下降至 85%，心率 >170 次 / 分或 <100 次 / 分，或每次波动超过 30 次 / 分，血压 >90 mmHg 或 <50 mmHg，或每次波动超过 30 mmHg，应通知上级医生或住院总医师。

12. 在不同供血者之间输注生理盐水冲管和更换输血注射器时，均应关闭出血泵停止排血，直至输血泵开启。根据患儿贫血严重程度，出血量应小于输入量，红细胞增多症者可酌情增加出血量。

（四）操作后护理

1. 换血结束时，双人核对患儿身份信息及医嘱，预留的血做血糖、血清胆红素、电解质、凝血四项、血常规和血气分析等检验。

2. 清理用物、整理环境、终末消毒处理，洗手并做好换血记录。

3. 邀请家属查看患儿，告知家属患儿换血过程及后续治疗方案。患儿继续光疗，监测生命体征、胆红素、血糖等，密切观察患儿神志、黄染消退以及动脉穿刺处血运情况，遵医嘱禁食 6 ~ 8 小时后根据患儿情况进行喂养。

六、并发症处理

1. 血源性感染。换血治疗一般需要 2 ~ 3 小时，如未严格遵守无菌操作，会增加感染风险，导致患儿感染症状加重或炎症指标升高，如有感染征象予对症处理、合理使用抗生素。

2.心血管并发症，如心律失常、心力衰竭、空气栓塞可导致心搏骤停。应严密监测心律，积极寻找并纠正可致心律失常的原因（电解质紊乱、酸中毒、休克等），术中严格掌握输血与输液速度；换血管道中切忌进入空气，静脉导管不可开口放置在空气中，以免患儿哭闹或深喘气时吸入空气导致空气栓塞。

3.血生化改变可发生血糖及电解质紊乱，应监测血糖及电解质，及时纠正；总蛋白、白蛋白及甲状腺素水平下降，可酌情输注白蛋白或静脉丙种球蛋白、短期口服甲状腺素；白细胞及血小板下降，可酌情输注白细胞和血小板；术中或术后血浆渗透压可升高，应避免输注高渗液体。

4.血管性并发症可导致栓塞、血栓形成，新生儿坏死性小肠结肠炎。换血管路忌有血凝块形成，及时更换易发生血凝块栓塞的三通接头。避免选择脐静脉换血，减少新生儿坏死性小肠结肠炎的发生。

5.出血性并发症可致血小板减少或出血。皮下出现出血点、瘀斑等，遵医嘱予凝血酶原复合物对症处理，严重血小板减少症，应在术前和术后输入血小板。

七、注意事项

1.注意保暖，使用血液加温器将血液加热至与体温接近，过低的库存血温度可能会导致心律失常，温度过高则会导致溶血。

2.换血过程中须确保整个换血通道处于封闭状态，严格无菌操作；避免有空气或血凝块注入，防止栓塞发生。

3.换血过程中严格控制输液速度，掌握出入量平衡，严密观察患儿面色、生命体征及血氧饱和度情况。

4.使用非药物和/或药物措施减轻患儿疼痛，集中操作，保持操作环境的安静。

八、知识拓展

2022 版美国儿科学会新生儿高胆红素血症管理指南强调：正确评估高胆红素血症神经毒性高危因素，如存在神经毒性高危因素需降低光疗阈值及升级治疗水平。该指南根据患儿有无高胆红素血症神经毒性高危因素、胎龄及生后小时龄制订了新的换血标准，这些高危因素包括：①胎龄 <38 周（胎龄越小风险越高）；②白蛋白 <3.0 g/dL；③任何原因引起的溶血性疾病；④新生儿败血症；⑤生后 24 小时内临床状况不平稳。

（代金丽　段海梅　何华云）

第八节　新生儿经外周静脉穿刺的中心静脉导管置管

一、概述

经外周静脉穿刺的中心静脉导管（peripherally inserted central venous catheter，PICC）是指经外周静脉（贵要静脉、肘正中静脉、大隐静脉、颞静脉等）穿刺置管，导管尖端位于上腔静脉中下 1/3 或下腔静脉高于膈肌横膈膜水平的导管。

二、目的

为需要长期静脉治疗的新生儿提供安全有效的静脉通道，减少静脉穿刺次数，减轻患儿痛苦，避免药物对外周静脉的刺激。

三、适应证

1. 早产儿（体重 <1500 g）。

2. 输注营养液 ≥ 5 天的患儿。

3. 输注高渗性（>600 mOsm/L）液体的患儿。

4. 输注 pH<5 或 pH>9 的液体或药物的患儿。

四、禁忌证

1. 发生严重感染。

2. 身体条件不能承受置管操作。

3. 已知或怀疑患儿对导管所含成分过敏。

4. 预定置管部位有静脉炎和静脉血栓形成史等情况。

5. 知情同意时，家长拒绝者。

五、操作实践

（一）评估

1. 患儿评估：诊断、体重、胎龄、日龄、血常规、血凝四项及生命体征等；皮肤及血管情况。

2. 操作环境评估：物资、设备、温湿度、光线、声音等。

3. 家属是否签署知情同意书。

（二）操作前护理

1. 双人核对医嘱及身份信息。

2. 环境准备：专用消毒房间（符合医疗机构 Ⅱ 类环境要求），室温 24 ～ 26 ℃、光线柔和、整洁安静。

3.用物准备。

（1）无菌物品。PICC、专用置管包、治疗巾、手术衣、橡胶外科手套、透明敷贴、纱布、注射器（10 mL、20 mL）、生理盐水、肝素稀释液（0.5 ~ 1 U/mL）、头皮针、肝素帽、无针接头。

（2）皮肤消毒剂。5% 碘伏、复合碘消毒液。

（3）其他物品。软尺、止血带、备皮刀、胶布、棉柔巾、温水、安慰奶嘴。

（4）常规仪器设备。辐射保暖台、治疗台、心电监护仪、吸氧装置、吸痰装置、输液装置、复苏设备等。

（5）辅助穿刺及定位设备。超声机及无菌保护套、腔内心电图机及导联、电极片、耦合剂等。

4.护士准备：PICC 置管资质授权护士 2 名，标准着装，流动水洗手。

5.患儿准备：置于辐射保暖台，连接温度探头、监护仪，保持静脉通路通畅，必要时清理呼吸道或给氧，身下铺治疗巾，温水擦洗穿刺侧肢体，必要时备皮。

（三）操作中护理

1.再次核对医嘱及身份信息。

2.选择血管，新生儿外周静脉可选择贵要静脉、肘正中静脉、头静脉、大隐静脉、颞浅静脉等。经下肢静脉置管可降低 PICC 的总并发症发生率，尤其是 PICC 异位的发生率，故推荐优先选择经下肢静脉置管，并首选大隐静脉。

3.予中线位，屈曲位包裹其余肢体，安慰奶嘴非营养性吸吮。

4.测量置管长度。

（1）选择上肢静脉置管时，将上肢外展 90°，测量从预穿刺点至右胸锁关节，然后向下到右侧第 3 肋的长度。

（2）选择下肢静脉置管时，将下肢外展 45°，测量从预穿刺点至同侧腹股沟中点，向上至脐，再至剑突的长度。

5.测量臂围，上臂自然下垂或与身体夹角成 45°，测量点取肩峰到鹰嘴关节中点。测量腿围，双腿自然屈曲，测量点取腹股沟线中点下 3 cm。

6.再次洗手。

7.主操作者穿无菌手术衣、戴双层无菌手套（外层手套型号大于内层）。

8.助手打开 PICC 置管包外包装，主操作者按无菌原则打开内包装，助手以无菌技术投递无菌用物。

9.双人确认修剪导管长度。生理盐水预充导管，修剪导管（专用 PICC 修剪器修剪，注意有导丝的导管剪切时不要切到导丝，以免损坏导管。PICC长度＝测量长度＋预留外露长度）。生理盐水再冲洗导管后将导管浸泡于生理盐水中。

10. 主操作者使用碘伏或复合碘消毒穿刺侧肢体皮肤 3 遍，待干 2 分钟。

11. 助手穿无菌手术衣、戴无菌手套。铺第一层无菌治疗巾，接着铺第二层无菌治疗巾，建立最大无菌屏障，主操作者脱第一层手套。

12. 主操作者再次使用碘伏或复合碘消毒穿刺侧肢体穿刺点及皮肤，待干 2 分钟。责任护士酌情给予蔗糖水或者母乳。

13. 主操作者用无菌生理盐水清洁患儿置管侧肢体皮肤，避开穿刺点周围。

14. 穿刺。绷紧皮肤，以 15°～30° 角实施穿刺；见回血，减小角度，推进 1～2 mm，退出针芯，送入针鞘。

15. 送管。用镊子从针鞘将导管匀速、缓慢送入血管内，速度为 0.5～1 cm/s。上肢置管：导管达腋下时，将患儿下颌向下压并偏向术侧腋窝，导管送入至测量长度后，头恢复原位。下肢置管：若送管有阻力，可适当抬高臀部或改变肢体外展角度等调整体位。

16. 导管送至所需长度后抽回血，见回血后将回血冲净，无菌小纱布块轻压迫穿刺点，缓慢退出针鞘并分离。

17. 连接已排气的肝素帽或无针接头，先用生理盐水脉冲式冲管，再用肝素封管液正压封管。

18. 清洗穿刺点及周围皮肤的血渍，消毒后待干。

19. 固定。导管呈 "S" "C" 或 "U" 形固定，适当加压。透明敷贴完全覆盖导管，且导管全部须可视。

20. 定位。医生开具导管尖端定位医嘱，确认导管尖端位置（上肢 PICC 尖端位于上腔静脉的下 1/3，靠近上腔静脉和右心房的交界处，不进入右心房；下肢 PICC 尖端位于高于膈肌水平的下腔静脉中，不进入右心房）。

21. 在记录胶带上注明穿刺者姓名、穿刺日期和时间、双侧臂围或腿围、导管外露长度，贴于导管接口端下方。

（四）操作后护理

1. 再次核对患儿身份及医嘱，妥善放置患儿于暖箱或辐射台，连接好监护，予发育支持性体位，根据需要给氧，连接 PICC 通道，与责任护士交班。

2. 整理用物，洗手，记录（穿刺静脉、双侧臂围/腿围、导管置入长度、外露长度、尖端位置）并粘贴导管信息条码。

3. 在置管同意书、医嘱执行单上签操作者姓名。

4. 导管留置期间做好导管维护及健康教育。

六、并发症处理

1. 导管堵塞。推荐持续输注 0.5 IU/(kg·h) 的肝素以降低堵管发生率。

2. 导管相关血流感染（catheter related bloodstream infection，CRBSI）。推荐应用集束化护理以预防导管相关血流感染。

3. 血栓形成。不推荐使用肝素预防 PICC 相关血栓的形成。

4. 导管断裂。推荐冲管和封管时使用 ≥ 10 mL 注射器，遇阻力停止冲管，采用轻柔拔管预防导管断裂；推荐拔管困难时暂缓拔管，经热敷后再尝试拔管；推荐拔管失败后使用扩血管药物外敷静脉、导丝引导拔管，必要时手术取出导管。

七、注意事项

1. 严格无菌技术；选用不含滑石粉的无菌手套。

2. 固定导管时，需将导管全部覆盖在透明敷贴下，穿刺点无渗血、渗液的情况下不必覆盖小纱块。

3. 确认导管尖端位置后方可使用。

4. 根据导管长度选择合适的输液速度，液体输完及时更换，并确保已正常输注无回血；输注高渗性、高 pH、高刺激性药物前后用生理盐水冲管，使用 ≥ 10 mL 注射器，切不可暴力冲管。

5. 不能将 PICC 通路用于高压注射泵推注造影剂，1.9Fr 的新生儿 PICC 导管禁止输血。

6. 置管侧肢体禁止穿刺、测血压；不可打婴儿包，保持置管侧肢体自然体位。

八、知识拓展

1. 辅助置管。《ESPGHAN/ESPEN/ESPR/CSPEN 儿科肠外营养指南：静脉通路》（ESPGHAN/ESPEN/ESPR/CSPEN guidelines on pediatric parenteral nutrition: Carbohydrates）等提出，在超声引导下进行中心静脉置管，可减少并发症的发生。故推荐采用超声引导辅助置管。

2. 疼痛管理。PICC 导致的疼痛属于中至重度疼痛范畴，美国新生儿护理协会《PICC 临床实践指南（第三版）》及《中国新生儿疼痛管理循证指南（2023 版）》等提出可通过操作前局部使用麻醉药物，并辅以非药物性措施（鸟巢姿势、抚触、音乐、非营养性吸吮、蔗糖水 / 母乳吸吮安抚等方法）缓解置管疼痛。

3. 定位。胸部 X 片确认 PICC 尖端位置是目前使用最多的定位方法，显示率高达 100%，但存在 X 线暴露的危害。研究显示，使用超声定位的灵敏度为 97% ~ 100%，特异度为 89.5% ~ 100%。另有研究发现，置管过程中采用心腔内心电图定位（intracardiac electrocardiogram，IC-ECG）技术定位准确率为 89.6% ~ 94.9%，但存在波形易受外界因素干扰的缺点。故定位 PICC 尖端时，临床应根据可及性选择定位方法。

（杨章菊）

第九节　新生儿亚低温治疗

一、概述

亚低温治疗（mild therapeutic hypothermia，MTH）是目前国际上唯一公认有效治疗新生儿缺氧缺血性脑病（hypoxic-ischaemic encephalopathy，HIE）的方法，临床上常用的亚低温治疗方法有选择性头部亚低温（冰帽系统）和全身亚低温（冰毯系统）。新生儿亚低温治疗常用全身亚低温疗法，将患儿置于充满循环冷却水的治疗毯，降低患儿全身温度进而使大脑内部温度降低。

二、目的

1. 调节脑血流，降低脑细胞代谢率，改善脑循环。

2. 降低颅内压及兴奋性氨基酸的释放，减少氧自由基的生成，缓解脑水肿，促进脑细胞功能稳定及结构修复，发挥对神经元的保护作用。

3. 降低 HIE 病死率，改善神经系统发育障碍。

三、适应证

亚低温治疗纳入标准为同时满足下列条件。

1. 出生胎龄 ≥ 35 周和出生体重 ≥ 2000 g。

2. 胎儿或复苏成功后的新生儿出现缺氧缺血证据，满足以下 4 项中任意 1 项：有胎儿宫内窘迫的证据如子宫和（或）胎盘破裂、严重胎心异常变异或晚期减速等；5 分钟 Apgar 评分 ≤ 5 分；脐血或生后 1 小时内动脉血气分析 pH ≤ 7.1，或碱剩余 ≥ -12mmol/L；出生后需正压通气 >10 分钟。

3. 神经功能评估提示存在中度以上的 HIE。

四、禁忌证

1. 存在严重的先天性畸形。

2. 颅脑创伤或中、重度颅内出血。

3. 全身性先天性病毒或细菌感染。

4. 临床有自发性出血倾向或血小板计数 $<50 \times 10^9$/L。

五、操作实践

（一）评估

1. 评估患儿：病情、诊断、体重、胎龄、日龄、基础体温和全身皮肤情况等。

2. 评估亚低温治疗设备：完好，检查控温毯管路连接是否完好，有无漏水。观察水位线窗口，确保实际水位在上下水位线之间。

（二）操作前护理

1. 用物准备：亚低温治疗仪，辐射台，水胶体敷料，灭菌注射用水，心电监护仪，速干手消毒液等。

2. 环境准备：安静，避免光线直射或各种冷热风直吹。

3. 患儿准备：尽量裸露，只穿尿不湿，去除一切可能的加温设备，做好皮肤保护。

4. 护士准备：操作者穿戴整洁，修剪指甲，洗手。

5. 家长签署知情同意书。

（三）操作中护理

1. 核对医嘱及患儿信息，携用物至床旁。

2. 连接心电监护仪，监测患儿生命体征，出现异常及时上报。

3. 选择大小合适的冰毯，用床单包裹后放置于患儿身下。

4. 将直肠温度探头插入患儿肛门约 4 cm 深处，固定于大腿一侧。放置皮肤温度探头于腹部，监测皮肤温度。

5. 设置目标温度为 34 ℃，可接受范围为 33 ~ 35 ℃，启动亚低温治疗仪，1 ~ 2 小时达到目标温度。

6. 持续治疗 72 小时后开始复温，国际多中心临床研究建议缓慢复温，复温时间 ≥ 5 小时，体温上升 ≤ 0.5 ℃ /h。快速复温可引起低血容量性休克、高血钾、凝血功能障碍、血糖紊乱、惊厥和低血压等，应对患儿肛温、生命体征、神经系统症状等进行严密监测。如果出现上述情况应暂停复温，维持原来温度至少 4 小时或直到症状缓解，然后再开始复温。复温分为人工复温法和自然复温法。

（1）人工复温法。设定亚低温治疗仪复温模式中直肠温度为每 2 小时升高 0.5 ℃，缓慢复温，直至温度升至 36.5 ℃。

（2）自然复温法。撤除亚低温治疗仪，包松软包被将患儿置于室温下使其体温自然回升。

7. 治疗期间密切监测并记录患儿直肠温度，降温阶段每 15 分钟记录一次，持续 1 小时；维持治疗阶段每 2 小时记录一次；复温阶段每 1 小时记录一次，直至肛温升至 36.5 ℃。体温恢复正常后每 4 小时监测体温一次。

（四）操作后护理

1. 核对，撤除亚低温治疗仪，打开辐射台设置合适的温度，患儿取舒适卧位。

2. 消毒湿巾擦拭亚低温治疗仪机体和治疗毯，整理线路，罩上防尘罩备用。

3. 整理用物，洗手，记录。

六、并发症处理

亚低温治疗期间出现的多器官系统功能障碍多数是窒息本身而非低温治疗导致的，窦性心动过缓和血小板减少是最常见的并发症，血糖异常也较为常见。严重的不良事件包括严重心律失常、低血压、肺动脉高压、肾功能障碍和凝血功能异常等。亚低温治疗期间需密切监护脏器功能，出现严重不良事件积极上报医生配合处理，经过积极处理仍不能缓解的终止亚低温治疗。

七、注意事项

1. 皮肤管理。治疗前可将患儿头发剃除干净，在其枕后、骶尾部以及足跟等容易受压部位粘贴水胶体敷料以预防皮肤出现压疮。治疗过程中，每 4 小时检查患儿皮肤一次，每 2 小时变动体位一次，观察患儿全身皮肤，保持皮肤清洁、干燥，抽血穿刺部位按压 10 分钟以上。复温后注意有无硬肿发生，重度 HIE 患儿在行全身亚低温治疗时由于体温波动较大，机体不显性失水量增加，因此硬肿症发生率较高。

2. 时间窗。启动亚低温治疗的时间越早，保护效果越明显，建议在生后 6 小时内开始。亚低温治疗复温后至少严密临床观察 24 小时。出院后至少随访至生后 18 个月，建议由新生儿科、康复科、神经内科、儿童保健科等组成多学科团队进行随访。

3. HIE 特别是重度 HIE 患儿多存在多器官功能障碍，而低温治疗本身对脏器功能也有影响。亚低温治疗前和治疗过程中如果出现下列情况应暂缓启动亚低温治疗：①严重低氧血症、严重肺动脉高压。②低血压、休克等循环功能障碍、心率持续 <80 次 / 分或出现心律失常。③严重贫血，特别是血红蛋白 <90 g/L。④出血倾向或凝血功能障碍，如活化部分凝血活酶时间≥正常值 2 倍。

针对这些患儿应首先给予对症和支持治疗，待病情稳定后再启动亚低温治疗，目标温度可调高到 35 ℃，如果病情仍稳定，逐渐将目标温度调到 34 ℃。如果亚低温治疗过程中出现上述所列情况或者连续 12 小时尿量 <1 mL/(kg · h)，也应积极处理，可首先调高目标温度 0.5 ~ 1.0 ℃，同时给予对症支持治疗，如果症状不能缓解应尽快启动复温。

八、知识拓展

《亚低温治疗新生儿缺氧缺血性脑病专家共识（2022）》推荐：仅部分符合纳入指标的 HIE 患儿，包括早期缺乏脑病症状，或者碱剩余、pH 值没有达到标准等，或者出生胎龄 34 ~ 35 周，对于这部分患儿是否纳入亚低温治疗的目标人群仍然存在争议。小样本研究结果提示，与全部满足纳入标准的患儿比较，满足部分纳入标准的患儿进行亚低温治疗是安全的，没有严重不良反应发生，但神经预后结局改善不显著，需要更多研究来支持。鉴于新生儿 HIE 是一个逐渐发展的动态损伤过程，早期临床症状和体征不典型，因此为避免错过最佳治疗窗，对满足部分纳入条件，没有禁忌证的患儿建议在严密监护下进行亚低温治疗。

（高　雄　刘真真　何华云）

第十节 婴儿抚触

一、概述

婴儿抚触（infant touch）是指对婴儿进行有次序、有手法技巧的按摩，让大量温和良好的刺激通过皮肤感受器传导到中枢神经系统，以产生生理效应的操作方法。近年来，该技术已经成为对新生儿健康最自然且最方便操作的舒缓疗法。

二、目的

1.促进亲子情感交流，建立良性亲子关系，提高母婴互动交流技能；增强初生父母照护信心，使婴儿感受到爱和关怀，减轻母婴焦虑情绪。

2.提高新生儿睡眠质量，提高状态稳定性；改善新生儿呼吸、循环和消化系统功能，增强免疫力和应激能力。

3.促进新生儿视、听、触等感觉发育，改善发育结局。

4.缩短患儿住院时间。

三、适应证

1.生命体征平稳、能耐受抚触。

2.实施者身体健康、心情愉悦。

四、禁忌证

1.生命体征不稳定。

2.患有骨折、颅内出血、关节脱位、皮肤破溃等疾病。

3.饥饿、烦躁、疲劳，不能耐受抚触。

五、操作实践

（一）评估

1.评估环境：光线、声音、温度等是否适宜操作。

2.评估患儿进食时间、全身皮肤、健康状况及行为状态。

3.评估实施者健康状况、情绪状态、实施意愿、与新生儿交流技巧。

（二）操作前护理

1.环境准备：房间安静、清洁、光线柔和，保持适宜的室温（26～28 ℃），可播放轻音乐，如鸟鸣、溪流、小提琴协奏曲等。

2.实施者准备：保持心情愉悦，着装规范、便于操作，双手脱去饰品、修剪指甲、清洁后用按摩油揉搓至暖和。

3. 婴儿准备：舒适、觉醒状态，不宜过饱或太饿。

4. 物品准备：操作台、无刺激的按摩油、尿不湿、婴儿衣物及包被等。

（三）操作中护理

1. 核对婴儿身份，向家属介绍抚触的目的和操作过程，讲解婴儿父母参与的重要意义。

2. 观察婴儿状态，用轻声、温柔、富有爱意的语气说话，引起婴儿的注意，建立互动交流，让婴儿有心理准备再缓慢松解包被，脱去衣物，开始抚触。

3. 按步骤进行抚触，抚触顺序：头面部→胸部→腹部→上肢→下肢→背部。

（1）头面部。

①推坎宫、揉太阳穴。两手拇指指腹自眉心沿眉弓向外推至太阳穴并轻揉 10 下，重复 4 ~ 6 次。

②开天门。两拇指指腹自眉心向前发际线交替直推，重复 20 ~ 30 次。

③揉四白穴。两拇指指腹自鼻根部沿鼻翼两侧向下向外推至四白穴，轻揉四白穴 10 下，重复 4 ~ 6 次。

④画笑脸。两拇指指腹自下颌中央向外上方推，让上下唇形成微笑状，重复 4 ~ 6 次。

⑤揉耳前及听宫穴。拇指指腹自耳廓根部上切迹向下轻推，重复 4 ~ 5 次，轻揉听宫穴 10 ~ 20 下。

⑥揉耳廓。食指和中指在耳后固定耳廓，用拇指指腹顺—逆时针揉耳廓，重复 4 ~ 6 次。

⑦抚摸头部。两手掌面自前发际抚向枕后，两手中指分别停在耳后乳突部，重复 4 ~ 6 次。

（2）胸部。双手并拢，掌面置于两侧肋缘下，右手自婴儿的左侧肋缘缓慢滑向其右侧肩部，然后左手同法由右侧肋缘缓慢滑向左侧肩部，避开乳头。

（3）腹部。手掌并拢，掌面自婴儿右下腹起向上向右再向下至左下腹呈顺时针方向按摩腹部，重复 4 ~ 6 次。腹泻时应暂停，排便周期延长时可延长按摩时间至 3 ~ 5 分钟。

（4）上肢。

①揉上臂及前臂。自上臂根部至腕部轻轻地由近端向远端分段挤捏新生儿的手臂，重复 4 ~ 6 次。

②开手掌。打开婴儿手掌，拇指指腹自婴儿掌面掌根处沿各手指缓慢推向指尖，重复 4 ~ 6 次。

③推手背。固定婴儿手掌，拇指掌面自婴儿手背掌指关节缘向腕关节方向推，重复 10 ~ 20 次。

④将手指。托住婴儿手，用拇、食指和中指依次自婴儿各手指根部捏拿到指尖，重复 4 ~ 6 次。

⑤揉合谷穴，10 ~ 20 下。

⑥换婴儿的另一侧上肢，方法同前。

（5）下肢。

①揉下肢。自大腿根部至踝部轻轻地由近端向远端分段挤捏新生儿的腿部，重复 4 ~ 6 次。

②揉足掌。一手固定好婴儿足趾，打开足掌，另一手拇指或食指指腹顺时针按摩足掌，10 ~ 20 次。

③推足背。一手固定婴儿的足部，拇指掌面沿足趾根部向近端推足背，重复 4 ~ 6 次。

④捋足趾。一手托住婴儿的足部，另一手拇、食指和中指依次从婴儿各足趾根部捏拿到趾尖，重复 4 ~ 6 次。

⑤揉足三里穴。轻揉 10 ~ 20 下。

⑥同样的方法抚触另一侧下肢。

（6）背部。婴儿俯卧，头偏向一侧，保证呼吸通畅。

①双手分别于脊柱两侧从下往上由内向外推，重复 4 ~ 6 次。

②捏脊。用拇指、食指和中指从尾骨部位沿脊椎向上捏拿到颈椎部位，重复 3 次。

③轻拍背部。双手掌从上向下交替抚摸背部 4 ~ 6 次。

（四）操作后护理

1. 再次核对患儿身份。

2. 更换尿布，穿衣，安置婴儿于舒适体位。有家长在侧时，指导家长观察了解自己的孩子，与婴儿互动交流，让婴儿感受到父母的爱，让家长体会给婴儿抚触的幸福感和成就感。如家长有疑问，联合医生耐心解答家长疑问。

3. 整理用物，洗手，记录。

六、并发症处理

警惕窒息。

（1）表现：面色发绀，皮肤青紫或苍白，伴呼吸费力，血氧饱和度和或心率下降。

（2）原因：小婴儿尤其是新生儿在平卧位行腹部按摩可能发生溢奶或者呕吐，如未及时清理呕吐易发生误吸引起窒息。

（3）预防及处理：规范操作标准，时机选择尽量在进食 1 小时以后进行；如有溢奶或者呕吐，及时将婴儿侧卧并清理口腔内呕吐物，安抚婴儿；按摩腹部时力度适中，避免因按摩力度过大引起呕吐。

七、注意事项

1. 合理选择时机。婴儿抚触最好在沐浴后进行，避免在饥饿和进食后 1 小时内进行。抚触时观察婴儿的生命体征、肤色等耐受情况，如婴儿突然出现皮肤花斑、肌张力增高、呕吐、兴奋性增加、呼吸急促、呃逆甚至哭吵等不耐受表现，应暂停让其休息至能耐受时再继续。

2.合理选择起始方式。不必固定刻板抚触的方式和形式，实际工作中以仰卧位"头→胸→腹→上肢→下肢→背部"顺序多见，也有研究显示俯卧位开始抚触婴儿更安静。刚开始动作应轻柔，逐渐增加力度，时间从几分钟逐渐增至 15～20 分钟为宜。

3.合理选择用物。润肤油选温和不刺激的为宜，高压消毒灭菌后的茶籽油，可以预防皮肤出现潮红、皮疹等症状，蓝光治疗期间不用润肤油。

4.注意安全。活动婴儿关节时，动作轻柔，力度适中，不要在关节部位施压，防止发生意外伤害。婴儿肌张力异常时，抚触的手法和力度会有所不同，例如背部肌张力增高时，不做背部捏脊的手法，必要时咨询医生或康复治疗师。

5.合适的环境温度。环境温度应根据婴儿反应调节，以婴儿身体暖和且无汗，体感自然放松为宜。

6.情感交流。操作者与婴儿的情感交流贯穿全过程，让新生儿感受到操作者的爱意。

八、知识拓展

《实用新生儿护理学》中在"新生儿发育支持护理"一节中指出，基于临床观察结果显示抚触对正常新生儿有益。早产儿对抚触敏感性高，而早产儿的中枢神经系统正处于迅速生长和发育阶段，很容易受环境因素影响。因此对其进行抚触时需仔细观察其反应并做相应调整。另外，抚触可使新生儿重症监护室（neonatal intensive care unit，NICU）患儿出现生理变化和行为紊乱，如心率和呼吸减慢或增快、呼吸暂停、激惹、氧饱和度下降等。因此，根据现有的知识对早产儿进行抚触应遵循以下原则：根据患儿的行为反应进行调整，并与患儿睡眠 - 觉醒周期一致；干预时监测患儿反应；制订个体化方案；避免对所有的早产儿进行抚触；鼓励父母参与，并帮助父母寻找最适宜的方法。最新的 meta 分析结果显示：尚无充分的证据表明婴儿抚触的有效性，因此不宜在早产儿中广泛使用。

（湛恩梅）

第四章 儿童保健护理技术

第一节 儿童体格测量

一、概述

体格测量是儿科临床的基本操作之一，临床常用于评价儿童体格生长及营养状况。定期体格测量和生长监测可及时发现儿童的生长偏离、营养不良及其他慢性疾病，评价并改进干预计划，因此，准确的体格测量数据是生长及营养评价的基础。儿童体格测量方法具有操作简便、对儿童无损伤的特点，但测量者需使用标准的测量工具，掌握规范的测量方法，才能获得可靠的数据。

二、目的

通过体格测量了解儿童的体格生长水平，如身高、体重、头围等；监测儿童的生长速度、匀称度；体格测量数据可以用于某些疾病的诊断及鉴别诊断。

三、适应证

需要定期监测体格生长的儿童，或者是因疾病因素需要监测体格生长指标的儿童。

四、禁忌证

无。

五、操作实践

（一）评估

1.测量室的温度：调整测量室室温至适宜温度，一般 18 ~ 22 ℃。

2.测量工具的评估：注意检查体重计、测量床及身高计等测量工具的精确度。

（二）操作前护理

1. 核对儿童的身份信息。

2. 根据儿童年龄及生长情况，选择合适的测量工具。

3. 儿童脱去衣裤、鞋袜、帽子、尿不湿，只留内衣。

4. 测量者洗手。

5. 检查儿童口腔内有无食物。

（三）操作中护理

1. 体重测量。根据儿童年龄及生长情况选择合适的体重计及砝码。体重测量应在儿童排空大小便、裸体或仅穿内衣的情况下进行或设法减去衣服重量。婴儿称体重时可取卧位；婴幼儿坐位测量；年长儿童立位测量，避免摇动或接触其他物体。测量前应校正体重计的"零"点，放置与所测儿童年龄的体重接近的砝码，调整游锤使杠杆正中水平，将砝码与游锤所示读数相加，以"kg"为单位，记录（图4-1）。

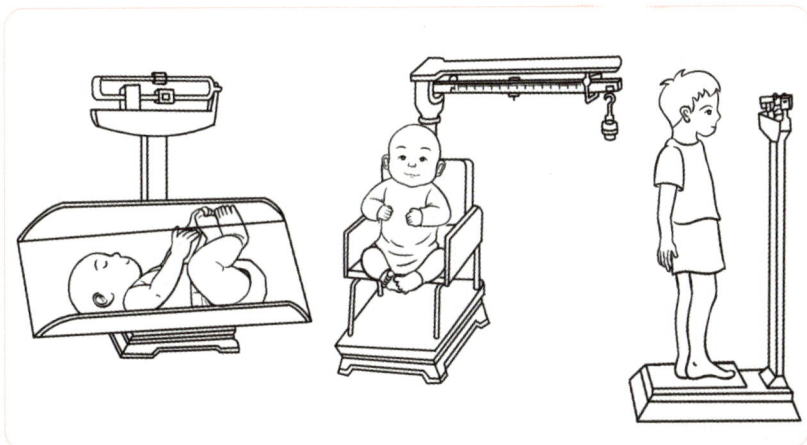

图4-1　体重测量工具

2. 身长（高）测量。

（1）3岁以下儿童。儿童仰卧于量床中央，助手固定头部，使其头顶接触头板，儿童视线与水平位垂直，主测量者左手固定儿童双膝使下肢伸直，右手推动足板使其贴紧儿童两足跟部，调整至量床两侧的数值一致时读数，精确至0.1 cm，记录。如儿童双下肢不等长，则分别测量（图4-2）。

（2）3岁以上儿童。儿童站立于身高计足板上，两眼平视前方，挺胸收腹，两臂自然下垂，足跟靠拢，脚尖分开约60°，头、足跟、臀部和两肩胛同时接触立柱，测量者滑动头板，使测量板与头部顶点接触，测量者目光与读数同一水平面时读数，精确到0.1 cm，记录（图4-3）。

3. 顶臀长（坐高）测量。

（1）3岁以下儿童。儿童仰卧于测量床中央，助手固定头部，使其头顶接触头板，儿童视线与水平位垂直，测量者将儿童双下肢并拢屈曲，使大腿与小腿、大腿与躯干分别成直角，右手推动足板贴紧臀部，调整量床两侧数值至一致时读数，精确到 0.1 cm，记录（图 4-4）。

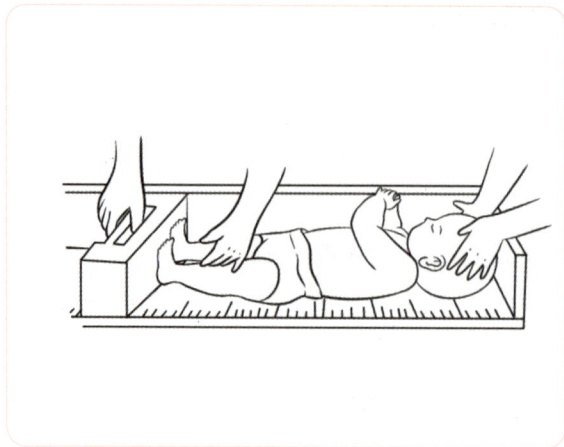

图 4-2　身长的测量方法

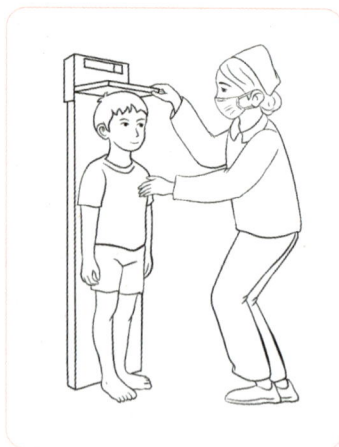

图 4-3　身高的测量方法

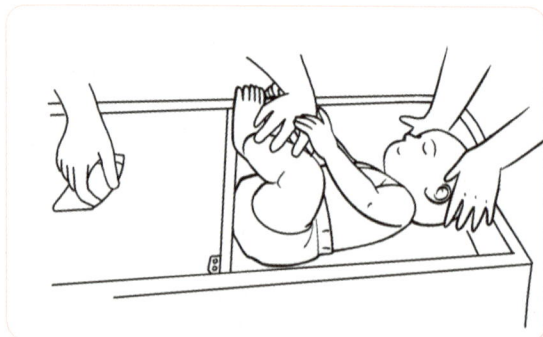

图 4-4　顶臀长的测量方法

（2）3 岁以上儿童。儿童坐于坐高计坐板上，测量者使儿童身体前倾，将骶部靠紧立柱，然后挺身坐直，使躯干与大腿、大腿与小腿成直角，头部靠紧立柱，测量者滑动头板与头部顶点接触，测量者视线和刻度在同一水平线时读数，精确到 0.1 cm，记录（图 4-5）。

4.头围测量。儿童取立位或坐位，测量者位于儿童右侧或前方，左手拇指固定软尺零点于右侧眉弓上缘，其余四指将软尺固定于枕骨隆突处，软尺紧贴头部皮肤（头发），经右耳上、枕骨粗隆及左侧眉弓上缘绕头一周，回到零点，读与零点交叉的刻度，精确到 0.1 cm，记录（图 4-6）。

（四）操作后护理

1.将本次测量数据与上次数据进行对比，检查有无测量错误。

2.整理用物，洗手。

六、并发症处理

无。

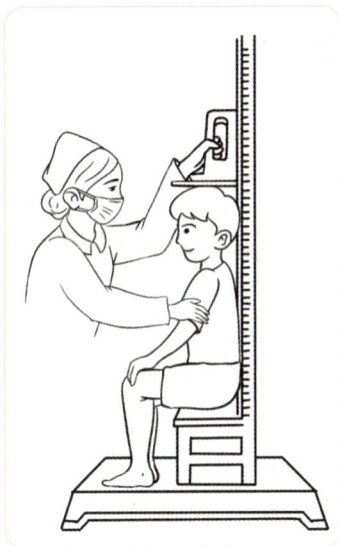

图 4-5　坐高的测量方法　　　　图 4-6　头围的测量方法

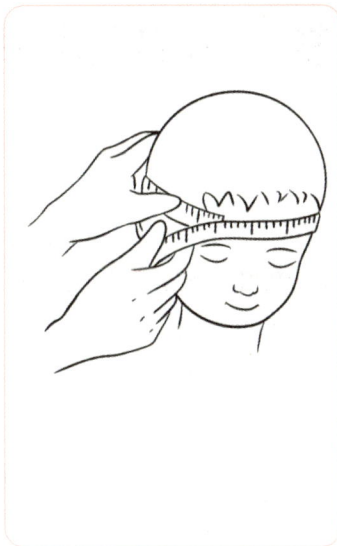

七、注意事项

1. 测量前注意检查测量工具的准确性。

2. 使用规范的测量方法，注意保持儿童标准的测量体位。

3. 对可疑数据进行复测。

4. 测量时注意儿童安全，防止坠落和误吸。

八、知识拓展

1. 体重测量工具的选择。婴儿需选择盘式杠杆秤，精确度为 0.01 kg；1～3 岁选择坐式杠杆秤，精确度为 0.05 kg；3 岁以上选择立式杠杆秤，精确度为 0.1 kg。

2. 身长和身高的区别。身长是指 3 岁以下儿童仰卧位测量从头顶到足底的长度；身高是指 3 岁以上儿童站立位测量从头顶到足底的高度。

3. 顶臀长和坐高的区别。顶臀长是指 3 岁以下儿童仰卧位测量从头顶到坐骨结节的长度；坐高是指 3 岁以上儿童坐位测量从头顶到坐骨结节的高度。

4. 数据质量标准。测量者和测量专家之间的测量差异见表 4-1。

▶ 表 4-1　测量者和测量专家之间的测量差异

测量指标	好	一般	差	测量错误
体重	<0.1 kg	<0.2 kg	0.3～0.4 kg	≥0.5 kg
身长	<0.5 cm	0.6～0.9 cm	1.0～1.9 cm	≥2.0 cm
头围	<0.3 cm	0.3～0.5 cm	0.6～0.8 m	>0.8 cm
胸围	<0.6 cm	0.6～1.0 cm	1.0～1.5 cm	>1.6 cm

（王　娟）

第二节 丹佛发育筛查测验

一、概述

丹佛发育筛查测验（Denver develop-ment screen test，DDST）由美国儿科医师 W. K. 弗兰肯伯（W. K. Frankenberg）和心理学家 J. B. 道茨（J. B. Dodds）在丹佛市制订，1975 年修改。20 世纪 70 年代末，由我国北京和上海儿科工作者进行修订。DDST 从个人 - 社会、精细动作、语言和大运动四个能区对儿童发育情况进行评价，是评估 0 ~ 6 岁儿童神经心理发育的常用方法。

DDST 测查对象为正常或基本正常的儿童，包括：可能有问题但临床上无症状的儿童；临床上有问题的儿童通过 DDST 客观上加以证实或否定；对高危儿的发育监测。

DDST 测评人员需经过专业培训，并由掌握规范测验方法的专职测验人员（或护士）担任。

二、目的

儿童智能发育水平的监测，可作为高危儿童发育筛查工具。

三、适应证

正常儿童、高危儿的发育筛查。

四、禁忌证

无。

五、操作实践

（一）评估

1. 检查测验工具：包括红色绒线团（直径约 10 cm）1 个、葡萄干若干粒（或类似葡萄干大小的小丸）、细柄拨浪鼓、11 块边长 2.5 cm 的方木（红色 8 块，蓝、黄、绿各 1 块）、无色透明玻璃小瓶 1 个（瓶口直径 1.5 cm）、小铃 1 只、小皮球 1 个（直径 7 ~ 10 cm）、红黑铅笔各 1 支、白纸 1 张。

2. 环境评估：测试室环境安静，布置简单。

3. 儿童评估：儿童处于清醒状态，情绪良好，坐位舒适，可坐于小凳或家长腿上。

（二）操作前护理

1. 核对儿童的身份信息。

2. 向家长说明测查的目的及注意事项。

3. 计算儿童年龄，在测查单上划出年龄线，填明测查日期；若为早产儿，按生命龄减去早产周数调整年龄线，并将早产情况记在年龄线顶端。

4.测试者洗手。

（三）操作中护理

1.选择测试能区。根据儿童的实际情况，灵活调动测查顺序，以取得儿童的配合。开始时先选择儿童容易成功的项目，并进行鼓励，使儿童有继续测试的信心；每个项目可重复3次；测查下一个项目时，应及时将上一个项目所有的测查工具全部移去。

2.每个能力区首先测查的项目应全部挑选在儿童年龄线的左侧，至少先测3项，然后向右侧项目测查，且年龄线的所有项目都要检查。

3.测查时规范记录测查项目的评定标记，"P"表示通过，"F"表示失败，"R"表示儿童不肯做，"NO"为儿童无机会或无条件做。总评时"NO"不予考虑。

（四）操作后护理

1.正确评定筛查结果，填写测查报告，并进行正确解释。

2.整理测试用品，测评量表归档，洗手。

六、并发症处理

无。

七、注意事项

1.正确计算儿童年龄，早产儿应矫正年龄至1岁。

2.注意观察儿童的行为表现，对测查者的反应、家长和儿童的关系。

3.严格按操作手册进行项目测查和评定，不可随意改动指导用语和测试用具。

八、知识拓展

1.个人-社会能力是儿童生长发育过程中获得的自理能力和人际交往能力，包括自我服务、认识自己、适应环境、学会与他人交流等，又称社会适应性技能。

2.精细动作是指较小的动作活动，如伸手够物、抓握物品、涂画、叠积木、翻书、写字等，是手指精细动作的发育。

3.大运动是身体对大动作的控制，使儿童能在周围环境中活动，如抬头、坐、爬、站、走、跑、跳等。

4.语言发育是儿童学习、社会交往、个性发展中一个重要的能力。语言发育经过语言前阶段及语言阶段，会话的能力是先理解后表达，先名词、动词，后代名词、形容词、介词、助词。

5.DDST结果判断。如在年龄线左侧的项目未通过，用红笔标记"F"示该项发育延迟。年龄线上的项目未能通过时，仅仅用"F"表示，不能认为发育延迟，不用红笔标记。测试结果有异常、可疑、正常及无法解释4种。

（1）异常。2个或更多的能区有2项或更多的延迟；或1个能区有2个或更多项迟缓，加上另1个能区或多个能区有1项延迟，且该能区切年龄线的项目均为"F"。

（2）可疑。一个能区有2项或更多的延迟；或1个能区或更多能区有1项延迟，且该能区切年龄线的项目均为"F"。

（3）无法解释。评为"NO"的项目太多，结果无法评定。

（4）正常。无上述情况。

第一次测试结果为异常、可疑或无法解释的儿童，2～3周后应予以复测。如果测试结果仍然为异常、可疑或无法解释，而且家长认为检查结果与儿童日常表现相一致，应作诊断性测试，以确定是否发育异常。

（黎敏怡）

第三节　定量超声骨密度检测

一、概述

定量超声骨密度仪主要检测儿童骨的密度、微结构、弹性和脆性。依据超声波通过不同密度物体传播的速度差异的原理，计算得出被测物质的矿物密度。已知组成人体骨骼的矿物质主要成分是钙，其含量多少决定了骨密度的高低，因此临床用于筛查正常儿童骨强度及协助诊断某些疾病情况。

二、目的

筛查儿童骨矿物质含量。

三、适应证

正常和高危儿童的骨强度筛查。

四、禁忌证

1. 干肢残疾或桡骨／胫骨有破裂。

2. 受检处皮肤完整性受损或存在开放性创伤区域等。

五、操作实践

（一）评估

1. 选择检测部位：通常6岁以下为下肢胫骨中下段，6岁以上为距桡骨头三横指处。不同型号的仪器检测部位略有不同，以仪器操作要求为准。

2. 选择检测程序：婴幼儿检测软件的检测年龄范围是0～36个月，儿童青少年检测软件的检测年龄范围是3～15岁，成人检测软件的应用年龄范围是16岁以上。

（二）操作前护理

1. 个人准备：衣帽整齐，洗手，戴口罩。

2.物品准备：定量超声骨密度仪、耦合剂、纸巾、速干免洗手皮肤消毒液。

3.两人核对儿童信息。

4.向家长及儿童解释检测目的，评估儿童受试部位皮肤完整性，询问儿童有无耦合剂过敏。

（三）操作中护理

1.按儿童年龄选择相应的检查程序。

2.正确输入儿童的基本信息，如姓名、性别、年龄、身高、体重。

3.根据儿童年龄选择合适的检测部位。

4.测试方法：根据年龄选择合适的检测部位，均匀涂上耦合剂，超声探头垂直放于胫骨或桡骨上，探头平面紧贴骨平面，点击预览键，调整超声探头使双色定位指示带尽量对齐，有稳定的测试曲线出现后正式测试。测试完毕，显示屏显示测试结果。

5.擦拭儿童受试部位耦合剂，再次核对儿童信息。

（四）操作后护理

1.测试结束后核对儿童信息，打印测试报告，并告知家长测试结果。

2.整理用物，洗手。

六、并发症处理

无。

七、注意事项

1.不适宜人群。正在接受治疗的重症儿童；安装心脏起搏器等电子设备者；患有急性重症病者；前臂有皮肤疾病者；受试部位有伤口者。

2.校准须知。为了保证骨密度仪检测的准确性，根据骨密度检测仪器的使用要求，定期进行骨密度仪的校正，一般一周一次。

八、知识拓展

钙磷代谢是指钙和磷在食物中被机体所摄取，然后在体内进行合成和分解，以及最后被排出的全部过程。钙磷主要以无机盐形式存在体内。成年人体内钙总量约占体重1.5%，即700 ～ 1400 g；磷的总量约为400 ～ 800 g。约99.7%以上的钙与87.6%以上的磷以羟磷灰石 $[3Ca_3(PO_4)_2 \cdot Ca(OH)_2]$ 的形式存在于骨骼和牙齿中。

（王　珏）

第四节 人体成分分析检测

一、概述

人体成分分析仪通过人体电阻测量法测量人体的电阻，并利用分析所需的个人资料（身高、年龄、性别、体重），提供体脂肪量和体脂肪率，以及去脂体重、肌肉量、身体水分、蛋白质、无机盐等人体成分，并分析身体质量指数、肥胖度、体型判定、调整值、基础代谢量、总能量消耗、腹部脂肪分析、腹部脂肪预测度、身体年龄、阶段分析和浮肿指数等。对于成长期儿童，人体成分分析仪可以测出儿童成长曲线（身高、体重）、同龄比（身高、体重），并结合脂肪、蛋白质和无机质的客观数值进行成长分析，用科学的方法观察儿童生长发育是否均衡，以便及时进行营养干预。

二、目的

儿童营养发育水平的监测，可作为高危儿童营养水平筛查工具。

三、适应证

正常、高危儿童的营养水平筛查。

四、禁忌证

1. 妊娠早期。
2. 安装心脏起搏器者。

五、操作实践

（一）评估

1. 病情评估：测量前 15 分钟有无剧烈运动。
2. 受试处皮肤状态评估：无红肿、硬结、伤口、皮损、皮疹等异常情况，皮肤完整性良好。
3. 环境评估：清洁、明亮、整洁、安静。

（二）操作前护理

1. 护士准备：衣帽整洁，洗手，戴口罩。
2. 物品准备：人体成分分析仪、一次性电极片、纸巾、速干免洗手皮肤消毒液。
3. 核对儿童身份、检查项目。
4. 患儿准备：向家长及儿童解释检测目的，嘱儿童脱去鞋袜，除去身上手机、金属物品。

（三）操作中护理

1. 操作中核对儿童信息。
2. 在检查部位贴上电极片，连接相应的电极夹。

3. 登录仪器系统，点击"新增"模块，录入儿童基本信息，点击保存并进入测试。

4. 听到"滴"声代表测试完毕，核查各指标测试结果，包括脂肪百分比、水分百分比、脂肪重量、水分重量、去脂肪重量、无水肌肉重量、无水脂肪重量、相位角等，结果完整、数值符合临床观察则取下电极片和电击夹，协助儿童整理衣物。

5. 点击"返回"按钮，打印报告。

（四）操作后护理

1. 再次核对儿童身份、检查项目。

2. 清理用物，消毒仪器，关闭电源，洗手。

六、并发症处理

无。

七、注意事项

1. 测量前 12 小时不能剧烈运动或进行其他体力活动。

2. 测量前 4 ~ 5 小时不能进食或饮水。若测量前少量进食，则应至少间隔 30 ~ 60 分钟之后再进行测量。

3. 测量前 24 小时禁饮酒或咖啡。

4. 测量前应排空大小便，不能沐浴，保持室内温度在常温（20 ~ 25 ℃）。

5. 运动后不宜立刻进行测量，力量练习和剧烈运动都可能造成体成分结果暂时变化。

八、知识拓展

相位角（phase angle）是指当 50 kHz 的电流流经人体时，阻抗和电阻的比值，以角度的方式进行表示，是人体成分分析仪中一个重要的生物电学概念。它反映了人体细胞膜对交流电产生阻碍作用的大小。

细胞膜的导电性差、电容性好，细胞液则相反，导电性好、电容性差，因此电流流经人体时，细胞膜就产生容抗，细胞液产生阻抗。相位角的大小取决于细胞膜的容抗，当人体营养状况良好、身体健康时，细胞膜产生更大的容抗，相位角增加；相反，若人体营养状况不良、处于疾病状态时，细胞膜结构、功能较差，产生的容抗更小，相位角则降低。因此，健康的体细胞反映出较高的相位角，较低的相位角表示不健康的细胞或疾病（急性或慢性）。正常参考值：≥ 4.2°（检测仪器不同参考值不同）。在临床上，相位角正逐渐成为营养状况评价的重要指标，在监测肿瘤细胞的生长或疾病恢复方面也得到更多应用。

（王　珏）

第五节　视力筛查

一、概述

视力筛查是儿童保健中非常重要的项目之一，主要用来发现可能影响儿童视力发育的眼部异常，如眼部先天性发育异常、高度屈光不正、屈光参差、弱视、斜视等。如果能在早期发现以上问题，并进行针对性的治疗以及干预，可以促进视觉功能的良好发育。

二、目的

通过定期视力筛查和屈光筛查，了解儿童视力发育程度，筛查出视力不良和屈光偏离的儿童；早期发现弱视、斜视和其他眼发育的先天异常，早期干预，消除不利于儿童眼发育的环境因素，预防近视。

三、适应证

适用于筛查或评估个人与视力低下有关的潜在屈光不正的人群。

四、禁忌证

无。

五、操作实践

（一）评估

1. 儿童评估：情绪是否稳定，取得合作。

2. 环境评估：清洁、整洁、安静。

（二）操作前护理

1. 护士准备：服装整洁，洗手，戴口罩。

2. 核对治疗项目单、身份识别（开放式提问）。

3. 检查视力检测仪是否处于正常运行状态。

4. 向家长解释测试项目目的及注意事项。

5. 调整室内光线，保证视力检查数据的准确性。

6. 询问家族史，是否有近视、远视、散光等家族史。

7. 协助儿童摆好检查体位，指导儿童闭眼 10～15 秒，促进散瞳。

（三）操作中护理

1. 视力筛查仪：①测量过程中保证视力筛查稳定性，并注意安抚儿童的情绪，取得配合；②测量结束后，预览结果。

2. 视力表（E 表）测量：①调整视力表测量座位，以及视力表和室内光线；②询问儿童是否有近视或远视史，按照规范要求进行测量；③正确判断被测儿童测量结果。

3. 色觉检测：调整室内灯光，避免日光直射，保持室内处于明亮、自然光线中；选择合适的测量距离，并告知注意事项；用"示教图"教儿童正确读法后，开始正式检查。

（四）操作后护理

1. 测量完毕后，准确记录测量结果，再次核对儿童基本信息，并准确录入至儿童体检系统内。

2. 整理用物，消毒用具，洗手。

六、并发症处理

无。

七、注意事项

1. 视力筛查仪前端必须与儿童眼睛齐平。

2. 让测试者从视力表上最大的 E 字开始，用手指指出 E 字的开口方向。如果测试者能够正确指出，继续测试下一行更小的 E 字。记录测试者能够正确指认的最小 E 字行。从最大视标（4.0 行）开始，每行至少辨认正确半数视标方可继续。

3. 视力表照明：应采用人工照明，如用直接照明法，照度应不低于 300 lx；如用后照法（视力表灯箱或屏幕显示），则视力表白底的亮度应不低于 200 cd/m²。照明力求均匀、恒定、无反光、不眩目。视力表应避免阳光或强光直射。

八、知识拓展

1. 视力筛查仪操作要点。将视力筛查仪定位在离受测者约 1 m 的位置，握住视力筛查仪靠近身体并前后倾斜，直到屏幕变灰，表示位于捕捉范围内，蓝色屏幕表示受测者过近或过远。稍稍移动，直到灰色屏幕上出现光圈，提示正在进行捕捉过程。如果显示瞳孔太小，可调节房间内的照明以帮助增大瞳孔。

2. 视力表操作要点：①要求被检查者在距视力表 2.5 m 或 5 m 处，睁开双眼，用遮挡板遮挡住左眼，按先右眼后左眼顺序检测，检查右眼裸眼视力。②检查者在指视力表的 E 视标时，每个视标的停留时间为 2 ~ 3 秒，超时则判定为不识别。③被检查者统一使用手势指出视标的开口方向；被检查者对所指视标无法辨认时，检查者不得追问、逼问。④点选视标时应采取由大至小的原则，在快速确定视力的大致范围后，再点齐该行的每个视标。⑤同样的方法检测左眼的裸眼视力，并记录。

（谭　娟）

第六节 口腔功能评估及训练

一、概述

口腔功能评估及训练主要是对口腔敏感性、舌运动、唇闭合、吸吮、咀嚼、吞咽能力进行评估；同时评估喂养（进食）中的行为。

二、目的

通过评估及训练，促进儿童口腔功能发展或恢复正常，解决流涎、吞咽及咀嚼等问题，摄入充足的营养，促进生长发育。

三、适应证

主要适用于有吸吮无力、进食时间过长、流涎、唇闭合不良、吞咽困难、咀嚼障碍等口腔功能问题的儿童。

四、禁忌证

危重患儿或特殊时期的儿童，如腭裂围手术期，应暂缓口腔功能评估及训练。

五、操作实践

（一）评估

1. 病情评估：一般情况、诊断、合作程度。

2. 环境评估：清洁、明亮、整洁、安静。

（二）操作前护理

1. 护士准备：服装整洁，洗手，戴口罩。

2. 核对信息：核对儿童信息（姓名、ID 号等）、检查项目。

3. 测试工具：清洁完好、记录单准备齐全。

4. 向家长和年长儿童解释评估项目、注意事项，并取得合作。

5. 准备食物：准备符合该年龄段的食物和餐具。

（三）操作中护理

1. 核对儿童信息，协助儿童取舒适的进食姿势。

2. 根据年龄选择合适的评估项目。

3. 了解儿童日常进食、喂养相关情况。

4. 现场观察、评估并记录儿童进食情况。

5. 向家长讲解评估结果。

6. 根据评估结果，进行喂养和口腔功能训练指导。

（四）操作后护理

1. 再次核对儿童信息，洗手。

2. 打印评估报告和指导内容，并交给家长。

六、并发症处理

一般极少出现并发症，少数儿童可能出现呛咳、误吸，如存在腭裂或进餐时发生剧烈哭吵的儿童。因此，在评估时选择合适的食物，时刻关注儿童呼吸、面色、情绪，不在哭吵或大笑时进食，预防呛咳、误吸。一旦发生，立即停止进食，同时呼救，给予侧卧、拍背、负压吸引、吸氧或采用海姆利希手法（Heimlich maneuver）等进行紧急救治。若发生心脏骤停，立即启动心肺复苏，必要时通知急诊科进行抢救。抢救结束后，安抚家长，上报不良事件，进行分析、整改。

七、注意事项

1. 预约评估时，应告知家长准备符合当前月龄的食物及餐具，以便观察、评估喂养、进食情况。如母乳喂养者需哺喂者在场，评估时现场哺喂母乳；若奶瓶喂养，则需带上奶嘴、奶瓶及配制好的奶液，以观察婴儿的进食情况；已添加辅食者，需准备符合该年龄段的食物和餐具，如软干饭、蔬菜、肉类、碗、勺、杯、筷、饭兜等。

2. 评估前儿童尽量处于饥饿状态，有利于评估观察。

3. 儿童情绪良好，可配合操作。

4. 评估中提醒家长不要用玩具及电子产品分散儿童注意力。

5. 若评估期间儿童哭吵，应暂停评估及训练，防止误吸。

6. 嘱家长坚持口腔功能训练。

八、知识拓展

婴幼儿口腔功能在发展的同时，口腔问题也会随之出现，一些先天因素（如缺血缺氧、颅内出血、早产）和后天因素（如喂养不当、喂养环境）会造成口腔功能不能正常发展，而表现为一些进食方式的异常和唇、舌、颊、硬腭、软腭等部位活动的异常，这些异常情况刚开始时可能并不能被准确地识别出来，到后期就会明显阻碍口腔功能发展。

（黎敏怡）

第七节　功能性构音障碍训练

一、概述

功能性构音障碍是指发音错误呈固定状态，且找不到明显原因的构音障碍，此类儿童构音器官正常、听力正常，语言发育达到 4 岁以上水平。功能性构音障碍训练是指针对该类儿童进行的语音矫治训练，以提高儿童言语可懂度，促进儿童语音康复。

二、目的

提高功能性构音障碍儿童言语可懂度，促进语音康复。

三、适应证

发育年龄达到 4 岁以上的功能性构音障碍儿童。

四、禁忌证

功能性构音障碍训练无绝对禁忌证，但应排除语言障碍、听力障碍、构音器官器质性病变、心理行为异常等影响训练的情况，传染病或疾病急性期暂缓训练。

五、操作实践

（一）评估

1. 病情评估：儿童一般情况、诊断、相关测评报告。

2. 环境评估：清洁、明亮、整洁、安静。

（二）操作前护理

1. 护士准备：服装整洁，洗手。

2. 核对信息：核对儿童信息（开放式提问姓名、ID 号）、核对训练项目。

3. 训练工具、训练记录单准备齐全。

4. 向家长及儿童解释训练目的、方法、流程及时间，取得配合。

（三）操作中护理

1. 评估儿童的发音情况、口部感知运动情况。

2. 根据儿童评估结果，制订训练计划，并向家长进行简要介绍。

3. 选择本次训练的目标音（最易诱导）。

4. 根据目标音，选择合适的工具对儿童进行构音训练，指导儿童分辨对错、感受正确发音部位、构建发音动作、呼吸配合，诱导目标音、字、词、句等。

（四）操作后护理

1. 与家长进行沟通，告知家长本次构音训练内容及训练情况。

2. 指导家长如何开展家庭训练及家庭训练内容。

3. 洗手，记录训练情况，整理归档。

4. 训练用物分类处理、消毒。

六、并发症处理

一般较少发生并发症，口腔敏感性高的儿童，在进行口部感知运动功能评估或训练时可能出现干呕、呕吐的情况。处理方法：①在进行口部操作时，动作轻柔，由外向内逐渐深入，直到儿童能接受的刺激部位；②发生呕吐时，立即停止操作，取出训练工具，避免再次刺激；③清理口鼻腔呕吐物、漱口，保持口鼻腔清洁；④若呕吐物引起误吸，立即启动误吸应急抢救流程；⑤若发生窒息，立即启动窒息抢救流程。抢救结束后，安抚家长及儿童情绪，上报不良事件，并进行分析、整改。

七、注意事项

1.训练之前，了解儿童基本情况，排除不适合训练的情况。

2.在每次进行训练之前都要进行构音评估，以及时调整训练方案。

3.训练目标由简单到困难，遵循语音发育进程，训练时选择合适体位有助于诱导发音。

4.详细记录训练内容及效果。

5.训练动作适当轻柔，避免发生损伤。

6.家庭训练内容简洁，训练目标清晰，避免内容过于复杂或过多；向家长及儿童强调家庭训练的重要性。

7.所有训练课程结束后，应告知家长持续家庭巩固以及随访时间。暂停训练的儿童，应与家长、医生沟通暂停训练的原因，并安排门诊复诊。

八、知识拓展

构音障碍（dysarthria）是指在言语活动中，由于构音器官的运动或形态结构的异常，或者是儿童未正确掌握发音方法等原因所导致的言语可懂度下降的现象。根据发病原因可分为功能性构音障碍、运动性构音障碍、器质性构音障碍，儿童以功能性构音障碍最常见。

功能性构音障碍多见于学龄前儿童。大多数功能性构音障碍可随年龄增长逐渐消退、自愈，少部分可持续到青春期或成年，可通过构音训练达到治愈。构音训练的核心是分析音位对比思维导图，可快速分析出儿童已习得音节、未习得音节，分析儿童发音错误的原因，如发音部位错误、发音方式错误或混合错误。构音训练的流程：分析发音特点→制订训练计划→选定训练目标→音位诱导→音位习得→音位对比→重读治疗→词句练习，从最近诱导区开始，必要时结合口部感知运动训练，提高训练效果。

（夏雪琳）

第五章 消化系统疾病护理技术

第一节 尿素 ^{13}C 胶囊呼气试验

一、概述

尿素 ^{13}C 胶囊呼气试验（urea[^{13}C] capsule breath test）是指通过分析患儿口服尿素 ^{13}C 胶囊前后的呼吸样本，诊断患儿胃内是否感染幽门螺杆菌（*helicobacter pylori*，Hp），这是一项诊断试验。

二、目的

协助诊断患儿是否感染幽门螺杆菌。

三、适应证

1. 消化性溃疡（不论是否活动和有无并发症史）。

2. 胃黏膜相关淋巴组织（mucosal-associated lymphoid tissue，MALT）淋巴瘤。

3. 慢性胃炎伴消化不良。

4. 慢性胃炎伴胃黏膜萎缩、糜烂。

5. 早期胃肿瘤已行内镜下切除或手术胃次全切除。

6. 长期服用质子泵抑制剂。

7. 胃癌家族史。

8. 计划长期服用非甾体抗炎药（包括低剂量阿司匹林）。

9. 不明原因的缺铁性贫血。

10. 特发性血小板减少性紫癜。

11. 其他 Hp 相关性疾病（如淋巴细胞性胃炎、增生性胃息肉、Menetrier 病等）。

12. 个人要求检测。

四、禁忌证

1. 上消化道急性出血。

2. 2 小时内进食者。

3. 对尿素 ^{13}C 胶囊任何成分过敏者。

五、操作实践

（一）评估

1. 患儿年龄、禁食时间、患儿及家长对呼气试验检查的接受程度及顾虑。

2. 评估一个月以内是否使用过抗生素、铋制剂、质子泵抑制剂等 Hp 敏感药物。

3. 有无上消化道出血。

（二）操作前护理

1. 患儿要求年龄 3 岁及以上。

2. 患儿应空腹或者禁食 2 小时以上。

3. 向患儿及家属详细介绍呼气试验的方法、效果及注意事项，消除患儿紧张及恐惧心理。

4. 检查仪器开机预热，调至检查界面。

5. 准备检测用物：试验药盒，温开水。

（三）操作中护理

1. 取下集气袋盖帽，指导患儿将气体徐徐吹入蓝色集气袋，当气充满后，立即将集气袋盖帽盖紧。如果集气袋出现漏气现象，须当场重新吹气，收集第一次标本（0 分钟呼气）。

2. 患儿采集第一次标本后，操作护士指导其用温开水完整送服一颗尿素 ^{13}C 胶囊。

3. 患儿口服尿素 ^{13}C 胶囊后静坐 30 分钟，护士指导其避免剧烈运动，其间不能进食。

4. 30 分钟到时，指导其按照第一次收集呼气方法，向粉色集气袋吹气，盖好集气袋，收集第二次标本（30 分钟呼气）。

5. 护士将服药前及服药后的集气袋插入专用的检测仪上进行 $^{13}CO_2$ 检测，5 ~ 10 分钟就可以检测出患儿是否有幽门螺杆菌感染。

（四）操作后护理

1. 询问患儿有无不适，嘱休息 10 分钟。

2. 打印检查结果，签字后交予患儿家属。

3. 告知其携带报告返回医生处进行相应处理，做好解释沟通。

六、并发症处理

并发症主要是胶囊误吸或嵌顿引起窒息、呼吸暂停。

（1）临床表现：呛咳、面色发绀、皮肤青紫或苍白、伴呼吸费力、心率下降。

（2）原因：患儿不能配合或无法吞服整颗胶囊，胶囊误入气道或在食管嵌顿。

（3）预防及处理：吞服胶囊前做好评估，如确实不能吞入整颗，视实际情况打开胶囊加水兑服，必要时取消检查，做好解释沟通。操作护士掌握基本急救措施，如海姆利希手法。当患儿发生误吸或气道嵌顿时立即停止操作，采用海姆利希手法实施急救，保持气道通畅，给予呼吸支持。

七、注意事项

1. 患儿应空腹或禁食 2 小时以上。

2. 如下因素可能影响试验的诊断结果：①一个月内使用过抗生素、铋制剂、质子泵抑制剂等 Hp 敏感药物。②上消化道急性出血可使 Hp 受抑制，有可能造成试验假阴性，应予注意。消化道出血一周以上，不影响诊断。③部分胃切除手术可能造成同位素从胃中快速排空或者胃酸缺乏从而影响结果。

3. 患儿每次向呼气收集袋呼气完成后，应随即盖紧集气袋盖帽。

八、知识拓展

幽门螺杆菌是革兰氏阴性、微需氧的细菌，生存于胃部及十二指肠的各区域内。Hp 感染是引起慢性胃炎、胃溃疡及十二指肠溃疡的重要病因。

（杨　芸）

第二节　儿童电子胃镜检查

一、概述

胃镜检查是指通过内镜对食管、胃、十二指肠球部和降部的黏膜进行检查，以确定病变的部位和性质，并取活体组织做检查，协助诊断上消化道炎症、溃疡、肿瘤、息肉、憩室、狭窄、畸形或异物等疾病。

二、目的

1. 确定食管、胃及十二指肠黏膜病变的部位、性质、程度。

2. 取组织进行病理活检和快速检测 Hp。

3. 通过胃镜进行镜下治疗，如食管狭窄扩张、食管胃内异物钳取、上消化道出血的镜下止血、胃内息肉切除、鼻空肠营养管置入、内镜下黏膜切除、内镜下黏膜剥离、胃造瘘等。

三、适应证

1. 不明原因呕吐、上腹痛或脐周疼痛。

2. 上消化道出血，如呕血、黑便。

3. 吞咽困难、吞咽痛。

4. 难治性胃食管反流病（gastroesophageal reflux disease，GERD）。

5. 体重减轻、生长迟缓。

6. 上消化道异物或食物嵌塞。

7. 经胃镜置入营养管。

8. 食管、胃底静脉曲张。

9. 上消化道狭窄。

10. 胃息肉切除。

11. 贲门失弛缓症内镜下治疗。

12. 经皮内镜下胃造瘘（percutaneous endoscopic gastrostomy，PEG）。

四、禁忌证

1. 有严重的心肺、神经系统疾病或处于休克昏迷等不能耐受者。

2. 疑有腹膜炎、严重腹胀者。

3. 怀疑有上消化道穿孔。

4. 有凝血功能障碍的出血性疾病者。

5. 有腹水者。

6. 有发热、急性咽喉炎、扁桃体炎者。

7. 严重脊柱畸形。

五、操作实践

（一）评估

1. 了解患儿病史，完善术前相关检查，评估病情及有无相关检查禁忌证。

2. 麻醉科评估是否有麻醉禁忌。

3. 签署知情同意书，告知检查目的及可能出现的并发症，征得家属同意并交代注意事项。

（二）操作前护理

1. 向患儿及家属解释操作的目的及过程，可能的风险及处理措施，解除其思想顾虑和紧张情绪，给予患儿必要的心理疏导。

2. 禁食禁饮。检查前一天进食易消化饮食。胃镜检查禁食时间根据饮食种类而不同，母乳需 4 小时，配方奶需 6 小时，固体食物需 8 小时。如果有食管狭窄、幽门梗阻、胃动力不足则需延长禁食时间。钡剂检查应在 3 天后行胃镜检查，以免影响视野。进行麻醉下内镜检查，至少需禁食 4 ~ 6 小时。

3.建立静脉通道并遵医嘱补液，必要时监测血糖、血压。

（三）操作中护理

1.室内温度适宜。

2.查对患儿身份信息，护士同麻醉医生、内镜医生进行三方核查。

3.协助患儿取屈膝左侧卧位，松解患儿衣领，头部略向后仰。垫治疗巾于患儿颌下，协助患儿口含牙垫。

4.配合麻醉医生行麻醉镇静，同时予以吸氧，监测患儿生命体征及麻醉效果。

5.协助医生行胃镜检查及取活体组织，妥善放置所取组织并标识清楚。

6.操作过程中严密观察患儿生命体征及反应。

7.术后标本核对无误后及时送检。

（四）操作后护理

1.麻醉清醒前患儿去枕平卧，头偏向一侧，保持呼吸道通畅。

2.监测生命体征，观察患儿面色、神志，有无呕吐、咽喉部不适或声音嘶哑等情况。

3.注意观察患儿有无活动性出血，如呕血、便血，有无腹痛、腹胀，有无重要生命体征改变，如心率、血压变化等。

4.术后禁食、禁水 30 ~ 120 分钟，至麻醉完全清醒后方可饮入少量温水，无不适后再逐步进食温凉流质或软食，术后 1 天恢复正常饮食。

六、并发症处理

1.吸入性肺炎的预防及处理：患儿取左侧卧位时，尽量使左侧口角放低，以利于唾液流出；检查过程中指导患儿勿吞咽唾液；术者退镜至咽部时保持吸引状态，防止液体流入气道。

2.出血的预防及处理：操作时应做到轻、稳、准，避免粗暴、盲目进镜刺激患儿剧烈呕吐导致黏膜撕裂，特别是翻转观察胃底和复位时；进行活检术和其他微创治疗时应考虑患儿的凝血功能，避免伤及血管。

3.穿孔的预防及处理：穿孔是最严重的并发症，但很少见，多为进镜时用力过猛、盲目进镜、深凹病变的活检及深大病变的胃镜治疗所致。穿孔一经确诊，应做内镜下治疗或考虑外科手术。

4.心血管意外的预防及处理：对有心血管疾病的患儿术前应完成心电图检查，监测血压，详细了解病情，排除禁忌证。术中密切观察患儿心率、心律、血压变化。

5.下颌关节脱臼的预防及处理：患儿用力咬住牙垫、张口过大、呕吐时，下颌关节发生异常运动而脱臼，用手法复位即可。

七、注意事项

1.新生儿行胃镜检查，检查过程中无须静脉麻醉，操作中护士应固定患儿头部，防止胃镜损伤咽喉部黏膜，同时观察患儿生命体征变化情况。

2.检查前注意病情评估及禁食禁饮时间；检查过程及检查后密切观察病情变化，出现病情变化应及时告知医师，必要时进一步处理。

八、知识拓展

磁控胶囊胃镜作为新兴检查技术，因其无须插管与麻醉等特点，有望成为替代传统胃镜的有力诊断工具。此项技术由我国团队率先转化应用于临床，并在 2017 年与 2018 年由我国多个医学协会共同制定了《中国磁控胶囊胃镜临床应用专家共识（2017 年，上海）》与《磁控胶囊胃镜系统医疗质量控制技术规范》，为规范和普及磁控胶囊胃镜的应用奠定了基础。目前，各种类型的磁控胶囊胃镜发展迅速，先后开展了多项临床研究，陆续获得国内外相关监管机构批准，在临床诊疗中得到广泛应用，磁控胶囊胃镜的出现，为那些需要做胃镜检查，却担心麻醉风险的患儿带来了新的希望。

（秦红燕　李小梅　杨　雪）

第三节　胶囊内镜检查

一、概述

胶囊内镜检查术（capsule endoscopy，CE），全称"智能胶囊消化道内镜系统"，是受检者通过口服内置摄像与信号传输装置的智能胶囊，借助消化道蠕动使之在消化道内运动并拍摄图像，医生利用体外的图像记录仪和影像工作站，了解受检者消化道情况，从而对其病情做出诊断。

二、目的

通过胶囊内镜检查直接观察消化道黏膜变化，协助医生准确评估和诊断消化道黏膜病变程度，为治疗方案提供依据。

三、适应证

1.不明原因消化道出血。

2.不明原因缺铁性贫血。

3.疑似克罗恩病或监测并指导克罗恩病的治疗。

4.疑似小肠肿瘤。

5.监控小肠息肉病综合征的发展。

6.疑似或难以控制的吸收不良综合征（如乳糜泻等）。

7.检测非甾体抗炎药相关性小肠黏膜损害。

8.临床上需要排除小肠疾病者，如小肠憩室、肠结核、寄生虫等，以及胃肠动力障碍、小肠移植术后改变和不明原因腹痛和腹泻等。

四、禁忌证

1.绝对禁忌证：无手术条件或拒绝接受任何腹部手术者（一旦胶囊滞留将无法通过手术取出）。

2.相对禁忌证：已知或怀疑胃肠道梗阻、狭窄及瘘管；心脏起搏器或其他电子仪植入者；吞咽障碍者。

五、操作实践

（一）评估

评估患儿年龄、病情、吞咽能力，患儿及家属对胶囊内镜检查术的接受程度及顾虑。

（二）操作前护理

1.充分沟通，签署知情同意书。

2.吞咽训练。提前向患儿及家属展示胶囊样品，询问并评估患儿平时的吞咽能力。

（1）幼儿及学龄前儿童，提前训练吞咽功能。

（2）如不确定患儿是否能吞下胶囊，可尝试吞咽同等大小食物，评估其吞咽能力。

3.肠道准备。

（1）检查前一日进食少渣半流质饮食（面条、粥），或清流质饮食（清水、澄清的果汁、清炖肉汤或无色运动饮料等）。不吃豆类、全麦食物和生果蔬菜等高纤维或易产气的食物，不吃火龙果、猕猴桃等带有颜色及果籽的食物。

（2）检查前一日 16:00 ~ 18:00 服用复方聚乙二醇电解质散 25 mL/kg（总量不超过 2 L），1 小时内饮完最佳。如患儿口服聚乙二醇困难，可改成口服番泻叶替代，配制比例为 20 g 番泻叶兑 400 mL 温水（25 mL/kg）。吞服胶囊前一日口服乳果糖 2 次，每次 30 mL，服用时间分别为 17:00 及 22:00）。

（3）检查前一日 20:00 禁食（术前 10 ~ 12 小时）。

（4）检查当日清晨 06:00（术前 3 小时）服用复方聚乙二醇电解质散 25 mL/kg（总量不超过 2 L），1 小时内饮完最佳，口服聚乙二醇困难者可口服番泻叶替代。

（5）术前 3 小时服用西甲硅油 30 mL（在口服要求剂量的聚乙二醇电解质散后）。

4.仪器准备。检查记录仪、胶囊、腰带传感器、贴片传感器等设备性能，检查仪器的完好性及电量是否充足。

（三）操作中护理

1.评估患儿面色、精神反应、有无低血糖表现，吞咽过程中有无呼吸困难、气喘、非自愿咳嗽等症状。

2.心理指导。向患儿及家属提供心理支持，可由父母陪同检查。

3. 吞服胶囊。

（1）正确录入信息。

（2）与家属核对胶囊有效期。

（3）连接及匹配记录仪，将传感器电极粘贴于患儿腹部。

（4）患儿自己手执胶囊吞入，嘱其不能咬破胶囊。

（5）若病情需要同时完善胃镜检查，可胃镜＋胃镜下胶囊置入同时执行，可避免吞咽困难及胶囊滞留。

（6）动态追踪、识别故障并处理。

4. 安置体位。患儿在吞服胶囊时宜采取坐位或站位，用温水送服。待胶囊进入胃内，嘱患儿右侧卧位，以便胶囊顺利通过幽门进入十二指肠。

（四）操作后护理

1. 观察患儿有无呕吐、腹痛、恶心等表现。

2. 饮食指导。吞服胶囊后实时查看，若胶囊已通过幽门进入小肠，病情允许情况下可饮清水或透明液体（如透明的功能性饮料）。当胶囊进入结肠，如病情允许且无其他特殊检查，则可恢复正常饮食。

3. 取机时机。

（1）确定胶囊已进入结肠。

（2）胶囊或记录仪电量耗尽。

（3）胶囊已排出体外。

4. 取机操作流程。

（1）将传感器连接头拔出记录仪的插槽，动作轻柔。

（2）将记录仪放回充电。

（3）下载数据并确认。

六、并发症处理

1. 胶囊嵌顿。胶囊嵌顿是胶囊内镜检查的主要并发症。胶囊可嵌顿在狭窄处，停留憩室内而无法排出，发生率约为1%。当患儿大便无胶囊排出，提示可能发生嵌顿，通过图像提示嵌顿的位置，或进行腹部平片检查确定胶囊所处的位置。胶囊无法排出时，需外科手术取出。

2. 胃内滞留。如检查过程中胶囊在胃内停留时间过长，可嘱患儿下床走动、下蹲、爬楼梯、右侧卧位休息等，每10～20分钟查看，胶囊滞留胃内 >2 小时可予多潘立酮片口服，滞留胃内 >4 小时可征得家属同意后急诊胃镜下送至十二指肠远端。

七、注意事项

1. 可能误吸胶囊或不能自行吞服的患儿，可在电子胃镜下将胶囊送入十二指肠远端。

2.嘱患儿检查过程中不能随意脱下图像记录仪,不能移动记录仪位置。

3.检查过程中避免受到无线电干扰(如核磁共振、无线电台等)。

4.避免剧烈活动及弯腰。

5.检查结束后,注意排便情况并追踪胶囊排出情况,胶囊2周以上未排出属于胶囊滞留,应告知医生进一步处理。

6.胶囊排出体外前,禁止做磁共振成像检查。

八、知识拓展

1.胶囊内镜肠道准备情况的评估方法。

(1)查看镜下图像,以胶囊内镜进入小肠的第一张图片为起点,每间隔15分钟截取一张图片,直至胶囊内镜进入结肠前最后一张图片。

(2)以小肠内容物和气泡占镜下图片的比例为依据进行评分。

2.胶囊内镜肠道准备评分标准。

(1)小肠黏膜没有覆盖内容物/气泡比例≥90%,计1分。

(2)小肠黏膜没有覆盖内容物/气泡比例75%~90%,计2分。

(3)小肠黏膜没有覆盖内容物/气泡比例50%~75%,计3分。

(4)小肠黏膜没有覆盖内容物/气泡比例<50%,计4分。

2分及2分以内评估为合格,分数越低肠道准备效果越好,反之越差。

(杨 雪 杨 芸 汪 练)

第四节 儿童食管24小时pH-阻抗监测

一、概述

食管24小时pH-阻抗监测是从患儿鼻腔插入pH-阻抗监测电极,放在食管下括约肌上3~5 cm处,体外与记录仪连接,连续监测24~48小时,记录食管pH值和阻抗值的变化,从而了解食管环境酸碱度、食管排空情况的一种方法。其是胃食管反流性疾病最好的检查方法和诊断"金标准"。

二、目的

1.研究胃食管反流与慢性肺部疾病和咽部疾病的关系。

2.评价抗酸反流药物治疗及抗反流手术者的疗效。

3.研究反流与体位、进餐、疼痛等症状的相关性。

4.区分生理性反流和病理性反流。

三、适应证

1. 胃食管反流病。

2. 非典型胸痛的鉴别诊断。

3. 不明原因的慢性咳嗽或哮喘。

4. 判断胃食管反流病药物治疗及抗反流手术治疗的效果。

四、禁忌证

1. 鼻咽部或食管存在解剖结构明显异常。

2. 无法耐受监测导管。

3. 患儿有精神心理疾病或意识不清无法合作者，以及自行拔管不配合检查的患儿。

4. 严重凝血功能障碍、重度食管静脉曲张、心肺功能不全者，应慎重进行检查。

五、操作实践

（一）评估

1. 评估患儿的病情、诊断、体重、身高、鼻咽部和食管解剖结构有无异常。

2. 评估食管 pH- 阻抗监测设备是否完好，一次性 pH- 阻抗监测电极包装是否完好。

（二）操作前护理

1. 用物准备：24 小时食管 pH-阻抗监测电极，食管 pH-阻抗监测记录仪，导管固定敷贴，纱布，棉签，超声耦合剂，pH 电极校准液，灭菌注射用水，一次性手套，速干手消毒液等。

2. 环境准备：安静，避免光线直射或各种冷热风直吹。

3. 患儿准备：检查前禁食 4 ～ 6 小时。

4. 护士准备：操作者穿戴整洁，修剪指甲，洗手。

5. 家长准备：签署操作知情同意书、高值耗材同意书。

（三）操作中护理

1. 核对患儿信息，携用物至床旁。

2. 嘱患儿端坐，面向操作护士，护士将已进行校准的 pH- 阻抗电极自鼻腔插入食管下括约肌以上 3 ～ 5 cm 处，并妥善固定。

3. 向患儿及家属交代注意事项：检查期间保持正常的生活习惯，继续日常活动，不做剧烈运动，避免洗脸、洗澡，预防电极移位和脱落；饮食习惯与平时一致，禁食过热或过冷饮食，禁饮碳酸饮料、茶、咖啡、酒精、果汁等饮料，禁食西红柿、柠檬、橙子、酸菜等酸性食物；准确记录检查日志，记录检查期间的饮食、睡眠时间、出现的症状及时间等。

（四）操作后护理

1. 及时查看记录仪运行情况，查看患儿及家属日志记录情况。

2. 监测结束后拔管：核对患儿信息，清除固定敷贴，嘱患儿呼气，缓慢拔出 pH-阻抗电极，用纱布清除患儿脸部污物。

3. 消毒湿巾擦拭 pH- 阻抗记录仪，连接数据线，将数据上传至分析软件。

4. 整理用物。

六、并发症处理

鼻、咽、食管黏膜损伤和出血是最常见的并发症，也可发生导管误入气管等不良事件。预防及处理：插管前向患儿及家属做好解释说明，取得患儿的充分合作，对于年龄较小且不配合的患儿，可在麻醉医师用药镇静下插管。插管动作轻柔，如患儿发生呛咳、剧烈反抗应立即停止插管。严密观察 pH 的动态变化，当 pH<4，说明电极已在胃内，可停止插管，缓慢向外牵拉。

七、注意事项

1. 食管下括约肌定位。可在食管测压监测下进行定位，也可将 pH- 阻抗电极插入胃内，再向外牵拉，电极从胃内进入食管时，可见明显的 pH 梯度变化，再向外牵拉 3 ~ 5 cm，但食管测压定位更准确。

2. 检查前患儿须停用促动力药、H_2 受体拮抗剂 72 小时以上，停用质子泵抑制剂 7 天，监测抑酸药物疗效时须按医嘱服药。

八、知识拓展

GERD 是常见的慢性消化系统疾病，是由胃十二指肠内容物反流至食管或口腔引起不适症状和（或）并发症的一种慢性疾病。GERD 患病率高，且呈上升趋势，2014 年对相关流行病学调查数据的系统综述显示，GERD 发病率较 20 世纪 90 年代上升约 2 倍。GERD 的发生、发展涉及酸反流、食管动力、细胞因子、内脏敏感性等多种因素。可采用抑酸剂诊断性试验、上消化道内镜检查、高分辨率食管测压、食管反流监测等协助诊断。治疗方式主要包括：①调整生活方式的基础治疗，如睡前 2 ~ 3 小时禁食，避免食用诱发反流症状的食物（如咖啡、茶、碳酸饮料等），抬高床头，超重和肥胖患儿进行减重和合理运动等；②抑酸剂、抗酸剂、胃肠促动力药等药物治疗；③内镜下射频消融术、经口无切口胃底折叠术、经口内镜下贲门缩窄术、内镜下抗反流黏膜切除术等；④胃底折叠术、磁环括约肌增强术等外科手术；⑤经皮穴位电刺激等其他治疗方法。

（李小梅 杨 雪 杨 芸）

第五节 儿童电子结肠镜检查

一、概述

电子结肠镜检查是指内窥镜经肛门、直肠、乙状结肠、降结肠、横结肠、升结肠至回盲部的检查，以确定有无结肠病变。

二、目的

诊断或筛查结肠病变，如对存在息肉的可疑病变，则根据息肉发生的范围和程度，在直视下经内窥镜将息肉摘除。

三、适应证

1. 下消化道出血。

2. 不明原因腹痛。

3. 不明原因腹泻。

4. 炎症性肠病（inflammatory bowel disease，IBD）。

5. 肛周病变（肛瘘、肛周脓肿）。

6. 肠息肉。

7. 移植物抗宿主病。

8. 不明原因贫血。

9. 体重不增、生长迟缓。

10. 其他系统疾病累及下消化道。

四、禁忌证

1. 有严重的心肺、神经系统疾病或处于休克昏迷无法耐受者。

2. 疑有肠穿孔、腹膜炎、腹腔内有广泛粘连者。

3. 严重的坏死性肠炎、巨结肠危象、完全性肠梗阻。

五、操作实践

（一）评估

1. 了解患儿病史，完善术前相关检查，评估病情及有无麻醉等相关检查禁忌证。

2. 签署知情同意书，告知检查目的及可能出现的并发症，征得家属同意并交代注意事项。

（二）操作前护理

1. 向患儿及家属解释操作目的及过程，可能风险及处理措施，解除其焦虑情绪。

2. 肠道准备。饮食干预是肠道准备的重要环节之一。检查前 1 天进食半流质或流质饮食，口服肠道清洁剂、开塞露纳肛，检查当日禁食，检查前禁饮 4~6 小时，根据情况行清洁灌肠。

3. 建立静脉通道并补液，必要时监测血糖、血压。

（三）操作中护理

1. 室内温度适宜。

2. 核对患儿身份信息。

3. 床尾垫中单，患儿取左侧卧位，双腿屈膝。

4.配合麻醉科医生行麻醉镇静，密切观察患儿生命体征情况及麻醉效果。

5.协助医生经内窥镜将息肉摘除或取组织活检。

6.操作过程严密观察患儿生命体征及腹部体征情况。

7.术后标本及时送检。

（四）操作后护理

1.麻醉清醒前患儿去枕平卧，头偏向一侧，保持呼吸道通畅。

2.监测生命体征，观察患儿面色、神志，以及有无呕吐、腹痛、腹胀及便血情况，防止肠穿孔发生。

3.有多发息肉或巨大息肉切除术后的患儿应禁食，补液、抗炎、止血治疗。

4.未行息肉切除者，麻醉清醒后可进食流质饮食，息肉切除者术后第二天遵医嘱进食温开水→流质饮食→普食，术后3天清淡饮食。

5.告知与电子结肠镜操作相关的、潜在的、迟发性并发症。

六、并发症处理

1.肠出血、穿孔。表现为检查中或治疗后肠道出血，剧烈腹痛、腹胀，有急性弥漫性腹膜刺激征，X线腹部透视可见膈下游离气体。预防与处理方法：检查过程操作轻柔，息肉摘除术后监测生命体征；观察是否有腹胀、腹痛等腹膜刺激征；排便后观察大便的性状、颜色，是否有便血；一旦发生穿孔，应立即手术。

2.肠道感染或局部创面感染。表现为腹痛、腹泻等肠道症状，伴有发热、乏力等全身症状。预防与处理方法：检查前严格肠道准备，检查后清淡饮食，肠道息肉摘除术或活检术后可遵医嘱适量口服抗生素预防感染。

七、注意事项

1.检查前肠道准备充分。

2.检查过程中及检查后密切观察病情变化，出现病情变化应及时告知医生，必要时进一步处理。

八、知识拓展

结肠镜检查前的肠道准备中，健康教育是必不可少的，肠道准备质量与护理人员在结肠镜检查前的健康宣教有着密切的关系。《中国儿童消化内镜诊疗相关肠道准备快速指南（2020，西安）》推荐儿童做肠道准备建议通过电话、短信和手机应用程序等辅助方式对儿童的父母/法定监护人进行健康教育。对于≥7岁的儿童，建议使用卡通的图片或视频对儿童及其父母/法定监护人进行健康教育。

（曹凤先　杨　芸　刘　荣）

第六节　肛门直肠测压

一、概述

肛门直肠测压是诊断小儿肛门直肠疾病及功能评估的一种安全、简便、无损伤、诊断率高的技术，也是研究肛门直肠疾病病理生理变化的不可缺少的诊断工具。可用于客观评估直肠和肛门括约肌功能，其具体检查项目包括：静息、收缩、排便、测量肛管功能长度、直肠感觉阈值、肛门直肠抑制反射、直肠容量和顺应性等。

二、目的

主要用于先天性巨结肠诊断、无肛术后肛门功能评估、排便障碍患儿功能评估等，为患儿的治疗及康复提供客观依据。

三、适应证

1. 慢性便秘。
2. 大便失禁。
3. 先天性巨结肠。
4. 生物反馈治疗前、后的评价。
5. 药物或手术治疗前、后的评价。

四、禁忌证

1. 肛管直肠存在易出血性病变或占位性病变致严重梗阻者。
2. 急性下消化道出血者。
3. 传染性腹泻和患有严重系统性疾病者。
4. 昏迷、严重精神障碍者，不能与检测人员进行交流者（婴幼儿除外）。
5. 对球囊、探头过敏者。
6. 肛管、直肠内有手术切口，术后未满1个月者。
7. 女性月经期。

五、操作实践

操作实践以 MSC-3885-3D 仪器为例进行介绍。

（一）评估

1. 镇静评估：根据年龄、检查类别以及患儿的配合程度评估患儿是否需要行镇静处理，对于需要行镇静处理的患儿由麻醉科进行麻醉风险评估及镇静治疗。
2. 肛门情况评估：根据患儿病史资料了解患儿肠道情况，对插管难度进行预评估。

3.肛周皮肤评估：评估患儿肛周皮肤情况，有利于提升患儿的舒适度及检查的准确性。

（二）操作前护理

1.向患儿及家属解释正常的排便机制、治疗过程及治疗目的，降低患儿及家属的紧张感，取得患儿及家属的配合。

2.肠道准备：检查当日晨间行清洁灌肠，使肠道保持清洁，利于操作。

3.环境准备：调节室温至 24 ~ 26 ℃，注意保暖。

4.用物准备：纸巾、尿垫等。

（三）操作中护理

1.校准。打开仪器设备并按要求调试校准。

2.体位。协助患儿取屈膝平卧位，暴露肛门，臀部下置尿垫。

3.插管。测压导管经润滑剂润滑后经肛门插入，插管时动作轻柔，直至界面显示直肠测压导管以上端气囊（肛门外括约肌气囊）刚进入直肠。

4.检查。根据患儿情况依次选择检测项目并逐项检测，婴幼儿在充分镇静状态下完成操作，年长儿可指导其根据操作人员口令配合完成相关项目的检测。

5.病情观察。检测过程中观察患儿的面色及生命体征，如出现面色苍白、呼吸急促、腹痛、出血等异常情况立即停止检测并请示医生予以处理。

6.心理护理。在不影响检查的情况下，可多与患儿或家属进行沟通和交流，嘱患儿放松，提高检测准确性。

（四）操作后护理

1.肛周护理。检查完毕进行肛周皮肤清洁。

2.分析并打印检查报告交予患儿及家属。

3.镇静清醒程度观察。检查完毕，对于行镇静处理的婴幼儿须在麻醉科医护人员的监护下直至完全清醒方可离开。

4.进行物品的终末处理及仪器维护保养。

5.告知家属患儿如有腹痛、出血等异常情况，及时就医。

六、并发症处理

1.直肠黏膜出血。表现为有血性液体或黏液血便自肛门口排出，或拔出电极导管后见电极导管上有血丝。预防及处理方法：电极导管应充分润滑；插管时动作轻柔，切忌暴力插管；一旦发生黏膜出血，如为少量出血应请示医生评估是否继续测压，如需继续测压，应加强病情观察，同时指导家属测压过程中安抚患儿，避免进一步加重肠道黏膜损伤；如大量出血或出血不止，应立即暂停，请示医生进一步处理。

2.肠穿孔。表现为突然烦躁不安或剧烈腹痛；进行性腹胀，查体腹部有压痛或反跳痛；腹部 X 片提示游离气体。预防及处理方法：预防直肠黏膜出血；一旦怀疑肠穿孔，应立即停止测压，请示医生，遵医嘱予以对症处理，并加强病情观察及记录；确诊肠穿孔且需立即手术者，需配合医生积极完善术前准备；做好患儿及家属安抚工作。

七、注意事项

1. 插管动作轻柔，不可暴力插管以免引起直肠黏膜出血、肠穿孔等并发症。

2. 检查过程需取得患儿的充分配合，以保证检查结果的准确性。

3. 检查完毕后，镇静的患儿须经麻醉科医护人员充分评估，直至完全清醒方可离开。

4. 接触测压电极应轻柔，不应用太大力气拿捏或摩擦，避免损坏电极导管。

八、知识拓展

随着医疗器械的不断改进，目前临床广泛开展 3D 高分辨率肛门直肠测压。与传统水灌注测压仪相比，高分辨率肛门直肠测压的优势在于测压导管具有更多的小间距测压点，抓取信息更为细微、快速、全面，除了能收集静息压、肛管有效长度、直肠肛门抑制反射等数据外，还能通过三维图像展示肛门括约肌形态，且三维图像可以自由旋转、分解，便于研究者从不同角度观察病变，获取信息资料，了解肛门括约肌的薄弱位置，判断肛门括约肌功能，指导后续排便功能的训练，其在肛肠动力学疾病的诊治和研究中占有重要地位，目前已成为临床评估先天性肛门直肠畸形术后排便功能的依据之一。

（应本娟　徐晓娇　刘　荣）

第七节　生物反馈电刺激治疗

一、概述

生物反馈电刺激（biofeedback electrical stimulation）是通过盆底康复仪监测到特定肌肉群的收缩信号，并将信号以声音或图像形式传递给患儿，使其了解自己的肌肉功能，从而可以按照视听信号模板提示有意识地控制特定肌肉，同时应用低频脉冲电流刺激神经肌肉，激活或引起肌肉收缩，唤醒神经，以提高肌肉功能或治疗神经肌肉疾患的治疗方法。

二、目的

唤醒会阴部神经，增加其反应能力和速度，促进对膀胱运动的控制。有效控制括约肌的关闭功能，增强肛门及会阴肌肉的弹性和强度，促进各种原因导致的括约肌损伤的愈合。抑制膀胱过度活动，改善膀胱机能。消除盆底炎症，增强对盆底肌肉的控制能力和协调性。

三、适应证

1. 小儿肛肠疾病，如大便失禁、出口梗阻型便秘、肠易激综合征、直肠脱垂、肛门直肠术后的康复治疗。

2. 小儿泌尿系疾病，如各种尿失禁、尿潴留、膀胱脱垂、慢性盆底疼痛综合征、泌尿生殖修补术后辅助治疗。

四、禁忌证

1. 盆底完全去神经支配（无感觉、肌肉无收缩）。

2. 神经系统疾病（癫痫、痴呆患儿）。

3. 脑电图异常或年龄较小，不能配合诊疗者。

4. 月经期间。

5. 泌尿生殖系统的急性炎症。

6. 骨盆区域装有金属假体。

7. 胸部装有同步心脏起搏器者、严重心血管疾病或严重心律失常者（可行生物反馈治疗，严禁行电刺激治疗）。

8. 半年内做过骨盆手术，未经医生批准。

9. 男性患儿直肠出血或痔疮肿痛。

10. 盆腔恶性肿瘤。

五、操作实践

（一）评估

1. 评估患儿病史、营养状况、心理状况、配合程度及相关检查结果。

2. 根据评估结果制订训练方案，包括生物反馈电刺激治疗训练模式、训练周期等。

（二）操作前护理

1. 向患儿及家属解释正常的排便机制、治疗过程及治疗目的，以取得患儿及家属的配合。

2. 环境准备：调节室温至 24 ~ 26 ℃，注意隐私保护。

3. 操作者准备：洗手、佩戴口罩。

4. 物品准备：生物反馈电刺激仪、肛门探头、电极片、耦合剂、一次性尿垫、纸巾等。

（三）操作中护理

1. 宣教。指导患儿配合要点及注意事项。

2. 摆放体位。取平卧位或侧卧位，如使用肛门探头宜取侧卧位。

3. 正确放置探头及电极。探头表面涂抹导电凝胶，动作轻柔置入肛门，连接通道导联，同时将表面电极贴片正确贴于腹部。

4. 创建患儿信息，选择治疗程序。

5. 调节训练通道。①生物反馈治疗前选择所需的生物反馈协议，并设定通道建议范围。②电刺激治疗前，调至合适电流强度，患儿感觉到有强烈的牵扯感或振动感但以不疼痛为宜。

6. 治疗。指导患儿根据仪器提示进行训练，并反馈训练感受，操作者根据患儿反馈进行训练调整。

（四）操作后护理

1. 肛周护理。操作完毕进行肛周皮肤的清洁。

2. 数据存储。软件自动保存患儿数据，同时可在"任务"栏下的"已保存的任务"中观看之前患儿的训练结果，选择平均状态打印正文或者图像，并分析数据。

3. 终末处理。进行物品的终末处理及仪器维护保养。

六、并发症处理

1. 肛门疼痛。电刺激治疗过程中患儿出现痛苦貌或尖叫，或自诉肛门疼痛。预防及处理：电刺激治疗时应指导患儿在首次感受到刺激时告知，逐渐增加强度，直到他们在舒适状态下能承受的最大量，不应有疼痛感；治疗过程中肛门探头不可移位；一旦患儿诉肛门疼痛，应立即暂停电刺激治疗，重新调试强度。

2. 直肠黏膜出血。有血性液体或黏液血便自肛门口排出，或拔出探头后探头表面可见少量血丝，伴或不伴肛门疼痛。预防及处理：选择适宜型号的肛门探头；肛门探头应充分润滑；插入肛门探头时动作需轻柔，不可暴力插管；一旦出现直肠黏膜出血，可暂缓从肛门放置探头，采用表面贴片电极替代肛门电极进行治疗，其间禁止电刺激治疗，并予坐浴治疗1次/日。

七、注意事项

1. 插管过程需轻柔，不可暴力插管以免引起疼痛、直肠黏膜出血等并发症。

2. 检查过程须取得患儿充分配合，耐心指导患儿学会辨识电脑屏幕图像意义，直至患儿充分理解，以保证检查结果的准确性。

3. 电刺激治疗时需固定好探头，避免探头滑出肛门。

4. 准确连接体表的电极，保证构成电流回流。

5. 根据患儿排便障碍类型选择适宜的训练模式。

6. 注重患儿回家后的自我训练。

7. 定期进行阶段性的效果评价，一般一个疗程结束后需进行阶段性的训练评价以及肛门功能评估，以便制订或调整后续生物反馈治疗方案。

八、知识拓展

生物反馈电刺激治疗是一种以功能锻炼为主的治疗手段，其生动形象的动画模式引导利于儿童接受该训练方法，并快速掌握训练技巧。其创新性及优势主要在于：①无创、无痛、无须服用药物；②并发症少，风险性小；③潜在正向影响疾病进程；④结合家庭康复训练可保持长期疗效。基于以上优势，目前国内外已将该治疗方法广泛应用于功能性排便障碍、肌源性排便障碍、直肠癌术后、直肠黏膜脱垂、产后盆底肌训练等多个领域。

（应本娟　朱文婷　刘　荣）

第八节 回流灌肠技术

一、概述

回流灌肠技术（refluence clysis）是指用灌洗器将一定量的灌肠液通过肛管，由肛门经直肠灌入结肠，待粪水排出后再次注入灌肠液，如此反复进行，辅助清除肠道内的积粪、积气的一项操作技术。回流灌肠技术是先天性巨结肠最常用的保守治疗方法和必需的术前准备措施。

二、目的

减轻腹胀症状、维持排便功能，减轻肠道炎症刺激及水肿，预防患儿术中腹腔污染、减少术后感染发生，协助疾病治疗及改善患儿营养状况。

三、适应证

1. 诊断明确的巨结肠及巨结肠同源病患儿。

2. 诊断未明确，但临床考虑巨结肠及巨结肠同源病且一般情况好的排便障碍患儿。

3. 巨结肠及巨结肠同源病术后小肠结肠炎患儿。

4. 造口还纳术前需行肠道准备的患儿。

5. 胎粪堵塞、胎粪性肠梗阻患儿。

6. 继发性巨结肠患儿。

7. 肠动力异常排便障碍患儿。

四、禁忌证

1. 有消化道活动性出血的患儿。

2. 明确机械性肠梗阻的患儿。

3. 肠切除、肠吻合术后 1 个月内的患儿。

4. 明确肠穿孔的患儿。

5. 一般情况差伴重度低蛋白血症的患儿。

五、操作实践

（一）评估

1. 评估患儿主要症状、体征。

2. 评估患儿有无回流灌肠禁忌证，是否为高危人群。

3. 结合辅助检查（如腹部平片、钡灌肠）结果，了解病变部位、长度、肠曲走向、有无畸形或粪石，判断操作难度。

4. 评估患儿心理状态及配合程度。

（二）操作前护理

1. 灌肠前宣教：回流灌肠的目的、必要性、相关并发症及人文关怀要点。

2. 签署灌肠同意书。

3. 用物准备：恒温热水器、39～41℃的生理盐水、型号适宜的肛管1根、灌洗器2个、水温计、小纱布2张、医用液体石蜡油、石蜡油容器、灌肠衣、口罩、帽子、一次性橡胶手套、护目镜、软尺、纸巾、护理垫、灌肠裤或保暖袜套、灌肠桶、污物桶。

4. 环境准备：关闭门窗，打开排气扇，调节室温至24～26℃。

5. 护士准备：仪表端庄，服装整洁，洗手、戴口罩及帽子、穿灌肠衣、戴手套、必要时佩戴护目镜。

6. 患儿准备：核对患儿信息，穿灌肠裤或保暖袜套，正确测量过脐腹围并记录。

（三）操作中护理

1. 摆放灌肠体位。协助患儿取截石卧位，双腿交叉，年长儿可取左侧卧位，家属配合固定患儿。

2. 肛门指检。操作者用纱布蘸取医用液体石蜡油润滑右手食指，行肛门指检，了解肛门情况及直肠内大便情况。

3. 插管。用纱布蘸取石蜡油润滑肛管前端，左手拇指、食指分开肛门口，将肛管自肛门口轻轻插入肛门内，左手固定肛管，右手持灌洗器抽吸灌肠液，连接肛管，边注水边向前送管，使肛管到达肠腔指定部位（巨结肠患儿，肛管需通过肠管狭窄段至扩张段，此时可见爆破样大便及气体排出）。

4. 结肠灌洗。当插管至肠腔指定部位后，须停留反复灌洗肠管，直至灌出液清亮，灌肠过程中应观察患儿面色、有无呕吐、腹痛等不适，腹胀有无缓解、有无血性液体排出等；指导家属采取有效措施转移患儿注意力，使患儿充分配合，同时配合腹部按压，促进液体排出，保证灌肠效果。

5. 拔管。灌肠结束，将肛管自扩张段逐步拖出至肛门口，同时排除结肠远端及肛门直肠内残余气体及液体。

6. 肛周皮肤护理。用纸巾擦拭患儿肛周皮肤，必要时用温水清洗，保持肛周皮肤清洁干燥。

（四）操作后护理

1. 用物整理。取手套，洗手，取口罩，脱灌肠衣，进行物品终末处理。

2. 核对。再次核对患儿信息。

3. 记录。测量患儿灌肠后过脐腹围，记录操作者姓名、操作时间、灌肠后腹围、灌肠液入量、灌肠液出量、大便颜色、大便性质、大便气味、插管是否顺利、有无相关并发症发生等。

4. 灌肠后健康宣教。指导患儿进食清淡易消化食物，避免粗纤维、坚果及有核水果的摄入，以免灌肠堵管；嘱家属加强患儿肛周护理，保持肛周皮肤清洁干燥，避免红臀发生；灌肠后如有不适，及时告知医护人员。

六、并发症处理

1. 肠穿孔。表现为突然烦躁不安或剧烈腹痛；进行性腹胀，查体腹部有压痛或反跳痛；腹部 B 超提示腹腔积液。预防及处理方法：灌肠时动作轻柔，如遇阻力，先将肛管适当退出，再重新插管，切忌暴力插管；灌肠中密切观察患儿反应、面色、腹部体征、灌出液量、性状颜色等；一旦怀疑肠穿孔，应立即停止灌肠，请示医生，遵医嘱予以对症处理，并加强病情观察及记录；确诊肠穿孔且需立即手术者，需配合医生积极完善术前准备；做好患儿及家属安抚工作。

2. 肠道黏膜损伤。表现为肛门疼痛，伴局部压痛；损伤严重时可见肛门外出血或粪便带血丝。预防及处理方法：预防同"肠穿孔"；一旦发生肠道黏膜损伤，应立即暂停并请示医生评估是否继续灌肠，如需继续灌肠，应加强观察，避免发生肠穿孔；指导家属灌肠过程中安抚患儿，确保其充分配合，避免进一步加重肠道黏膜损伤。

3. 肠道感染。表现为腹痛、腹胀，大便的颜色、性质、量、气味改变。预防及处理方法：严格执行消毒隔离制度；评估患儿营养状况，纠正营养不良；观察患儿体温变化、精神状态、食欲、腹部情况、排便情况；一旦发生肠道感染，应遵医嘱予以甲硝唑等肠道抗菌药物保留灌肠。

4. 上呼吸道感染。表现为高热、寒战、咳嗽、咳痰等。预防及处理方法：灌肠过程中应加强保暖；灌肠液水温适宜；灌肠室定期通风及空气消毒；一旦发生上呼吸道感染，遵医嘱给予对症支持治疗，加强灌肠室空气消毒，避免交叉感染。

5. 肛周皮肤损伤。表现为肛周皮肤发红甚至破溃。预防及处理方法：充分润滑肛管及肛周皮肤，减轻肛管与肛周皮肤之间的摩擦；应做好肛周皮肤护理，保持肛周皮肤清洁干燥；一旦发生肛周皮肤损伤，遵医嘱行坐浴、局部涂抹药物等对症治疗。

6. 水中毒。早期可表现为烦躁不安，继而嗜睡、抽搐、昏迷；查体可见球结膜水肿。预防及处理方法：选择 0.9% 氯化钠溶液灌肠；严格控制灌肠液总入量及灌肠时长，充分排空肠腔残余液量；观察患儿的精神状态、皮肤黏膜、尿量，是否出现水、电解质紊乱的症状；一旦发生水中毒，应遵医嘱完善各项检查，予以对症支持治疗，及时纠正水电解质紊乱，密切观察患儿病情变化。

七、注意事项

1. 灌肠前应检查灌肠同意书，高危人群须根据灌肠情况多次签署灌肠同意书。

2. 掌握回流灌肠的适应证及禁忌证。

3. 重视阅片，以了解病变肠管情况。

4. 控制灌肠液的温度在 39 ~ 41 ℃。

5. 灌肠中应注意保暖。

6. 插管动作应轻柔，勿粗暴插管，遇插管困难者，可选择边低压注水边送管，必要时先适当退管再送管。

7. 插管深度需通过痉挛段到达扩张段。

8. 注意安抚患儿，避免哭吵、躁动，以免增加灌肠风险。

9. 如患儿出现精神萎靡、面色苍白、出冷汗、腹胀加重，灌肠液带有血丝或呈洗肉水样，注入较多灌肠液后未见液体流出等情况应立即停止灌肠，告知医生，并配合处理。

八、知识拓展

1. 插管过程中的常见问题及处理。

（1）肛管通过狭窄段困难：了解病变部位，边注水边插管。

（2）肛管反折：轻轻退出肛管，再重新送管。

（3）肛管孔被粪块堵塞：拔出肛管，清理堵塞物，重新插管。

（4）液体流出不畅：轻轻抽动肛管调整位置，配合有效腹部按压。

2. 灌肠液剂量选择。

（1）新生儿：灌肠液总量宜按 100 mL/kg 计算，单次注入量 20 ~ 30 mL。

（2）婴幼儿：灌肠液总量宜在 1000 ~ 2000 mL，单次注入量 30 ~ 50 mL。

（3）学龄前期及以上儿童：灌肠液总量宜在 2000 ~ 4000 mL，单次注入量 50 mL。

（4）肠腔内有大量粪便残留、肠管明显扩张、术前末次灌肠者：可遵医嘱增加灌肠液总量。

（胡丽君　应本娟　崔　瑾）

第九节　肝移植受体术前擦浴

一、概述

擦浴是清洁皮肤的一种常用方法，普遍应用于术前患儿。它可以保持患儿皮肤清洁、预防感染、促进血液循环、增加舒适感、帮助皮肤排泄、促进发热患儿散热；也可以观察、了解患儿全身情况，其对于器官移植患儿更加重要。

二、目的

确保手术区域的清洁，减少手术感染的风险。

三、适应证

所有病情平稳，即将进行肝移植手术的患儿，术前 2 ~ 4 小时进行擦浴。

四、禁忌证

1. 患儿病情危重，随时可能出现病情变化，危及生命者。

2. 患儿有大面积皮肤感染、水疱、溃烂、湿疹等皮肤病时。

3. 颅内出血未得到控制者，脑疝、惊厥、破伤风痉挛期患儿。

五、操作实践

（一）评估

评估患儿年龄、病情、意识、心理状态（患儿和家属）、自理能力及配合程度、皮肤情况、环境温度。

（二）操作前护理

1. 核对患儿身份信息。

2. 向患儿及家属解释擦浴的目的、方法、注意事项。

3. 环境准备：关闭门窗，拉上窗帘或使用屏风遮挡，避免空气对流，调节室温（22 ～ 26 ℃）。

4. 操作者准备：衣帽整齐，洗手，剪指甲，戴口罩、围裙或一次性隔离衣。

5. 物品准备：速干洗手消毒液、纱布、无菌手套、1% 聚维酮碘、氟康唑、无菌弯盘、手术衣或干净的开衫棉质衣裤、一次性护理垫。治疗车下层备生活垃圾桶、医用垃圾桶。

（三）操作中护理

1. 携用物至床旁，再次核对患儿身份。

2. 先检查全身皮肤情况，再使用温水清洁，去除污渍及胶布痕迹，如有破损应做相应处理并做好交班。

3. 将 1% 的聚维酮碘和氟康唑用温水温热备用。

4. 把温热的 1% 聚维酮碘倒入无菌弯盘，用无菌纱布浸湿后擦拭皮肤。擦拭范围：从颈部至大腿上 1/3，两侧至腋后线。擦拭顺序：由上到下，由内到外。

5. 自然待干后，使用氟康唑再次重复以上步骤擦浴一次。

6. 擦浴完成后立即穿好尿不湿及手术衣，并予以保暖。协助患儿采取舒适体位。

（四）操作后护理

1. 再次核对患儿身份信息。

2. 整理用物，洗手。

3. 记录。

六、并发症处理

1. 上呼吸道感染。表现为体温升高，咳嗽、流涕等症状。原因是擦浴时未注意保暖，空气对流导致。预防及处理：操作环境避免空气对流，调节室温 22 ～ 26 ℃，动作迅速，减少暴露时间；操作中和操作后严密监测患儿生命体征，如有异常立即报告医生对症处理。

2.过敏反应。表现为患儿在擦浴过程中出现过敏反应，如红肿、瘙痒等。出现过敏反应后应立即停止擦浴，通知医生，遵医嘱予以抗过敏治疗。

七、注意事项

1.操作敏捷，减少暴露时间，动作轻快。

2.确保安全，防跌伤，减少暴露，避免患儿受寒。

3.擦浴时，保持温度适宜，防止烫伤。

4.操作宜在进食后 1 小时或两餐间进行。

5.观察全身情况，发现问题及时报告医生并做相应处理，如骨折、皮肤颜色、皮疹、皮损、异常包块、外观畸形等。

6.擦浴过程中观察患儿反应，如有病情变化，立即停止擦浴并进行相应的处理。

八、知识拓展

无。

（易　强　陈春利）

第六章

呼吸系统疾病护理技术

第一节　皮肤过敏原点刺试验

一、概述

　　过敏原皮肤点刺试验（skin-prick test，SPT）是将高纯度化的致敏原液滴于患儿前臂，再用点刺针轻轻刺入皮肤表层，观察患儿点刺部位皮肤反应的一种操作。该操作具有方便、经济、安全、有效、痛苦小等特点。

二、目的

　　判断患儿是否对某种或某几种（含吸入过敏原、食入过敏原）变应原过敏。

三、适应证

　　免疫球蛋白 E（immunoglobulin E，IgE）介导的变应原性疾病的诊断，如过敏性鼻炎、过敏性哮喘、过敏性结膜炎，以及皮肤过敏症，如特异性皮炎、荨麻疹、湿疹等。

四、禁忌证

　　1.有皮疹或皮肤划痕症阳性。

　　2.处于疾病急性发作期，病情未得到控制。

　　3.既往曾暴露于所检测的变应原中而出现严重过敏反应，如过敏性休克。

　　4.因潜在疾病、心理原因等不能配合者。

　　5.试验前曾服用过有抑制作用的药物且停药时间较短者。

五、操作实践

（一）评估

　　1.病情评估。处于急性发作期不宜进行该试验。对乙醇过敏者采用生理盐水擦拭点刺位。被检测者应为非空腹状态。

2.用药情况。询问被检测者药物使用情况。3天内服用抗组胺药物、全身使用糖皮质激素及点刺部位1天内涂搽糖皮质激素者不宜进行试验。

3.皮肤状况。点刺部位皮肤状况良好，无荨麻疹、湿疹、皮炎等，无皮肤划痕症。

（二）操作前护理

1.环境准备：房间光线充足，通风良好，避免摆放鲜花，并有空气消毒设施。

2.用物准备：①常规用物，如乙醇、生理盐水、棉签、点刺液、点刺针、划痕笔、刻度尺、锐器盒、计时器、签字笔、报告表等；②备好抢救药品和物品。

3.护士准备：洗手、戴口罩，向家属及患儿讲解过敏原皮肤点刺试验的目的、方法及注意事项。

（三）操作中护理

1.用乙醇溶液或生理盐水清洁患儿前臂曲侧，自然待干。

2.将适量点刺液滴于患儿前臂曲侧，每两种点刺液间隔≥2 cm，以避免交叉浸染。

3.点刺针与皮肤呈90°角，快速刺于皮肤上的点刺液，深度以刺入表皮层为宜，停留1秒后拔出，每个点刺针限用于一种过敏原试验，点刺过程中做好患儿的安抚工作。

4.告知患儿和/或家长保持手臂掌心向上平放，留观15～20分钟后观察试验结果。此过程中避免抓挠试验部位皮肤，切勿离开留观区。如有不适，如面色潮红、胸闷、气促、全身皮疹等及时告知医护人员。

5.15～20分钟后护士采用刻度尺测量试验结果。

（四）操作后护理

1.结果读取。

（1）阳性反应。有红斑或风团，以风团或红斑直径（S）>阴性对照（生理盐水）直径3 mm作为阳性结果。S=（最大横径+最大竖径）/2，应保持竖径与横径垂直。

（2）阳性结果解释。皮肤指数（SI）=S/阳性对照（组胺）。直径正常：SI=0或与阴性对照相同；一级（+）：0<SI<0.5；二级（++）：0.5≤SI<1.0；三级（+++）：1.0≤SI<2.0；四级（++++）：SI≥2.0。

2.操作后注意事项。避免抓挠试验部位皮肤，待其自然消退后方可洗手、洗澡。清洗时水温不宜过高。部分患儿可发生迟发性反应，即在点刺试验6～12小时出现点刺部位阳性反应，提醒家属及患儿注意观察，及时向医护人员反馈。

六、并发症处理

1.局部轻度不良反应。表现为风团或红斑直径<4 cm，皮肤出现发红、瘙痒刺激、伪足。一般可不予处理，必要时可涂搽类固醇乳剂或口服抗组胺药。

2.局部严重不良反应。表现为风团或红斑直径>4 cm，皮肤出现发红、瘙痒刺激、伪足。处理措施：①局部涂搽类固醇乳剂；②口服抗组胺药物；③肌内注射抗组胺药物；④必要时使用肾上腺素液（1∶1000）在过敏原点刺部位周围封闭注射。

3.轻度、中度全身不良反应。表现为风团或红斑直径 >4 cm，皮肤出现发红、瘙痒刺激、伪足，并发鼻炎、结膜炎、哮喘、扩散性皮疹或荨麻疹表现。处理措施：①肌内注射抗组胺药；②使用速效 β2 受体激动剂；③建立静脉通道；④静脉注射糖皮质激素；⑤必要时静脉使用茶碱类药物；⑥必要时使用肾上腺素液（1∶1000）在过敏原点刺部位周围封闭注射；⑦持续监测生命体征。

4.重度全身不良反应。表现为手足心瘙痒、头皮瘙痒、全身皮肤潮红、风团样皮疹（出现越早，病情越凶险）、呼吸困难、呼吸急促、声音嘶哑、腹痛、恶心、呕吐等。处理措施：①立即皮下注射肾上腺素液（1∶1000）；②建立静脉通道；③静脉注射糖皮质激素；④肌内注射抗组胺药物；⑤吸氧并保持呼吸道通畅；⑥必要时使用速效 β2 受体激动剂；⑦必要时静脉使用茶碱类药物；⑧持续监测生命体征。

5.过敏性休克。表现为面色苍白、皮肤湿冷、血压下降、意识改变、排便失禁。处理措施：①立即皮下注射肾上腺素液（1∶1000），必要时 15～20 分钟后重复使用；②平卧、保持气道通畅，高流量吸氧；③建立静脉通道，快速补充血容量；④静脉给予血管活性药物（多巴胺），必要时联合间羟胺，以维持血压；⑤糖皮质激素静脉滴注，必要时重复使用；⑥有呼吸抑制者可使用呼吸兴奋剂，必要时可采用机械通气；⑦必要时使用速效 β2 受体激动剂；⑧必要时静脉使用茶碱类药物；⑨持续监测生命体征。

七、注意事项

1.点刺液。点刺液应按说明书要求在恒温（一般适宜温度为 2～8 ℃）、避光环境中保存；阴性对照使用生理盐水，阳性对照使用组胺溶液。

2.点刺试验操作方法。每 2 滴药液之间应间隔 ≥ 2 cm，药液间隔过近（<2 cm）或点刺液流散易致药液混合，红斑或风团相互重叠不利于结果判断。

3.观察时间。试验后皮肤阳性反应在点刺后 10～20 分钟达高峰，因此测量皮肤风团的最佳时间为点刺后 15～20 分钟。

4.结果判读和解读。一般来说，与阴性对照相比，$S \geq 3$ mm 判定为过敏原点刺试验阳性，$S<3$ mm 判定为阴性。但皮肤反应不强烈并不意味着病情不严重，因此在临床工作中仍需重视 $S<3$ mm 的风团。

八、知识拓展

年龄对 SPT 的影响主要表现在以下几个方面。

1.婴儿。婴儿自 1 个月起体内即存在 IgE 致敏的肥大细胞，故自婴儿期起即可对 SPT 产生反应，但反应性非常低。澳大利亚学者曾对 78 例婴儿在出生后 4～20 个月期间，每 4 个月进行相同浓度组胺（1 mg/mL）SPT 检测，结果表明所有婴儿组胺 SPT 均可产生风团，对组胺的反应能力随年龄逐渐增长，20 月龄的组胺风团显著低于成年人，提示血管反应性随年龄而增长。食物过敏原点刺反应早在婴儿期即可出现，通常是一过性的。而吸入过敏原如屋尘螨，通常在婴儿期较晚出现并持续，风团直径随年龄而增长。

2. 儿童。在年龄 ≥ 2 岁儿童中，食物特异性 SPT 的"100% 阳性预测值"风团直径分别为牛奶 ≥ 8 mm，鸡蛋 ≥ 7 mm，花生 ≥ 8 mm；年龄 <2 岁儿童中，相应的直径分别为牛奶 ≥ 6 mm，鸡蛋 ≥ 5 mm，花生 ≥ 4 mm；年龄 <6 个月且从未接触过特定食物的幼儿中，SPT 通常为阴性或低于诊断临界值，而在 2 岁左右检测时达到诊断临界值。

（王紫娟）

第二节　压力定量气雾剂吸入技术

一、概述

压力定量气雾剂（pressurized metered dose inhaler，pMDI）是一种向肺部递送特定剂量药物气溶胶的吸入装置，具有体积小、可随身携带、使用方便、起效迅速、全身不良反应小及价格低等优点，在临床上应用广泛。

二、目的

向肺部递送特定剂量药物气溶胶达到临床治疗的目的。

三、适应证

需使用压力定量气雾剂治疗并配合使用者。

四、禁忌证

怀疑或已明确对药物有严重不良反应者。

五、操作实践

（一）评估

评估患儿的呼吸功能及配合度。

（二）操作前护理

1. 双人核对患儿及治疗信息。

2. 向患儿或家属讲解吸入治疗目的，需配合的方法。

3. 取得家属及患儿知情同意。

4. 个人准备：衣帽整齐，洗手，戴口罩。

5. 物品准备 pMDI，医嘱单。

（三）操作中护理

1. 双人核对患儿及治疗信息。

2. 移开喷口盖子，双手持握 pMDI，并用力摇匀。

3. 缓慢呼气直到不再有空气从肺内呼出，然后立即进入下一步。

4. 口含喷口，开始吸气的同时，按压 pMDI 上部将药物释出，并继续缓慢深吸气，吸气完毕后将 pMDI 从口中移开。

5. 屏气 10 秒，或在没有不适的情况下尽量延长屏气时间，然后缓慢恢复呼气。

6. 喷口擦净后盖回盖子。

7. 如需多吸一剂，1 分钟后重复以上步骤。

8. 将 pMDI 放置阴凉处备用。

（四）操作后护理

1. 双人核对患儿及治疗信息。

2. 协助患儿漱口。

3. 指导药物保存方法。

六、并发症处理

声音嘶哑、口咽部念珠菌感染的预防：吸入糖皮质激素后应立即漱口，可预防声音嘶哑、口咽部念珠菌感染等不良反应。

七、注意事项

1. 每次使用前务必取下 pMDI 盖子并上下摇匀。

2. 吸药时应保持上半身直立，pMDI 药罐向上。

3. 吸气与按压同步，并尽量深吸气且不少于 5 秒。

4. 吸药后持续屏气时间至少 10 秒。

5. 每次吸入药物完毕后，立即漱口，避免不必要的药物残留。

八、知识拓展

1. pMDI 的常用药物。硫酸沙丁胺醇吸入气雾剂、沙美特罗替卡松气雾剂、丙酸氯替卡松气雾剂、布地奈德气雾剂等。

2. pMDI 的结构。由金属容器、定量阀门和喷口（口含嘴）三部分组成。其中金属容器用于灌装配方药物，定量阀门用于确保喷射剂量稳定，喷口（口含器）用于使药物气溶胶被吸入呼吸道。

（赵智华）

第三节　压力定量气雾剂联合口鼻气雾剂给药器

一、概述

pMDI联合口鼻气雾剂给药器主要适用于不能配合使用pMDI的儿童,利用口鼻气雾剂给药器,可减慢药物从定量吸入器释放的速度,改善吸气与喷药动作的协调性,有助于患儿深慢地吸入药物,增加肺部沉积率。

二、目的

向肺部递送特定剂量药物气溶胶达到临床治疗的目的。

三、适应证

需使用pMDI联合口鼻气雾剂给药器治疗并配合使用的患儿。

四、禁忌证

怀疑或已明确对药物有严重不良反应者。

五、操作实践

(一)评估

评估患儿的呼吸功能及配合度。

(二)操作前护理

1.双人核对患儿及治疗信息。

2.向家属及患儿讲解吸入治疗的目的,需配合的方法。

3.取得患儿及家属知情同意。

4.个人准备:衣帽整齐,洗手,戴口罩。

5.物品准备:pMDI,口鼻气雾剂给药器,医嘱单。

(三)操作中护理

1.双人核对患儿及治疗信息。

2.移开喷口盖子,双手持握pMDI,并用力摇匀。

3.将pMDI喷口插入口鼻气雾剂给药器尾部,保持面罩鼻部位置与pMDI药瓶均向上。

4.将给药器面罩覆紧于口鼻部,按压pMDI一次,均匀呼吸至少30秒,吸药完毕后取下pMDI及口鼻气雾剂给药器。

5.将pMDI与给药器分开。

6.用纸巾擦净pMDI喷口,盖上盖子。

7.如需多吸一剂,1分钟后重复以上步骤。

8. 将 pMDI 放置阴凉处备用。

（四）操作后护理

1. 双人核对患儿及治疗信息。

2. 协助患儿漱口、清洁面部。

3. 指导药物保存方法。

4. 指导给药器清洗及保养。

六、并发症处理

同"压力定量气雾剂吸入技术"。

七、注意事项

1. 每次使用前务必取下 pMDI 盖子并摇匀。

2. 确保 pMDI 与给药器连接正确。

3. 吸药时应保持上半身直立，面罩罩紧口鼻，吸药时间不得少于 30 秒。

4. 每次吸入药物完毕后，立即漱口、清洁面部，避免不必要的药物残留。

5. 给药器应每周清洗一次，忌用毛刷或布擦拭，忌用高温消毒或煮沸，避免阳光直射晒干。

6. 给药器应存放在阴凉、干燥处。

7. 给药器应每半年应更换，有破损时随时更换。

八、知识拓展

1. 口鼻气雾剂给药器优点：无静电，独特的单向活瓣设计使呼气道、吸气道分离，吸气死腔及阻力小，容积适中方便携带。

2. 口鼻气雾剂给药器可以与任何定量气雾剂配套使用。

3. 可根据不同年龄选择不同容量的口鼻气雾剂给药器。

（张湛美）

第四节　干粉吸入器

一、概述

干粉吸入器（dry powder inhaler，DPI）是指将药物粉末装填于药物储库中，患儿通过吸入器吸入，将粉末分散成细小微粒后吸入气管或肺部发挥疗效。当前的干粉吸入器是呼吸触动型，药物分散和粉雾的产生原动力来自患儿的吸气。干粉吸入器分为准纳器和储存剂量型涡流式干粉吸入器（俗称"都保"）。

二、目的

向肺部递送特定剂量药物气溶胶达到临床治疗的目的。

三、适应证

需使用 DPI 治疗并配合使用的患儿。

四、禁忌证

怀疑或已明确对药物有严重不良反应者。

五、操作实践

（一）评估

评估患儿的呼吸功能及配合度。

（二）操作前护理

1. 双人核对患儿及治疗信息。

2. 向家属及患儿讲解吸入治疗目的，需配合的方法。

3. 取得患儿及家属知情同意。

4. 个人准备：衣帽整齐，洗手，戴口罩。

5. 物品准备：干粉吸入器（准纳器或都保），医嘱单。

（三）操作中护理

1. 准纳器。

（1）双人核对患儿及治疗信息。

（2）一手握住准纳器外壳，另一手拇指放在准纳器拇指柄上，用拇指向外推开直至鱼嘴型吸嘴完全打开。

（3）用拇指向外推动滑动杆，直至发出"咔哒"声，此时药物计数窗口的数字会倒退一个数字，这时一个标准剂量的药物已备好。

（4）缓慢呼气直到不再有空气从肺内呼出，但切记不要将气呼入准纳器中。

（5）将吸嘴放入口中，用双唇包住吸嘴，用力深吸气，直至药物完全吸入，然后将准纳器从口中移出。

（6）屏气 10 秒，或在没有不适的情况下尽量延长屏气时间，然后缓慢恢复呼气。

（7）用干布或纸巾擦净吸嘴，关闭准纳器，用拇指将准纳器外壳复位，当发出"咔哒"声时，表示准纳器已经关闭，滑动杆将自动复位。

（8）如需多吸一剂，间隔 1 分钟后重复以上步骤。

（9）将准纳器放置于阴凉干燥处备用。

2. 都保。

（1）双人核对患儿及治疗信息。

（2）旋松并拔出瓶盖。

（3）拿直药瓶，两手分别握住红色底座部分和药瓶中间部分，将红色底座向某一方向旋转直到不能再转时反方向旋转到底，当听到"咔嗒"声时，表明一次剂量的药粉已装好。

（4）缓慢呼气直到不再有空气从肺内呼出，但切记不要将气呼入都保中。

（5）将吸嘴放入口中，用双唇包住吸嘴，用力深吸气，直至药物完全吸入，然后将装置从口中移出。

（6）屏气10秒，或在没有不适的情况下尽量延长屏气时间，然后缓慢恢复呼气。

（7）用干布或纸巾擦净吸嘴，盖上盖子。

（8）如需多吸一剂，间隔1分钟后重复以上步骤。

（9）将都保放置于阴凉干燥处备用。

（四）操作后护理

1.双人核对患儿及治疗信息。

2.协助患儿漱口。

3.吸药完成后，检查药物粉末是否完全吸入。

4.指导家属及患儿药物的保存方法。

六、并发症处理

同"压力定量气雾剂吸入技术"。

七、注意事项

1.使用过程中不要对着干粉吸入器吸嘴呼气。

2.吸药时应保持上半身直立，且尽量深吸气不少于5秒。

3.吸药后屏气时间至少10秒。

4.每次吸药后，立即漱口，避免不必要的药物残留。

5.不用时切勿推动滑动杆或旋转红色底座，应保持干粉吸入器处于关闭状态，避免药物浪费。

6.保持干粉吸入器干燥。

7.药物应置于儿童不易接触的地方，避免被当成玩具玩耍。

八、知识拓展

1.准纳器的结构。准纳器呈蝶形圆盘状，内部是卷曲的密封带，里面有药囊，它是目前使用最广泛的吸入装置之一。

2.准纳器的优缺点。优点是吸气流速要求较低，剂量准确，吸入后有感觉，防潮性能好；缺点是药粉必须保持干燥。

3.都保的结构。都保由吸嘴、吸气通道、定量药盘、储药池、刮药板组成。

4.都保的优缺点。优点是不需抛射剂，应用方便，肺沉积率高；缺点是无精准计数装置，吸入后无感觉，药粉必须保持干燥。

（郭　蓉）

第五节　特异性免疫治疗

一、概述

特异性免疫治疗（specific immunotherapy，SIT）又称变应原免疫治疗，是指在明确导致过敏性疾病主要变应原的基础上，让患儿反复接触逐渐增加剂量的变应原提取物（标准化变应原制剂），使机体免疫系统产生对此类变应原的耐受性，从而控制或减轻过敏症状的一种治疗方法。

二、目的

SIT 是过敏性疾病唯一的对因治疗方法，可改变过敏性疾病的自然进程，有效阻止过敏性鼻炎发展成为哮喘等疾病，预防新的过敏产生及诱导机体对变应原产生特异性免疫耐受，兼有预防与治疗双重意义。

三、适应证

1. 轻至中度过敏性哮喘患儿。

2. 中至重度持续性过敏性鼻炎患儿。

3. 轻至中度过敏性哮喘合并过敏性鼻炎（和 / 或过敏性结膜炎）患儿。

4. 轻至中度过敏性哮喘合并湿疹患儿。

5. 过敏原检测螨是唯一或主要过敏原，且日常生活中无法完全避免，常规方法控制不理想者。

四、禁忌证

1. 严重或未控制的哮喘（FEV1<70% 预计值）。

2. 应用第 4/5 级哮喘控制方案仍不能控制症状，或肺功能持续减低者。

3. 免疫治疗期间连续 2 次发生不明原因重症过敏反应者。

4. 正在使用 β 受体阻滞剂或血管紧张素转化酶抑制剂（angiotensin converting enzyme inhibitor，ACEI）治疗者。

5. 患有严重的心脑血管疾病、免疫性疾病（包括自身免疫性疾病和免疫缺陷性疾病）、恶性肿瘤者、慢性感染性疾病者。

6. 患儿有严重的心理疾病、缺乏依从性或无法理解治疗的风险和局限性。

五、操作实践

（一）评估

1. 皮下免疫治疗（subcutaneous immunotherapy，SCIT）。

（1）注射前 3 ～ 4 天内无全身性的并发疾病或症状，如急性上呼吸道感染、发热，无过敏性疾病急性发作、哮喘发作等。

（2）1 周内未发生其他严重过敏症状。

（3）1 周内未接受过其他疫苗治疗。

（4）患儿每次注射前都应保证充足休息，以免因劳累导致身体处于应激状态。

（5）18 岁以下未成年患儿应有监护人陪同方可注射。

（6）询问并查对上一次注射后有无全身或局部速发或迟发反应，以及检查上次注射部位有无硬结等体征。

（7）注射前测量 PEF，如 PEF<70% 个人预计值则不予治疗。

2. 舌下免疫治疗（sublingual immunotherapy，SLIT）。

（1）评估变应原检测结果，明确诊断。

（2）评估患儿口腔情况，口腔有炎症、创伤等暂缓用药。

（3）评估患儿是否同时进行抗病毒或细菌疫苗接种，疫苗接种间隔两周后再继续粉尘螨滴剂治疗。

（4）评估患儿是否诊断传染性疾病，急性期应先控制症状再行舌下免疫治疗。

（5）肺功能检测不达标者（FEV1<70% 预计值）不能进行脱敏治疗。

（二）操作前护理

1. 准备好急救药品及急救器材。

2. 双人核对患儿身份信息及医嘱。

3. 注射前做好解释，缓解患儿紧张、恐惧情绪。

4. 确认患儿的身体状况、注射间隔、前次注射后的反应。

5. 按患儿的免疫治疗记录表取出相应浓度的药物，检查药品的外观及有效期。

6. 患儿参与记录哮喘日记。

（三）操作中护理

1. 操作中核对：双人核对患儿身份信息及医嘱。

2. 操作要点。

（1）皮下免疫治疗：①摇匀药物并消毒瓶盖，按注射顺序吸取规定容量的药液。②消毒注射部位皮肤，用左手拇指、食指提捏注射部位的上方，快速进针 2/3，针头与皮肤表面呈 30°～ 60°，进针约 1 cm，需避免肌内注射，但也不宜注射太浅避免出现局部反应。③回抽无血后缓慢注射，注射 1 mL 约需要时间 1 分钟，每注射 0.2 mL 回抽一次。患儿皮下间隙小，可以两个手指固定针头，以防针头移位。④如果回抽到血液，应停止注射，弃去血液污染的药品，观察患儿 30 分钟并测量 PEF 值，如未见不良反应，在另一部位注射剩余剂量，建议左右臂轮流注射。

（2）舌下免疫治疗：先将药瓶倾斜 45°置于嘴巴上，嘱患儿张嘴，翘起舌头暴露出舌下位置，轻压瓶身，让滴剂自然滴入舌下，含住 1 ~ 3 分钟后再进行吞咽。

（四）操作后护理

1. 皮下免疫治疗。

（1）注射完毕后，记录注射瓶号、浓度、容量、注射时间、注射部位，嘱咐患儿及家属如有不适立即告诉护士。

（2）注射完毕后需观察 30 分钟，观察局部及全身速发反应，一旦出现全身反应立即予以急救措施并及时记录。

（3）注射 30 分钟后再次测量 PEF 并记录。

（4）告知患儿注射后的注意事项：注射后 24 小时内避免剧烈运动、避免长时间热水浴、避免饮酒、尽量避免接触过敏原。

2. 舌下免疫治疗。

（1）服药 10 ~ 15 分钟后方可进食或饮水。

（2）观察患儿是否有不良反应，如口腔黏膜瘙痒、刺激性舌肿胀、胃肠道不适、过敏症状加重等。

（3）记录患儿用药剂型及剂量。

六、并发症处理

1. 局部常见不良反应。表现为注射部位出现包括局部瘙痒、红晕、肿胀、硬结、坏死等现象。局部不良反应一般无须处理，也可以酌情进行局部冷敷、涂搽抗组胺药乳剂或应用类固醇乳剂。

2. 局部严重不良反应。表现为皮丘直径 >4 cm（发红、瘙痒刺激、伪足）。预防及处理：①在过敏原注射部位近端扎止血带；②用 0.1 ~ 0.2 mL 的肾上腺素液（1∶1000）在过敏原注射部位周围封闭注射；③局部涂搽类固醇乳剂；④口服抗组胺药；⑤必要时肌内或静脉注射抗组胺药。

3. 轻度、中度全身不良反应。表现同局部严重不良反应，但并发鼻炎、结膜炎、哮喘、荨麻疹等表现。预防及处理：①在过敏原注射部位近端扎止血带；②用 0.1 ~ 0.2 mL 的肾上腺素液（1∶1000）在过敏原注射部位周围封闭注射，必要时多次注射，每 15 分钟注射 1 次；③局部涂搽类固醇乳剂；④肌内注射抗组胺药；⑤使用速效 β2 受体激动剂；⑥必要时静脉使用氨茶碱及水溶性皮质类固醇；⑦持续监测血压和脉搏。

4. 严重全身不良反应。表现为手足心瘙痒、头皮瘙痒、全身皮肤潮红、风团样皮疹（出现越早，病情越凶险），呼吸困难、声音嘶哑、腹痛、恶心、呕吐等。预防及处理：①立即皮下注射 0.3 mL 的肾上腺素液（1∶1000）；②建立静脉通道；③静脉注射水溶性皮质类固醇，必要时重复使用；④肌内或静脉注射抗组胺药，如苯海拉明 40 mg；⑤持续监测血压和脉搏；⑥必要时使用速效 β2 受体激动剂及氨茶碱；⑦吸氧。

5. 过敏性休克。表现为面色苍白、皮肤湿冷、血压下降，神智改变等。预防及处理：①立即皮下注射 0.3 ~ 0.5 mL 的肾上腺素液（1 ：1000），必要时 15 ~ 20 分钟后重复使用；②平卧、保持气道通畅，高流量吸氧；③建立静脉通道，快速补充血容量；④静脉给予血管活性药物，如多巴胺，必要时联合间羟胺，以维持血压；⑤肾上腺皮质激素静脉注射或静脉点滴，必要时重复使用；⑥有呼吸抑制者可使用呼吸兴奋剂，必要时可采用机械通气；⑦持续监测生命体征；⑧必要时使用速效 β2 受体激动剂及氨茶碱。

七、注意事项

1. 过敏性不良反应的发生，必要时调整剂量。

2. 为避免其他副作用，治疗期间应尽可能避免接触致病过敏原和与致病过敏原相互作用的物质。

3. 服用含有 β 受体阻滞剂或 ACEI 成分的药物时，需更换药物之后才可脱敏。

4. 脱敏过程中出现感冒发热等超过 38.5 ℃时需要暂停脱敏。

八、知识拓展

与常规的抗过敏药物不同，脱敏治疗是通过不断接触过敏原以刺激机体免疫系统产生免疫耐受的过程。所以，免疫耐受建立得越巩固，疗效就越好。目前国际上推荐疗程为 3 ~ 5 年，国内建议至少脱敏治疗 3 年。

变应原制剂的储存也同等重要，脱敏中心应配备专门的冷藏冰箱，用于储存变应原制剂。变应原需按变应原制剂储藏要求保存，需有持续温度监测，以保证变应原制剂稳定可靠。冰箱管理要求包括：①将变应原制剂放置于冰箱内，并保持冰箱温度在 2 ~ 8 ℃；②变应原制剂避免与冰箱壁接触，开启后的制剂应参照药品说明书在包装外标注患儿姓名、编号、开启时间、开启后的保存时间及有效期；③如冰箱温度超出变应原制剂保存所需温度范围，应立即将保存制剂转移至符合要求的环境暂时保管；④建立冰箱温度监测记录本，值班护士对冰箱温度进行每日检查并记录签名。

（王 玲）

第六节　儿科可弯曲支气管镜术的护理

一、概述

可弯曲支气管镜术（flexible bronchoscopy）是将一种细长的、可弯曲的内镜，经鼻腔或口腔插入，通过咽、喉、气管、支气管到达肺叶及肺段，用于气管、支气管及肺部病变部位的诊断及治疗。

二、目的

1. 能直观观察病变部位情况。
2. 能获取气道分泌物、灌洗液或病理标本进行相应检查。
3. 能清除气道内的阻塞物，改善通气功能。
4. 辅助治疗操作。

三、适应证

1. 喉鸣。
2. 反复或持续性喘息。
3. 局限性喘鸣。
4. 不明原因的慢性咳嗽。
5. 反复呼吸道感染。
6. 可疑异物吸入。
7. 咯血。
8. 撤离呼吸机困难。
9. 胸部影像学异常，如气管、支气管肺发育不良和／或畸形，肺不张，肺气肿，肺部团块状病变，肺部弥漫性疾病，纵隔气肿，气道、纵隔占位，血管、淋巴管、食管发育异常，胸膜腔病变需鉴别诊断者。
10. 肺部感染性疾病的病原学诊断及治疗。
11. 胸部外伤、怀疑有气管支气管裂伤或断裂者。
12. 需经支气管镜行各种介入治疗者。
13. 心胸外科围手术期患儿的气道评估和管理。
14. 引导气管插管、胃管置入。
15. 其他，如不明原因的生长发育迟缓、睡眠障碍等需鉴别诊断者。

四、禁忌证

1. 严重心肺功能减退者。
2. 严重心律失常，心房、心室颤动及扑动，Ⅲ度房室传导阻滞者。
3. 高热，持续高热而又需行支气管镜术者，可将其体温降至 38.5 ℃以下再行手术，以防高热惊厥。
4. 活动性大咯血者，严重的出血性疾病；凝血功能障碍；严重的肺动脉高压及可能诱发大咯血者等。
5. 严重营养不良，不能耐受手术者。

五、操作实践

（一）评估

1. 了解患儿病史，完善术前相关检查，评估病情、测量生命体征及有无麻醉等相关检查禁忌证。

2. 签署知情同意书，告知检查目的及可能出现的并发症，征得家属同意并交代注意事项。

（二）操作前护理

1. 术前向家长或其他监护人（年长儿需要同时向患儿本人）说明支气管镜术的目的、操作检查中及麻醉的可能并发症和意外。全麻的患儿还应由麻醉医师另签署麻醉同意书。询问有无麻醉药物过敏病史。

2. 环境准备：房间光线充足，通风良好，并有空气消毒设施。

3. 禁食禁饮准备：禁食禁饮轻饮料 2 小时，母乳 4 小时，牛奶、配方奶、流质易消化食物 6 小时，脂肪类固体食物 8 小时。

4. 呼吸道准备：对于鼻腔分泌物较多的患儿，需清理鼻腔分泌物，同时可用 75% 酒精擦拭鼻腔，减少鼻腔内病原细菌，防止感染。

5. 静脉通路准备：静脉输液的部位最好选择四肢的静脉，必要时建立静脉双通道。

6. 药物准备：37 ℃生理盐水、局麻药物（利多卡因）、化痰药物（氨溴索或乙酰半胱氨酸）、止血药物（凝血酶、血凝酶或垂体后叶素）、糖皮质激素（沙丁胺醇及布地奈德）、肾上腺素等。

7. 在麻醉诱导之前，应准备大小合适的麻醉机、监护仪、气道设备和剂量适当的急救药物，麻醉诱导前预吸氧，以增加氧储备。

8. 与患者多沟通，减轻其心理负担。

（三）操作中护理

1. 医护人员准备：衣帽整齐，洗手，戴口罩。

2. 查对：医师、护士、麻醉师共同核对患儿 ID 号、姓名和手术相关信息。

3. 体位：仰卧位，肩部略垫高，头部摆正，注意开放气道。

4. 给氧：鼻导管插入长度为患儿同侧鼻翼到耳垂长度的 2/3，吸氧流量 0.5 ~ 2 L/min。

5. 眼睛保护：用纱布覆盖双眼，防止分泌物倒流至眼睛，引起感染。

6. 术中对心率、脉搏、氧饱和度等体征进行密切监测。

7. 术中患儿分泌物增多，氧饱和度不能维持时需及时给予吸引，保持呼吸道通畅。

8. 配合医生进行气道给药、支气管肺泡灌洗或行介入等相关操作。

9. 做好院感防控。

（四）操作后护理

1. 术后将患儿送入观察室，给予其合理的呼吸支持方式，安置心电监护，密切监测患儿生命体征。

2.加强呼吸道管理。患儿应取平卧位头偏向一侧，避免误吸。充分清理鼻腔和口腔内的分泌物以保持呼吸道通畅。

3.观察有无并发症发生，常见的并发症有低氧血症、发热、出血及喉头水肿。

4.吞咽反射完全恢复前，严格禁食禁饮，防止误吸和相关并发症。

六、并发症处理

1.药物过敏。表现为皮疹、皮肤瘙痒、胸闷、脉弱、面色苍白、血压降低甚至呼吸困难、过敏性休克等表现。轻者停止用药后过敏反应可逐渐好转，重者加用抗过敏药物，有喉头水肿、过敏性休克时就地抢救。对心跳呼吸骤停者，立即行人工心肺复苏。

2.缺氧或血氧饱和度下降、窒息。轻者口唇微绀、末梢血氧饱和度轻度降低；重者口唇、颜面发绀甚至青灰，末梢血氧饱和度明显降低。积极查找并解除引起低氧的原因，必要时拔出支气管镜，提高氧流量，加压吸氧。待末梢血氧饱和度恢复正常再继续进行支气管镜操作。

3.心律失常。轻者术中出现心动过速或过缓；严重者术中、术后可出现明显的二联律、三联律，甚至心脏骤停。轻者停止支气管镜诊疗可以自行缓解；严重者按心律失常处理，心跳停止者立即行人工心肺复苏。

4.喉痉挛。表现为咽喉部肌肉、真假声带发生痉挛性收缩，使声门和呼吸道部分或完全紧闭致梗阻，患儿呼吸困难，血氧饱和度进行性下降，很快呈发绀状态，稍有贻误可危及生命。立即解除喉痉挛的可能诱因，如声门和会厌附近的分泌物等；给予100%氧气进行正压通气；配合麻醉师用药。

5.支气管痉挛。表现为双肺广泛的哮鸣音，呼吸困难，正压通气时气道阻力急剧增高，潮气量减少，血氧饱和度下降，呼气末二氧化碳升高，严重时可窒息死亡。此时应立即停止支气管镜操作，给予100%氧气吸入，加深麻醉，气管内应用1∶10000肾上腺素，可以静脉或雾化吸入糖皮质激素和支气管舒张剂，必要时气管插管呼吸机辅助通气。

6.出血。少量出血不用处理，凝血功能正常者可以自行止血；出血不止时，局部给予4℃生理盐水、1∶10000肾上腺素或凝血酶等。大量出血时，在局部和静脉使用止血药物、垂体后叶素的同时，立即将患者患侧卧位，必要时气管插管保持气道通畅。出血部位在鼻咽部应避免血液倒灌到咽喉部，局部给止血药物和油纱布加压止血等。出血部位在下呼吸道时，将支气管镜放置在出血部位持续吸引，清除患侧血液，必要时球囊导管置入患侧局部压迫止血等。

7.感染、发热。较常见，大约15%的患儿发生，特别是在大量灌洗、抗感染治疗不力、上气道病原带入下气道、免疫功能低下或不全的患儿发生率更高。根据发热原因进行相应处理。

8.气胸、纵隔及皮下气肿。少量气胸、纵隔及皮下气肿可自行吸收，吸氧有利于漏气的吸收。大量气胸、纵隔或皮下气肿导致呼吸困难时需进行紧急排气。对于张力性气胸需进行持续闭式引流，必要时持续负压引流。

七、注意事项

1. 支气管镜检查及用药过程中需严格监测呼吸、脉搏及血氧饱和度，维持血氧饱和度在95%以上，若血氧饱和度低于90%、心率减慢、心律失常等，应暂停操作并对并发症进行积极处理，视病情恢复情况决定是否继续。

2. 术后注意观察有无药物过敏、缺氧或血氧饱和度下降、窒息、心律失常、喉痉挛或支气管痉挛、出血、感染、发热、气胸、纵隔及皮下气肿等并发症发生，若发生积极进行对症处理。

八、知识拓展

可弯曲支气管镜检查是诊断气管支气管异物的金标准之一，可直接明确诊断并了解异物大小、形态、性状及所处位置。它是唯一可直视下获得气道异物图像的检查。

气道异物应及时诊断，病情允许情况下尽早取出。方法主要有可弯曲支气管镜、硬质气管支气管镜等异物取出术；少数异物需气管切开、经胸腔镜或开胸手术取出。硬质气管支气管镜是气道异物传统的诊疗方式，有其局限性。随着可弯曲支气管镜的广泛应用和介入手段的不断丰富，根据不同的异物特点可以选用不同介入方式，包括经支气管镜负压吸引术、支气管肺泡灌洗异物清除术、异物钳取出术、篮型异物钳取出术、球囊介入异物取出术、冷冻异物取出术等，对气道异物的诊断率及治愈率明显提高。

（刘　畅）

第七节　呼吸康复

一、概述

呼吸康复（respiratory rehabilitation，RR）又称肺康复，是一种基于对患者全面评估，并量身定制的个体化综合干预措施，包括但不限于运动训练、教育和行为改变，旨在提高慢性呼吸疾病患者生理和心理状态，并促使患者长期坚持以促进健康的活动。主要包括呼吸训练、呼吸肌训练、气道廓清及运动训练。

二、目的

1. 减轻呼吸困难的程度。

2. 辅助排痰。

3. 减少耗氧和做功，改善机体代谢。

4. 改善日常活动耐力。

5. 促进疾病稳定。

三、适应证

1. 肺炎。

2. 支气管哮喘。

3. 支气管扩张。

4. 囊性纤维化。

5. 肺不张。

6. 慢性阻塞性肺疾病。

7. 脊髓性肌萎缩伴呼吸肌无力。

8. 术后 / 创伤后或长期卧床患儿等。

四、禁忌证

1. 哮喘急性发作。

2. 气道异物。

3. 术后合并大出血。

4. 大量胸腔积液。

5. 肺栓塞。

6. 意识不清。

7. 严重的心律失常。

8. 患儿严格限制翻身。

五、操作实践

（一）评估

1. 病史及体格检查：既往史及现病史，患儿意识状态、生命体征，药物使用情况，配合能力。

2. 收集诊断性测试结果：包括肺功能、吸气肌力、有氧运动能力（6 分钟步行试验或心肺运动试验）、胸片 /CT、心电图、支气管镜。

3. 症状评估：呼吸困难症状评估、咳嗽咳痰症状评估、喘息症状评估、运动能力评估、平衡能力评估。

4. 教育评估：患儿及其照顾者对疾病及呼吸康复相关知识了解及掌握程度，患儿及其照顾者社会及心理状态评估。

（二）操作前护理

1. 双人核对医嘱及患儿信息。

2. 向家属及患儿讲解呼吸康复的目的，需配合的方法。

3. 取得患儿及家属知情同意。

4. 护士准备：衣帽整齐，洗手，戴口罩。

5. 物品准备：执行单、PDA、呼吸康复评估表、运动观察记录表、听诊器、免洗手液、纸巾、集痰杯、漱口水、水杯、一次性手套、呼吸肌力训练仪、振荡排痰仪、体位引流床、排痰杯、负压吸引设备。

（三）操作中护理

1. 操作中核对。开放式提问查对患儿姓名及 ID 号。

2. 操作要点。

（1）呼吸训练。

①腹式呼吸：取坐位或者卧位，嘱患儿放松，双手放于腹部，用鼻吸气的同时鼓腹，用嘴呼气的同时缩腹，缩腹时双手可向腹部轻轻加压，吸气与呼气时间比为 1：2，每日练习 2～3 次，每次至少 10 分钟，训练时注意观察患儿生命体征及询问患儿感受，如有头晕、血氧饱和度下降等不适需及时停止。

②缩唇呼吸：对不能配合腹式呼吸的患儿尽量做到缩唇呼吸，缩唇呼吸时嘱患儿放松，用鼻吸气，然后缩唇呼气，指导患儿呼气时将嘴保持吹口哨状，吸气与呼气时间比为 1：2，每日练习 2～3 次，每次至少 10 分钟，训练时注意观察患儿生命体征及询问患儿感受，如有头晕、血氧饱和度下降等不适需及时停止。对于年龄较小，或配合缩唇呼吸有困难的患儿可借用辅助工具完成，如吹纸条、口哨等。

（2）呼吸肌训练。吸气或呼气抗阻训练在呼吸肌力训练中最为常用，肌力训练的基本原则是高负荷，少重复；肌耐力训练的原则是低到中度的负荷下大量重复。

（3）气道廓清。

①有效咳嗽：患儿处于坐位或身体前倾，双手置于腹部，经鼻缓慢深吸气，短暂闭气，关闭声门，增加胸腔内压，迅速打开声门，用力收缩腹部，引起爆破性咳嗽，连续做 2～3 次后，休息几分钟再重新开始。

②主动循环呼吸技术（active cycle of breathing techniques，ACBT）：包括呼吸控制、胸廓扩张运动及用力呼气技术三部分。

呼吸控制（breathing control，BC）：患儿需放松胸部和肩部，并按照自身的速度和深度进行呼吸，尽可能地使用腹式呼吸来完成动作，吸气与呼气时间比为 1：2，此动作在一个主动循环呼吸技术中完成 5 次。

胸廓扩张运动（thoracic expansion exercise，TEE）：经鼻深吸气，在吸气末屏气 3 秒，随后进行呼气，呼气时可主动收缩腹部。此动作在一个主动循环呼吸技术中完成 3 次后，需暂停几秒钟后再进行呼吸控制，以防止过度通气。

用力呼气技术（forced expiration technical，FET）：由 1～2 次用力呼气（呵气）组成，随后进行呼吸控制。此动作在一个主动循环呼吸技术中完成 1～2 次后需要暂停并进行呼吸控制，防止气流阻塞的加重。

③体位引流：又称重力引流，通过调整床头高度及患儿体位，使待引流的肺叶或肺段处于高位，其引流支气管的开口向下，促使痰液借重力作用，顺体位引流方向排出。首先引流上叶，然后引流下叶后基底段。如果患儿不能耐受，应及时调整姿势。体位引流宜在餐后 1 ~ 2 小时或餐前进行；夜间分泌物容易潴留，在清晨醒后进行引流效果最好。每次引流一个部位，每个部位 5 ~ 10 分钟，如有数个部位，则总时间不超过 30 ~ 45 分钟，每日进行 2 ~ 3 次。配合叩击背部及机械辅助排痰，效果更佳。引流后有意识地咳嗽或运用用力呼气技术，可优化引流效果，必要时吸痰。

④振荡呼气正压：根据患儿耐受情况设置适当阻力。指导患儿含住口含嘴，经鼻深吸气 1 ~ 2 秒后持续呼气 3 ~ 4 秒完成一次振荡呼气正压。完成一组（5 次）振荡呼气正压后，须进行 1 ~ 2 次有效咳嗽。每日可进行 2 ~ 3 次，每次至少完成 5 组。训练过程中根据患儿完成情况及时调整振荡呼气正压装置的阻力。训练时吸吹频率不可太快，需观察患儿生命体征及询问患儿感受，如有头晕、血氧饱和度下降等不适需及时停止。

（4）运动训练。运动训练遵循个体化、整体化、循序渐进及持之以恒等原则。运动类型可以根据患儿的兴趣进行选择，常见的运动项目包括游泳、骑自行车、跑步、跳绳等。运动过程中需观察患儿面色、生命体征、咳嗽、喘息等情况并进行记录。训练的频率为每次 40 ~ 60 分钟，每周 2 ~ 3 次。

（四）操作后护理

1. 再次核对患儿身份及治疗信息。

2. 安置患儿：调整床头高度至 30°~ 45°，取舒适体位，给予清水或漱口液漱口，嘱其充分休息。

3. 整理床单位及处理用物。

4. 记录操作过程中的信息，如病情、生命体征、痰液颜色、性质、量等。

6. 洗手，取口罩。

六、并发症处理

主要并发症包括头晕、胸闷、血氧饱和度下降等。处理方法：若出现头晕、胸闷立即停止操作，协助患儿取舒适体位休息，如休息后症状不能缓解需报告医生并积极配合处理；当出现血氧饱和度下降时，应立即停止操作，报告医生同时给予患儿氧气吸入并积极配合处理。

七、注意事项

1. 根据患儿病情及症状选择合适的呼吸康复技术。

2. 操作过程中注重患儿舒适性及体位稳定性。

3. 安置有引流管或有手术切口的患儿咳嗽时可指导家长或患儿自行按压住切口部位或置引流管周围皮肤，以缓解疼痛。

4. 操作过程中注意观察患儿生命体征及面色等情况，并主动询问患儿主观感受，如有不适及时调整休息。

5. 运动训练时注意运动前热身及运动后拉伸，运动过程中需有人守护，避免运动过程中的损伤。

6. 如实记录患儿训练过程中出现的情况，以便及时调整呼吸康复方案。

八、知识拓展

1. 呼吸康复在成人呼吸系统疾病等的治疗中已发展得非常成熟，目前在儿童呼吸系统疾病的应用尚需进一步不断探索。已有越来越多的研究表明，呼吸康复作为哮喘患儿非药物治疗措施，对改善支气管高反应性、气道炎症、生活质量和哮喘控制均有积极作用。

2. 呼吸康复实施者的技能对患儿治疗效果至关重要，因此需重视人员培训及队伍建设。

3. 呼吸康复是个性化的治疗方案，需通过评估患儿病情、年龄、配合程度等选择适合患儿的呼吸康复技术，以达到治疗目的。

4. 呼吸康复实施过程中，医务人员需探索更多适用于儿童的趣味性高的方式、方法来增加其依从性，并借助互联网技术辅助监督并监测训练的有效性，提高训练的持久性。

（杨　帆）

第七章　心血管系统疾病护理技术

第一节　儿童心电图采集技术

一、概述

心电图采集技术是指利用心电图机从体表记录心脏每一心动周期所产生电活动变化图形的技术。

远程心电图采集技术是指采用便携式心电移动采集终端完成床旁心电图的检查，并通过无线网络发送至服务器，实现心电图数字化集中存储、分析和诊断，并发布区域共享，实现集中报告的工作模式。

二、目的

1.确诊部分心血管疾病，如慢性缺血性心脏病、急性冠脉综合征、心肌炎、心包炎、肺栓塞以及心律失常等。

2.协助诊断遗传性离子通道疾病、心脏结构异常、电解质紊乱等。

3.监测抗心律失常药物应用的疗效以及致心律失常的情况。

4.评估术前风险、学校体检、运动员心脏评估。

三、适应证

1.证实患有心血管疾病或心功能不全者。

2.疑似心血管疾病或心功能不全者。

3.无心血管疾病及心功能不全者。

四、禁忌证

无绝对禁忌证，除特殊情况（Ⅲ度皮肤烧伤、严重皮肤疾病等）无法进行检查外，所有人群均可进行常规心电图检查。

五、操作实践

（一）评估

1. 评估患儿的意识、病情、合作程度。

2. 评估患儿胸部、肢端皮肤完整性及感染与否。

3. 评估患儿是否有发热；2 小时内是否饮兴奋性、刺激性饮品；30 分钟内是否有剧烈活动。

4. 评估患儿是否有哭闹、情绪紧张等情况，必要时遵医嘱予以镇静处理。

（二）操作前护理

1. 护士准备：仪表端庄、着装整洁，洗手、戴口罩。

2. 患儿准备：①患儿尽量穿着宽松衣服，方便进行心电图检查；②放置电极部位的皮肤如有污垢，应先进行皮肤清洁；③如放置电极部位毛发过多，应剃除局部毛发，减少电阻。

3. 环境准备：环境清洁，光线适宜，调节适宜室温，周围无大型电器设备，必要时用屏风或围帘遮挡患儿。

4. 物品准备：心电图机、一次性心电电极片，必要时备耦合剂。

5. 仪器准备：检查心电图机是否完好备用，各导联线是否连接正确。各导联线保持顺畅，无打折、缠绕。

6. 核对解释：核对患儿身份及医嘱信息，与患儿及家长沟通，告知操作的目的、方法、配合要点等。

（三）操作中护理

1. 打开心电图机，登录操作系统。

2. 新建病历。在患儿信息栏输入患儿的 ID 号，获取患儿基本信息。PDA 扫描患儿腕带核对医嘱信息。

3. 摆体位。协助患儿取平卧位，暴露胸廓、手腕、脚踝，注意保暖和隐私保护。心电图采集过程中，患儿应保持安静。针对不同年龄段患儿可以采取以下方法提高患儿的配合程度：①婴儿可给予喂奶或安抚奶嘴；②幼儿及学龄期儿童予以播放喜欢的电视、音乐等分散其注意力，提高配合程度。必要时可遵医嘱予以镇静，同时需密切观察病情变化。

4. 连接导联。连接心电导联线，并确认导联线连接的正确性，保持导联线顺畅、无打折、缠绕。

5. 波形观察与调试。核对心电图机上患儿信息，信息确认无误后进入波形监视界面。观察心电图有无电极脱落、波形干扰、导联连接错误等，及时排除相关干扰因素。

6. 参数设置。①灵敏度：标准灵敏度为 10 mm/mV，若心电导联出现显著的正向波或负向波，可调整灵敏度档位为 5 mm/mV 或 20 mm/mV。②走纸速度：常规设置走纸速度为 25 mm/s。如需放大心电图波形间期的分辨程度，可调快走纸速度为 50 mm/s 或 100 mm/s；反之，可调慢走纸速度为 12.5 mm/s。

7.采集心电图。待波形稳定后，进行心电图数据采集。采集过程中需观察波形质量，若心电波形频繁出现干扰、脱落等情况，需重新记录。心电图标准采集时间：床旁心电图采集10秒，远程心电图采集60秒。当操作过程中发现房性早搏、心房颤动、室性早搏、室内差异传导等异常心电图现象时，可延长心电图采集时间，以利于诊断和鉴别诊断。在心电图采集过程中，需观察患儿病情变化，发现严重心律失常者，立即报告医生。

8.保存数据。心电图采集完成后，手动或自动保存数据。

9.上传报告。再次核对患儿信息无误后，发送心电图数据至心电图报告中心，PDA扫描患儿腕带勾选医嘱信息，即完成该患儿的心电图数据采集。

（四）操作后护理

1.断开心电图导联连接，移除电极片，操作者注意动作轻柔，以免撕伤患儿皮肤。

2.安置患儿取舒适体位。

3.整理用物，洗手。

4.关闭心电图机。

5.心电图机采用一次性消毒湿巾或75%乙醇擦拭消毒，直接接触患儿部分使用完应立即清洁消毒，其余部分每日擦拭2次。

6.心电图机充电备用。

六、并发症处理

皮肤过敏。表现为电极片粘贴处皮肤发红、皮疹、瘙痒等。预防及处理：采集完毕后立即温水清洁皮肤，保持皮肤清洁干燥，必要时遵医嘱用药。

七、注意事项

1.皮肤干燥者连接导联线时可加用耦合剂。

2.导联电极大小要适于不同年龄段的儿童。婴儿胸廓小，肋间隙窄，胸电极宜小，电极不可相互重叠。如果用金属钟形吸附电极时，吸力要适中，避免吸力过大或吸附时间过长引起皮肤出血。若用粘贴电极，去除电极前适当使用生理盐水浸湿电极局部，撕除时不可用力过猛，以防损伤皮肤。

3.描记婴幼儿心电图也应保持肌肉松弛和仰卧状态，避免因躯体扭曲而导致心电导联轴线改变，使描记的心电图失去准确性。

4.描记心电图时一般不使用仪器上的滤波装置。若为保持图形清晰需使用滤波装置，应与未使用滤波的心电图进行比较分析，避免因使用滤波后电压衰减而影响诊断结果。

5.紧急情况下可以先采集心电图数据，再提取医嘱信息，但应注意患儿身份信息的核对。

八、知识拓展

1.十二导联心电图肢体导联连接位置：红色夹子连接右上肢手腕，黄色夹子连接左上肢手腕，绿色夹子连接左下肢足踝，黑色夹子连接右下肢足踝。

2. 心电图胸导联连接位置（图 7-1）。

（1）十二导联心电图胸导联连接位置：V1 导联位于胸骨右缘第 4 肋间，V2 导联位于胸骨左缘第 4 肋间，V3 导联位于 V2 导联与 V4 导联连线中点，V4 导联位于左锁骨中线第 5 肋间，V5 导联位于左腋前线平 V4 水平，V6 导联位于左腋中线平 V4 水平。

（2）右位心患儿需加做右胸导联：V3R 导联位于 V4R 与 V1 连线的中点，V4R 导联位于右锁骨中线第 5 肋间，V5R 导联位于右腋前线与 V4R 处于同一水平，V6R 导联位于右腋中线与 V4R 处于同一水平。

（3）检测左心室正后壁心肌缺血、损伤情况需加做左正后壁导联：V7 导联位于左腋后线与 V4 同一水平，V8 导联位于左肩胛线与 V4 同一水平，V9 导联位于左脊柱旁与 V4 同一水平。

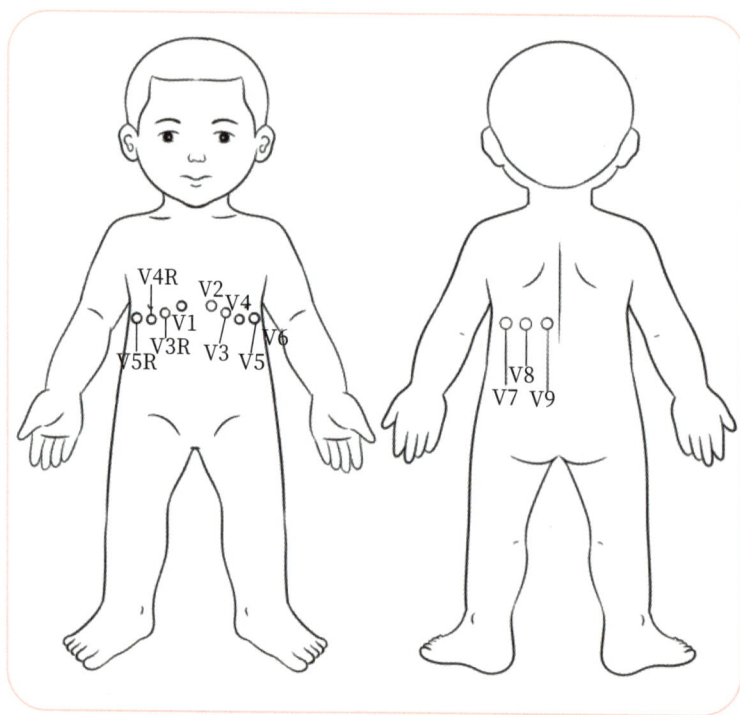

图 7-1　胸导联位置示意图

3. 危重心电图识别。常见的危重心电图有：阵发性室上性心动过速、心房扑动、心房颤动、室性心动过速、心室扑动、心室颤动、三度房室传导阻滞等。

（王艳琴）

第二节　临时心脏起搏器安置技术

一、概述

临时心脏起搏器安置技术是指穿刺周围血管放置临时起搏电极至心房或心室，通过外接临时体外脉冲发生器产生的脉冲电流刺激心脏跳动提供心率支持，增加心输出量，保障重要脏器血供，以达到诊断和治疗目的的方法。主要用于缓慢型心律失常患儿的治疗。

二、目的

模拟正常心脏的冲动形成和传导，以治疗由于某些心律失常所致的心脏功能障碍。

三、适应证

1. 阿 - 斯综合征发作、一过性高度或完全房室传导阻滞且逸搏心律过缓。

2. 操作过程中或急性心肌梗死、药物中毒、严重感染等危急情况下出现危及生命的缓慢型心律失常，也可超速抑制治疗异位快速心律失常。植入临时起搏器后，如评估患儿有植入永久性起搏器的指征，应尽早更换为永久性起搏器。

四、禁忌证

无绝对禁忌证。

五、操作实践

（一）评估

1. 评估患儿心率、心律、呼吸、血压、经皮血氧饱和度、体温、神志等，有无胸闷、心悸、头晕、乏力、晕厥等表现。

2. 评估患儿有无尚未控制的感染。

（二）操作前护理

1. 皮肤准备。临时心脏起搏穿刺的血管入路以股静脉、锁骨下静脉、颈内静脉最为常见。术前做好术侧肢体皮肤的评估、清洁，必要时做好备皮。穿刺点为腹股沟时，备皮范围为会阴部及双侧腹股沟。必要时剪去过长的体毛，注意动作轻柔，保护患儿隐私。

2. 建立静脉通路。在术肢对侧建立静脉通路，便于抢救药物的及时应用，遵医嘱执行术前用药和补液。

3. 完善辅助监测。协助患儿完成必要的实验室及其他检查，如血常规、尿常规、血型鉴定、凝血功能检查、胸部 X 片、心电图、动态心电图等。

4. 饮食。紧急临时起搏器植入且不需进行全麻者无须禁食。择期手术需全麻者，术前根据食物种类制订禁食禁饮时间。禁食禁饮要求：术前 8 小时禁食固体食物，术前 6 小时禁食配方奶及牛奶，术前 4 小时禁食母乳，术前 2 小时禁饮清饮料（清水或透明饮料，如不含果肉的果汁）。

5. 床上大小便训练。因术后需要卧床休息，择期手术者嘱患儿术前 1 ~ 2 天练习床上大小便。

6. 心理护理。向患儿家长介绍安置心脏起搏器的原因、目的和手术过程等，解除顾虑取得合作。

7. 健康教育。指导患儿及家属了解术后卧位、肢体活动等护理要点。

（三）操作中护理

1. 用物准备。备好起搏器、导线、电池，预调起搏频率、电流、电压，并备好吸痰器、除颤仪、呼吸机等各种抢救器材、监护设备和急救药品。

2. 密切观察。观察患儿脉搏、呼吸、血压及心电图变化情况，出现室性早搏或室性心动过速等心律失常时，立即报告医生，及时杜绝严重并发症的发生。

3. 体位管理。穿刺点为锁骨下静脉、颈内静脉时，患儿取去枕平卧位、头偏向术肢对侧，两肩胛骨间垫一小枕，双肩后展，暴露颈部、术侧上肢及术侧胸前区。穿刺点为股静脉时，患儿取仰卧位，术肢轻度外旋。

（四）操作后护理

1. 密切监护。持续心电监护，密切观察患儿生命体征、心率、心律等变化，关注患儿主诉有无胸痛、胸闷、头晕等症状。

2. 体位护理。临时起搏器术后绝对卧床休息，直至电极拔除。卧床休息期间，取平卧位或左侧卧位，禁忌右侧卧位，更换体位时动作应轻、慢。患儿翻身时，照护者应协助患儿翻身，呈30°侧卧位，并在患儿背后放置"R"型软枕支撑其腰背部，以维持该体位，翻身后保持腰背部和髋部呈一直线。行经股静脉临时心脏起搏的患儿，可平卧位与床头抬高20°半卧位交替，为避免临时起搏电极导线打折，患儿进餐时床头可抬高，但不能超过30°，同时密切观察患儿进餐时有无呛咳、误吸等情况。经锁骨下静脉或颈内静脉穿刺的患儿24小时内取平卧位，24～48小时取半卧位。

3. 伤口护理。观察穿刺部位伤口有无渗血、渗液、皮下血肿等，保持局部皮肤清洁干燥，防止感染。伤口每日换药，换药时注意避免电极牵拉移位。

4. 起搏器护理。①妥善固定电极导线和脉冲发生器：电极导线利用高举平台法妥善固定在患儿大腿上，避免电极松脱、移位。脉冲发生器可固定在床上或患儿身上，其固定位置根据外露电极导线长度而定，确保翻身、活动时不被牵拉。②观察起搏器设置参数与医嘱是否吻合、起搏与感知功能是否正常、电极固定是否稳妥、脉冲发生器与电极导线连接是否紧密、电池电量是否充足，避免周围电场干扰，确保正常起搏，并做好交接班。③观察心脏起搏治疗效果：观察患儿循环与原发病症状改善情况。若无改善，积极进行原因排查。若患儿出现频繁呃逆或腹肌抽动现象，应及时向医生报告处理。④观察并记录起搏电极导线置入的日期和深度。⑤电池更换：备好备用电池，脉冲发生器低电压报警时，应在医生陪同下及时更换电池。电池更换时机选择在患儿自主心率较快时，先将起搏频率逐渐减慢，观察自主心率能否出现，再迅速更换电池。

5. 做好心理护理及基础护理，预防压力性损伤等不良事件的发生。

6. 健康教育。告知患儿和家长安置临时心脏起搏器的重要性，留置临时起搏器期间需卧床休息，避免术侧肢体剧烈活动和屈曲，避免电极线移位和打折。指导患儿和家长掌握日常生活护理，保持穿刺处伤口敷料清洁干燥，密切观察有无心动过缓的症状体征，如头晕、黑矇、乏力等不适。

六、并发症处理

1. 感染。

（1）预防措施：观察穿刺点有无渗血、渗液，局部有无红、肿、热、痛等症状。穿刺点敷料若为无菌透明敷料至少每 7 天更换 1 次，无菌纱布敷料至少每 2 天更换 1 次。如穿刺点出现渗血、渗液或敷料松动、破损时，立即更换。临时起搏器放置时间一般不能超过 1 个月。

（2）处理：必要时遵医嘱使用抗生素。

2. 术肢深静脉血栓形成。

（1）预防措施：鼓励患儿进行不引起导线移位的活动，如踝泵运动。尽可能缩短临时起搏器使用时间。密切观察术侧肢体皮肤颜色、皮肤温度、足背动脉搏动、大腿腿围，并与健侧肢体对比。

（2）处理：必要时进行抗凝治疗。

3. 起搏器电极导线脱位。

（1）预防措施：经静脉安置临时起搏器的患儿，术后绝对卧床休息直至电极拔除，取平卧或健左卧位，避免右侧卧位、术侧肢体屈曲和过度运动。嘱患儿更换体位时，动作轻、慢。每班检查外露导线的刻度，起搏器的固定装置有无松脱、各接头插件及导线是否连接牢固，记录起搏电极导线置入的日期和深度。

（2）处理：密切监测患儿生命体征，通知医生，做好抢救准备。

七、注意事项

1. 术前医护人员应该指导患儿及家长了解术后卧位、术肢活动要点。

2. 经静脉临时心脏起搏器置入的患儿，术后绝对卧床休息，取平卧位或左侧卧位，禁忌右侧卧位，避免术侧肢体屈曲和过度运动。

3. 术后应观察起搏器设置参数与医嘱是否吻合、起搏与感知功能是否正常、电极固定是否稳妥、脉冲发生器与电极导线连接是否紧密，避免周围电场干扰，确保正常起搏，并做好交接班。

4. 更换临时起搏器电池时机应选择在患儿自主心率较快时，先将起搏频率逐渐减慢，观察自主心率能否出现，再迅速更换电池。

八、知识拓展

临时起搏器拔管后护理。撤去临时起搏器后，消毒伤口并用无菌敷料覆盖，按压 20 分钟，或使用 0.5 kg 沙袋压迫止血 30 分钟。建议拔管后卧床 4～8 小时后再下床活动。

（张 琴）

第八章 泌尿系统疾病护理技术

第一节 环磷酰胺冲击治疗

一、概述

环磷酰胺（cyclophosphamide，CTX）是一种常用的烷化剂，是目前国内外临床上最常用的细胞毒性免疫抑制剂。环磷酰胺冲击治疗可通过抑制免疫系统定向干细胞的分化、增殖，对免疫系统起到广泛的调节作用，从而减轻或消除由于抗原抗体复合物沉积所介导的肾组织内补体激活及局部细胞因子释放而产生的炎症反应，使功能性异常得到恢复。

二、目的

环磷酰胺静脉冲击联合小剂量激素治疗可发挥其免疫调节作用，增加机体对激素的敏感性，减少激素用量，显著减少尿蛋白，提高临床缓解率，降低肾病复发。

三、适应证

难治性肾病综合征（肾炎型、激素依赖型、激素耐药型）、IgA（immunoglobulin A）肾病、继发性肾小球疾病（紫癜性肾炎、狼疮性肾炎）、急进性肾小球肾炎等。

四、禁忌证

1.白细胞 $<4 \times 10^9/L$，停止环磷酰胺冲击，并加用升白细胞药物。

2.如近期存在严重感染（如呼吸道、泌尿道等）应暂停环磷酰胺冲击治疗，予以抗感染对症治疗。

五、操作实践

（一）评估

1.评估患儿有无环磷酰胺冲击治疗的适应证与禁忌证，若血常规提示白细胞 $<6 \times 10^9/L$，

则减量使用。

2.评估患儿近期是否有严重的感染情况。

（二）操作前护理

1.向患儿及其家属讲解环磷酰胺的主要作用，告知输注过程中的配合要点及注意事项。

2.向患儿解释此治疗方法的优点，治疗中及时了解患儿的心理状态，态度和蔼，消除患儿的恐惧心理，使其树立战胜疾病的信心和勇气，取得积极配合。

3.输注前完善相关检查。常规检查如血常规、淋巴细胞分类、肝肾功能、心电图等。特殊检查如肝炎标志物、人类免疫缺陷病毒（human immunodeficiency virus，HIV）、结核相关检查。

4.静脉通道的建立。尽量选择粗、弹性好的血管，以免药物外渗。

（三）操作中护理

1.推治疗车至床旁，核对患儿信息，协助患儿取适当体位。

2.建立静脉通路。

3.固定留置针及输液接头。

4.再次核对患儿信息，安置患儿于舒适卧位。

（四）操作后护理

1.观察有无不良反应。

2.输注后的空瓶、输液袋、输液器按化学污染废物处理。

3.房间每日消毒30分钟，勤更换内衣，保证床单位的整洁，限制探视人数及次数，预防交叉感染。

六、并发症处理

1.感染。临床表现为发热、咳嗽等呼吸道感染症状，尿频、尿急、尿痛等泌尿系感染症状。处理措施：外出戴口罩，预防呼吸道感染；加强患儿皮肤和口腔护理；加强会阴护理。

2.出血性膀胱炎。临床表现为血尿。处理措施：多饮水；加强水化治疗，必要时加用美司钠。

3.肝功能损坏。临床表现为肝细胞损害，肝功能检查异常。处理措施：定期复查肝功能，必要时给予保肝治疗。

4.胃肠道反应。临床表现为恶心、呕吐。处理措施：口服吗丁啉或格拉司琼；严重者可静滴维生素 B_6 或静脉推注昂丹司琼。

七、注意事项

1.环磷酰胺药液应按化疗药物配制要求在静脉配制中心进行配制。输注前应检查留置针是否在血管内，尽量选择粗、弹性好的血管，以免药液外渗导致局部组织坏死。

2.环磷酰胺的冲击治疗剂量 8 ~ 12 mg/(kg·d)，连用 2 天，水化 1 天。水化治疗使用 1/4 ~ 1/5 张力液 30 ~ 50 mL/kg，液体量控制在 1000 mL/m²，以维持足够尿量，预防出血性膀胱炎。

3. 环磷酰胺在光照条件下会加速药物的氧化分解，降低药物的效价，在临床上输注环磷酰胺时应避光输注。使用避光恒速输液器匀速输入，2 小时输完。

4. 输注过程中使用心电监护严密监测生命体征，监测血压、尿量、尿色情况，准确记录 24 小时入量。在输注过程中应鼓励患儿多饮水，勤排尿。

5. 输注结束后，输液袋、输液器按化学污染废物处理。

6. 加强沟通，减轻患儿及家属心理负担。

八、知识拓展

环磷酰胺定向作用于免疫细胞，抑制细胞分化、增殖，大剂量环磷酰胺能抑制 T 细胞 CD8 且作用持久。有条件时可在使用环磷酰胺前检查细胞亚群如 CD4 与 CD8，CD8 增高者选择大剂量环磷酰胺将会获得更理想的治疗效果。

（杨　梅）

第二节　大剂量甲泼尼龙冲击治疗

一、概述

甲泼尼龙（methylprednisolone）是中效肾上腺皮质激素类药物，抗炎作用较强，对水钠潴留作用微弱，作用同泼尼松。

二、目的

抑制炎症反应，调节免疫功能。

三、适应证

1. 难治性肾病综合征。

2. IgA 肾病。

3. 继发性肾小球疾病，如紫癜性肾炎、狼疮性肾炎等。

4. 急进性肾小球肾炎。

5. 其他系统性疾病。

四、禁忌证

1. 对糖皮质激素类药物过敏。

2. 活动性消化性溃疡。

3. 难以控制的糖尿病。

4. 难以控制的高血压。

5. 严重精神病。

6. 活动性肺结核。

7. 未能控制的感染（如水痘、真菌等感染）。

五、操作实践

（一）评估

1. 评估患儿有无大剂量甲泼尼龙输注适应证。

2. 评估患儿是否有糖尿病、控制不佳的高血压、心力衰竭、白内障或青光眼、消化性溃疡病、感染、骨质疏松或抗凝药物的使用等。

3. 评估患儿感染情况，如近期有感染不能进行大剂量甲泼尼龙输注。

4. 评估患儿年龄及体重，以此选择合适的剂量。一般剂量 15 ~ 30 mg/(kg·d)，加入 5% 葡萄糖注射液 250 mL，静脉滴注 2 小时，每次 <750 mg，连用 3 天，疗程 1 ~ 2 次。

（二）操作前护理

1. 向患儿及家属讲解甲泼尼龙的主要作用，告知输注过程中的配合要点及注意事项。

2. 向患儿解释此治疗方法的优点，治疗中及时了解患儿的心理状态，态度和蔼，消除患儿恐惧心理，使其树立战胜疾病的信心和勇气，取得积极配合。

3. 输注前完善相关检查。常规检查如血常规、淋巴细胞分类、肝肾功能、血脂、心电图等。特殊检查如肝炎标志物、HIV、结核相关检查。

4. 静脉通道的建立。尽量选择粗、弹性好的血管，以免药物外渗。

（三）操作中护理

1. 推治疗车至床旁，核对患儿信息，协助患儿取适当体位。

2. 建立静脉通路。

3. 固定留置针及输液接头。

4. 再次核对患儿信息，安置患儿于舒适卧位。

（四）操作后护理

1. 观察有无不良反应。

2. 完善相关记录。

3. 房间每日消毒 30 分钟，勤更换内衣，保证床单位的整洁，限制探视人数及次数，预防交叉感染。

六、并发症处理

1. 感染。预防措施：监测体温、白细胞计数等，一旦有相关感染证据及时加用抗生素。

2. 应激性溃疡。预防措施：治疗前予以护胃抑酸等药物。

3. 高血压。预防措施：密切监测血压的变化，若发生头晕、头痛、视物模糊等立即遵医嘱予以降压药物使用。

4. 骨质疏松。预防措施：定期复查骨密度，注意钙剂的补充。

七、注意事项

1. 严密观察有无潜伏感染。

2. 静脉冲击治疗的前 3 天要停止口服泼尼松。

3. 使用心电监护监测患儿心率、血压、尿量、浮肿、局部皮肤情况等，观察有无水钠潴留、感染、腹痛、消化道出血等不良反应发生，如有不良反应，立即通知医生积极处理。

4. 冲击治疗前予以护胃抑酸等药物使用，预防消化性溃疡的发生。

5. 对于糖尿病或高血压病情控制不佳，活动性消化道出血，或存在免疫功能低下等基础疾病的患儿，应慎用，并通过多学科会诊，给予指导建议。

八、知识拓展

1. 长期使用糖皮质激素的患儿在免疫接种时需要注意：①糖皮质激素治疗会减弱机体固有的免疫系统防御能力，减少循环中 T 细胞和 B 细胞，会降低疫苗诱导的免疫力强度和持续时间；②接种活疫苗会增加细菌、真菌、病毒和不常见病原体的感染风险。

2. 如下患儿可接种活疫苗：①剂量小于 20 mg/d 的泼尼松或等效剂量其他药物，用药时间 ≤ 14 天；②长期生理性替代治疗；③隔日服用糖皮质激素的短效制剂；④外用、气雾剂给药或关节内 / 滑膜囊内 / 肌腱局部注射，接种前无免疫抑制的临床和实验室证据；⑤使用中等或高剂量（>20 mg/d），用药时间预计大于 14 天，须在激素使用前 2 ~ 4 周进行接种。在激素停用 1 个月内不可接种活病毒疫苗。

3. 灭活疫苗通常是安全的，在糖皮质激素治疗期间可以按照常规疫苗接种时间表进行疫苗接种。

（刘丽杰）

第三节 利妥昔单抗注射液输注

一、概述

利妥昔单抗是嵌合型 CD20 特异性 IgG1 单克隆抗体。通过抗体依赖的细胞介导性溶解作用，利妥昔单抗靶向作用于前 B 细胞至前浆细胞阶段的 B 细胞。其主要用于治疗 B 细胞恶性肿瘤和某些自身免疫性疾病，包括类风湿关节炎（rheumatoid arthritis，RA）、自身免疫性血细胞减少症、自身免疫性皮肤病（天疱疮、类天疱疮）、干燥综合征和某些血管炎等，现逐渐开始应用于慢性肾脏病的治疗。

二、目的

利妥昔单抗单用或联用皮质类固醇可取得较长的缓解期，并有助于1种或多种免疫抑制剂的停药或减量，从而减轻免疫抑制剂的药物副反应。

三、适应证

利妥昔单抗主要用于需要多种免疫抑制剂治疗并存在药物相关严重不良反应的患儿。

四、禁忌证

1. 已知对本药任何辅料和鼠蛋白过敏的患儿禁用。

2. 对于有发热、明显咳嗽的呼吸道感染如肺炎等，需暂缓使用。

3. 对于有特殊病原如结核、巨细胞病毒（cytomegalovirus，CMV）、EB 病毒（Epstein-Barr virus，EBV）等感染时慎用。

4. 对于有明确消化道、泌尿道感染等，需在感染控制后使用。

五、操作实践

（一）评估

除外感染，询问既往过敏史，用药前应取得监护人书面同意并签署知情同意书，将患儿安置于单人间病房。

（二）操作前护理

1. 讲解利妥昔单抗的主要作用，告知输注过程中的配合要点及注意事项。

2. 向患儿解释此治疗方法的优点，治疗中及时了解患儿的心理状态，态度和蔼，消除其恐惧心理，使其树立战胜疾病的信心和勇气，取得患儿积极配合。

3. 输注前完善相关检查。常规检查如血常规、免疫1号、淋巴细胞分类、肝肾功能、血脂、心电图等。特殊检查如肝炎标志物、HIV、结核相关检查。

4. 静脉通道的建立，尽量选择粗、弹性好的血管，以免药物外渗。

（三）操作中护理

1. 开始滴注利妥昔单抗前30分钟预防性抗过敏：口服右旋布洛芬，肌内注射异丙嗪，静脉滴注甲泼尼龙或地塞米松预防过敏反应。

2. 配制要求：无菌条件下，遵医嘱使用0.9%生理盐水或5%葡萄糖注射液稀释利妥昔单抗原液浓度至1 mg/mL，轻柔颠倒输液袋使溶液混匀，避免形成泡沫，注意检查有无变色或颗粒物，避光输注。

3. 首次滴注速度50 mg/h，60分钟后可每30分钟加50 mg/h，直至最大速度400 mg/h。

4.心电监护24小时密切监测生命体征，观察不良反应，并能及时对不良反应做出积极处理。

（四）操作后护理

1.输注结束后继续观察有无迟发性不良反应。

2.输注后的空瓶、输液袋、输液器按化学污染废物处理。

3.房间每日紫外线照射30分钟，勤更换内衣，保证床单位的整洁，限制探视人数及次数，预防交叉感染。

六、并发症处理

1.利妥昔单抗可能会在一定程度上削弱疫苗的应答，尤其是多糖疫苗。因此，应尽量在利妥昔单抗治疗前至少4周给予多糖疫苗和初始灭活疫苗接种，以增加免疫应答和加强B细胞免疫抑制期间的保护作用。有一点需要注意，目前还缺乏在利妥昔单抗治疗前后短时间内接种活疫苗，如麻疹-腮腺炎-风疹三联疫苗、水痘-带状疱疹病毒等疫苗的安全性数据，因此在即将进行该治疗前或治疗结束后至少6个月内不要接种这类疫苗。

2.在B细胞消耗期间，患儿对疫苗的反应能力减弱，并且常伴有一定程度的一过性低丙种球蛋白血症，从而引起严重感染，根据情况考虑抗生素预防性治疗或使用免疫球蛋白补充治疗以预防感染。

七、注意事项

1.利妥昔单抗过敏反应一般在输药后30～120分钟内发生，输注过程中严格按照一级护理加强巡视，按输注要求控制输液速度，密切观察病情变化，一旦发生过敏应立即停药并启动抢救。

2.利妥昔单抗瓶装制剂保存在2～8℃。未稀释的瓶装制剂应避光保存，配制好的药液在室温下保持稳定12小时；如配制好的溶液不能立即应用，在未受室温影响的条件下，在冰箱（2～8℃）可保存24小时。

八、知识拓展

利妥昔单抗会干扰B细胞和T细胞的相互作用，从而损害细胞免疫，导致病毒再激活风险增加。如利妥昔单抗可消耗外周血B细胞，此后B细胞数量通常需要6～9个月或更长时间才能恢复正常。该药也可引起"迟发性"中性粒细胞减少，即出现于结束治疗后1～5个月。若母亲在怀孕期间接受利妥昔单抗治疗，新生儿的B细胞就会在出生后的前几周内显著偏低，外周血B细胞在6月龄时才恢复正常。

（石　林）

第四节　终末期肾脏疾病儿童腹膜透析

一、概述

腹膜透析（peritoneal dialysis，PD）是一种利用腹膜作为半透膜，向腹腔内注入腹膜透析液，膜一侧毛细血管内血浆和另一侧腹腔内透析液借助其溶质梯度和渗透梯度，通过弥散、对流和超滤的原理，清除体内潴留的代谢产物和过多水分的方法。

二、目的

替代肾脏功能，清除体内潴留的代谢产物和过多水分；保护残肾功能；纠正酸中毒和电解质紊乱。

三、适应证

1.尚存较好残余肾功能者。

2.有心、脑血管疾病或心血管状态不稳定者。

3.血管条件不佳、反复动静脉造瘘失败者。

4.凝血功能障碍伴明显出血或出血倾向者，尤其是颅内出血、颅内血管瘤、胃肠道出血等。

5.偏好居家治疗，或需要白天上学的患儿。

6.无血液透析条件的农村偏远地区患儿。

四、禁忌证

1.存在持续性或反复发作的腹腔感染或腹腔内肿瘤广泛腹膜转移。

2.腹部机械性缺陷者，如腹股沟疝、膈疝、脐疝。

3.腹膜腔缺失或腹膜无功能。

4.近期腹部手术者。

5.照护者存在影响操作和治疗的心理障碍、精神障碍等，又无合适助手者。

五、操作实践

（一）评估

1.评估患儿的意识、病情、合作程度。

2.评估患儿腹膜透析管有无受压、打折、脱出。

3.评估患儿出口处敷料及周围皮肤情况。

4.评估患儿对腹膜透析管注意事项的掌握程度。

（二）操作前护理

1.签署知情同意书。

2. 用物准备：①无菌物品，包括无菌换药包、无菌敷料、无菌敷贴（2张）、无菌纱布（2张）、无菌手套（3副）、碘伏帽、腹膜透析液；②消毒剂，如1%聚维酮碘；③其他物品，包括治疗盘、治疗巾、弯盘、胶带、挂秤、管路夹（2个）、腹透液恒温箱、PDA。

3. 环境准备：单独的腹膜透析换药间。操作前30分钟换药间内暂停一切打扫活动；关闭门窗、空调、风扇；使用紫外线灯消毒30分钟。

4. 操作者准备：洗手，戴口罩、帽子。

5. 患儿准备：戴口罩、帽子，取仰卧位。

6. 核对患儿信息。

（三）操作中护理

1. 换药。

（1）洗手。

（2）暴露出口处，取下固定敷贴，将患儿身上的外接短管放于治疗巾上，评估患儿腹膜透析导管、外接短管是否破裂、脱出及出口处有无疼痛。检查并确保外接短管处于关闭状态。

（3）取下出口处旧敷料，评估出口处是否干燥，有无红肿及脓性分泌物。打开包裹于腹膜透析导管与外接短管连接处纱布，暴露钛接头，检查并确保连接密合。

（4）再次洗手。

（5）打开无菌换药包，准备无菌敷料，无菌敷贴，1%聚维酮碘倒入换药盘中浸润无菌棉球。

（6）戴无菌手套。

（7）消毒出口处皮肤：①使用含有1%聚维酮碘的无菌棉球，由里向外环形消毒皮肤。顺时针和逆时针方向各消毒皮肤一次，消毒皮肤范围大于敷料面积。②使用含有1%聚维酮碘的无菌棉球，由出口处向外消毒腹膜透析导管外露部分。③使用含有1%聚维酮碘的无菌棉球，环形消毒钛接头，顺时针和逆时针各消毒一次，消毒完毕后用无菌纱布包裹钛接头。④使用无菌敷料覆盖出口处皮肤。⑤二次固定，使用无菌敷贴高举平台法固定腹膜透析导管外露部分。

（8）取手套、洗手。

2. 腹膜透析换液。

（1）加热腹透液（37℃左右）。

（2）撕开腹透液外袋，检查接口拉环、管路、易折阀门杆和透析液袋及废液袋是否完好，并挤压透析液袋是否渗漏，观察透析液是否清亮。

（3）将挂秤悬挂在输液架上，并将透析液袋挂在秤上，夹闭入液管路，将废液袋放在低垂位置。

（4）洗手，戴手套。

（5）用一手的拇指和食指抓握好外接短管，将腹膜透析液管路上的接口拉环套在小拇指上。

（6）另一只手先取下外接短管上的碘伏帽弃去，然后将腹膜透析液管路接口从拉环上拉下握紧。

（7）迅速将腹透管与外接短管紧密连接，用无菌纱布包裹连接处，并用胶带固定。

（8）打开外接短管开关，观察腹腔是否有液体流出。

（9）引流完毕后关闭外接短管开关。

（10）将透析液袋的易折阀门杆折断，打开入液管路夹子排气，气体排尽后，夹闭出液管路。

（11）打开外接短管开关，根据医嘱开始灌注腹透液，并观察患儿有无疼痛、腹胀、胸闷。

（12）灌注结束，关闭外接短管开关，夹闭入液管路。

（13）遵医嘱腹透液留腹。

（14）打开外接短管开关，打开出液管路夹子，将留腹液引流到废液袋，观察引流是否通畅，透出液的颜色与性状。

（15）引流完毕后，夹闭出液管路。

（16）遵医嘱实施换液次数。

（17）取手套、洗手。

3.封管。

（1）洗手。

（2）撕开碘伏帽外包装。

（3）戴手套。

（4）用一手握紧外接短管手柄，另一只手打开包裹外接短管与腹膜透析液管路接口处纱布，分离外接短管与腹膜透析液管路。

（5）取出并检查碘伏帽，将外接短管管口朝下，旋拧碘伏帽盖至完全密合。

（6）操作完毕，使用无菌敷贴高举平台法妥善固定外接短管。

（7）整理患儿衣物及床单位。

（8）观察、称量透出液。

（四）操作后护理

1.终末处理。

（1）将废液袋中的透出液倒入废水池中，并将腹膜透析液袋放入装感染性废物桶内。

（2）取手套、洗手。

2.记录。记录腹透液放入量、放出量、超滤量、腹透液的颜色及性状。

六、并发症处理

1.腹透管引流不畅：①变换患儿体位；②若仍引流不畅，遵医嘱注入适量肝素或者尿激酶并保留30～60分钟；③在上述方法均无效时可考虑重新置管。

2.腹透导管相关感染：①每日评估导管出口，及时发现感染征象；②严格遵守无菌操作原则，对出口处每日换药；③遵医嘱出口处局部使用抗菌药物或腹腔留腹抗生素。

3. 腹膜透析相关性腹膜炎：引流出的腹透液浑浊或有沉淀物，及时做病原学检查以指导抗感染治疗。

七、注意事项

1. 操作过程中注意观察患儿生命体征。

2. 严格执行手卫生和无菌操作。

3. 使用干加热法加热腹透液，禁用湿加热法。

4. 敷料和出口的痂皮粘在一起，先浸润软化敷料，切勿用力拉扯。

5. 出口处出现红肿热痛以及分泌物时，要立即报告医生，进行相应处理。

6. 腹膜透析液管路与外接短管连接时，注意外接短管管口朝下，防止液体回流。

7. 排气时确保外接短管开关处于关闭状态。

8. 操作时避免牵拉腹膜透析导管及外接短管，以免造成脱落。

9. 操作时注意避免污染外接短管管口和腹膜透析液管路接口。

八、知识拓展

1. 腹膜透析管的选择：①急性腹透多采用单涤纶套导管；②慢性肾衰竭患儿多采用双涤纶套儿童型透析管；③体重小于 3 kg 选用单涤纶套导管；④体重大于 30 kg 选用成人型透析管。

2. 腹膜透析液。目前常用的腹膜透析液包括葡萄糖透析液、多聚糖透析液、氨基酸透析液、碳酸氢盐透析液等。腹膜透析液需满足以下条件：①电解质成分及浓度与正常人血浆相似；②含一定的缓冲剂，可纠正机体代谢性酸中毒；③渗透压等于或稍高于血浆渗透压；④配方易于调整，允许加入适当的药物以适用不同患儿的病情需要；⑤一般不含钾；⑥制作要求应无致热源、内毒素及细菌；⑦腹膜透析液一般不主张加入药物或其他成分，只有在病情需要且无菌操作下可慎重加入。

（黎小芹）

第五节　会阴冲洗技术

一、概述

会阴冲洗（perineal rinse）技术常用于局部清洁，可保持患儿会阴及肛门部清洁，促进患儿的舒适和会阴部伤口愈合，防止生殖系统、泌尿系统的逆行感染。

二、目的

保持会阴及肛门部的清洁、舒适，预防和减少感染；为会阴部手术做准备；保持会阴部清洁，促进伤口愈合。

三、适应证

1. 生殖系统及泌尿系统炎症。

2. 大小便失禁。

3. 留置导尿管。

4. 会阴部术后患儿。

5. 长期卧床患儿。

四、禁忌证

碘过敏患儿。

五、操作实践

（一）评估

评估患儿的年龄、病情、意识、心理状态、配合程度；有无失禁或留置导尿管；会阴部清洁程度，皮肤黏膜情况，有无伤口、流血及流液情况。

（二）操作前护理

1. 双人核对医嘱。

2. 用物准备：1%聚维酮碘溶液、一次性中单、一次性手套、弯盘、空针、棉签、卫生纸。

3. 护士准备：衣帽整洁，修剪指甲，流动水下洗手。

4. 患儿准备：核对患儿信息，向患儿及家属解释会阴冲洗的目的、方法、注意事项及配合要点。患儿取仰卧位，双腿屈膝外展。

5. 环境准备：拉上围帘或使用屏风遮挡，操作时予以遮挡，减少暴露。

（三）操作中护理

1. 操作者洗手，戴口罩。协助患儿脱下对侧裤腿，盖在近侧腿上，对侧用棉被遮盖。

2. 取屈膝仰卧位，两腿外展，将一次性中单垫于患儿臀下，弯盘置于臀下。

3. 戴手套，一手持盛有1%聚维酮碘空针，一手持棉签，边冲边擦洗会阴部，密切观察患儿反应，如有异常，立即停止，通知医生处理。

4. 擦洗会阴部。

（1）男孩：阴阜→阴茎（沿阴茎体由上向下擦洗，特别注意阴茎根部皮肤）→阴囊（托起阴茎，擦洗阴囊及阴囊下皮肤皱褶处）→尿道口、龟头及冠状沟→再次消毒尿道口、龟头及冠状沟。

（2）女孩：阴阜→大阴唇→小阴唇→尿道口→再次消毒尿道口→两侧小阴唇→尿道口。

5. 擦洗肛周及肛门。

6. 撤去弯盘。

（四）操作后护理

1. 脱下手套，撤去一次性中单。

2. 协助患儿穿好裤子，采取舒适体位。

3. 整理床单位及处理用物。

4. 洗手、记录。

六、并发症处理

药物过敏。

（1）临床表现：用药局部的刺激、皮疹、皮炎、瘙痒、红肿、水疱及烧灼感，严重者可发生喉头水肿、哮喘样发作或休克。

（2）主要原因：碘过敏。

（3）预防及处理方法：使用前询问患儿药物过敏史、家族史及用药史，过敏患儿避免使用聚维酮碘药物冲洗，会阴冲洗后密切观察患儿有无不良反应发生；如发生了患儿过敏，告知医生并配合医生进行抗休克治疗。

七、注意事项

1. 动作轻柔，顺序清楚，从污染最小部位至污染最大部位清洁，避免交叉感染。

2. 操作中减少暴露，注意保暖及保护患儿隐私。

3. 注意安全，避免针头刺伤皮肤。

4. 注意观察会阴部皮肤黏膜情况；伤口者注意观察伤口有无红肿，以及分泌物的性状、伤口愈合情况等。

八、知识拓展

1. 清洁尿道口和近尿道口 5 cm 处尿管，擦洗顺序为尿道口向尿管远端环形擦洗。

2. 检查留置尿管及尿袋开始使用日期。操作过程中注意尿管妥善固定。

3. 注意导尿管是否通畅，避免脱落或打结。

（陈　竺）

第六节　坐浴技术

一、概述

坐浴（sitz bath）是借助水温和药液的作用，促进局部组织的血液循环，增强抵抗力，减轻外阴局部的炎症及疼痛，清洁创面和会阴部皮肤的方法。

二、目的

消炎、消肿、止痛，促进引流。

三、适应证

适用于会阴部、肛门疾病及手术后。

四、禁忌证

女性患儿经期、阴道出血和盆腔急性炎症。

五、操作实践

（一）评估

1. 评估患儿年龄、病情、治疗情况、局部皮肤、伤口状况、活动能力、合作程度及心理状态。

2. 向患儿及家属解释坐浴的目的、方法、注意事项及配合要点。

（二）操作前护理

1. 双人核对医嘱。

2. 用物准备：浅色坐浴盆、高锰酸钾粉末、水温计、棉签、小毛巾。

3. 患儿准备：核对患儿信息，嘱患儿排尿、排便，并清洗局部皮肤。

4. 环境准备：调节室温，关闭门窗，使用围帘或屏风遮挡。

（三）操作中护理

1. 坐浴盆盛温水（40 ～ 45 ℃）半盆，配制成浓度 1 ∶ 5000 高锰酸钾溶液（淡紫色）。

2. 协助患儿将裤子脱至膝部，用毛巾蘸取药物清洗会阴部皮肤，待适应水温后，将会阴部完全浸泡于溶液中，持续 15 ～ 20 分钟，如水温变凉，立即停止。

（四）操作后护理

1. 坐浴完毕后，用毛巾擦净臀部，观察会阴部及臀部皮肤情况。

2. 协助患儿穿好裤子，必要时协助卧床休息。

3. 开窗，撤去围帘或屏风，用物处理。

4. 洗手、记录。

六、并发症处理

1. 皮肤及黏膜损伤。

（1）临床表现：药物接触部位烧灼感明显，皮肤完整性受损。

（2）原因：坐浴时高锰酸钾浓度过高或药物未完全溶解。

（3）预防及处理方法：根据医嘱配置正确浓度的高锰酸钾，待药物完全溶解后再指导患儿进行坐浴，坐浴过程中加强巡视。如发生皮肤黏膜损伤时及时告知医生，遵医嘱使用0.9%

生理盐水冲洗创面，维生素C注射液擦拭创面，必要时使用烫伤软膏或生长因子等促进伤口愈合。

2.烫伤。

（1）临床表现：皮肤红斑、水疱、疼痛。

（2）原因：坐浴液温度过高。

（3）预防及处理方法：可使用水温计调节合适的水温，坐浴前可先用毛巾蘸取药物清洗会阴部皮肤，观察或询问患儿反应，无不适再进行坐浴。如发生了烫伤，立即脱离热源，用冷水连续冲洗或浸泡，保护患儿创面，配合医生进行处理。

3.药物过敏。同"会阴冲洗技术"。

七、注意事项

1.根据年龄、季节、个体适应情况调节水温，避免烫伤，注意预防感冒。

2.注意配制高锰酸钾溶液的浓度，防止因浓度过大引起皮肤灼伤。

3.注意倾听主诉并观察患儿坐浴反应，如有面色苍白、脉搏加快、眩晕、软弱无力应停止坐浴，酌情通知医生处理。

4.坐浴前先排尿、排便，因热水可刺激肛门、会阴部，易引起排尿、排便反射。

5.注意安全防护，坐浴宜在卫生间进行。

八、知识拓展

1.高锰酸钾溶液久置易变质，故应现配现用。

2.高锰酸钾溶液长期使用，易使皮肤着色，停用后可逐渐消失。

3.高锰酸钾为外用药，切忌口服。

4.高锰酸钾配制时应使用温开水，水温太高会使高锰酸钾分解失效。

（李玉茹）

第七节 儿童清洁间歇性导尿技术

一、概述

清洁间歇性导尿技术（clean intermittent catheterization，CIC）是指在清洁条件下，定时将尿管经尿道插入膀胱，规律排空尿液的方法。清洁间歇性导尿技术被国际尿控协会推荐为治疗神经源性膀胱功能障碍的首选方法。

二、目的

通过间歇导尿可使膀胱间歇性充盈和排空，有利于保持膀胱容量和恢复膀胱的收缩功能，规律排出残余尿量，减少泌尿系统和生殖系统的感染，提高患儿的生活质量。

三、适应证

1. 神经系统功能障碍，如脊髓损伤、多发性硬化、脊柱肿瘤、脑性瘫痪等导致的排尿问题。

2. 非神经源性膀胱功能障碍，如不良的排尿习惯、心理或精神等非神经病变因素引起的排尿问题。

3. 膀胱内梗阻致排尿不完全。

4. 常用于下列检查，如获取尿液检测的样本，精确测量尿量；尿流动力学检测。

四、禁忌证

1. 患儿或照顾者缺乏认知导致不能配合插管者或不能按计划导尿者。

2. 尿道生理解剖异常，如尿道狭窄，尿路梗阻和膀胱颈梗阻。

3. 可疑的完全或部分尿道损伤和尿道肿瘤、膀胱内感染、严重的尿失禁。

4. 每天摄入大量液体无法控制者；经过治疗，仍有膀胱自主神经异常反射者。

五、操作实践

（一）评估

1. 评估患儿病情、诊断、基础生命体征、手部功能，饮水情况，既往排尿问题，尿道功能，膀胱充盈度，会阴部皮肤，知识水平和配合度等。

2. 评估照顾者知识水平、配合度和经济能力等。

3. 评估辅助检验检查结果，如血、尿常规，尿培养，泌尿系彩超，尿流动力学检查等。

（二）操作前护理

1. 用物准备：选择亲水性涂层的一次性无菌导尿管；年龄 0～2 岁选 6 号导尿管、2～5 岁选 6～8 号导尿管、5～10 岁选 8～10 号导尿管、10～16 岁选 10～12 号导尿管；肥皂，洗手液或速干手消毒液；一次性换药碗内盛装 0.9% 生理盐水大头棉签或湿纸巾；集尿器、生活/医用垃圾桶；必要时备浴巾，床帘或屏风遮挡。

2. 环境准备：清洁安静，温湿度适宜，光线明亮，隐私保护。

3. 患儿准备：知情同意、配合操作。

4. 护士准备：操作者穿戴整洁、修剪指甲、洗手，说明操作目的、操作方法及如何配合，制订饮水及排尿计划。

5. 家长准备：签署知情同意书，记录饮水及排尿日记，清洁患儿外阴。

（三）操作中护理

1. 核对患儿信息，携用物至床旁。

2. 体位，通常取半卧位或坐位，用床帘或屏风遮挡。

3. 放置治疗巾、量杯或集尿器。

4. 中性肥皂液或速干洗手液。

5. 清洗尿道口和会阴。

（1）男孩：将包皮后推暴露尿道口，用无菌 0.9% 生理盐水或湿纸巾进行清洗，从尿道口、龟头、冠状沟、阴茎背侧面至阴囊依次向外清洗，并再次清洗尿道口。

（2）女孩：分开大小阴唇暴露尿道口，用无菌 0.9% 生理盐水大头棉签或湿纸巾从尿道口、大阴唇、小阴唇、尿道口至肛门，从前向后进行清洗。

6. 再次核查导尿管，并无接触式拿取导尿管。

7. 插入导尿管进行导尿。

（1）男孩：一手握住阴茎并提起使其与腹部成 60°，轻轻挤压阴茎头使其打开尿道口，另一手将导尿管慢慢地插入尿道直到尿液流出，见尿后将阴茎放下再平行插入 1~2 cm，用手固定导尿管。

（2）女孩：一只手将大小阴唇分开，另一只手将导尿管慢慢地插入尿道至尿液开始流出，见尿后再插入 0.5 cm，固定导尿管。

8. 彻底排空膀胱，拔除导尿管。当尿液停止时，将导尿管再拔出 0.5~1 cm，确定是否有尿液流出，嘱患儿深呼吸将余下的尿液排净，然后反折导尿管头端拔除导尿管。

（三）操作后护理

1. 核对患儿信息。

2. 处理用物，洗手、记录和评价：记录导尿日期、时间、导尿管型号、导尿量、颜色、性状、气味、有无尿道损伤及操作过程中遇到的问题，观察患儿生命体征及尿路情况，积极解答患儿及家长的问题。

六、并发症处理

1. 尿道损伤的预防：插尿管时动作轻柔，男孩注意尿管经尿道内口、膜部、尿道外口的狭窄部，耻骨联合下方和前下方处的弯曲部时，嘱患儿缓慢深呼吸，缓慢插入尿管，切忌用力过快过猛而损伤尿道。

2. 尿路感染的预防：在间歇性导尿开始阶段，每星期检查尿常规细菌培养及尿细菌涂片镜检 1 次，以后根据情况延长到 2~4 周 1 次；操作过程规范，使用非亲水涂层导尿管需选用水溶性人体润滑剂（不建议使用液状石蜡）；导尿管的大小、软硬程度合适，导尿管型号选择足以自由引流又最大限度降低创伤风险的导管，细腔导尿管应成为首选；间歇导尿的时间安排和频次合适，每次达到完全排空膀胱的目的；保持会阴部的清洁，及时清洗会阴部分泌物，每天清洗≥2次，在患儿导尿前清洗，清洁大便的方向由前向后；每次导尿前用洗手液洗干净双手，使用清洁纸巾或毛巾擦干。

3. 尿路结石的预防：进行早期活动；经常变换体位，限制饮食中的钙含量以防结石形成；治疗性站立和步行可减少骨钙的流失，从而减少钙从泌尿系统的排泄；在无禁忌的情形下，多饮水、勤排尿，保证每天摄入水量及尿量在正常范围内。

4. 附睾炎的预防：规范操作，手法轻柔；选择合适的导管材质也可以降低感染的发生概率。

七、注意事项

1. 严格掌握清洁间歇导尿的适应证和禁忌证。

2. 插管时动作要轻柔，选用合适的尿管（尿液可顺畅流出的最小适用型号）。

3. 在导尿过程中遇到阻碍时，可尝试深呼吸或更换导尿体位，对导管施加轻柔的压力或持握导尿管等待括约肌放松，稍后再插管。

4. 拔出导尿管时若遇到阻碍可能是尿道痉挛所致，应等待 5 ~ 10 分钟再拔管。

5. 排尿过程中，用手固定导尿管以免滑出，勿将导尿管接触集尿器里的尿液，避免感染。

6. 严格执行饮水计划并准确记录排尿日记。

7. 导尿次数根据自行排尿、漏尿和残余尿量及时调整。

8. 间导初期，每隔 4 ~ 6 小时 1 次，一般每日导尿次数不超过 6 次。

八、知识拓展

神经源性膀胱（neurogenic bladder，NB）是导致儿童下尿路功能障碍的主要原因，患儿常出现反复泌尿系统感染、排尿困难或尿失禁等，引起肾、输尿管积水及膀胱输尿管反流，造成肾功能损害，甚至导致肾功能衰竭。NB 患儿导尿的目的是减轻膀胱压力，保护肾脏功能，减少泌尿系统感染的发生和维持正常的控尿功能。

CIC 技术已被国际尿控协会作为排空膀胱的首选方法和治疗 NB 的重要手段，是协助膀胱排空的"金标准"。而医生、患儿和家长共同协作，为 NB 患儿制订个性化的 CIC 方案，可实现 CIC 技术的最大价值。

神经源性膀胱患儿需终身随访和坚持尿控训练。定期随访时间参考：出院后 3 个月内，每月 1 次；3 个月后每季度一次；6 个月后每半年 1 次。每 2 年至少进行 1 次临床评估和尿流动力学检查。

（杨已明）

第九章 神经系统疾病护理技术

第一节 腰椎穿刺技术

一、概述

腰椎穿刺技术（lumbar puncture，LP），简称"腰穿"，是临床常用的一项有创诊疗操作，对于诊断、鉴别中枢神经系统感染、血管性病变等神经系统疾病有重要意义；同时也用于颅内压监测、鞘内注射药物和麻醉等。

二、目的

1. 诊断性穿刺：获取脑脊液做常规检查（压力、性状、细胞种类和数量以及细菌和真菌培养）、生化测定（蛋白质、糖和氯化物）以及特殊检查（细胞学、免疫学和酶学），用来诊断和鉴别脑、脊髓病变。

2. 治疗性穿刺：脑脊液引流降低颅内压、麻醉药物注射、鞘内注射治疗性药物等。

3. 检查性穿刺：椎管造影检查等。

三、适应证

1. 中枢神经系统疾病，如中枢神经系统感染性疾病、出血性疾病，脊髓病变和脱髓鞘疾病等诊断和鉴别。

2. 注入放射性核素行脑、脊髓扫描。

3. 注入液体或放出脑脊液以维持、调整颅内压平衡。

4. 动态观察脑脊液变化以助判断病情、预后及指导治疗。

5. 椎管内注射治疗性药物。

四、禁忌证

1. 有脑疝征象者，属绝对禁忌。

2. 颅内占位性病变，颅内压增高明显者。

3. 穿刺部位有化脓性感染或脊椎结核者。

4. 穿刺部位的腰椎有畸形或骨质破坏者。

5. 开放性颅脑损伤或有感染的脑脊液漏者。

6. 高颈段脊髓压迫性病变者。

7. 全身严重感染、休克或濒于临床休克者。

8. 有明显的出血倾向或病情危重不易搬动者。

五、操作实践

（一）评估

1. 患儿和家长对检查的了解及配合程度。

2. 患儿有无禁忌证。

（二）操作前护理

1. 用物准备：腰穿包、消毒及无菌用物。

2. 环境准备：光线明亮，整洁安静。

3. 患儿准备：核对患儿信息。术前小婴儿需更换纸尿裤，年长儿提前进行体位训练、卧位排尿训练等。病情需要时遵医嘱术前使用脱水剂（如甘露醇）和镇静剂（如咪达唑仑、地西泮、苯巴比妥）。呼吸道痰液较多时，予以呼吸道清理。

4. 医生及护士准备：操作者穿戴整洁，修剪指甲、洗手。

5. 家长准备：签署知情同意书。向患儿和家长讲解腰穿的目的、操作步骤及可能发生的并发症，减轻患儿和家长的紧张、焦虑情绪，取得理解和配合。

（三）操作中护理

1. 核对患儿信息，协助患儿进入治疗室。

2. 协助患儿侧卧、呈屈曲状态，头向前紧贴胸部，双手抱膝紧贴腹部，以增大椎间隙距离，利于穿刺操作。

3. 病情观察。穿刺中密切观察患儿有无窒息及呼吸抑制发生（特别是小婴儿），如出现异常应立即停止操作，予以急救。

4. 人文关怀。年长儿可指导其深呼吸或采取其他分散注意力的方式来减轻操作中的疼痛和紧张。

（四）操作后护理

1. 核对患儿信息，协助患儿安返病房，必要时使用心电监护仪，监测患儿生命体征，密切观察病情变化，注意观察意识、瞳孔、生命体征变化，若患儿出现头痛、呕吐、腰痛、排尿困难等不适及时查找原因并予以对症处理。

2. 穿刺点护理。覆盖纱布，予以胶布固定，按压 5 ~ 10 分钟。观察穿刺处纱布是否清洁干燥、有无渗血渗液，及时更换敷料。

3. 休息和活动。传统要求腰椎穿刺术后需去枕平卧 6 小时。近年来研究显示，在术后去枕平卧 2 小时与 6 小时的循证对比中，平卧 2 小时不会增加颈部僵硬、恶心、呕吐、感染、穿刺点渗血的发生，反而可以减少腰背疼痛及压力性损伤的发生率。临床可根据患儿年龄、病情及配合程度适度调整去枕平卧的时间，也可左右交替侧卧或选择俯卧位，以提升患儿的舒适度。卧床期间患儿在床上大小便，头偏向一侧进食，确保头不高于臀部。

六、并发症处理

1. 低颅压头痛：遵医嘱补充液体，大量饮水，卧床休息。

2. 脑疝：腰穿前先使用脱水剂，颅内压过高的患儿不宜放脑脊液。

3. 蛛网膜下腔出血及硬膜下血肿：对有出血性体质或血小板减少的患儿应尽量避免腰穿。

4. 腰背痛：症状大多可自行缓解，操作前选择合适腰穿针型号可减少腰背痛的发生率。术后鼓励适当下地活动，局部热疗，疼痛不能忍受者可遵医嘱给予止痛剂。

5. 感染：严格无菌操作，对症抗感染。

七、注意事项

1. 正确选择腰穿的体位、穿刺针型号、穿刺部位，明确穿刺禁忌证。

2. 严密观察患儿是否出现术后并发症并及时处理。

3. 严格执行无菌操作。

八、知识拓展

腰穿过程中可采用游戏等方法来分散注意力，以缓解患儿腰穿术操作性疼痛，降低生命体征波动，提高穿刺的依从性，缩短腰穿完成的时间。

（陈文劲）

第二节　视频脑电图检查

一、概述

脑电图（electroencephalography，EEG）是通过记录大脑皮质电信号动态反映脑功能状态的技术。视频脑电图（video-electroencephalography，VEEG）是在数字化脑电图的基础上，增加 1 ~ 2 个摄像机与脑电图同步记录，用以观察临床事件与脑电图变化的关系。

二、目的

1. 评估脑功能状态。

2. 鉴别癫痫及非癫痫性发作，协助诊断发作类型及起源。

3. 协助医师进行病因分析、颅内病灶定位、疗效观察等。

三、适应证

1. 癫痫发作与非癫痫性发作的鉴别诊断。

2. 癫痫发作类型的鉴别和癫痫综合征的诊断。

3. 鉴别脑器质性疾病和功能性疾病，如抽搐、精神障碍等。

4. 各种脑部疾病辅助诊断、鉴别诊断及定位，如癫痫、脑炎、脑病等。

5. 了解全身疾病是否有脑受累，如感染、中毒等。

6. 随访了解脑部疾病的变化、疗效及脑发育状况。

7. 观察止惊剂对临床和脑电图的影响。

8. 癫痫的术前评估。

四、禁忌证

1. 头皮严重外伤，广泛或开放性颅脑损伤者。

2. 极度躁动不安且无法镇静者。

五、操作实践

（一）评估

评估患儿意识、年龄、诊断、疾病发作类型及发作时长、既往检查史，有无诱发禁忌证。

（二）操作前护理

1. 沟通解释：给患儿及家长讲解脑电图检查的目的、意义及注意事项。

2. 用物准备：梳子、皮筋、胶布、电极膏、胶带、酒精棉片及头网。

3. 环境准备：检查室最好进行电信号屏蔽，避免干扰，房间内禁止使用电器，保持检查室安静、温湿度适宜。

4. 患儿准备：①根据患儿年龄及睡眠习惯做好睡眠准备，必要时采取剥夺睡眠；②提前清洗头部，保持头皮干净；③婴幼儿检查前穿好纸尿裤；④长发女孩可以由护士提前根据脑电图安装部位扎好头发；⑤急救准备，如备好止惊药物（如咪达唑仑、地西泮等）及用物，常规备吸氧装置。

（三）操作中护理

1. 根据国际脑电图学会规定的标准电极放置法（10—20 系统电极），采用带、头网等妥善固定电极，准确录入患儿检查信息。

2. 记录前进行仪器校准、阻抗测试及仪器参数调整。

3. 指导家长及患儿配合行睁闭眼、过度换气、间断闪光刺激等诱发试验，做好记录。

4. 告知家长检查期间注意事项：保持室内安静、不遮挡摄像头、患儿不宜过度活动、不持续进食、避免拍打患儿、发作时按压标记按钮、避免在检查室内使用电子设备等。

5. 对不能入睡患儿可进行药物诱导睡眠，如口服 10% 水合氯醛。

6. 密切观察患儿情况及脑电图记录质量，及时处理伪迹，确保良好的记录质量。

7. 做好发作性事件的处置，在 VEEG 监测中患儿惊厥发作，医生、护士及技师应及时到达床旁，对各种情况做出现场判断和处置。若出现长时间发作，应予以药物止惊处理。

（四）操作后护理

1. 取下固定的头网、胶带及电极。

2. 协助家长清洁患儿头部。

3. 若检查部位皮肤有过敏、压力性损伤，轻者继续观察，严重时请医生查看并对症处理。

4. 告知家长拿取报告的时间及地点。

5. 床单位及脑电图导线进行终末消毒。

六、并发症处理

1. 接触性皮炎：观察电极、胶带粘贴部位皮肤有严重泛红、瘙痒、皮疹或水疱，根据局部严重程度遵医嘱外用润肤剂、皮质类固醇等治疗。

2. 压力性损伤：观察头部皮肤有无压伤，检查中可进行局部减压，适度移动电极位置等，检查后予以局部观察及对症处理。

七、注意事项

1. 电极安放位置准确，固定牢固。

2. 检查前需评估患儿皮肤过敏史，对于皮肤娇嫩的新生儿、婴幼儿，检查前需告知家长检查中可能出现局部皮肤过敏、压痕等。

3. 避免空腹检查，防止因饥饿造成低血糖影响检查结果。

4. 检查过程中多巡视观察，发现异常及时处理。

八、知识拓展

1. 头皮电极安装位置：根据国际脑电图学会的建议，头皮脑电图记录常规使用 10—20 系统确定电极的安放位置，简称国际 10—20 系统，包括 19 个记录电极和 2 个参考电极（图 9-1）。

2. 过度换气诱发试验禁忌证：昏迷、急性脑卒中、颅内出血、大血管严重狭窄、短暂性脑缺血发作（transient ischemic attack，TIA）、确诊的自发性基底动脉环闭塞症、颅内压增高、严重心肺疾病、镰状细胞病及临床病情危重者。

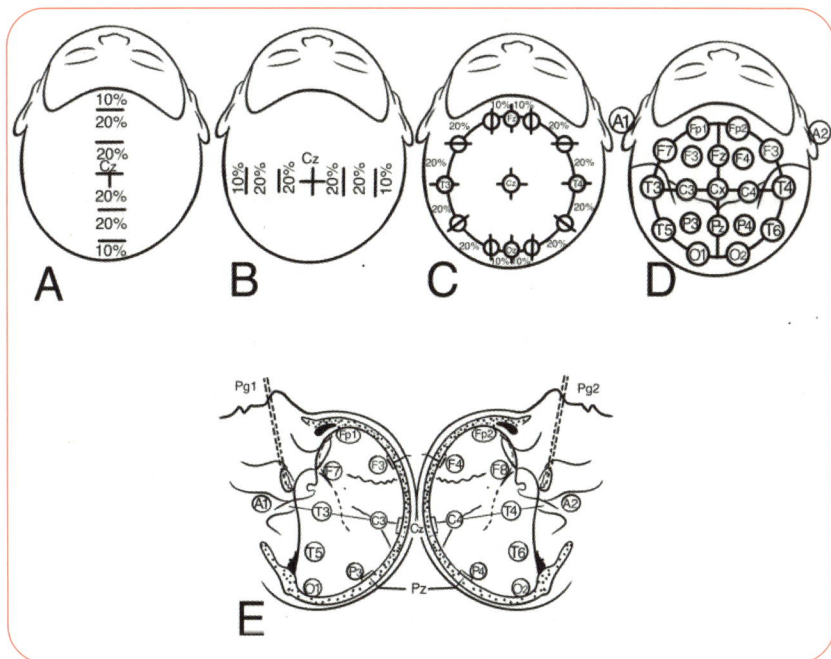

图 9-1　国际 10—20 系统电极放置位置

（夏　庆）

第三节　新斯的明试验

一、概述

新斯的明试验（neostigmine test）是确诊重症肌无力（myasthenia gravis，MG）的一种简单易行、特异性强的药物诊断性试验。

二、目的

观察应用甲硫酸新斯的明前后肌力的变化。

三、适应证

1. 可疑的重症肌无力。

2. 评估重症肌无力治疗效果。

四、禁忌证

1. 严重过敏反应史。

2. 严重的支气管痉挛或哮喘。

3. 严重的心律失常或心脏传导阻滞。

4. 机械性肠梗阻、尿路梗阻。

五、操作实践

（一）评估

评估患儿有无适应证和禁忌证，患儿及家长对疾病的认识、配合程度及心理状态。

（二）操作前护理

1. 解释新斯的明试验的目的。

2. 试验前 1 天停用胆碱酯酶抑制剂，检查宜在餐后 2 小时后进行，忌空腹用药，排空大小便。眼肌型患儿选择下午进行药物试验，且试验当日勿睡午觉。

3. 准备试验用物及甲硫酸新斯的明和阿托品，做好应对药物不良反应准备。

（三）操作中护理

1. 注射前可参照 MG 临床绝对评分标准，选取肌无力症状最明显的肌群，记录 1 次肌力，检查并记录用药前的肌力及肌肉功能。

2. 注射时予甲硫酸新斯的明 0.02 ~ 0.04 mg/kg 肌内注射，最大用药剂量不超过 1.0 mg。必要时同时注射阿托品 0.01 mg/kg。

3. 注射后每 10 分钟记录 1 次肌力，持续记录 60 分钟。以改善最显著时的单项绝对分数，按照下列公式计算相对评分作为试验结果判定值。相对评分 = （试验前该项记录评分 - 注射后每次记录评分）/ 试验前该项记录评分 ×100%。相对评分 ≤ 25% 为阴性，25% ~ 60% 为可疑阳性，≥ 60% 为阳性。如试验结果为阴性，不能排除 MG 的诊断。

（四）操作后护理

1. 持续心电监护。

2. 观察用药后的反应和肌力的变化。

六、并发症处理

药物不良反应：观察有无面色苍白、恶心、流涎、腹痛、腹泻、心动过缓及出汗增多等。如发生不良反应，遵医嘱予胆碱能受体阻断药阿托品 0.01 mg/kg 肌内注射，观察用药后不良反应症状的缓解效果。

七、注意事项

1. 避免充分休息后立即做药物试验。

2. 检查期间患儿卧床或者坐位休息，避免过度疲劳及情绪波动。

3. 检查时注意保护患儿安全，避免发生意外伤害。

八、知识拓展

重症肌无力临床绝对评分标准见表 9-1。

▶ 表 9-1 MG 临床绝对评分标准

项目	方法	0分	1分	2分	3分	4分
上睑无力计分	患儿平视正前方脸遮挡角膜的水平,以时钟位记录,左、右眼分别计分	11~1点	10~2点	9~3点	8~4点	7~5点
上睑疲劳试验	患儿持续睁眼向上方注视,记录诱发出眼睑下垂的时间。眼睑下垂:以上睑遮挡角膜9~3点为标准,左、右眼分别计分(s)	>60	31~60	16~30	6~15	≤5
眼球水平活动受限计分	患儿向左、右侧注视,记录同侧眼外展加内收露白毫米数之和,左、右眼分别计分(mm)	≤2	3~4	5~8	9~12	>12
上肢疲劳试验	两臂侧平举,记录诱发上肢疲劳的时间,左、右侧分别计分(s)	>120	61~120	31~60	11~30	0~10
下肢疲劳试验	患儿取仰卧位,双下肢同时屈髋、屈膝各90次。记录诱发下肢疲劳的时间,左、右侧分别计分(s)	>120	61~120	31~60	11~30	0~10
面肌无力计分	0分:正常					
	1分:闭目力稍差,埋睫征不全					
	2分:闭目力差,能勉强合上眼睑,埋睫征消失					
	3分:闭目不能,鼓腮漏气					
	4分:噘嘴不能,面具样面容					
咀嚼、吞咽功能计分	0分:能正常进食					
	2分:进普食后疲劳,进食时间延长,但不影响每次进食量					
	4分:进普食后疲劳,进食时间延长,已影响每次进食量					
	6分:不能进普食,只能进半流质					
	8分:鼻饲管进食					

续表

项目	方法	0分	1分	2分	3分	4分
呼吸肌功能评分	0分：正常					
	2分：轻微活动时气短					
	4分：平地行走时气短					
	6分：静坐时气短					
	8分：人工辅助呼吸					

（王　婷）

第四节　神经系统专科引流管维护技术

一、概述

神经系统专科引流管包括硬膜下引流、硬膜外引流、皮下引流、脑室外引流（external ventricular drainage，EVD）、瘤床引流、腰大池引流（lumbar cistern drainage，LD）等，是将引流管置于颅内或硬脊膜下，使血性或污染的脑脊液经引流管流出，以缓解颅内高压，有时也用于监测和控制颅内压以及经引流管注射药物。

二、目的

1. 保持引流管通畅，维持有效引流。
2. 观察引流液的颜色、性状和量，为医生诊疗提供依据。
3. 防止逆行感染。

三、适应证

1. 颅内肿瘤切除术后。
2. 颅内感染。
3. 颅内出血。

四、禁忌证

1. 病情危重且不稳定者。
2. 脑疝高风险者。

五、操作实践

（一）评估

1.评估患儿的病情、生命体征、术区敷料情况、管路通畅及合作程度等。

2.评估环境的温湿度、光线、清洁度等。

（二）操作前护理

1.用物准备：治疗车、治疗巾、无菌手套、速干手消毒液、无菌引流袋、弯盘、棉签、复合碘消毒液、无菌纱布、量筒、记录单。

2.环境准备：室温 22 ~ 24 ℃、光线明亮，环境清洁、安全、舒适，减少人员走动，必要时屏风遮挡。

3.患儿准备：测量生命体征，做好保暖工作，确保各管道、心电监护仪位置正确、固定良好，最宜在两餐之间操作。

4.护士准备：着装整齐，洗手，戴口罩，戴医用帽子。

5.家长准备：签署知情同意书。

（三）操作中护理

1.携用物至床旁，核对患儿信息（两种方式确认身份），协助患儿取适当体位。

2.观察引流是否通畅，引流管内不断有脑脊液匀速流出或管内的液面随患儿呼吸、脉搏等上下波动，波动幅度一般维持在 10 mm。

3.将治疗巾垫于引流管接口处下方，夹闭引流管（图 9-2）。

4.洗手、戴手套。

5.取无菌纱布包裹引流管与引流袋的接口处，分离引流管。将引流袋接口竖直提高，使引流液全部流入引流袋内（图 9-3）。

6.用复合碘消毒液棉签顺、逆时针消毒引流管管腔、管口横截面，EVD 引流装置三通阀使用复合碘消毒液消毒，持续 3 分钟（图 9-4）。

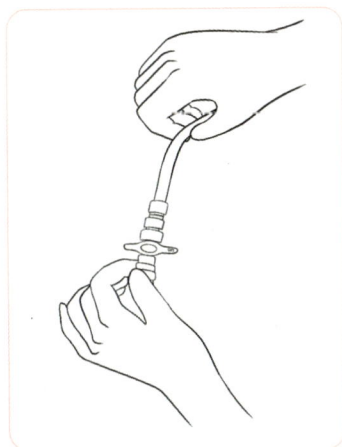

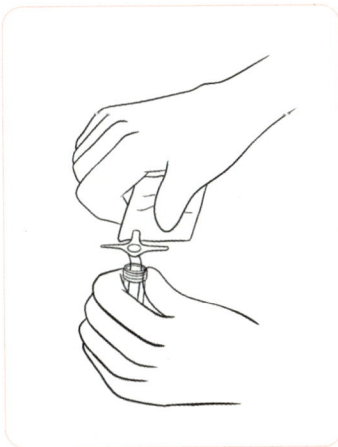

图 9-2　夹闭引流管　　　　图 9-3　分离引流管　　　　图 9-4　消毒引流管

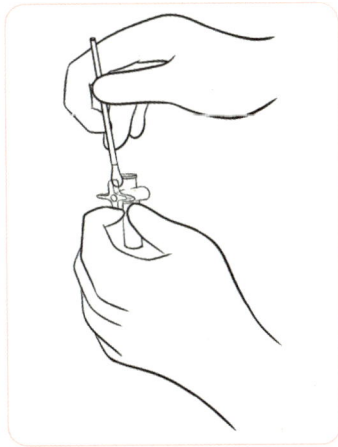

7. 打开无菌引流袋外包装，夹闭引流管，取下接口处盖帽，将引流袋接头插入引流管内，拧紧后回拉，确保连接紧密。将引流袋置于指定高度，打开引流管，观察是否有引流液流出，以确保管路通畅。引流管与引流袋连接处用无菌纱布包裹，避免感染。

8. 将引流袋中引流液倒入量筒，测量引流液的量。

9. 撤走治疗巾，脱手套，洗手，协助患儿取舒适卧位，整理床单位。

（四）操作后护理

1. 妥善固定引流管。使用规范、统一的管道标识粘贴于引流管上，标识上记录导管名称、置管时间，脑室引流管最高点应高于侧脑室平面（外耳道水平）10～15 cm，皮下引流、硬膜外引流及腰大池引流时引流管置于侧脑室平面，以维持正常颅内压。根据患儿病情，可遵医嘱调节引流高度。

2. 健康教育。告知患儿及家长适当限制头部活动范围，活动及翻身时应避免牵拉引流管导致意外拔管。对于意识障碍但肢体能活动或烦躁不安患儿，在征得家长同意后采取约束带约束，必要时给予镇静，避免患儿活动度过大及无意识行为导致自行拔管。患儿及家长不可随意移动引流管，患儿若有头痛呕吐等不适，应立即通知医务人员。

3. 处理用物。洗手，记录引流液的颜色、性状和量。

六、并发症处理

1. 低颅压：因脑脊液引流速度过快或引流量过多引起，亦可因穿刺部位脑脊液漏所致，可使原处于颅内高压状态患儿的颅压骤减引起脑室塌陷，脑桥静脉被撕裂进而导致硬膜下出血，患儿发生意识状态改变。应立即通知医生，遵医嘱予以适当抬高或夹闭引流管，快速补液。

2. 引流不畅或堵管：首先查看引流管是否有发生扭曲、成角以及受压等问题，其次观察引流管内是否出现浑浊的现象，立即通知医生进行冲洗引流管，避免发生堵管。若因颅内压低引起引流不畅，则应遵医嘱予以降低引流管高度。

3. 颅内感染：脑脊液浑浊，呈毛玻璃样或有絮状物，颜色微黄，患儿有颅内感染的全身或局部症状，此时应遵医嘱使用抗生素。

4. 颅内出血：脑脊液中有大量血液，或血性脑脊液的颜色逐渐加深，常提示有脑室内出血，立即查看患儿意识状态及生命体征、瞳孔变化，通知医生进行紧急手术。

5. 非计划性拔管：患儿引流管意外脱落，应立即用无菌纱布覆盖并压迫穿刺点，避免继续出血，通知医生进行处理。观察患儿生命体征，安抚患儿及家长焦虑情绪。

6. 拔管后颅内压增高或脑脊液漏：在拔管后，需要注意患儿有无颅内压增高现象，伤口处是否有渗血、渗液和脑脊液漏等情况的发生，并及时告知医生进行处理。

七、注意事项

1. 引流管的维护。在引流过程中应严格执行无菌操作并落实医护人员的手卫生，保持整个引流装置、各接头及引流管道的清洁与密闭，接头处用无菌纱布包裹；保持创口或穿刺点敷料干燥，敷料潮湿时应立即查明原因并及时更换；头皮易分泌多脂性分泌物，穿刺点及周围极易发生污染，伤口每48小时需更换无菌纱布；引流袋液体超过3/4时，应及时更换；从引流管给药过程中须严格执行无菌操作，夹闭引流管2～3小时后，再将引流管打开。

2.外出检查或移动患儿。责任护士应先评估管道情况，并对患儿及家长加强安全教育，夹闭引流管，防止因体位变动而致引流量的异常变动、脑脊液及空气的倒流及引流管脱出。回到病房时应及时开放引流管，观察引流管是否脱出，引流管最高点、引流量及引流速度有无改变，患儿意识水平、瞳孔及生命体征有无异常等，病情较重者由医护人员陪同检查。转运途中应备齐生命支持仪器及必要的抢救设备，持续进行生命体征监测。

3.加强巡视、做好床旁交班。接班时应认真检查导管标识的完整性、引流管稳固性、高度的准确性、引流是否通畅等情况，以及引流管护理记录书写的准确性，尤其在中夜班时段加强巡视，同时反复对患儿和家长进行宣教。

八、知识拓展

1.引流速度和量。因正常脑脊液每日分泌400～500 mL，故平均引流速度小于15～20 mL/h，每日引流量以不超过500 mL为宜；术后早期应适当将引流袋挂高，以减慢引流速度，待颅内压力平衡后再放低；颅内感染患儿因脑脊液分泌增多，引流量可适当增加，但同时注意补液，以维持水电解质平衡。

2.拔管。硬膜外引流管一般为术后1～2天，硬膜下引流管一般为术后3～5天，当引流液明显减少，复查头颅CT血肿消除或创腔内无明显积液后即可拔除；腰大池持续置管引流一般术后7～10天拔除，脑室引流管在术后3～4天拔除，最长不超过1周，这两类引流管在拔管的前1天应先试行抬高引流袋或夹闭引流管，观察患儿无头痛、呕吐、颅内压增高症状即可拔管，否则应重新开放引流。拔管前应先夹闭引流管，以免液体逆流入脑室引起感染。拔管后，切口处若有脑脊液漏出，立即通知医生处理。拔管后患儿应先抬高床头，逐渐适应后再起床，以免造成头晕不适、跌倒等情况。

3.常见的分流术分为脑室-腹腔分流术（ventriculo-peritoneal shunt，VPS）和囊肿-腹腔分流术（cystoperitoneal shunt，CPS），两种手术过程相似，用分流管的分流阀装置将分流管的脑室端或囊肿端与分流管的腹腔端连接，将脑脊液从脑室或囊肿分流到腹腔中吸收，以缓解颅内高压，减轻临床症状。

（肖 梦 杨 丽 龙春希）

第五节 抗痉挛体位摆放指导训练技术

一、概述

抗痉挛体位摆放是为保持患儿肢体的良好功能，防止或对抗痉挛姿势的出现，减少并发症的发生而采取的一种治疗体位。

二、目的

预防或减轻痉挛或畸形的出现；使肢体和躯干保持功能状态；预防并发症及继发性损伤的发生；促进患儿正常运动模式的恢复。

三、适应证

因发育障碍、疾病或创伤而导致躯体功能障碍的患儿。

四、禁忌证

无绝对禁忌证，依据病情及医嘱相对禁忌，例如肢体存在骨折或深静脉血栓等。

五、操作实践

（一）评估

评估患儿年龄、病情、意识状态、肢体功能、皮肤、管路、心理状态及配合程度。

（二）操作前护理

1. 患儿准备：患儿及照顾者了解体位摆放的目的、方法、重要性及配合要点。妥善固定各种管路。

2. 护士准备：着装规范，修剪指甲，洗手，戴口罩。

3. 用物准备：治疗车、软枕多个。

4. 环境准备：宽敞明亮，温湿度适宜。

（三）操作中护理

1. 偏瘫患儿抗痉挛体位摆放。

（1）仰卧位。头部垫枕，不过肩，高度适合。向上向外托出患侧肩胛，垫入软枕，保持肩胛前伸；患侧上肢下垫枕，上臂外展，肘与腕关节伸直，掌心向上，手指伸展，使整个上肢平放于枕上；患侧髋下、臀部、大腿外侧垫一长枕，防止髋关节外展、外旋；膝关节稍垫起，保持伸展微屈；足向中立位趋近，可穿矫形鞋，预防足下垂。

（2）健侧卧位。健侧在下，患侧在上，头部垫枕，患侧上肢前伸完全放置于长枕上，使患侧肩胛骨向前向外伸，肘关节伸展，前臂旋前，手指伸展，掌心向下；患侧下肢取轻度屈曲位，放于长枕上，足尽量背屈，防止足内翻下垂。

（3）患侧卧位。患侧在下，健侧在上，头部垫枕，背后垫枕，使躯干侧卧，操作者将患肩轻轻托出，使其向前伸展，患侧上肢前伸，与躯干角度不小于90°，肘关节伸展，前臂旋后，手指伸开，掌心向上。健侧上肢置于身上或身后的枕上。下肢呈迈步位，患侧下肢在后，髋膝关节均微屈。健侧下肢在前，屈髋、屈膝放于长枕上。

2. 脊髓损伤（四肢瘫）患儿抗痉挛体位摆放。

（1）仰卧位。头部垫枕，将头两侧固定，肩胛下垫枕，肩放置在内收、中立位或前伸的位置，肘伸直，腕背伸，手指微屈；伸髋稍外展，髋下、臀部、大腿外侧垫一长枕，膝关节稍垫起，足向中立位趋近。

（2）侧卧位。头部垫枕，将下侧的肩关节拉出以避免受压和后缩，臂前伸，前臂旋后；上侧上肢保持伸展位，在胸壁和上肢之间垫一枕头，用枕头支撑手臂；下肢屈曲位，足向中立位趋近，肢体下均垫长枕，背后用长枕靠住，以保持侧卧位。

3. 脊髓损伤（截瘫）患儿抗痉挛体位摆放。

（1）仰卧位。上肢可随意放置；伸髋并稍外展，与肩同宽，髋下、臀部、大腿外侧垫一长枕，膝关节稍垫起，足向中立位趋近。

（2）侧卧位。上肢随意放置；双下肢屈髋、屈膝、足向中立位趋近；上方的下肢放于下方下肢前面并垫一个枕头，以维持姿势的稳定、舒适及防止骨隆突处受压，脚底和床架之间增加软垫，足向中立位趋近。

（四）操作后护理

1. 操作后再次核对患儿信息。

2. 整理用物、洗手。

3. 观察患儿有无不适症状，记录体位及翻身时间。

4. 健康教育。

六、并发症处理

1. 压力性损伤：评估患儿压力性损伤部位情况，积极换药，必要时外科手术处理，加强翻身，改善营养，动态观察及处理。

2. 肩关节脱位：评估患儿肩部疼痛，肿胀，活动障碍及其他体征，完善 X 线检查，请骨科医师会诊，根据患儿情况予以手法复位或手术切开复位，固定及功能锻炼。

3. 足下垂：评估患儿足下垂程度，予以踝足支具，药物治疗及手术治疗。

七、注意事项

1. 保持床铺清洁、平整，不抬高床头。

2. 偏瘫患儿患侧卧位时须注意肩部、手部及足踝的姿势，防止出现肩关节脱位等。

3. 偏瘫患儿尽量少用仰卧位，如采取仰卧位应保持足中立位，防止足下垂。

4. 患侧卧位是最适合偏瘫患儿的抗痉挛体位，可以增加患侧的感知觉刺激，对抗患肢痉挛，利于健侧手臂活动。

5. 脊髓损伤（高位）翻身时应遵循轴线翻身原则，避免拖拽，注意保暖。

6. 体位摆放以放松、舒适为宜，每 1 ~ 2 小时更换体位一次，注意皮肤受压情况。

7. 拉起床挡避免坠床。

八、知识拓展

改良 Arthworth 分级法（modified Ashworth scale，MAS）是痉挛手法评定方法之一，

是临床上评定痉挛的主要手段。MAS共6级，根据被动运动关节时所感受的阻力来分级评定：①无肌张力的增加为0级；②肌张力略微增加，仅在关节活动范围最后部分有较小阻力为1级；③肌张力轻度增加，在关节活动后50%出现轻度阻力并持续存在为1+级；④肌张力明显增加，在大部分的关节活动范围中有较大阻力，但肢体被动活动容易为2级；⑤肌张力严重增加，被动活动困难但仍可活动为3级；⑥关节僵直不能活动为4级。MAS评定方法临床使用便捷，具有良好的评定者间信度。

（武　笑）

第六节　肌张力异常患儿姿势管理技术

一、概述

姿势管理是一种结合所有活动与干预的手段、方法，它影响患儿的姿势和功能。

二、目的

纠正异常姿势，促进正常姿势的发育，减少肌肉骨骼畸形。

三、适应证

适用于各类疾病引起肌张力异常的患儿。

四、禁忌证

1. 患儿生命体征不稳定。
2. 操作者身体不适，无实施意愿。

五、操作实践

（一）评估

1. 评估患儿年龄、病情、意识、皮肤、管路、心理状态及配合程度等。
2. 医护技共同参与评估患儿肌力、肌张力、关节活动度、异常姿势和运动模式、肢体功能等。

（二）操作前护理

1. 用物准备：按需准备薄软枕1~2个、小木箱、中凹枕、中凸枕、吊床（可使用记忆定位垫）、靠背椅子、软围巾等。
2. 环境准备：宽敞明亮，温湿度适宜。
3. 照护者及患儿准备：照护者了解姿势管理的目的、过程及配合要点；患儿情绪稳定，愿意配合。妥善固定各种管路。

4.操作者准备：着装规范，修剪指甲，洗手，戴口罩。

（三）操作中护理

1.查对、解释。核对患儿身份信息，向照护者解释姿势管理的目的、过程、方法及配合要点，取得配合。

2.卧姿。

（1）侧卧位。侧卧位适合肌张力增高的患儿。将患儿的双上肢前伸，双手靠近，髋、膝屈曲向前（图9-5）。侧卧位应两侧交互进行。

（2）俯卧位。俯卧位主要训练头控制能力，在患儿胸前放大小适宜的软枕或卷筒，使其双臂向前伸出（图9-6），可用色彩鲜艳或有悦耳铃声的玩具吸引注意力及训练手法刺激，促使其抬头。

（3）仰卧位。肌张力增高患儿用中凹枕固定其头部，保持中间位，将其头肩垫起利于两上肢向前伸出，用中间凸起的软枕分开双下肢，垫起膝关节，屈髋屈膝防身体挺直；对于背伸肌紧张的患儿，仰卧位较适宜，可以在患儿枕部垫上小枕缓解头背屈。必须注意的是枕头不要枕到脖子和肩部，否则适得其反。肌张力障碍患儿将其放置在恰当的悬吊床内，保持头部在中线位置，双手放胸前（图9-7）。肌张力低下患儿选用一个中凹枕垫在患儿头部，用披肩或软围巾在患儿的肩部围成一个"八"字形，沿对角线方向绑到躯干处，用枕头从侧方阻挡避免双下肢过分外展外旋。

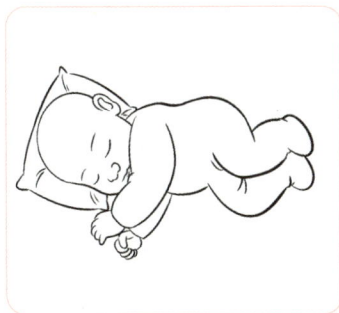
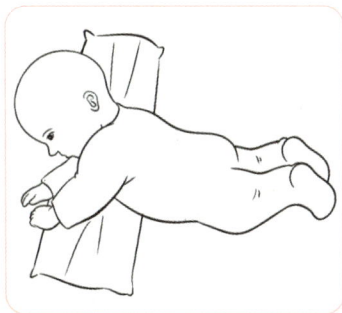
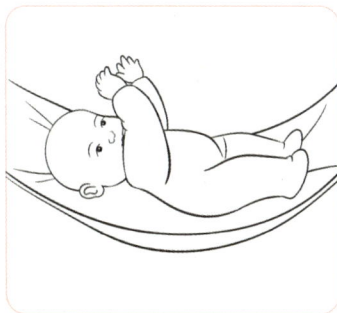

图9-5　侧卧位　　　　　　图9-6　俯卧位　　　　　　图9-7　悬吊床

3.抱姿。

（1）易角弓反张型患儿的抱姿。

①幼儿抱姿（建议3岁以下）。操作者扶持患儿胸壁两侧，使患儿头部呈前屈姿势，从仰卧位上抬起身体，使患儿双上肢放在操作者的双肩上，尽可能环绕颈部，避免上肢内收内旋，再将患儿下肢分开置于操作者腰部，避免降低肌张力，避免髋关节内收内旋（图9-8）。

②年长患儿的抱姿（建议3岁以上）。使患儿呈侧卧位，操作者以一侧上肢环绕于患儿头颈后并托起，同时手握住患儿一侧肩与上臂向前方用力，使头、肩前屈，不能扶持两侧胸壁直接从卧位抱起。另一上肢从患儿两下肢之间插入，用手掌压住患儿胸腹部，加强头、肩的前屈，前臂托住患儿一侧骨盆，使双髋关节屈曲后抱起，分开双下肢，避免痉挛。

（2）呈屈曲模式患儿的抱姿。

①幼儿抱姿（建议3岁以下）。方法一：患儿背向操作者，使四肢呈伸展状态，脊柱也同样完全伸展，操作者一侧上肢从患儿腋下伸出，在对角线方向握住患儿上侧上肢的上臂，另一手从患儿两腿间伸向前方，扶持患儿骨盆部位，防止两下肢交叉，使患儿身体呈伸展的状态。方法二：使患儿呈俯卧位，操作者一侧手握住患儿外侧上臂，并以手臂托住患儿肩及另一侧上肢。另一手臂托住患儿伸展的大腿部。可以使患儿抬头及伸展四肢、脊柱，并可同时应用双手。

②年长儿抱姿（建议3岁以上）。体重大者，可以两个人同时抱，将患儿两上肢放于前面一个人的双肩上，后面的人将患儿的下肢分开，用前臂托住其骨盆两侧，使患儿的双足放在其侧胸壁处并用两上臂夹住。使患儿髋关节充分伸展，双手拇指向下推压患儿的骨盆部，促进头部及脊柱的自动伸展。

③肌张力障碍患儿的抱姿。原则为在抑制异常姿势的同时设法保持患儿的稳定性。患儿头前屈，背部依在操作者胸前，双腿靠拢，髋、膝关节屈曲，操作者两手前伸抱住患儿双膝，用胸部抵住患儿头部，防止头颈后仰，使患儿呈"抱球"姿势（图9-9）。日常生活中抱姿时，双下肢可自由活动，此姿势不宜时间过长。

④肌张力低下患儿的抱姿。可采用"托臀扶腹"的抱姿，一只手托住患儿的臀部，另一只手放于患儿的腹部使其背部贴着操作者的胸部，促进脊柱伸展（图9-10）。家长在前方逗引患儿主动持续地竖头。

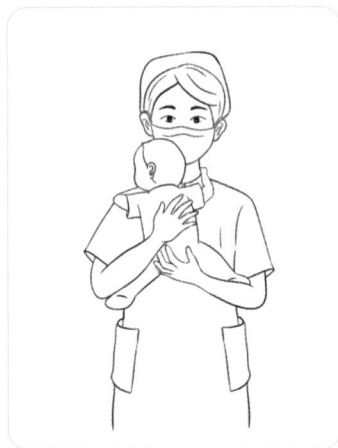

图9-8 角弓反张型幼儿抱姿　　　图9-9 "抱球"姿势　　　图9-10 托臀扶腹抱姿

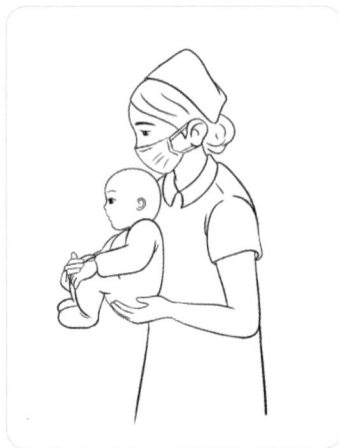

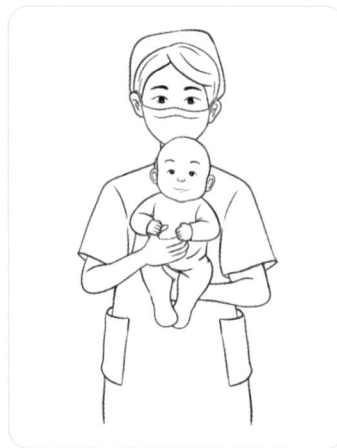

4. 坐姿。

（1）肌张力增高患儿的坐姿。

①床上坐姿。操作者坐（跪）在患儿身后，用自己的胸腹部顶住患儿腰背部，保持患儿的脊柱正直，防止后凸，用双上肢从患儿双腋下伸向大腿，扶住大腿内侧，将患儿拉向自己，使患儿躯干的重量负荷于自己的坐姿支撑面上，使髋关节保持90°，两下肢分开，膝部伸

展（图 9-11）。

②椅或凳坐姿。练习坐姿时保持头颈与脊柱呈一直线，同时髋、膝和踝关节均屈曲成 90°，全足底着地（图 9-12）。也可在患儿前面的凳子上放一些玩具，让患儿保持正确坐姿的同时，进行手功能的训练。

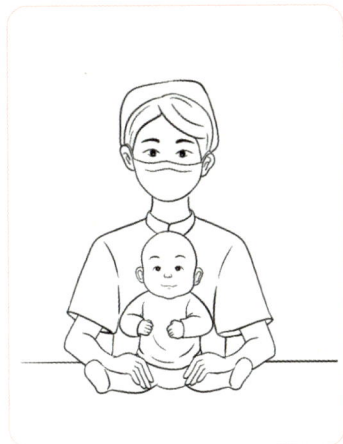

图 9-11　肌张力增高床上坐姿　　图 9-12　肌张力增高椅上坐姿　　图 9-13　肌张力障碍坐姿

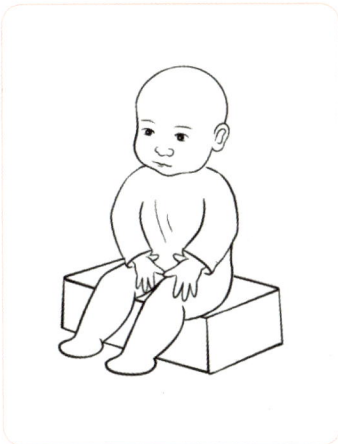

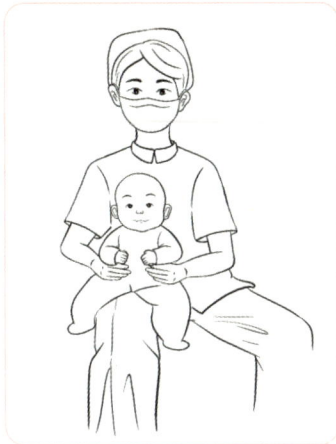

（2）肌张力障碍患儿的坐姿。

①床上坐姿。屈曲患儿的双下肢，使患儿形成一种腹部紧贴大腿的坐姿，然后握住患儿的双肩，缓慢加压的同时将两肩向前、向内推压，使患儿将两手伸出，在前面支持身体或抓玩具。

②椅或凳坐姿。方法一：选用高度适合的靠椅，髋、膝和踝关节均屈曲成 90°，促进髋关节的屈曲。方法二：将患儿两腿分开，置于靠椅的两侧，令患儿骑跨在靠背的椅子上，双手抓住靠背。方法三：让患儿骑坐于操作者的大腿上，背向操作者，操作者用胸腹抑制患儿头、肩部与躯干的向后伸展，使头、肩、躯干均朝向前方（图 9-13）。

（四）操作后护理

1. 告知照护者姿势管理的意义和重要性。通过多种健康教育方式使照护者掌握姿势管理的方法，主动询问照护者的感受，鼓励照护者提出问题，医护人员积极答疑解惑，提高体位管理的依从性。

2. 侧卧位是适合各种肌张力异常患儿的睡姿，可以在患儿床边悬挂能发出声音和颜色鲜艳的玩具，促进其全面发展。

3. 对于头控能力差但双手可抓握的患儿，可在抱患儿时将其双手搭在操作者肩膀上或围住颈部。

六、并发症处理

肌肉痉挛、局部疼痛、痉挛部位可能会出现条索样凸起；自主活动受限会出现无法活动或异常活动模式。

（1）原因：不恰当的牵拉、长时间限制关节活动、一个姿势维持时间过长等。

（2）预防及处理措施：规范操作标准，避免因操作不当造成肌肉痉挛。肌肉出现痉挛时，需要避免运动，注意休息，并对肌肉进行反向拉伸。同时可以通过轻柔按摩、热敷以及遵医嘱使用药物等方式缓解症状。

七、注意事项

1. 医护技共同参与准确评估患儿存在的异常姿势及运动模式，制订姿势管理方案。

2. 避免久抱及过分用力，患儿双侧手臂不受压，以减少因增加刺激而增加肌肉痉挛的程度。

3. 避免患儿面部靠近操作者胸前侧，防止丧失观察周围环境的机会。

4. 避免长时间仰卧或同一个卧姿，睡眠时头部尽量处于正中位，降低因长时间倾向一侧而发生脊柱关节变形的概率。

5. 患儿坐姿时应注意避免足下垂。

6. 专人看护、应用床挡，避免跌倒或坠床。

八、知识拓展

《中国脑性瘫痪康复指南（2022）》推荐对肌张力异常患儿进行正确的姿势管理，可起到促进生长发育、调节肌张力、改变姿势、防止与矫正痉挛与变形等作用，从而改善肌张力异常患儿的运动能力及日常生活活动能力。近年来随着儿童康复护理的发展，不断丰富的循证医学依据和临床实践经验指出：除了体位管理，口咽部护理、日常生活活动能力护理、院内感染和家庭感染的预防与护理等康复护理措施的介入，对于更好地改善肌张力异常患儿运动功能和身心发育、预防继发性损害或共患病的发生、提高生活质量具有重要意义。

（苟　嫄）

第十章　内分泌系统疾病护理技术

第一节　促性腺激素释放激素激发试验

一、概述

促性腺激素释放激素（gonadotropin-releasing hormone，GnRH）激发试验是通过 GnRH 类似物刺激垂体分泌黄体生成素（luteinizing hormone，LH）和卵泡刺激素（follicle-stimulating hormone，FSH），根据二者的反应水平判断下丘脑 - 垂体 - 性腺轴的功能是否启动，区分性早熟的类型，是诊断中枢性性早熟的"金标准"。

二、目的

评价垂体促性腺激素细胞的储备功能以及下丘脑 - 垂体 - 性腺轴是否启动。

三、适应证

1. 性早熟。
2. 青春期延迟发育。
3. 多囊卵巢综合征。
4. 垂体功能减退。

四、禁忌证

1. 有垂体腺瘤、垂体相关性闭经病史。
2. 对曲普瑞林过敏者。
3. 其他应激状态如发热、感染、手术等。

五、操作实践

（一）评估

1.评估患儿病情、诊断、生命体征、过敏史（药物、消毒液、胶布等）、穿刺部位和血管（有无瘢痕、静脉瓣、炎症等）、心理状况等。

2.评估用物完好，在有效期内。

（二）操作前护理

1.用物准备：治疗盘、弯盘、治疗巾、棉签、无菌棉球、压脉带、免洗手液、消毒液、留置针、无菌透明敷贴、胶布、手套、试管架、采血针、真空采血管、采血标签、预充式导管冲洗器、一次性静脉输液针、心电监护仪、电极片、曲普瑞林（$100 \mu g/m^2$，最大剂量$100 \mu g$）。

2.环境准备：清洁、宽敞、明亮、安全，适宜操作。

3.患儿准备：消除紧张、恐惧情绪，暴露穿刺部位，配合操作。

4.护士准备：操作者穿戴整洁，洗手，戴口罩，双人核对患儿信息、医嘱。

5.家长准备：签署知情同意书。

（三）操作中护理

1.双人核对患儿信息、医嘱、真空采血管和采血标签。

2.连接心电监护仪，监测患儿生命体征。

3.留置静脉留置针，减少穿刺次数，减轻患儿痛苦。

4.采血测卵泡刺激素和黄体生成素的基础值，然后皮下注射曲普瑞林（记0分钟），注射后再分别于30、60、90、120分钟采血测定卵泡刺激素和黄体生成素。

5.加强巡视，观察患儿病情变化，发现异常及时与医生沟通，医护协作共同处理。

（四）操作后护理

1.核对患儿信息、采血标本。

2.患儿病情稳定，拔除留置针，取下心电监护仪。

3.整理用物、洗手、记录，血标本及时送检。

4.沟通解释，感谢患儿及家长配合。

六、并发症处理

药物不良反应。

（1）表现：皮疹、局部瘙痒、疼痛、腹部不适等。

（2）预防及处理措施：患儿出现过敏反应时立即平卧并通知医生，监测生命体征、观察病情变化，必要时遵医嘱吸氧、使用抗过敏药物等，发生过敏性休克时按过敏性休克处理流程进行处理；加强患儿及家长沟通解释工作，缓解紧张焦虑情绪。多数患儿平卧休息后可缓解，症状不能缓解者遵医嘱终止试验。

七、注意事项

1. 严格按时间采血。某次采血不顺利，下次采血时间不可顺延。

2. 试验期间患儿不能擅自外出。

八、知识拓展

性早熟（precocious puberty，PP）是指女童 7 岁半前出现乳房发育或 10 岁前出现月经初潮，男童 9 岁前出现睾丸发育。根据下丘脑 - 垂体 - 性腺轴功能是否提前启动，将性早熟分为中枢性性早熟、外周性性早熟和不完全性性早熟。中枢性性早熟除性征提前出现外，还有如下表现。①性腺增大：盆腔 B 超提示女童子宫、卵巢容积增大且卵巢内可见多个直径 ≥ 4 mm 的卵泡，男童睾丸容积 ≥ 4 mL；②血清促性腺激素及性激素达青春期水平；③骨龄超过实际年龄 ≥ 1 岁；④有线性生长加速，年生长速率高于同年龄健康儿童。

（林　琴）

第二节　生长激素激发试验

一、概述

生长激素激发试验是采用抑制生长抑素释放的药物（胰岛素、精氨酸、溴吡斯的明）联合促进生长激素释放激素释放的药物（可乐定、左旋多巴）刺激生长激素（growth hormone，GH）的分泌，从而判断垂体分泌 GH 的功能，是诊断生长激素缺乏症（growth hormone deficiency，GHD）的重要方法。

二、目的

判断垂体分泌生长激素的功能，用于生长激素缺乏症的确诊。

三、适应证

1. 特发性青春期延迟。

2. 垂体性矮小症。

3. 生长激素缺乏症。

四、禁忌证

1. 对试验药物中任何成分过敏者需禁用。

2. 左旋多巴禁用于消化性溃疡、严重心律失常、心力衰竭、严重精神疾病、青光眼患儿，慎用于支气管哮喘、高血压、肝肾功能不全、糖尿病等患儿。

3. 精氨酸禁用于精氨酸血症、高氯性酸中毒、肾功能不全及无尿等患儿。

4. 胰岛素禁用于低血糖、急性肝炎、肝硬化、溶血性黄疸等患儿。

5. 溴吡斯的明禁用于心绞痛、支气管哮喘、肠梗阻及尿路阻塞等患儿。

6. 可乐定慎用于脑血管病、精神抑郁史、慢性肾功能障碍、血栓闭塞性脉管炎等患儿。

7. 其他应激状态如发热、感染、手术等。

五、操作实践

（一）评估

1. 评估患儿病情、诊断、生命体征、过敏史（药物、消毒液、胶布等）、穿刺部位和血管（有无瘢痕、静脉瓣、炎症等）、禁食情况、心理状况等。

2. 评估用物完好，在有效期内。

（二）操作前护理

1. 用物准备：药物、治疗盘、弯盘、治疗巾、棉签、无菌棉球、压脉带、免洗手液、消毒液、留置针、无菌透明敷贴、胶布、手套、试管架、采血针、真空采血管、采血标签、预充式导管冲洗器、一次性静脉输液器或一次性空针、分药器、心电监护仪、电极片。

2. 环境准备：清洁、宽敞、明亮、安全，适宜操作。

3. 患儿准备：禁食、禁饮，卧床休息，消除紧张、恐惧情绪，暴露穿刺部位，配合操作。

4. 护士准备：操作者穿戴整洁，洗手，戴口罩，双人核对患儿信息、医嘱。

5. 家长准备：签署知情同意书，准备温水和食物。

（三）操作中护理

1. 核对患儿信息，查对医嘱、采血管、采血标签等。

2. 连接心电监护仪，监测患儿生命体征。

3. 留置静脉留置针，减少穿刺次数，减轻患儿痛苦。

4. 空腹，上午 8 ~ 10 时采血测生长激素基础值，然后遵医嘱用药，从用药开始计时（0分钟），具体采血方法见表 10-1。

▶ 表 10-1　生长激素药物激发试验

试验药物	剂量及方法	采血时间（分钟）
胰岛素	0.075 ~ 0.1 U/kg，静脉注射	0、15、30、60、90，同时监测血糖
精氨酸	0.5 g/kg（≤ 30 g），30 分钟静脉输注	0、30、60、90、120
溴吡斯的明	1 mg/kg（≤ 100 mg），口服	0、30、60、90、120
可乐定	0.15 mg/m^2，口服	0、30、60、90、120
左旋多巴	10 mg/kg（≤ 500 mg），口服	0、30、60、90、120

5.加强巡视，观察患儿病情变化，发现异常及时与医生沟通，医护协作共同处理。

（四）操作后护理

1.核对患儿信息、血标本。

2.患儿病情稳定，拔除留置针（胰岛素激发试验，留置针需留置于进食后血糖正常方可拔除），取下心电监护仪。

3.整理用物、洗手、记录，血标本及时送检。

4.试验结束，嘱患儿进食温热食物，进食不宜过快，避免引起恶心、呕吐等，感谢患儿及家长配合。

六、并发症处理

胰岛素可引起面色苍白、出汗、脉速、嗜睡等低血糖表现；精氨酸可引起流涎、呕吐、头晕、皮肤潮红、多汗、嗜睡、乏力、直立性低血压等；左旋多巴、溴吡斯的明可引起恶心、呕吐、腹痛等；可乐定可引起口干、倦怠、眩晕、便秘、直立性低血压等不良反应。

预防及处理措施：试验前向患儿及家长做好解释工作，准备好面包、牛奶或糖果等食物，采血过程共同观察患儿病情，发生不适立即报告医生，必要时遵医嘱予以吸氧、用药。药物不良反应大多无须特殊处理可自行缓解，如患儿症状仍不能缓解，遵医嘱终止试验。

七、注意事项

1.患儿试验前、试验期间严格禁食、禁饮，卧床休息。

2.严格按时间采血。某次采血不顺利，下次采血时间不可顺延。

3.试验期间患儿不能擅自外出。

八、知识拓展

根据生长激素峰值进行结果判断，见表10-2。

▶ 表 10-2　生长激素激发试验 GH 峰值结果判断

生长激素峰值（μg/L）	结果
<10	生长激素缺乏症
<5	完全性生长激素缺乏症
<3	严重生长激素缺乏症

持续存在且未治疗的生长激素缺乏症可以引起患儿成年期代谢紊乱、心血管疾病等，影响其生活质量及寿命，通过补充生长激素可以获得良好的治疗效果，因此早期识别和早期治疗生长激素缺乏症是非常必要的。

（杨　琴）

第三节　口服葡萄糖耐量试验

一、概述

口服葡萄糖耐量试验（oral glucose tolerance test，OGTT）是一种葡萄糖负荷试验，用以了解胰岛 β 细胞功能和机体对血糖的调节能力，是诊断糖尿病及糖耐量异常的主要方法。

二、目的

评价胰岛素抵抗、糖耐量异常情况，同时检测胰岛素、C 肽有助于鉴别 1 型和 2 型糖尿病。

三、适应证

1. 超重或肥胖、黑棘皮病、多囊卵巢综合征、胰岛素受体缺陷者。
2. 有胰岛素抵抗、糖尿病家族史者。
3. 随机或空腹血糖异常者。
4. 有一过性或持续性尿糖阳性者。

四、禁忌证

1. 呕吐、腹泻者。
2. 酮体阳性者。
3. 高血糖者。
4. 严重感染者。
5. 心、脑、肾、肝等严重器质性疾病者。
6. 认知沟通障碍等精神疾病者。
7. 其他应激状态如发热、感染、手术等。

五、操作实践

（一）评估

1. 评估患儿病情、诊断、生命体征、过敏史（药物、消毒液、胶布等）、穿刺部位和血管（有无瘢痕、静脉瓣、炎症等）、禁食情况、心理状况等。
2. 评估用物完好，在有效期内。

（二）操作前护理

1. 用物准备：治疗盘、弯盘、治疗巾、棉签、压脉带、免洗手液、消毒液、留置针、无菌透明敷贴、胶布、手套、试管架、采血针、真空采血管、采血标签、预充式导管冲洗器、一次性静脉输液针、心电监护仪、电极片、葡萄糖（1.75 g/kg，最大剂量 75 g，葡萄糖粉需每克加水 4 mL，最大 300 mL）或馒头（年长儿可服用，2.3 g/kg 生面粉制成，最大剂量 100 g）。

2. 环境准备：清洁、宽敞、明亮、安全，适宜操作。

3. 患儿准备：消除紧张、恐惧情绪，暴露穿刺部位，配合操作。

4. 护士准备：操作者穿戴整洁，洗手，戴口罩，双人核对患儿信息、医嘱。

5. 家长准备：签署知情同意书。

（三）操作中护理

1. 双人核对患儿信息、医嘱、真空采血管和采血标签。

2. 连接心电监护仪，监测患儿生命体征。

3. 留置静脉留置针，减少穿刺次数，减轻患儿痛苦。

4. 空腹，早晨 7—9 时采血测血糖基础值，然后口服葡萄糖（5 分钟内服完）或馒头（10 分钟内吃完），从第一口进食开始计时（记 0 分钟），再分别于 30、60、120、180 分钟采血测血糖。

5. 加强巡视，观察患儿病情变化，发现异常及时与医生沟通，医护协作共同处理。

（四）操作后护理

1. 核对患儿信息、血标本。

2. 整理用物、洗手、记录，血标本及时送检。

3. 沟通解释，嘱患儿进食温热食物，进食不宜过快，感谢患儿及家长配合。

六、并发症处理

药物不良反应。

（1）表现：进食糖水引起恶心、呕吐等消化道反应。

（2）预防及处理措施：避免糖水浓度过高，减慢进食速度，安抚患儿，出现不适立即通知医生，必要时遵医嘱终止试验，给予吸氧、补液等处理。加强患儿及家长沟通解释工作，缓解紧张焦虑情绪。

七、注意事项

1. 严格按时间采血。某次采血不顺利，下次采血时间不可顺延。

2. 标本应在 30 分钟内送检。

3. 试验前平衡饮食至少 3 天，如过度限制碳水化合物摄入可能造成试验结果"假阳性"，试验前不喝咖啡、浓茶等刺激性饮品。

4. 试验期间除糖水或馒头外不能进食其他食物，避免剧烈活动，患儿不能擅自外出。

5. 葡萄糖激发可致过量的胰岛素分泌而出现迟发型低血糖，故留置针应保留至下一餐后。

八、知识拓展

1. 结果判断：①健康人空腹血糖在 3.9 ~ 6.1 mmol/L，餐后 0.5 ~ 1 小时血糖达高峰，但不超过 11.1 mmol/L，餐后 2 小时血糖在 3.9 ~ 7.8 mmol/L，餐后 3 小时血糖恢复至空腹水平；②空腹血糖受损（impaired fasting glucose，IFG），空腹血糖 5.6 ~ 6.9 mmol/L；③糖耐量受损（impaired glucose tolerance，IGT），口服葡萄糖耐量试验 2 小时血糖 7.8 ~ 11.0 mmol/L；④空腹血糖（fasting blood glucose，FBG）≥ 7.0 mmol/L 或口服葡萄糖耐量试验 2 小时血糖≥ 11.1 mmol/L 诊断为糖尿病。

2. 空腹血糖受损和糖耐量受损属于糖尿病前期，应定期监测血糖，必要时复查口服葡萄糖耐量试验。

（盛　微）

第四节　床旁血糖监测技术

一、概述

床旁血糖监测（point of care testing，POCT）是通过定量分析毛细血管中葡萄糖浓度，了解患儿血糖状况的技术。

二、目的

了解患儿血糖情况，及时制订和调整治疗方案，保证血糖平稳，降低高 / 低血糖发生率。

三、适应证

糖尿病、高胰岛素血症、糖原累积症、丙酸血症、甲基丙二酸血症等可能出现血糖异常的患儿。

四、禁忌证

1. 严重凝血功能障碍者。

2. 水肿、感染、末梢循环不良的部位禁用。

五、操作实践

（一）评估

1. 评估患儿病情、进食、采血穿刺部位皮肤。

2. 评估用物完好，在有效期内。

3. 评估床旁血糖监测设备性能是否完好，血糖仪显示编码与试纸编码一致。

（二）操作前护理

1. 用物准备：治疗车、治疗盘、弯盘、锐器盒、免洗手液、血糖仪、血糖试纸、75%酒精/75%酒精棉片/50%异丙醇、棉签、棉球、一次性末梢采血针、记录本、笔。

2. 环境准备：清洁、宽敞、明亮、安全，适宜操作。

3. 患儿准备：沟通解释，消除紧张、恐惧情绪，洗手待干，配合操作。

4. 护士准备：操作者穿戴整洁，洗手，戴口罩，双人核对患儿信息、医嘱。

5. 家长准备：做好沟通解释。

（三）操作中护理

1. 核对患儿信息、医嘱。

2. 选择采血部位并轻轻按摩，用75%酒精棉签/棉片消毒采血部位两次后待干。

3. 取出血糖试纸，将试纸采血口插入血糖仪测试端口中，使血糖仪自动开机。开机后屏幕可见闪烁的血滴符号。

4. 用一次性采血针刺入已消毒的采血部位，待血液自然流出。用棉签拭去第一滴血，再用血糖试纸末端的目标区吸取足量血液。用棉球按压采血部位。

5. 血糖仪屏幕出现倒计时，即开始测定。计时结束，读取血糖数值。

（四）操作后护理

1. 核对患儿信息、医嘱。

2. 整理用物、洗手、记录。

3. 将血糖结果告知患儿及家长，如有异常及时通知医生，医护共同处理。

六、并发症处理

1. 疼痛：可在穿刺部位应用表面麻醉药降低痛感；酒精消毒待干后再行穿刺；使用可调节针刺深度的采血针进行穿刺。

2. 穿刺部位皮肤瘀青、蜕皮：更换穿刺部位，避免在同一部位频繁穿刺，增加局部按压止血时间，局部用药等。

七、注意事项

1. 血糖试纸应保存在阴凉、干燥处，以免受潮后影响测定结果。使用新开封的试纸时，用随附的校准片对血糖仪进行校准，校准片保留至整盒试纸用完。瓶装试纸开瓶后应及时盖上瓶盖，试纸在开封后3个月内使用。

2. 操作时手不可触碰试纸条的采血口及试纸末端的目标区，以免影响血糖测定结果。

3. 使用酒精消毒皮肤，忌用碘伏。

4. 酒精待干后采血，避免酒精稀释血液影响测定结果。

5. 保证穿刺深度，穿刺前可将手臂自然下垂片刻，使血液自然流出，禁止用力挤压患儿指尖。

6. 如果测试结果未能显示，可能是测试区血液量不足，或血糖仪待机时间过长自动熄屏，应重新采血进行测定。若血糖仪屏幕显示报错，请根据血糖仪使用说明书进行故障排查。

7. 血糖仪应每日使用质控品进行质量检测，每年进行 1 ~ 2 次室间质量评定。

八、知识拓展

1. 血糖监测频次。

（1）初发糖尿病患儿建议每日 3 餐前、餐后 2 ~ 3 小时、睡前和凌晨 2 ~ 3 点、加餐前后监测血糖。

（2）剧烈运动前、中、后需加测血糖，以判断是否可以进行运动，是否需要加餐，是否调节胰岛素剂量。

（3）有低血糖症状或发生低血糖进行处理后及时监测血糖。

（4）糖尿病患儿血糖平稳时可酌情减少测定次数。

2. 结果判断。

（1）正常人空腹血糖范围 3.9 ~ 6.1 mmol/L，随机血糖 <11.1 mmol/L。

（2）1 型糖尿病患儿的血糖控制目标见表 10-3。

▶ 表 10-3　1 型糖尿病患儿的血糖控制目标

建议单位	血糖（mmol/L）			
	餐前	餐后	睡前	夜间
国际儿童青少年糖尿病协会	4.0 ~ 7.0	5.0 ~ 10.0	4.4 ~ 7.8	4.5 ~ 9.0
美国糖尿病协会	5.0 ~ 7.2	—	5.0 ~ 8.3	—
中国 1 型糖尿病诊治指南（2021 版）	4.0 ~ 7.0	5.0 ~ 10.0	4.4 ~ 7.8	4.4 ~ 7.8

（王红梅）

第十一章　造血系统疾病护理技术

第一节　达妥昔单抗 β 注射液输注技术

一、概述

达妥昔单抗 β 注射液（dinutuximab beta injection）为嵌合单克隆抗 IgG1 抗体，可与神经母细胞瘤过度表达的特定靶点双唾液酸神经节苷脂抗原结合，触发抗体依赖性细胞介导的细胞毒性作用和补体依赖的细胞毒性效应，通过双重免疫机制而发挥抗肿瘤作用。

二、目的

提高高危神经母细胞瘤患儿的生存率。

三、适应证

1. 12 月龄以上的高危神经母细胞瘤患儿，经过规范治疗后达到完全或部分缓解。

2. 伴或者不伴有残留病灶的复发性或难治性神经母细胞瘤。

四、禁忌证

1. 对药物活性成分或成分内所含辅料发生超敏反应。

2. 急性 3 级或 4 级，或广泛性慢性移植物抗宿主病（graft versus host disease，GVHD）。

五、操作实践

（一）评估

1. 评估患儿生命体征、携氧功能、骨髓功能、肝脏功能、肾功能、骨及关节功能、感染症状等。

2.评估患儿及家属心理社会状态等。

（二）操作前护理

1.患儿准备。

（1）知情同意。输注前监护人和／或患儿仔细阅读知情同意书，护士向其解释含义，说明达妥昔单抗 β 的治疗目的、不良反应及注意事项，然后由监护人或患儿签字确认。

（2）静脉通路。建立中心静脉或外周静脉通路单独给药。

2.药物及仪器设备准备。

（1）双人核对。核对患儿姓名、ID 号、药名、剂量、给药时间、用法、途径、有效期。

（2）药物配制。使用含 1% 人血白蛋白的 9 mg/mL 氯化钠注射液，将达妥昔单抗 β 注射液无菌稀释至患儿特定剂量。

（3）用物准备。备好心电监护仪、输液泵／推注泵、0.22 μm 过滤器；备好抢救药物。

（4）抗过敏。输注前约 20 分钟予抗组胺药预防过敏。输注期间按需每 4 ~ 6 小时重复给药。

（5）预防疼痛。根据世界卫生组织相关指南采用三联疗法进行疼痛治疗，包括非阿片类镇痛药、加巴喷丁和阿片类药物。

（三）操作中护理

1.双人核对。携用物至床旁，双人核对患儿信息。

2.检查静脉通路。确认静脉通路通畅、局部无肿胀。

3.连接输液通路。按照无菌原则连接输液器，缓慢排气后，检查有无微粒，连接静脉通路，固定接头，确认所有接口无松动。

4.再次核对。将输液管卡进输液泵／推注泵，准确设置输液总量与速度，双人再次核对患儿信息及输液泵／推注泵参数设置，无误后，打开输液通路所有开关，点击启动键。

5.使用心电监护仪监测生命体征。

（四）操作后护理

1.健康宣教。告知患儿及家属禁止调节速度，保持输液管路通畅，避免受压或折叠。

2.并发症观察。观察患儿有无不能安抚的哭吵烦躁、发热、气促、低血压、疼痛、腹泻、皮肤瘙痒及色泽改变、肢端湿冷、神志改变等。

3.严格床旁交班。定时更换输液泵内输液器挤压位置，交接输注反应、药物余量、速度、静脉通路等。

4.准确记录。护理文书中准确记录用药情况。

5.心理护理。药物需连续多日输注，患儿活动范围受限，予以心理支持。

六、并发症处理

1.发热：常出现在输注的前几天，可予对乙酰氨基酚、布洛芬等药物，必要时采集血培养以排除感染。

2.疼痛：表现为腹痛、肢端疼痛、背痛、胸痛或关节痛等。通常发生在首次输注期间，发生频率逐渐减少。在每次输注前需使用镇痛剂进行预处理用药。

3.超敏反应：表现为低血压、细胞因子释放综合征、荨麻疹、支气管痉挛和严重速发过敏反应。给药期间，抗组胺药、肾上腺素和静脉糖皮质激素应处于立即可用状态。对于较轻的超敏反应，可给予抗组胺药并减慢滴速。一旦危及生命，立即停用该药，并根据情况使用肾上腺素或地塞米松。

4.消化道症状：腹泻较为常见，常出现在输注晚期或结束后，轻度可予蒙脱石散，严重者可予洛哌丁胺（2岁以下禁用）或消旋卡多曲。

5.毛细血管渗漏综合征（capillary leakage syndrome，CLS）：表现为血管张力丧失，血浆蛋白和液体外渗到血管外间隙。通常发生在开始输注数小时后。轻度CLS，如血压尚稳定，可予以利尿剂和白蛋白输注；重度CLS，如血压不稳定，可予以晶体液、血管升压药、白蛋白治疗；若病情严重，必要时行有创/无创通气及肾脏替代治疗。

七、注意事项

1.药品储存。2～8℃避光保存和运输。配制后的输注液在2～8℃累计储存72小时后，仍可在25℃下（50 mL注射器中）保存48小时，在37℃下（250 mL输液袋中）保存7天。

2.治疗疗程。治疗需连续5个疗程，每个疗程35天。

3.用药。用药前2周至疗程结束后一周不建议全身性使用糖皮质激素、免疫抑制剂、静脉注射免疫球蛋白；避免在用药期间至疗程结束后10周内接种疫苗。

4.药物需单独通道输注，且避免阳光直射。

八、知识拓展

一项针对高危神经母细胞瘤患儿的国际多中心Ⅲ期临床研究显示：与仅接受异维A酸的标准治疗组相比，达妥昔单抗β为基础的免疫治疗组5年无事件生存率从42%提高至57%，5年总生存率从50%提高至64%，累计复发/进展的发生率由57%降低至41%。

（郭小利　申雪兰　颜余竹）

第二节　贝林妥欧单抗输注技术

一、概述

贝林妥欧单抗（blinatumomab）是一种双特异性CD19导向的CD3 T细胞衔接分子，与B系细胞表面表达的CD19和T细胞表面表达的CD3结合，通过触发信号级联激活T细胞靶向杀伤肿瘤细胞，用于治疗儿童复发或难治性前体B细胞急性淋巴细胞白血病。

二、目的

提高复发或难治性前体 B 细胞急性淋巴细胞白血病患儿的治愈率，改善急性白血病患儿的预后，提高患儿的总生存期。

三、适应证

1.CD19 阳性的复发或难治性前体 B 细胞急性淋巴细胞白血病。

2. 对其他治疗无效且原始细胞≥ 5%。

四、禁忌证

对活性成分（贝林妥欧单抗）或辅料（枸橼酸一水合物、海藻糖二水合物、盐酸赖氨酸、聚山梨酯 80、氢氧化钠）中任何成分过敏的患儿。

五、操作实践

（一）评估

1. 评估患儿生命体征、有无感染症状、神志情况、肝肾功能检查、心理 - 社会状况等。

2. 评估照护者文化水平、配合程度等。

（二）操作前护理

1. 知情同意。用药前向患儿和 / 或监护人仔细讲解用药计划、治疗目的、药物不良反应及护理要点等，知晓内容后签署相关知情同意。

2. 静脉通路。单独给药，建议选择中心静脉，选择外周静脉时要避免药物外渗。

3. 药物准备。按药品说明书配置好药物，抽取所需的贝林妥欧单抗复溶液注入输液袋中。

4. 用物准备。备好心电监护仪、输液泵 / 推注泵，备好抢救药物。

（三）操作中护理

1. 检查静脉通路。检查静脉通道是否有回血，穿刺处敷贴固定是否稳妥。

2. 输注药物。双人核对患儿身份信息及医嘱，按照无菌原则连接输液器，缓慢排气后连接静脉通路，并固定输液接头。按医嘱设置输液速度与输液总量，双人核对无误后开启输液泵 / 推注泵启动键。

（四）操作后护理

1. 健康宣教。告知患儿及家属禁止随意调节输液速度，如有输液仪器报警、外出检查或如厕时及时呼叫医护人员，以确保安全输注。

2. 准确记录。在护理文书中准确记录患儿用药时间、有无不良反应等情况。

3. 密切观察。观察患儿有无发热、头痛、恶心、乏力、晕厥、皮疹或呼吸困难及低血压等。床旁交接患儿反应、药物开始输注时间、滴速、静脉通路等。

4. 输注结束后输液袋、输液器按照药物性污染废物处理。

六、并发症处理

1.细胞因子释放综合征：通常发生时间为开始输注后2天，临床表现为发热、头痛、恶心、乏力、低血压。低级别（1～2级）细胞因子释放综合征可继续用药，给予对症治疗；严重（≥3级）细胞因子释放综合征，需中止药物输注，根据临床指征给予皮质类固醇治疗。

2.神经系统毒性：通常发生在药物治疗的前2周内，临床表现为头痛、震颤、抽搐、言语障碍、意识障碍；医护团队应在治疗前和整个治疗周期严密观察患儿有无意识模糊、定向障碍或惊厥发作等，严重时应暂停给药。

3.其他并发症：感染、肿瘤溶解综合征、中性粒细胞减少症、肝酶升高、胰腺炎、白质脑病等。治疗前采用适当的预防措施，如预防性使用抗生素、补液等，减少相关并发症的发生。

七、注意事项

1.药品规格。每瓶35μg，每盒含有1瓶冻干粉和1瓶10 mL静脉输注溶液稳定剂。

2.药品储存。药品在2～8 ℃避光储存，勿冷冻，配置好的输注液在23～27 ℃最长储存24小时，在2～8 ℃下最长储存10天。

3.药品配置。只能用无菌注射用水复溶药品冻干粉，禁止将静脉滴注溶液稳定剂复溶本品冻干粉。

八、知识拓展

1.药代动力学研究显示，贝林妥欧单抗的代谢是通过分解代谢途径降解成小肽和氨基酸，平均半衰期为2.1小时。

2.一项开放多中心研究报告显示，贝林妥欧单抗治疗复发前体B细胞急性淋巴细胞白血病的微小残留病灶转阴率达到75%，完全缓解率达到40%，可显著延长该类患儿的总体生存率。

（姚　娟　陈祖佳）

第三节　外周血干细胞采集技术

一、概述

外周血干细胞采集技术是经过动员使骨髓中的造血干细胞（hematopoietic stem cell，HSC）释放至外周血，再通过血细胞分离机将外周血分离成不同组分，采集其中的单个核细胞层，这层细胞中即富含动员的外周造血干细胞（peripheral blood stem cell，PBSC）。

二、目的

采集供者外周血中的 CD34$^+$ 细胞、单个核细胞，然后输注给受者，使受者重建正常造血及免疫功能。

三、适应证

供者体检合格。

四、禁忌证

1. 供者体检不合格。

2. 供者有枸橼酸钠过敏性休克史。

五、操作实践

（一）评估

评估供者性别、体重、身高、年龄，静脉情况，血常规、凝血功能、电解质，以及心理状况。

（二）操作前护理

1. 向供者及家属讲解外周血干细胞采集相关知识，并签署知情同意书。

2. 建立血管通路。根据采集者血管具体情况决定选用外周静脉或中心静脉置管。外周静脉留置针 16 ～ 18G，中心静脉置管 7F 及以上，必要时动脉留置 20G 留置针。

3. 用物准备：血细胞分离机分离吸附治疗置换套件 P1YA、无菌剪刀、吉尔碘、酒精擦片、肝素帽 3 个、24G 留置针、静脉导管敷贴、止血钳 2 把、输液器、16 ～ 20G 留置针、75% 酒精纱布、热合机。

4. 药品准备：血液保存液 500 mL 2 ～ 3 袋、生理盐水（100 mL 2 瓶、250 mL 1 袋、500 mL 2 ～ 3 袋）、10% 葡萄糖酸钙 30 ～ 70 mL、肝素钠 12500 U 1 支。

5. 采集前 2 小时遵医嘱注射动员剂（全天剂量）。

6. 输注葡萄糖酸钙溶液。

7. 供者健康教育。告知动员剂常见副作用；高蛋白低脂饮食；口服补钙；采集前排空大小便。

（三）操作中护理

1. 开机自检，打开机器电源总开关，机器自检通过。

2. 选择 autoMNC 程序。

3. 在用户指南的帮助下安装分离套件 P1YA。

4. 预充管路。连接盐水和抗凝剂开始预充，预充完成检查耗材内是否留有大段气体，必要时进行 2 次预充。

5. 准备分离。再次对耗材进行视觉检查，关闭回输管路上的两个蓝色夹子，并用肝素帽封闭深蓝色夹子尾端，将两个盐水滚轮下调一半。

6. 连接患儿。采血管路连接相对粗大、流速快的血管通路，回输管路连接相对较细、流速较慢的血管通路。打开管路上各夹子检查盐水是否通畅。

7. 参数输入。

（1）供者参数菜单。性别、体重、术前红细胞比容值、术前白细胞浓度、术前 CD34 浓度（应输入实测值，如未测则输入 10）、全身血容量（该值为机器自动计算值）、循环次数（根据所需终产品量进行设定）。

（2）白膜参数菜单。①每循环血量：开始可用默认值；②白膜泵出量：异体 25 mL，自体 15 mL；③白膜收集量：异体 5 ~ 7 mL，自体 4 ~ 6 mL。

（3）过程参数菜单。开始时可以使用默认值，其中可酌情调节的参数有：①全血流速。根据运行过程中血流情况进行增减，最高不要超过 70 mL/min；红细胞比容 <30% 时，不要超过 40 mL/min；儿童从 10 mL/min 开始，每隔 5 分钟加快 5 ~ 10 mL，至达到采集平衡速度。② ACD。全血为 1 :（10 ~ 13），起始为 1 : 10，当处理全血量达到供者全身血容量后，可调低至 1 : 12，最低为 1 : 13。③离心机转速。默认值，在保证白膜形成清晰的前提下，可下调 100，以减少血小板损失。

8. 开始分离，建议手动采集。

（1）观察白膜。采集过程中随时观察离心腔内白膜厚度和质地、白膜泵出情况。白膜厚度 2 mm 左右为宜，质地松紧适宜，白膜太厚和（或）质地过于紧实，下调每循环血量，反之上调。

（2）手动调节白膜泵出量和白膜收集量。将管路从细胞监测器中取出进行手动调节，以减少血小板和红细胞损耗，特别是供受者 ABO 血型不合，要减少红细胞混入。

9. 回输。先切断采血管路，将红色滚轮开至最大复原被压扁的盐水管路，检查盐水是否充足，然后开始回输。

10. 回输完毕，断开患儿连接，关闭蓝色回输夹子。

11. 取下细胞产品并卸下耗材。先将产品袋用止血钳封口取下，在产品袋上标注供者姓名、ID 号、产品量、采集日期及时间；显示参数汇总，及时记录（或打印）；卸下耗材。

12. 关机。

（四）操作后护理

1. 用 75% 酒精纱布清洁消毒血细胞分离机，罩上防尘罩，稳妥放置分离盘。

2. 热合机封闭样本袋。

3. 样本留取并送检，包括供者短串联重复序列（short tandem repeat，STR）、单个核细胞计数、CD34$^+$细胞计数。

4. 如需再次采集，则保留血管通路。

5. 采集物暂时在 4 ℃冰箱内保存。

6. 书写采集记录及高值耗材记录表。

7. 使用红细胞悬液灌注管路者，书写输血护理记录。

六、并发症处理

1. 枸橼酸钠中毒反应：手脚、口周麻木，头晕、恶心、呕吐，心慌、抽搐等，处理方法是加快葡萄糖酸钙滴速。

2. 低血容量反应：面色苍白、头晕、恶心、血管收缩、血流缓慢、心率加快、血压下降，处理方法是暂停采集，补充糖分和血容量，如饮用糖开水和吃点心，严重者静脉注射高渗性葡萄糖。症状缓解后，继续采集。

3. 枸橼酸钠过敏反应：皮肤潮红、发痒、皮疹、呼吸困难，严重者出现休克，处理方法是予抗过敏及对症治疗，抗过敏药如地塞米松、异丙嗪等，严重者吸氧、抗休克治疗。

七、注意事项

1. 抗凝剂滴壶液面低至 1/5，进行液体操作时远离离心室上孔。

2. 体重小于 25 kg 的儿童供者需先用红细胞悬液 1 U 灌注管路，再连接供者开始采集。

3. 分离过程中每处理 3000 mL 全血再增加 20 mL 循环血量。

4. 处理血量不超过 4 倍血容量，采集时间每次不超过 5 小时。

5. 采集全过程监测供者心率、呼吸、血压，观察供者有无枸橼酸钠中毒、枸橼酸钠过敏、低血容量反应，遵医嘱予对症治疗。

八、知识拓展

1. 葡萄糖酸钙中和枸橼酸钠用量，按每 100 mL 血液保存液用 10% 葡萄糖酸钙注射液 5 mL 纠正。

2. 特尔津（G-CSF）动员剂，每日每公斤体重 10 μg，分 2 次皮下注射，动员 4 ~ 5 天。

3. 采集前细胞计数达到以下数值方可进行采集：健康供者白细胞 $>10 \times 10^9$/L，血小板 $>50 \times 10^9$/L，红细胞比容 $>18\%$；自体供者，白细胞 $>(1 ~ 3) \times 10^9$/L，血小板 $>20 \times 10^9$/L，红细胞比容 $>18\%$。

4. 产品细胞数量要求（根据受者体重计算）：CD34[+] 细胞，自体（1 ~ 2）$\times 10^6$/kg，异体（2 ~ 4）$\times 10^6$/kg；单个核细胞，自体 4×10^8/kg，异体（4 ~ 8）$\times 10^8$/kg。

（董小莉）

第四节 儿童经外周静脉穿刺的中心静脉导管置管技术

一、概述

经外周静脉穿刺的中心静脉导管是经上肢贵要静脉、肘正中静脉、头静脉、肱静脉、颈外静脉（新生儿还可通过下肢大隐静脉、头部颞静脉、耳后静脉等）穿刺置管，尖端位于上腔静脉或下腔静脉的导管。

二、目的

1. 提供中长期的静脉输液治疗通路，避免反复穿刺带来痛苦。
2. 建立中心静脉输注刺激性药物、高渗药物等，保护外周静脉。

三、适应证

1. 需要输注高渗或高浓度药液（如甘露醇、脂肪乳、氨基酸等）、细胞毒性药物、刺激性药物（如化疗药物）的患儿。
2. 缺乏外周静脉通路及需要长期静脉输液（连续输液 7 天以上）、反复输血或血制品或反复采血的患儿。
3. 家庭病床的患儿。

四、禁忌证

1. 绝对禁忌证。

（1）有未缓解的深静脉血栓史患儿、血管移植（如动静脉瘘）的患儿、近期患侧乳腺切除术后上臂肿胀、乳腺癌根治术及淋巴结清扫患儿。

（2）预置管部位有骨折史及血管梗阻、血管畸形患儿。

2. 相对禁忌证。

（1）需要保留静脉的终末期肾病患儿。

（2）上肢水肿、活动受限患儿；有严重的出血及全身感染患儿（如败血症、菌血症）；预置管部位皮肤如有感染、烧伤或放疗辐射损伤患儿；特殊的先天性心脏缺损（如单心室）手术后的婴儿和儿童，不宜穿刺右臂患儿。

五、操作实践

（一）评估

1. 评估患儿的年龄、病情、配合程度、过敏史、中心静脉置管史等情况。
2. 评估患儿局部皮肤、血管情况、肢体活动情况，在满足治疗的情况下，尽量选择较细的导管。

（二）操作前护理

1. 用物准备。

（1）无菌物品。PICC 导管 1 套、PICC 置管包 1 个（内含无菌无尘手套 2 双、洞巾 1 张、治疗巾 2 张、大单 1 张、无菌小纱布数块、棉球数个、无菌透明贴膜 1 张、一次性手术衣 1 件、止血带 1 根、输液接头 1 个、10 mL 和 20 mL 注射器各 1 支）。一次性手术帽子 2 个、一次性口罩 2 个、无菌生理盐水 1 瓶、无菌肝素液 1 瓶、1 mL 注射器 1 支。

（2）皮肤消毒剂。0.5% 的有效碘或 2% 葡萄糖酸氯己定乙醇、75% 酒精。

（3）其他物品。软尺、止血带、弹力绷带、监护仪、氧气装置（必要时）。

2. 环境准备：消毒 PICC 穿刺房间，减少人员走动。

3. 患儿准备：清洁双侧手臂皮肤。

4. 护士准备：着装整洁，洗手，戴一次性手术帽，戴口罩。

5. 家长准备：签署 PICC 知情同意书。

（三）操作中护理

1. 核对患儿信息，选择合适的外周静脉血管（首选贵要静脉）。

2. 测量定位。患儿平卧、术侧手臂外展 90° 暴露穿刺区域。测量预置入导管长度，从预穿刺点沿静脉走向至右胸锁关节，然后向下至第 3 肋间。测量双上臂围（取鹰嘴关节到腋窝中点）。

3. 手消毒，打开 PICC 置管包，戴无菌手套。

4. 穿刺点消毒。以穿刺点为中心，先用 75% 乙醇消毒 3 遍（顺→逆→顺），再用 0.5% 有效碘或 2% 葡萄糖酸氯己定乙醇消毒 3 遍，消毒顺序为（顺→逆→顺），消毒范围直径 >20 cm，两侧到臂缘。待两种消毒剂自然干燥。

5. 手臂下垫无菌治疗巾，将无菌止血带交叉放置于手臂下。

6. 脱手套，手消毒，穿无菌手术衣，更换无菌手套。铺无菌大单及孔巾，暴露穿刺点，保证最大化无菌屏障。

7. 助手按无菌原则准备注射器及 PICC 导管套件，放入无菌区内。

8. 助手协助抽取生理盐水。用生理盐水预冲洗并浸润导管、减压套筒、输液接头等。检查导管完整性。

9. 修剪导管。如使用前端开口导管应撤出导丝至比预计长度短 0.5 ~ 1 cm 处，在预计刻度处进行切割（切勿切断导丝）。

10. 穿刺。扎止血带，15° ~ 30° 进针，见回血后降低角度再进针少许，固定针芯，向前推进外管套，松开止血带，在穿刺针下垫无菌纱布。左手食指按压套管尖端血管，拇指按压穿刺鞘，退出针芯。

11. 置入 PICC。固定好导入鞘，缓慢匀速送入导管。估计导管到达肩部时，嘱患儿头转向置管侧，下颌贴肩以防导管误入颈静脉。送达预定长度后嘱患儿头恢复原位。

12. 抽回血，确定导管在静脉内后用生理盐水冲管。退出导入鞘，撤出并远离穿刺点撕裂导入鞘。

13. 撤出支撑导丝，一手固定导管，一手平行缓慢撤出导丝。

14. 如为三向瓣膜导管需修剪导管长度，保留体外 5 ~ 6 cm 导管以便安装连接器，以无菌剪刀垂直剪断导管，注意不要剪出斜面。

15. 安装减压套筒及延长管。将导管穿过减压套筒与延长管上的金属柄连接，注意一定要推进到底，导管不能起褶，将翼形部分的倒钩和减压套筒上的沟槽对齐，锁定两部分。

16. 冲封管。抽回血确认穿刺成功后用 10 mL 生理盐水脉冲方式冲管，导管末端连接输液接头，并用肝素盐水正压封管。

17. 撕开孔巾，清洁穿刺点周围皮肤，调整导管位置。

18. 粘贴透明敷料。在穿刺点放置小纱布，无张力粘贴 10 cm×10 cm 以上无菌透明敷料，无菌胶带蝶形交叉固定导管及透明敷料，再以胶带横向固定贴膜下缘。

19. 助手在胶布上注明穿刺日期、穿刺者姓名，贴于贴膜边缘。酌情应用弹力绷带加压包扎。

（四）操作后护理

1. 按医疗废物分类处理用物，脱手套、脱手术衣、洗手。

2. 向患儿及家属交代置管后注意事项。

3. 拍 X 线片确定导管尖端位置。

4. 穿刺者填写置管穿刺护理记录单，安排维护时间。向患儿发放维护手册。

六、并发症处理

1. 原发性导管异位：预防方法为匀速送管、动作轻柔。送管将至颈部时，应采用颈内静脉压迫法或改变体位降低导管异位风险。可在送至预测长度后采用超声判断是否异位至颈内静脉，也可在置管过程中采取心电定位方法。

2. 送管困难：表现为送管有阻力、导管无法推进出现导管回弹现象。预防及处理方法为尽量选择上臂粗、直、静脉瓣少的静脉，送管速度不宜过快，安抚患儿，采取热疗等方式降低应激反应强度及血管痉挛风险。送管受阻时，协助改变体位，调整外展置管侧手臂与身体的角度。

3. 误穿动脉：根据穿刺后回血的速度与颜色判断。动脉血呈鲜红色，喷射状；静脉血呈暗红色，缓慢流出。预防和处理，可根据置管部位的动静脉解剖、超声特点等判断。动脉彩超特点是不易压扁、富有弹性、有搏动，而静脉易压扁，无搏动。一旦误穿动脉，应立即拔除穿刺针或导管，局部按压止血后加压包扎、冰敷，以免形成血肿。

七、注意事项

1. 严格遵循无菌技术及手卫生操作规程。

2. 穿刺前应了解静脉走向及静脉情况，避免在瘢痕及静脉瓣处穿刺。

3. 穿刺时动作轻柔，避免损伤静脉内膜和外膜，以免发生机械性静脉炎或渗漏。

4. 如遇送管困难，不可强行送管。

5. 有出血倾向的患儿要注意加压止血。

6. 接受腋下淋巴结清扫的术侧肢体、锁骨下淋巴结肿大或有肿块侧，安装起搏器侧不宜进行同侧置管，患有上腔静脉压迫综合征的患儿不宜进行置管。

7. 有血栓史、血管手术史的静脉不应进行置管，放疗部位不宜进行置管。

八、知识拓展

PICC 导管尖端定位方法：PICC 尖端位置应置于上腔静脉的下 1/3 段或上腔静脉与右心房交界（caval-atrial junction，CAJ）处。置管结束后行胸部正侧位 X 线摄片检查，依靠影像学标志判断 PICC 导管尖端位置，为 PICC 导管尖端定位最常用方法。腔内心电图是利用 EKG 特征性 P 波实时监控置管过程中 PICC 导管尖端走向的方式以确定尖端位置。Sherlock 3CG 尖端定位系统是以电磁导航系统为基础，联合腔内心电图进行导管尖端定位的实时定位技术。

（张　力　马琳玉　刘　洋）

第五节　儿童经外周静脉穿刺的中心静脉导管维护技术

一、概述

PICC 导管维护是维持导管的正常功能的重要措施，能确保 PICC 穿刺点的无菌保护，预防及治疗导管相关性并发症。

二、目的

1. 减少导管相关并发症，延长导管使用寿命。
2. 保持 PICC 置管处皮肤清洁、干燥，预防感染。
3. 保持 PICC 导管固定稳妥，防止导管滑脱。

三、适应证

留置有 PICC 的患儿。

四、禁忌证

无。

五、操作实践

（一）评估

1. 评估患儿身体状况，包括意识、配合程度、自我护理能力等。
2. 评估局部皮肤状况。通过目测、触摸、测量臂围和患儿的不适感描述，评估穿刺点及周围部位是否发红、压痛、肿胀和渗液。
3. 评估导管功能。评估导管管腔内有无血液残留，导管是否存在脱出，有无移位、打折等。

4.评估贴膜是否潮湿、松动以及破损和脱落。

（二）操作前护理

1.查对患儿维护手册或维护记录。

2.环境安全，光线明亮，适合操作。

3.操作者着装整洁，洗手，戴口罩、帽子。

4.用物准备：换药包（内含无菌治疗巾、纱布、棉球或者带有消毒液的棉棒）、无菌手套、生理盐水、无菌肝素液（儿童10 U/mL）、无菌透明贴膜、输液接头、10 mL注射器（或预冲式注射器）、酒精棉片、软尺、速干手消毒液。

5.核对患儿信息，解释维护目的，指导患儿配合。

（三）操作中护理

1.协助患儿取安全舒适体位，置管侧手臂外展。

2.软尺测量双侧上臂围。

3.无菌方式打开换药包，在穿刺肢体下方垫治疗巾。

4.揭开固定输液接头的胶布，用75%酒精棉签或棉片去除皮肤及导管胶痕，并清洁接头下方皮肤。

5.手消毒，戴清洁手套。

6.打开预冲洗器，释放压力（或按无菌方式抽吸生理盐水），连接新输液接头排气备用。

7.酒精棉片呈"口"字状撕开备用，一手持导管接头上方，另一手移除旧接头。手持酒精棉片外包装，包裹消毒导管口横截面及外壁，全方位用力擦拭15秒，待干。

8.连接新接头及注射器，脉冲式冲洗导管（推→停→推），用肝素盐水实施正压封管，接头延长管正确夹闭。

9.去除原有敷料，0°平行牵拉敷料，自下而上揭开敷料，并观察穿刺点有无异常。

10.脱去清洁手套，手消毒，戴无菌手套。

11.左手用无菌纱布覆盖接头提起导管，用75%酒精棉棒（或酒精棉球）消毒皮肤，避开穿刺点及导管。螺旋式消毒3遍（顺→逆→顺时针），消毒范围大于敷料面积，待干。

12.导管平放于患儿皮肤上，用含0.5%有效碘或2%葡萄糖酸氯己定乙醇溶液消毒，以穿刺点为中心消毒皮肤及导管3遍（顺→逆→顺时针），擦拭导管表面，待干。

13.调整导管位置，摆放弧形（必要时涂抹皮肤保护剂）。

14.以穿刺点为中心无张力放置透明敷料，自穿刺点开始塑形，完全覆盖导管外露部分。

15.取胶带蝶形交叉固定导管延长部分，取一根胶带横向固定于蝶形交叉上方，在记录胶带上标注姓名、日期、PICC名称贴于敷料边缘。

（四）操作后护理

1.按医疗废物分类处理用物，脱手套、洗手。

2.向患儿及家属交代注意事项。

3. 填写维护手册或维护记录。

六、并发症处理

1. 静脉炎：发生静脉炎时需分析确定其发生的原因，针对不同原因采取适合的干预措施。应抬高患肢，避免受压，必要时停止在患肢静脉输液，观察局部及全身情况变化并记录。相关研究证实，多磺酸粘多糖乳膏、各种类型的湿性敷料如水胶体敷料，可提高静脉炎的治愈率。

2. 导管堵塞：当发生导管堵塞时，应首先评估和纠正机械性导管堵塞，排除后再评估导管堵塞的其他原因。必要时使用影像学检查评估可能存在的内部机械因素如夹断综合征、纤维蛋白鞘等。可遵医嘱使用溶栓剂，溶栓剂在管腔内停留 30 ~ 120 分钟后回抽血液，如果导管通畅，将溶栓剂和分解产物全部抽出并丢弃，然后用生理盐水脉冲式冲洗导管，如果导管仍不通畅可以重复操作。

七、注意事项

1. 严格遵循无菌技术及手卫生操作规程。

2. 禁止使用小于 10 mL 的注射器冲封管。

3. 逆导管方向去除贴膜，避免污染穿刺点。

4. 导管摆放弯曲，降低导管张力，避免移动。

5. 无张力粘贴透明敷料，保证敷料全覆盖。

6. 酒精消毒时避开穿刺点。

7. PICC 在治疗间歇期应至少每 7 天维护 1 次。

八、知识拓展

1. 不同接头的正压封管。

（1）肝素帽（有拇指夹）：正压推注封管液，一边推一边拔针，推注速度大于拔针速度，夹闭拇指夹，断开连接。

（2）非正压接头（有拇指夹）：先正压封管，夹闭拇指夹后断开连接。

（3）正压接头：先冲封管，然后断开连接，如有拇指夹，夹闭拇指夹。

2. 输液接头的维护和更换。PICC 附加的肝素帽或无针接头应至少每 7 天更换 1 次；肝素帽或无针接头内有血迹、完整性受损或取下后应立即更换。

3. 贴膜的更换。应每日观察穿刺点周围皮肤及敷料的完整性。无菌透明敷料应至少每 7 天更换 1 次，无菌纱布敷料应至少每 2 天更换 1 次。若穿刺部位发生渗液、渗血时应及时更换敷料，敷料发生松动、污染等完整性受损时应立即更换。

（张　力　马琳玉　刘　洋）

第六节　超声引导穿刺联合腔内心电图定位的中心静脉导管置入技术

一、概述

中心静脉通路装置（central venous access devices，CVADs）是指通过静脉插入体内，以使血液、血液制品、药物和其他疗法能够进入血流的装置，其导管尖端位于上 / 下腔静脉或右心房内。其在新生儿重症监护病房已经广泛应用，为危重新生儿及极低、超低出生体重儿提供了较为理想的静脉通路。

新生儿 PICC 传统穿刺方法适用于走向清晰，容易穿刺的血管。对于细小、不易暴露的血管一次穿刺成功率较低。近年来，将超声引导血管穿刺技术应用于新生儿 PICC 置管，并联合腔内心电图定位导管尖端，已成功应用于临床实践中。

二、目的

1. 避免反复穿刺，减少创伤。

2. 提高置管成功率，减轻患儿痛苦。

三、适应证

1. 新生儿胎龄 ≤ 32 周或体重 ≤ 1500 g。

2. 连续静脉输液时间超过 5 天的患儿。

3. 需要静脉输注高渗透性液体、黏稠度较高的药物或刺激性药物的患儿。

4. 常规穿刺方法失败或穿刺困难的患儿。

5. 外周血管发育不完善，无法正常送入导管的患儿。

四、禁忌证

1. 严重感染。

2. 患儿身体条件不能承受置管操作。

3. 已知或怀疑患儿对导管所含成分过敏者。

4. 在预定置管部位有静脉炎和静脉血栓形成史。

五、操作实践

（一）评估

1. 评估患儿诊断、体重、胎龄、日龄、血常规、血凝四项及生命体征等。

2. 根据患儿病情，选择穿刺部位，评估穿刺部位皮肤情况。

3. 使用 B 超探查血管情况，包括血管直径、是否损伤、有无血栓等。

（二）操作前护理

1. 知情同意：与患儿家属沟通，告知置管原因、预期留置的时间、导管的维护、发生相关并发症的症状和体征，签署知情同意书。

2. 双人核对患儿身份信息及医嘱。

3. 护士准备：2 名具有 PICC 穿刺资质的护士。

4. 环境准备：专用置管房间，符合医疗机构 II 类环境要求。

5. 设备准备：彩色多普勒超声仪、心电多普勒超声检测仪及其他抢救设备。

6. 物品准备。

（1）无菌物品：PICC 穿刺管路、PICC 置管包、洞巾、治疗巾、无菌无尘手套、生理盐水、肝素稀释液（6.25 U/mL）、无菌透明敷贴、正压接头、肝素帽、10 mL 注射器、50 mL 注射器、头皮针。

（2）皮肤消毒剂：碘伏、复合碘消毒液。

（3）其他物品：软尺、止血带、胶布。

7. 患儿准备。

（1）患儿穿尿不湿，置于辐射保暖台，身下垫清洁治疗巾。再次核对患儿信息，连接心电监护，低流量给氧，必要时遵医嘱镇静。

（2）穿刺前使用超声仪选择穿刺血管，了解血管情况。判断血管走向，并正确识别和区分动静脉，选择血管后测量直径。

（3）确定穿刺位置后，准确测量置管长度。

（4）将电极片粘贴在患儿胸骨右缘 2 ~ 3 肋间（RA）、右侧第 7 肋缘（RL）、左锁骨中线剑突水平处（LL），连接心电多普勒超声检测仪导联线，打开检测仪，屏幕出现体表心电图波形。

（三）操作中护理

1. 再次核对患儿身份信息及医嘱，护士洗手，戴手套。

2. 穿刺侧皮肤用温水毛巾擦拭清洁。

3. 操作者穿无菌手术衣、戴双层无菌手套。

4. 助手打开 PICC 置管包外包装，操作者打开内包装，助手投递置管用物。操作者整齐摆放无菌物品，并对导管进行裁剪。

5. 助手协助操作者消毒穿刺侧肢体皮肤 3 遍，充分待干后在新生儿穿刺部位周围铺设最大范围无菌屏障。

6. 操作者脱去第一层手套，以穿刺点为中心，螺旋向外消毒皮肤 2 遍，待干 2 分钟。

7. 用无菌生理盐水清洁患儿置管侧肢体穿刺点 2 cm 以外皮肤表面的碘消毒剂。

8. 超声仪准备。助手协助为超声探头套无菌透明保护套。

9. 左手稳妥拿住探头，再次确定血管深度及穿刺点。

10. 右手拿穿刺针以 20°～45° 进针（角度根据血管深度进行调节），当针尖到达超声光束下方后可见一白色亮点，确定针尖进入血管后，采用改良动态针尖定位法完成穿刺。

11. 穿刺成功，用镊子将 PICC 导管缓慢送入针鞘。穿刺上肢血管时，置入导管达腋下，将患儿头转向置管侧，下颌向下压并偏向术侧腋窝，导管送入至测量长度后，头恢复原位。

12. 当 PICC 导管送入的长度将要达到预测长度时，将 PICC 导管末端连接肝素帽，用 10 mL 注射器抽取生理盐水，将头皮针的一半插入肝素帽，将无菌心电导线一端夹在头皮针上，另一端与监护仪连接，将监护仪调成 PICC 模式。

13. 缓慢将导管送入血管，同时缓慢推注生理盐水，形成水柱。观察监护仪上体内心电图波形的变化，对比屏幕上体表心电图波形，观察屏幕上是否出现高尖 P 波。继续插入，当明显出现 P 波负向增大时，表示导管尖端进入右心房，退回导管，直至屏幕上出现高尖 P 波，即到达上腔静脉与右心房交界处，此处为 PICC 导管尖端最佳位置。

14. 退出针鞘、缓慢撕开针鞘，连接正压接头，生理盐水脉冲式冲管并封管。

15. 生理盐水清洁穿刺点及周围皮肤的血渍，复合碘消毒液消毒、待干。

16. 穿刺点用无菌小纱块适当加压，最后透明敷贴无张力完全覆盖导管，导管呈 "S" 形、"C" 形或 "U" 形。

17. 注明导管外露长度、双侧臂围、穿刺者姓名、穿刺日期和时间。

18. 患儿行 X 线摄片确定 PICC 导管位置，植入上腔静脉的导管尖端位于第 3—4 肋间，植入下腔静脉的导管尖端位于第 9—11 肋间。根据 X 片结果定位，必要时重新消毒、调整导管位置。

（四）操作后护理

1. 再次核对患儿身份信息及医嘱，整理用物，洗手，记录。

2. 完整填写 PICC 置管相关文书及记录。

六、并发症处理

1. 送管困难：暂停片刻，让导管顺血流缓慢流入。撤出少许，回至通畅处再缓缓送入。热敷穿刺血管上方。调整肢体角度，再次送管。导管末端连接注射器，边冲生理盐水边缓缓推入。

2. 送管异位：在撤除最大无菌屏障前发现导管尖端未到右心房入口处，可缓慢退出部分导管，根据需要摆正体位，缓慢推注生理盐水，利用回心血流进入腔静脉。在拍摄 X 片后发现导管异位，部分可采取体外手法复位，将导管尖端送入腔静脉至心房入口。通过各种方法均不能进入中心静脉，可将导管退至相应部位作为中长导管使用。

七、注意事项

1. 置管护士须取得 PICC 置管资质，并熟练掌握超声引导穿刺技术。

2. 选择适合新生儿血管穿刺的高频或超高频的线阵探头。

3. 穿刺前应评估血管情况，确保选择的血管通畅，且没有血栓形成。

4. 选择合适的穿刺部位，避开关节处及末梢循环不良的肢体。

5. 注意无菌操作，操作中超声探头保护套污染须立即更换。

6. 穿刺时发现血管痉挛、误入动脉形成血肿等并发症，须立即停止穿刺。

八、知识拓展

1. 超声下动静脉的区分。

（1）动脉壁较厚，按压探头不易压闭，充盈状态与体位无关，有搏动。频谱多普勒模式下为高速血流，频谱波形尖锐。

（2）静脉壁薄，按压探头容易被压闭，体位可改变充盈状态，无搏动。频谱多普勒模式下为低速血流，频谱波形缓和。

2. 超声引导穿刺的方法。

（1）长轴平面内穿刺法：指穿刺针整体在超声发出的声束内进行穿刺的过程。优点是可观察到整个穿刺针及进针的整个过程，适合较粗的血管；缺点是婴幼儿血管比较细，平面内声像图难以获得，穿刺过程常出现假声像。

（2）短轴平面外穿刺法：指穿刺针整体或局部在超声发出的声束以外进行穿刺的过程。优点是声像图显示血管短轴，图像易获得，穿刺针垂直于超声，可显示穿刺针位于血管中心，在细小血管穿刺中优势明显；缺点是初学者不易获得针尖位置，偶有假声像出现。

（3）改良动态针尖定位法：又称靶环消失征，指平面外方式显示针尖位置位于血管内，此时血管为短轴切面，针尖位于血管中心，即靶环征。随着超声探头向远侧扇形滑动，靶环征消失，称为靶环消失征；此征象表明针尖位于管腔中间。优点是能更好地显示针尖与血管的相对关系，可保证针尖始终在血管中，减少损伤。新生儿超声引导穿刺宜选用改良动态针尖定位法。

（谢　佳　申玉洁）

第七节　中心静脉导管维护技术

一、概述

中心静脉导管（central venous catheter，CVC）是经颈内、锁骨下、股静脉将导管插入到上、下腔静脉并保留。可为各种治疗提供直接便利的静脉通路，同时也可利用其测定各种生理学参数。中心静脉导管维护目的是减少因中心静脉导管留置所导致的并发症（主要为感染、导管堵塞、管道脱出），为临床护士提供正确、有效、可行的操作标准。

二、目的

1. 规范临床中心静脉导管维护操作。

2. 减少导管相关并发症。

3. 延长导管使用寿命，降低医疗费用。

4. 提高患儿依从性，降低非计划性拔管，保证患儿安全。

三、适应证

留置中心静脉导管的住院患儿。

四、禁忌证

1. 已存在感染、发热的留置中心静脉导管的患儿。

2. 临床治疗不需要使用静脉导管时，应及时拔除。

五、操作实践

（一）评估

1. 评估患儿的意识、病情、活动能力及合作程度。

2. 评估导管置管时间、深度、外露长度，穿刺处敷料情况。

3. 肉眼观察穿刺点皮肤有无发红、压痛、肿胀、渗出。

4. 触摸穿刺点周围皮肤有无积气，是否有疼痛、感觉异常、麻木等。

（二）操作前护理

1. 用物准备。

（1）无菌物品：中心静脉置管维护包、治疗巾、无菌无尘手套、预冲式导管冲洗器、无菌透明敷贴、肝素帽（或正压接头）、头皮针、棉签。

（2）皮肤消毒剂：碘伏消毒液、酒精棉片、1%聚维碘消毒液、速干手消毒液。

（3）其他物品：弯盘、软尺、液体敷料、人工真皮、头套、胶布。

2. 评估病房环境安全，适合操作。

3. 洗手，戴口罩。

4. 检查患儿腕带，核对姓名、ID号，并向患儿及家属作解释。

（三）操作中护理

1. 安置患儿舒适的体位，取平卧位，头转向对侧，充分暴露颈部。洗手，戴手套。

2. 冲管。打开预冲式导管冲洗器，用力多方位擦拭消毒肝素帽或正压接头至少15秒，缓慢回抽见血，脉冲式冲管，推注速率相同，每次推注1 mL，连续10次。冲管用量为导管容积＋延长管的2倍（10 mL空针）。

3. 封管。脉冲正压，尽可能减少血液回流至血管通路装置内，先关闭夹再移除注射器。用量为导管和输液附加装置的容量增加20%。

4.更换敷贴。从导管远心端向近心端撕除旧敷料，应注意顺着导管置管方向，0°拉伸，180°反折撕除，以避免将导管带出或损伤皮肤，检查穿刺点周围皮肤有无发红、肿胀或渗出。脱手套，洗手。

5.打开 CVC 维护包，准备消毒棉球，洗手，戴无菌手套，1% 聚维酮棉球由内向外螺旋式擦拭穿刺点皮肤两遍（正反），范围大于敷贴面积，力度适中，并消毒外露导管，待干，取液体敷料涂抹穿刺部位，避开穿刺点，待干，取透明敷料，将透明敷料的透明区对准穿刺点无张力贴膜，注意切勿拉伸透明敷料，以避免医用粘胶相关性皮肤损伤（medical adhesive related skin injuries，MARSI）的发生。

6.导管固定三部曲。先轻捏导管部分，将导管尾端置于敷料凹槽内，由内向外轻轻按压整片敷料，敷料与皮肤充分接触，撕除边框纸时，边揭除边抚压，最后记录操作者及日期贴于敷料边缘。

7.固定导管固定翼。顺着导管方向，贴人工真皮，高举平台法固定导管。标识清楚、导管刻度清晰可数可量。

8.头套固定导管远端。

（四）操作后护理

1.健康教育。为患儿家属发放、讲解中心静脉导管健康教育告知书。指导患儿及家属妥善固定，防止意外滑脱。指导患儿及家属如遇不适、管道滑脱等情况，及时通知医护人员。

2.安置患儿，整理床单位及处理用物。

3.观察、记录。

六、并发症处理

1.导管堵塞：当回抽无回血或血液回流缓慢，无法冲管或通过中心导管输液，输液部位发生内渗、外渗或肿胀，电子输液器频繁堵管报警时，提示导管堵塞，使用正确的冲管和封管程序，采取正确的顺序夹闭导管和断开注射器，以减少血液回流。若发生血性栓塞时，在医生指导下可采用尿激酶溶栓法。

输注多种药物时，应检查药物之间是否会发生高风险沉淀，必要时咨询药剂师。检查用药记录，若怀疑药物沉淀或脂质残留，可在管腔内注入一定量的相应导管清除剂，并保留 20 ~ 60 分钟。

2.导管移位：缝线自行割断脱离，穿刺处渗血、渗液导致敷贴松动，患儿躁动，宣教未到位，患儿家属缺乏相关知识和有效的监管行为都可能引起导管脱落，对此需要更换敷贴，记录核对导管外露长度，加强导管二次固定，导管远端用弹力绷带或者头套固定，对于烦躁患儿予以适当镇静、合理约束，同时加强对患儿家属的宣教。

3.导管相关性感染：导管穿刺前污染，接头菌落，液体污染，导管内细菌移行和生长，皮肤微生物，操作者手部情况都可能引起导管相关感染。可采取如下措施预防：穿刺部位的选择应避免选用股静脉，最好选用锁骨下静脉；穿刺导管可考虑使用管腔内表面带有抗菌涂层的导管；置管操作时采用最大无菌屏障；严格手卫生；每天评估导管；考虑使用预防性抗菌溶液封管。发生导管相关性感染时，评估导管是否可以挽救，如果症状持续恶化或者在超过 72 小时抗菌治疗后血流感染仍然存在，需拔除中心静脉导管。拔除导管后，可检测导管尖端细菌定植，并抽取外周血样进行培养，明确感染源，针对性使用抗生素治疗。

七、注意事项

1. 无菌透明敷贴每 7 天更换 1 次，如有纱布敷料用于无菌透明敷贴下，不得大于 48 小时更换。

2. 穿刺局部渗血及敷贴污染、卷边、破损、松脱、潮湿出汗均应及时更换。

3. 封管液采用稀释肝素溶液，封管及注射药物时注射器 ≥ 10 mL。

4. 采血、输入大分子液体前后冲管。

5. 避免头部过度活动，防止导管脱出。

6. 封管液量应为导管及辅助装置容积的两倍，导管容积为 1 ~ 2 mL。

7. 不可用静滴方式替代脉冲式方式冲管。

八、知识拓展

中心静脉导管可为肿瘤、血管条件差、需要输注刺激性药物的患儿提供一条无痛性的中长期治疗途径，因此规范临床护士中心静脉导管维护操作流程，提高执行率，对减少导管并发症及相关不良事件的发生、延长导管使用寿命至关重要。

（李云兰　唐绪容　易　敏）

第八节　输液港无损伤蝶翼针穿刺技术

一、概述

完全植入式静脉输液港（totally implantable venous access port，TIVAP），是一种可植入皮下、长期留置体内的输液装置，由注射座（又称"港体"）和硅胶导管两部分组成。输液港无损伤蝶翼针是专门针对输液港而设计的一类输液针，由蝶翼部和相对于蝶翼部所在平面垂直的针体部组成。

二、目的

连接输液港装置，建立静脉输液通路。

三、适应证

1. 输注有毒、刺激性高渗药物，如化疗药、肠外营养液。

2. 有静脉治疗需求，如抗生素、血液制品、普通静脉补液及采血等。

四、禁忌证

1. 穿刺部位皮肤有破损、感染。

2. 全身有菌血症或脓毒血症。

3. 血栓形成。

4. 输液港港体翻转。

5. 相关材料严重过敏。

五、操作实践

（一）评估

评估患儿的意识、病情、合作程度，评估患儿胸壁皮肤完整性及清洁度，评估患儿输液港港体是否翻转。

（二）操作前护理

1. 护士准备：仪表端庄，着装整洁。

2. 患儿准备：①着宽松开衫衣服；②清洁输液港港体及周围皮肤。

3. 环境准备：专用操作室，光线充足，温湿度适宜。操作前半小时进行空气消毒，减少人员走动。

4. 物品准备：治疗盘、CVC 维护包、蝶翼针、8 cm×10 cm 无菌透明薄膜、正压接头、无菌手套 2 副、淡肝素液（浓度 10 ~ 100 U/mL）、1% 聚维酮碘消毒液、75% 酒精、速干手消毒液、液体敷料、胶布、0.9% 生理盐水 50 mL 1 瓶、一次性注射器（10 mL）若干（根据实际情况准备）。

5. 核对解释：核对患儿身份信息及医嘱信息，与患儿及家属沟通，告知操作目的、方法、配合要点等。

（三）操作中护理

1. 核对。核对患儿信息，询问并查看患儿凝血功能及血常规检查结果。

2. 摆体位。协助患儿取平卧位头偏向对侧，暴露胸廓，注意保暖和隐私保护。

3. 具体操作步骤。

（1）流动水洗手，戴口罩。

（2）检查所有物品有效期，打开 CVC 维护包，将所需无菌物品置放于维护包内。

（3）洗手，戴无菌手套。取一次性注射器抽吸生理盐水 5 ~ 7 mL，预充正压接头，并连接静脉输液港针头延长管，排去空气；再取一次性注射器 2 副，各抽吸生理盐水 10 mL 备用。

（4）无菌弯盘内分别倒入聚维酮碘和酒精，以港体为中心，用 1% 聚维酮碘消毒液由里及外螺旋状正反消毒皮肤 3 次，消毒范围大于敷贴面积，然后以 75% 酒精脱碘 3 次（根据情况直至完全脱碘）。

（5）更换无菌手套，铺上洞巾，触诊后，次手以拇指、食指、中指固定港体，主手持蝶翼针，垂直穿过港体隔膜直到针头触及隔膜腔底部，抽吸见回血并弃去 1 ~ 3 mL，夹闭延长管，用酒精纱布包裹擦拭接口 15 秒，换接抽吸有生理盐水的一次性注射器脉冲式冲管。

（6）使用液体敷料涂抹敷贴覆盖部分皮肤，待干后用无菌透明贴膜无张力固定蝶翼针。

（7）移去洞巾，将导管与注射器分离后连接正压接头，用淡肝素液正压封管。

（8）使用高举平台"U"形固定延长管远端。贴好标识，注明管道名称、置针日期、时间、签名。

（四）操作后护理

1. 操作后核对。操作后再次核对患儿身份信息。

2. 整理记录。填写输液港护理记录单。

3. 健康宣教。保持敷贴清洁干燥，蝶翼针及敷贴 7 天更换；如果敷贴有起层、潮湿、卷边超过 1/3 需立即更换；蝶翼针头及延长管内有回血须立即报告护士进行处理；切勿撞击输液港安装部位；输液港安装侧不可提重物（>5 kg）。

六、并发症处理

1. 导管相关性感染：①遵医嘱同时从外周及输液港内抽血做血培养；②根据血培养结果选择合适药物进行"锁港"（抗生素锁技术），周期 5 ~ 7 天；③必要时全身应用抗生素；④如无效，考虑手术取出输液港。

2. 导管堵塞：尝试回抽回血，的确无法抽出，若输液顺利，患儿无不适，拍片观察导管完整；若输液不畅，需做造影或溶栓治疗。必要时手术调整。

3. 置针部位形成血肿：立即停止置针，用力按压穿刺处进行止血。通知医生进行相应处理。

4. 无损伤针置入底座侧壁或太浅：选择适宜的蝶翼针型号，穿刺时，确定针头中心垂直刺入，禁止倾斜或摇摆针头。必要时重新置针。

七、注意事项

1. 必须使用输液港专用无损伤针。穿刺时避免过度用力以防针尖形成倒钩，损伤隔膜。

2. 肝素液最大使用剂量不能大于 40 U/(kg·d)。

3. 冲、封管和静脉注射给药时必须使用 10 mL 以上注射器。

八、知识拓展

1. CRBSI 的诊断标准。

（1）有一次半定量导管培养阳性（每导管节段 ≥ 15 CFU）或定量导管培养阳性（每导管节段 >103 CFU），同时外周血培养阳性，并与导管段培养相同（菌种属和药敏同时符合）。

（2）留取血培养，输液港处培养菌落数与外周血培养菌落数比值大于 5：1。

（3）输液港处血培养比外周静脉血培养报阳时间早 2 小时以上。

2. 抗生素锁。抗生素锁技术（antibiotic lock tenchnique，ALT）是指用高浓度抗生素溶液（100 ~ 1000 倍 MIC）定期装载于装置的死腔，保留一段时间，达到破坏细菌生物膜结构及杀菌目的，是一种预防及治疗导管感染的新技术。抗生素应选取具有较低的毒性、低不良反应、低耐药性、药敏试验支持，且具有一定渗透或破坏生物膜能力的抗生素，如庆大霉素、达托霉素、万古霉素等。

（陈　敏）

第九节　无损伤蝶翼针撤除技术

一、概述

输液港静脉治疗时，需采用专用无损伤针进行穿刺。无损伤针的类型有蝶翼型、直型等，因本文主要讲解儿童输液港用于长期静脉治疗的使用，故常用无损伤针的类型为蝶翼型。

二、目的

1. 撤除已经正常使用 7 天或者结束治疗的无损伤蝶翼针。
2. 撤除影响检查项目（如核磁共振、CT 检查等项目）的无损伤蝶翼针。
3. 撤除穿刺部位皮肤有感染、红肿等异常情况的无损伤蝶翼针。

三、适应证

1. 输液港导管是通畅的，没有阻塞或狭窄。
2. 置港部位皮肤完整，无皮损、皮疹等情况。
3. 无其他并发症，如静脉炎、血肿等。

四、禁忌证

1. 因血栓、导管打折、导管异位等原因引起的输液港堵塞。
2. 患儿有严重的出血倾向，如血小板减少、凝血功能障碍等，病情允许下应避免撤除蝶翼针，以免引起出血。
3. 患儿如果在撤除蝶翼针时感到疼痛或不适，应停止操作，以免加重症状。

五、操作实践

（一）评估

评估患儿的意识、病情、合作程度，评估穿刺处敷料及周围皮肤情况，评估患儿对撤除蝶翼针后注意事项的掌握，询问患儿对于使用的材料及皮肤消毒液有无过敏史，了解患儿撤除蝶翼针的目的。

（二）操作前护理

1. 用物准备：肝素钠溶液（100 U/mL）、生理盐水 1 瓶（50 mL）、10 mL 或以上一次性注射器若干、75% 酒精溶液、1% 聚维酮碘消毒液（过敏患儿可选择合适的皮肤消毒液）、酒精棉片、无菌弯盘（含有若干棉球）、无菌手套、无菌纱布、胶布、棉签。

2. 评估操作室环境。

3. 进入操作室人员，包括家属及患儿（>1 岁）均须佩戴口罩。

4. 检查患儿腕带、核对姓名、ID 号，并向患儿及家属作解释。

（三）操作中护理

1. 安置患儿舒适的体位。

2. 暴露蝶翼针置入部位，评估置针处皮肤情况。

3. 流动水洗手，戴口罩。

4. 检查所有物品有效期，并建立无菌工作区，将所需用物以无菌技术置于工作区。

5. 戴清洁手套，选择适合患儿的皮肤消毒液对敷贴及周围皮肤进行消毒；180 或 0 撕除旧敷贴。

6. 速干手消毒液洗手，戴手套。

7. 将弯盘内分别倒入 1% 聚维酮碘和 75% 酒精溶液浸湿若干棉球（倒消毒液前需冲洗瓶口）。

8. 以蝶翼针穿刺点为中心由里及外，用 1% 聚维酮碘消毒液消毒皮肤，再用 75% 酒精溶液脱碘，范围大于敷贴覆盖皮肤面积。

9. 移去正压接头，用酒精棉片包裹擦拭输液接口至少 5 ～ 10 秒。

10. 接上生理盐水注射器，回抽查看回血后，脉冲式冲管。

11. 移去一次性注射器，用酒精棉片包裹擦拭输液接口 5 ～ 10 秒。

12. 换接浓度为 100 U/mL 的肝素钠溶液（剂量为港体、导管及蝶翼针容积的 2 倍）注射器正压封管后夹管。

13. 再次核对患儿姓名及 ID 号，并嘱患儿深呼吸并屏气，用无菌纱布压住穿刺部位并用三指固定住注射座，另一只手捏住蝶翼针针翼，垂直撤除针头，并检查针头是否完整，有无倒钩。

14. 止血后用含碘消毒液消毒拔针部位，无菌纱布覆盖穿刺部位，用胶布固定。

（四）操作后护理

1. 安置患儿，再次核对患儿姓名、ID 号。

2. 整理床单位及处理用物。

3. 填写输液港护理记录单。

六、并发症处理

1. 导管破裂或者血栓脱落：严禁使用 10 mL 以下注射器进行操作；见回血后方可冲管，

严禁暴力推注药物；怀疑导管破裂或者血栓脱落，立即通知医生进行急救处理。

2. 导管堵塞：拍片明确输液港及蝶翼针的位置；明确堵塞原因，如果是导管打折、异位等机械性原因，需立即通知医生进行处理；如果是导管内血栓性堵塞，可在医生指导下行尿激酶溶栓处理。

3. 药物外渗：暂停使用输液港；按照药物外渗应急预案处理。

4. 皮肤损伤：可使用液体敷料涂抹皮肤；去除敷贴时，不可过度牵扯皮肤，可湿润敷贴后再去除；做好皮肤消毒措施。

5. 针刺伤：规范操作，使用腕部力量轻轻撤除蝶翼针，防止反作用力导致针刺伤。如发生针刺伤，按照职业暴露应急预案处理。

七、注意事项

1. 敷贴的更换。无菌透明敷料应至少每 7 天更换 1 次，无菌纱布敷料应至少每 2 天更换 1 次；若穿刺部位发生渗液、渗血时应及时更换敷料；穿刺部位的敷料发生松动、污染等完整性受损时应立即更换。

2. 观察局部皮肤是否有红、肿、热、痛、皮疹，以及有无分泌物等污染、过敏症状，如果出现感染症状，需做细菌及霉菌培养，通知医生，并做记录。

3. 去除敷贴时，如遇患儿不配合，注意固定针翼，避免意外脱管。

4. 必须使用 10 mL 或以上的一次性注射器，避免压力过大，损坏导管。

5. 冲洗导管时，将无损伤针斜面背对注射座导管锁接口，以最大程度有效冲洗注射座储液槽和导管。脉冲式冲洗法，冲洗干净导管内残留的血液并确保正压封管。

6. 冲洗的整个过程中，密切观察患儿有无胸闷、胸痛、药物外渗的现象。

7. 常规取针处按压 5 分钟，如遇患儿凝血功能异常或者血小板低下，延长按压时间，并密切关注局部情况，有无出血及血肿形成。

8. 撤除蝶翼针 24 小时后方可沐浴，以免针孔感染。

八、知识拓展

静脉输液港维护的间歇期一般是 4 周，而 2021 版 INS 输液指南提到目前并没有足够的证据来推荐最佳的频率、封管液种类或剂量，来保证间歇期植入的静脉输液港的通畅。其中每 3 个月用 10 mL 的 0.9% 氯化钠和 3～5 mL 的肝素液（100 U/mL）进行一次维护冲洗，发现在保持通畅方面是安全有效的。输液港延期维护的可行性需要更多的前瞻性研究来证明，延期维护会降低静脉输液港维护成本，减轻患儿的经济负担。

（寇春燕）

第十二章 免疫系统疾病护理技术

第一节 贝利尤单抗输注技术

一、概述

贝利尤单抗（belimumab）是一种人源性单克隆抗体，是可溶性 B 淋巴细胞刺激因子（B-lymphocyte stimulator，BLyS）的特异性抑制剂，与可溶性 BLyS 高亲和力结合并抑制其活性。

二、目的

降低系统性红斑狼疮（systemic lupus erythematosus，SLE）患儿疾病活动度，降低糖皮质激素应用剂量，改善患儿预后，提高患儿生活质量。

三、适应证

本品适用于与常规治疗联合，在常规治疗基础上仍具有高疾病活动（例如抗 ds-DNA 抗体阳性及低补体、SELENA-SLEDAI 评分 ≥ 8 分）的活动性、自身抗体阳性的系统性红斑狼疮 5 岁及以上患儿。

四、禁忌证

已知对本品中活性物质或任何辅料过敏的患儿。

五、操作实践

（一）评估

1.检查血常规、肝肾功＋电解质、排除结核感染（PPD试验、T-spot检测）、活动性肝炎（肝炎标志物检测）、恶性肿瘤（胸腹部 CT）、重症肺炎及其他部位活动性感染；严重心衰、神经系统脱髓鞘病变。

2. 签署"贝利尤单抗输注知情同意书"。

3. 尽量将患儿置于单间或同病种无感染患儿的房间。

（二）操作前护理

1. 操作者准备：着装整齐，剪指甲，洗手，戴口罩。

2. 取药前确定患儿检查结果，无异常后正常取药。

3. 复溶。从冰箱取出药瓶，室温下静置 10 ~ 15 分钟，使之升至室温；每支药品使用 1.5 mL 的灭菌注射用水复溶药瓶中 120 mg 贝利尤单抗，使复溶液浓度为 80 mg/mL；灭菌注射用水的水流应朝药瓶的一侧，以尽量减少泡沫形成，勿用力摇晃，如果使用机械设备复溶，转速不超过 500 rpm，且旋转时间不超过 30 分钟；复溶时间约 10 ~ 15 分钟，但也可长达 30 分钟。复溶后溶液为乳白色、无色至淡黄色，且无颗粒；复溶后的溶液应避光保存。

4. 稀释。若患儿输注 N（$N \geqslant 1$）支贝利尤单抗，建议分支配制。具体操作步骤如下：总液体量为 0.9% 氯化钠注射液 250 mL，从 250/N 毫升 0.9% 氯化钠注射液瓶或袋中抽出 1.5 mL 液体量后，将复溶液 1.5 mL 全部注入该输液瓶或袋中，轻轻混合。需灭菌注射用水 6 mL 复溶，则抽取出 6 mL 0.9% 氯化钠注射液丢弃，再将复溶液加入输液袋中，轻轻倒置输液袋以混合溶液。

（三）操作中护理

1. 输注前遵医嘱肌内注射盐酸异丙嗪注射液，预防过敏反应的发生。

2. 0.9% 氯化钠注射液预充避光输液器管路，连接好输液泵，调节输液速度为 40 mL/h。

3. 配制药物前，首先确保静脉留置针通畅。使用 75% 酒精棉片消毒肝素帽，连接输液器，保证输液器所有开关均处于开启状态，所有接口处无松动。

4. 启动输液泵。

5. 心电监护监测生命体征，观察患儿有无过敏反应发生。

6. 30 分钟后调节速度至 80 mL/h（可根据病情或体重调节速度，最大不超过 80 mL/h）。

7. 输注过程中严密观察患儿生命体征及有无过敏反应发生。

（四）操作后护理

1. 书写输注记录。

2. 心电监护监测生命体征，考虑到迟发反应的可能性，患儿至少在前两次输液后接受较长时间的临床观察。

3. 健康宣教。告知患儿家属过敏反应可能发生在输液当天或输液后数天，如出现任何症状应及时反馈给医生。

六、并发症处理

1. 输液反应：可减慢输液速度或中止输液。

2. 过敏反应：减慢输液速度或停止输液；如发生严重过敏反应，必须停止输液。遵医嘱应用抗过敏药物。前两次输注超敏反应的风险最大，特别强调病情观察。

3. 感染：用药前严格评估是否有感染指征，用药过程中定期查血常规、血沉等指标。

七、注意事项

1. 建议使用 21 ~ 25 号针头刺穿瓶塞进行复溶和稀释，本品从复溶到完成输液的总时间不应超过 8 小时。

2. 本药品不与其他药物一起使用，不得通过静脉推注迅速给药，输液时间至少 1 小时。

3. 给药期间应持续评估患儿病情，如果治疗 6 个月后疾病控制无改善，应考虑中止治疗。

4. 本药品 2 ~ 8 ℃避光储存，室温下放置不超过 6 小时。

八、知识拓展

1. 贝利尤单抗治疗系统性红斑狼疮患儿推荐的给药方案为 10 mg/kg，前 3 次每 2 周给药 1 次，随后每 4 周给药 1 次，应持续评估患儿的病情。

2. 贝利尤单抗尚未在下列患儿中进行研究，因此不推荐用于以下患儿：重度活动性中枢神经系统性狼疮、HIV、乙型肝炎或丙型肝炎感染、低丙种球蛋白血症（IgG<400 mg/dL）或 IgA 缺乏症（IgA<10 mg/dL）、重要器官移植或造血干细胞 / 细胞 / 骨髓移植或肾移植史。

（李芙蓉）

第二节 英夫利西单抗输注技术

一、概述

英夫利西单抗（infliximab）是纯化的重组 DNA 衍生的嵌合人 - 小鼠 IgG 单克隆抗体，并且含有鼠重（H）和轻（L）链可变区，连接到人基因组重链和轻链恒定区。其机制包括拮抗肿瘤坏死因子（tumor necrosis factor，TNF）-α 活性，对免疫细胞的直接细胞毒性和诱导 T 细胞凋亡。英夫利西单抗可以迅速与人类可溶性或膜形式的 TNF 形成稳定复合物，并终止 TNF 的生物活性以及信号。

二、目的

提高疾病治疗效果，延缓病情进展，提高患儿的生活质量。

三、适应证

可用于成人及 6 岁以上类风湿关节炎、强直性脊柱炎、儿童中重度活动性克罗恩病、溃疡性结肠炎等疾病的治疗。

四、禁忌证

1. 对英夫利西单抗、其他鼠源蛋白或本品中任何成分过敏的患儿。

2. 患有结核病或其他活动性感染（包括脓毒症、脓肿、机会性感染等）的患儿。

3. 患有中重度心力衰竭（纽约心脏学会心功能分级 Ⅲ / Ⅳ级）的患儿。

五、操作实践

（一）评估

1. 检查血常规、肝肾功 + 电解质、排除结核感染（PPD 试验、T-spot 检测）、活动性肝炎（肝炎标志物检测）、恶性肿瘤（胸腹部 CT）、重症肺炎及其他部位活动性感染、严重心衰、神经系统脱髓鞘病变。

2. 签署"英夫利西单抗输注知情同意书"。

3. 尽量将患儿置于单间或同病种无感染患儿的房间。

（二）操作前护理

1. 操作者准备：着装整齐，剪指甲，洗手，戴口罩。

2. 核对医嘱及用药剂量，依据用药总剂量，计算复核每瓶溶媒量。

3. 药物溶解除去药瓶的翻盖，用 75% 酒精棉签擦拭药瓶顶部，使用配有 21 号（0.8 mm）或更小针头的注射器，抽吸 10 mL 无菌注射用水，将注射器针头插入药瓶胶塞，将无菌注射用水沿着药瓶的玻璃壁缓慢注入。轻轻旋转药瓶，使药粉溶解。避免长时间或用力摇晃，严禁震荡。溶药过程中可能出现泡沫，放置 5 分钟后，溶液应为无色或淡黄色，泛乳白色光。由于英夫利西单抗是一种蛋白质，溶液中可能会有一些半透明微粒。

4. 药物配制。用 0.9% 氯化钠注射液将溶解后的药物稀释至 250 mL。具体操作步骤如下：从 250 mL 0.9% 氯化钠注射液瓶或袋中抽出与溶解本品总量相同的液体量后，将溶解后的本品溶液总量全部注入该输液瓶或袋中，轻轻混合。若患儿输注 N（$N \geqslant 1$）支英夫利西单抗，建议分支配制，每支加入 $250/N$ 毫升溶媒内。最终获得的输注溶液浓度范围为 0.4 ～ 4 mg/mL。

5. 输液装置上应配有内置的、无菌、无热源、低蛋白结合率的滤膜（孔径 ≤ 1.2 μm）。

（三）操作中护理

1. 药物使用前遵医嘱静脉推注地塞米松（前 5 次）及肌内注射异丙嗪注射液等抗过敏药物。

2. 药物预充避光输液器管路至头皮针前端，再使用 0.9% 氯化钠注射液连接头皮针一端排气后连接好管路，检查管路连接完好，设置输液泵，调节输液速度为 10 mL/h。

3. 配制药物前应确保患儿静脉通路通畅。使用 75% 酒精棉片消毒留置针肝素帽，连接输液器，保证输液器所有开关均处于开启状态，所有连接处无松动。

4. 启动输液泵。

5. 滴注速度。初始速度为 10 mL/h，15 分钟后增至 20 mL/h，30 分钟后增至 40 mL/h，45 分钟后增至 80 mL/h。输注结束后使用 20 mL 0.9% 氯化钠注射液冲洗输液管。

6. 持续心电监护监测 24 小时，观察有无过敏反应发生。

7. 输注过程中严密观察并记录患儿生命体征。

（四）操作后护理

1. 书写输注记录。

2. 输注结束后，继续监测患儿生命体征，观察有无急性过敏反应。

3. 健康宣教，密切关注患儿病情变化。

六、并发症处理

过敏反应：可以通过减慢输液速度或者暂停输液来改善轻中度过敏反应，一旦反应得到缓解，可以按照较低的输液速度重新开始输液，和 / 或给予抗组胺药、对乙酰氨基酚和 / 或糖皮质激素等治疗性药物。对于经过上述干预后仍无法耐受药物输注的患儿，应立即停药。输液期间或输液后，对于出现重度过敏反应的患儿，应停止输注。此外，应配备适当的人员和药物，以备发生过敏反应时给予及时治疗。

七、注意事项

1. 配药过程中避免长时间或用力摇晃，严禁震荡，以免产生泡沫。

2. 英夫利西单抗不应与其他药物同时输注，为了保证药物稳定性，建议更换精密避光输液器输注，输注前检查血管通路以及输液管路连接是否紧密，防止管路漏液。

3. 英夫利西单抗是一种蛋白质，配制好的溶液为无色或淡黄色，泛乳白色光，溶液中可能会出现半透明微粒，如果溶液中出现不透明颗粒、变色或其他物质，则不能继续使用。如药瓶内的真空状态已被破坏，该瓶药禁止使用。

4. 药物保存。英夫利西单抗为生物制剂，需 2 ~ 8 ℃避光保存，药瓶中不含防腐剂以减少感染发生，打开后应立即使用。

5. 本品输注应在复溶并稀释后 3 小时内进行，输液时间不得少于 2 小时。

6. 在进行英夫利西单抗治疗期间，不能接受活疫苗的预防接种。

八、知识拓展

1. 幼年特发性关节炎患儿使用本药物推荐用法：首次使用剂量为 3 mg/kg，随后第 2 周和第 6 周及以后每隔 8 周各给予一次相同剂量。对于疗效不佳的患儿，可考虑将剂量调整为 10 mg/kg，和 / 或将用药时间调整为每 4 周 1 次。

2. 中重度活动性克罗恩病（6 ~ 17 岁）、强直性脊柱炎、斑块型银屑病患儿推荐用法：首次给药 5 mg/kg，在首次给药后的第 2 周和第 6 周及以后每隔 8 周各给予一次相同剂量。

（魏晓琼）

第三节　托珠单抗输注技术

一、概述

托珠单抗（tocilizumab）是一种重组人源化抗人白介素（interleukin，IL）-6 受体单克隆抗体，由中国仓鼠卵巢细胞通过 DNA 重组技术制得。

二、目的

降低患儿炎症指标，有效减少激素用量，改善疾病活动度，提高患儿生活质量。

三、适应证

1. 类风湿性关节炎。用于治疗对改善病情的抗风湿药物（disease modifying anti-rheumatic drug，DMARD）治疗应答不足的中到重度活动性类风湿关节炎的成年患儿。与甲氨蝶呤或其他 DMARD 联用。

2. 幼年特发性关节炎（全身型）。用于治疗此前经非甾体抗炎药（nonsteroidal antiinflammatory drug，NSAID）和糖皮质激素治疗应答不足的 2 岁或 2 岁以上的活动性全身型幼年特发性关节炎患儿，可作为单药治疗（对甲氨蝶呤不耐受或不宜接受甲氨蝶呤治疗）或者与甲氨蝶呤联合使用。

四、禁忌证

1. 感染活动期患儿，如急性病毒性肝炎患儿。

2. 已知对托珠单抗或者对任何辅料发生过敏反应的患儿。

五、操作实践

（一）评估

1. 检查血常规、肝肾功 + 电解质、排除结核感染（PPD 试验、T-spot 检测）、活动性肝炎（肝炎标志物检测）、恶性肿瘤（胸腹部 CT）、重症肺炎及其他部位活动性感染；严重心衰、神经系统脱髓鞘病变。

2. 签署"托珠单抗输注知情同意书"。

3. 尽量将患儿置于单间或同病种无感染患儿的房间。

（二）操作前护理

1. 操作者准备：着装整齐，剪指甲，洗手，戴口罩。

2. 复核患儿检查结果，无异常后打处方取药。

3. 复核剂量，确定本品的使用瓶数。本品每瓶含托珠单抗 80 mg/4 mL，计算所需配制的本品溶液总量。

4. 药物配制。托珠单抗需分支配制，体重 ≥ 30 kg 的患儿，共用 0.9% 氯化钠注射液 100 mL 配制，体重 < 30 kg 的患儿共用 0.9% 氯化钠注射液 50 mL 配制，每支托珠单抗剂量（4 mL）计入输入量。从 0.9% 氯化钠注射液中抽取等量液体弃去，然后注入所需本品注射液，使最终液体量为 100 mL 或者 50 mL。为避免药物发生不良反应，建议每一瓶药物单独配制，如总量为 100 mL，即一瓶药配 96 mL 0.9% 氯化钠注射液，两瓶则分别加入 46 mL 0.9% 氯化钠注射液中，以此类推。

（三）操作中护理

1. 输注前遵医嘱肌内注射盐酸异丙嗪注射液，预防过敏反应的发生。

2. 0.9% 氯化钠注射液排气避光延长管，连接好推注泵。

3. 配制药物前首先确保静脉留置针通畅。75% 酒精棉片消毒肝素帽，连接输液延长管，保证输液器所有开关均处于开启状态，所有接口处无松动。

4. 启动推注泵，心电监护监测患儿生命体征。

5. 调节输液速度。体重 < 30 kg，初始速度为 10 mL/h，观察有无过敏反应，输注 30 分钟后，调节速度为 25 mL/h，直至输注结束；体重 ≥ 30 kg，初始速度为 20 mL/h，观察有无过敏反应，输注 30 分钟后，调节速度为 50 mL/h，直至输注结束。

6. 输注过程中严密观察患儿生命体征及有无过敏反应发生。

（四）操作后护理

1. 书写输注记录。

2. 密切关注患儿有无不良反应发生。输注期间最易出现高血压发作；输注完成后 24 小时内主要不良反应为头痛和皮肤反应（皮疹、荨麻疹）。

3. 健康宣教，密切关注患儿病情变化。

六、并发症处理

同 "英夫利西单抗输注技术"。

七、注意事项

1. 本药品不能和其他药物一起使用。

2. 用 0.9% 氯化钠注射液配好的托珠单抗注射液，在 30 ℃内，其理化性质可保持稳定 24 小时。从微生物学的观点看，配好的液体应立即使用。如果不能立即使用，应控制存储时间及存储条件，即在 2 ~ 8 ℃下不超过 24 小时。

3. 如药瓶内的真空状态已被破坏，则该瓶药品不能使用。

4. 应用本药物患儿需定期复查血常规、血沉、肝功。

八、知识拓展

全身型幼年特发性关节炎患儿输注托珠单抗的推荐剂量：体重 <30 kg，剂量为 12 mg/kg；体重 ≥ 30 kg，剂量为 8 mg/kg。

（陶　静）

第四节　生物制剂皮下注射技术

一、概述

随着皮下注射制剂的开发技术日趋成熟，皮下途径生物制剂在临床上的应用日趋增多，目前临床常用于治疗儿童风湿病的皮下制剂药物有阿达木单抗（adalimumab）、注射用重组人 II 型肿瘤坏死因子受体抗体融合蛋白、泰它西普（telitacicept）、阿巴西普（abatacept）、司库奇尤单抗（secukinumab）等。

二、目的

减少患儿住院治疗时间，提高患儿用药规范性及依从性。

三、适应证

幼年特发性关节炎、系统性红斑狼疮、银屑病、白塞氏病等自身免疫性疾病。

四、禁忌证

1. 急性病毒性肝炎、活动性结核或者其他严重的感染。

2. 对药品或制剂中其他成分过敏者。

3. 阿达木单抗禁用于中度到重度心力衰竭患儿（纽约心脏学会心功能分级 III / IV 级）。

4. 泰它西普禁用于重度肾功能损害者。

五、操作实践

（一）评估

1. 检查血常规、肝肾功＋电解质、排除结核感染（PPD试验、T-spot检测）、活动性肝炎（肝炎标志物检测）、恶性肿瘤（胸腹部 CT）、重症肺炎及其他部位活动性感染；严重心衰、神经系统脱髓鞘病变。

2. 签署"药物皮下注射知情同意书"。

3. 尽量将患儿置于单间或同病种无感染患儿的房间。

（二）操作前护理

1. 操作者准备：着装整齐，剪指甲，洗手，戴口罩。

2. 取药前确定患儿检查结果，无异常后正常取药。

3. 评估注射部位皮肤，避开疼痛、瘀青、红肿、僵硬、瘢痕、损伤等部位。

4. 提前 15 ~ 30 分钟将药物从 2 ~ 8 ℃冰箱中取出复温，使其达到室温。

5. 药物准备，仔细阅读药品说明书。

（1）需复溶制剂：按照药品说明书方式复溶。复溶时应将稀释溶媒朝向药瓶的一侧，沿瓶壁缓慢加入，尽量防止泡沫形成。

（2）预充式制剂：注射前检查，握住预充式注射器针筒部分，戴帽的针尖朝下，通过观察窗检查预充式注射器中液体。液体应该为透明、无色至浅黄色，如果液体浑浊、变色或有块状或颗粒，不得使用。少量气泡属于正常，不必废弃。

6. 注射部位选择，按照药品说明书选择注射部位。

（1）阿达木单抗：可选择大腿前部、下腹部（肚脐下 3 cm，每个注射点间隔至少 2 cm）。

（2）注射用重组人Ⅱ型肿瘤坏死因子受体抗体融合蛋白：可选择大腿、腹部、上臂。

（3）泰它西普：腹部。

（4）阿巴西普：可选择大腿前部、下腹部、上臂外侧。

（5）司库奇尤单抗：可选择大腿前部、下腹部、上臂外侧。

（三）操作中护理

1. 核对医嘱，确定注射剂量。

2. 用 75% 酒精棉片以画圈方式消毒注射部位。

3. 一只手握住注射器中央部位，另一只手拔下针套。

4. 药品若为预充式注射液可直接注射，无须排气。自行配制的药品，排气时尽量不要浪费药液，保证药品剂量准确。

5. 左手捏起已消毒的皮肤，右手将注射器以针尖角度45°刺入皮肤，左手放开皮肤，直接推注射器。

6. 推注结束后拔针，用棉签轻压注射部位直到不出血为止。

7. 注射完的注射器丢入锐器盒。

（四）操作后护理

1. 注射结束后，监测生命体征，观察有无过敏反应。

2. 书写注射记录。

六、并发症处理

1. 注射部位局部反应：包括轻至中度红斑、瘙痒、疼痛肿胀等。告知患儿及家属不要揉搓注射部位；注射结束后少量渗血是正常现象；大部分无须处理，可自行缓解。注射后若注射部位发红、皮疹、肿胀、发痒、挫伤等在几天内没有缓解或有进行性加重，应到医院就诊；注射日期及部位要做好记录，便于下次注射。

2. 感染：以上呼吸道为主，如鼻咽炎、上呼吸道感染和鼻窦炎。

3. 头痛和骨骼肌肉疼痛。

4. 过敏反应：包括血管性水肿、荨麻疹以及其他严重反应。若出现严重过敏反应，应立刻终止治疗，并予适当处理。

七、注意事项

1. 一支药仅供一名患儿单次使用。

2. 定期复查血常规、血沉、肝功。

3. 未使用前保存于 2 ~ 8 ℃冰箱中，使用时，提前 15 ~ 30 分钟从 2 ~ 8 ℃冰箱取出复温，使其达到室温。不得以任何方式（例如使用微波或将注射器置于温水中）加快复温过程。

4. 在预充注射器未达到室温前，不得拔出针头保护帽；不得拉回注射器的活塞杆；不得旋转针头保护帽，这有可能使针头损坏、弯曲或折断。如瓶身或注射器已被破坏，则该药品不能使用。

八、知识拓展

1. 应准确测量体重，根据体重给药，阿达木单抗剂量为体重 <30 kg，剂量为每次 20 mg；体重≥ 30kg，则每次 40 mg。

2. 注射用重组人 II 型肿瘤坏死因子受体抗体融合蛋白，成人推荐剂量为每次 25 mg，每周 2 次，每次间隔 3 ~ 4 天。国外研究报道儿童（4 ~ 17 岁）用药剂量为每周 0.8 mg/kg，推荐分 2 次，每次间隔 3 ~ 4 天。

3. 泰它西普的推荐使用剂量为每次 160 mg，每周给药 1 次。给药期间，经临床医生充分评估患儿使用过程中的安全耐受性后决定是否需要下调剂量，如需下调剂量可将每次给药剂量下调 80 mg。

4. 类风湿关节炎的患儿，建议阿巴西普用量为皮下注射 125 mg，每周 1 次。与肿瘤坏死因子抑制剂合用，可明显增加感染的发生率，故不推荐合用。与活菌疫苗或活病毒疫苗（如卡介苗活疫苗、麻疹病毒活疫苗、腮腺病毒活疫苗、脊髓灰质炎活疫苗、轮状病毒活疫苗、风疹病毒活疫苗、天花疫苗、伤寒疫苗、水痘病毒疫苗、黄热病疫苗）合用，可导致活疫苗的继发感染，并减弱免疫效果，因此不推荐使用后 3 个月内注射活疫苗。

5. 强直性脊柱炎患儿，司库奇尤单抗的推荐剂量为每次 150 mg，在第 0、1、2、3 和 4 周皮下注射初始给药，随后维持该剂量每 4 周给药 1 次。

（周　玉）

第五节　血液灌流治疗技术

一、概述

血液灌流（hemoperfusion，HP）是将患儿血液从体内引到体外循环系统内，通过灌流器中的吸附剂非特异性吸附毒物、药物和代谢产物，达到清除这些物质的一种血液净化治疗方法。

二、目的

降低激素用量及预防肾损伤，提高治疗效果，改善预后。

三、适应证

1. 急性药物或毒物中毒。
2. 自身免疫性疾病，如重症过敏性紫癜。

四、禁忌证

1. 对灌流器及相关材料过敏者。
2. 重要脏器有严重活动性出血，或有全身出血倾向以及应用抗凝药物禁忌。
3. 经积极扩容、升压药应用及全身辅助支持治疗，患儿仍低血压。
4. 有严重的贫血、周围循环衰竭、严重心肺功能不全、严重全身感染。
5. 严重的血小板减少 [血小板计数 <（30 ~ 50）× 10^9/L] 或严重白细胞减少。

五、操作实践

（一）评估

1. 核对患儿身份信息，确认知情同意书已签署。
2. 评估患儿体重、体内液体平衡状态、生命体征、心理状态等。
3. 评估患儿血液检查结果，如凝血五项、肝炎标志物、血常规、肝肾功等。
4. 评估血管通路情况。已留置中心静脉导管的患儿，检查有无感染；无血管通路的患儿，建立中心静脉导管或动、静脉留置针通路。

（二）操作前护理

1. 操作者准备。着装规范，洗手，戴口罩，戴手套。
2. 配制肝素液。将肝素 100 mg（12500 U）1 支加入 0.9% 氯化钠注射液 100 mL 中备用。
3. 机器准备。血液灌流机开机后完成自检。
4. 检查灌流管路、灌流器型号、有效期、包装完整性，并登记灌流器信息。
5. 预冲准备，可选用下列任一方法。

（1）动态肝素法。

①5% 葡萄糖注射液 500 mL，含肝素 10 ~ 15 mg（1250 ~ 1875 单位）/500 mL 的 0.9% 氯化钠注射液 2500 mL，含肝素 100 mg（12500 单位）的 0.9% 氯化钠注射液 500 mL，不含肝素的 0.9% 氯化钠注射液 500 mL。

②遵循无菌原则安装管路及灌流器，注意按箭头指示方向，动脉端朝下，静脉端向上固定于支架上。打开管路开关，预冲管路。连接肝素泵注射器。

③动脉侧管路连接 5% 葡萄糖注射液 500 mL，静脉侧连接排气袋。按"单泵"键，启动血泵开始预冲，速度 100 mL/min。排气时，避免动、静脉壶内液面过低导致空气进入管路。

④再依次使用含肝素 10 ~ 15 mg（1250 ~ 1875 单位）/500 mL 的 0.9% 氯化钠注射液 2500 mL，预冲灌流器和管路，预冲过程中轻拍灌流器及管路以排尽灌流器和管路中气体。

⑤再用含肝素 100 mg（12500 单位）的 0.9% 氯化钠注射液预冲时，速度 50 mL/min 缓慢预冲，排尽灌流器和管路中空气，使灌流器达到充分肝素化；也可以在用含肝素 100 mg（12500 单位）的 0.9% 氯化钠注射液 500 mL 预冲时，在 90% 以上的肝素盐水进入管路后，停止单泵，保留肝素盐水静置 20 分钟。

⑥最后用不含肝素的 0.9% 氯化钠注射液 500 mL 冲管路及灌流器，排出含肝素的 0.9% 氯化钠注射液。

（2）静态肝素法。

①用灌流器扳手打开灌流器一端盖帽，注意无菌。

②用 5 mL 注射器抽取 100 mg 肝素（1 支），去除针头，注射入灌流器内。盖上盖帽。注射前，先回抽 1 ~ 2 mL 空气。

③将灌流器上下 180°，缓慢翻转 10 次约 20 秒，放置于无菌治疗巾或无菌治疗盘内，静置 30 分钟待用。

④连接好所有管路和灌流器，打开所有开关，启动血泵 100 ~ 300 mL/min（单泵），轻拍灌流器，排净气体，预冲 2000 ~ 2500 mL 0.9% 氯化钠注射液，排出液体放至废液收集袋中。

6. 如患儿处于休克或低血容量状态时，可于灌流治疗开始前进行体外预冲，预冲液可采用 0.9% 氯化钠注射液、代血浆、新鲜血浆或 5% 白蛋白。

7. 检查"肝素"键和"加热"键指示灯亮。调节肝素使用时间、每小时剂量；血液灌流时间（120 ~ 150 分钟），肝素使用时间短于治疗时间 30 分钟。

（三）操作中护理

1. 肝素抗凝方案。肝素剂量应根据患儿病情及凝血状态个性化调整。一般首次肝素剂量 0.5 ~ 1.0 mg/kg，追加剂量 10 ~ 20 mg/h，预期结束治疗前 30 分钟可停止追加。

2. 建立体外循环。连接患儿动静脉端（用无菌酒精棉片擦拭），将治疗巾垫于动静脉穿刺处下方。无菌纱布遮盖动静脉留置针与管路连接处，并妥善固定。开启各个夹闭的开关，启动血泵。

3. 按压"系统"键，"电源指示""工作指示"灯亮，开始治疗。调节灌前压及静脉压的范围。"单泵"转换为"系统"时，若出现"气泡报警"需检查"气泡探测器"处管路中是否有气泡或管路接触是否良好，有无管路移位。待排除"气泡报警"后，按下"阻流夹"键，机器自动恢复正常运行。进入治疗后应重新检查"肝素"键和"加热"键指示灯是否处于工作状态。

4. 调整血流速度，约 3 ~ 5 mL/(kg·min)。起始血流速度应慢，可 30 ~ 50 mL/min 引出血液，如患儿生命体征稳定，尤其血压下降不明显、未诉头昏等，可逐渐提高血流速度至 100 ~ 150 mL/min，根据病情、年龄、血容量等调节。尽量保持稳定且患儿能适应的最佳血流速度（生命体征稳定，无明显并发症，动静脉壶中不出现明显气泡，液位及压力参数无报警）。

5. 治疗过程中，出现任何报警，及时处理。如肝素使用时间长导致报警，按"肝素"键即可。

6. 血液灌流中的监测及记录。根据"血液灌流记录表"中内容，详细记录；遵医嘱抗凝治疗并严密观察各项压力的变化，及时发现灌流器有无堵塞情况；观察导管连接处有无松脱；治疗过程中出现并发症，参见并发症的处理。

（四）操作后护理

1. 采用 0.9% 氯化钠注射液回血法。按下"系统"键，夹闭动脉端及动脉管路中开关，分离动脉连接处。动脉留置针末端用无菌酒精棉片擦拭后连接肝素帽。将血流速度减至 40 ~ 50 mL/min。

2. 开启动脉管路端开关，按压"系统"键开始回血。灌流器调换方向，动脉端在上，将血液回输至患儿体内。分离静脉端，连接静脉留置针末端肝素帽。若按"单泵"键回血，当空气到达"气泡探测器""气泡报警"也不会提醒。所以按"系统"键回血安全，有气泡时，"阻流夹"自动夹闭。

3. 封管。先用 0.9% 氯化钠注射液将动静脉留置针内血液冲洗干净，再用配制的浓肝素液（肝素 100 mg/12500 U）1 支加入 0.9% 氯化钠注射液 100 mL，取 1 ~ 1.5 mL 正压式封管。将动静脉留置针中夹闭开关尽量靠近穿刺点，减少留置针回血及留置针堵塞。

4. 固定。用弹力绷带固定动静脉留置针，松紧适宜（以肢端循环及患儿自我感觉为宜）。注明姓名、穿刺日期，以及动脉或静脉标识。

5. 整理灌流室。医疗垃圾分类放置；完善各类记录（高值耗材登记表、血液灌流记录表、使用销毁记录表）。

六、并发症处理

1. 低血压：血液灌流中出现低血压时，可首先减慢流速，快速输注 0.9% 氯化钠注射液、代血浆、新鲜血浆或 5% 白蛋白，待血压上升后再调节流速。若经处理，血压仍不升高，可遵医嘱提前结束治疗。

2.出血：可能原因为穿刺部位出血、血泵泵管破裂，体外循环管路各连接处连接不紧密、血液灌流器漏血、穿刺针固定不稳妥引起针头滑脱，应立即减慢流速检查各管路；如果在治疗中出现出血，可减少抗凝剂剂量或停用抗凝剂；穿刺点或置管处有出血，给予云南白药外敷，并局部按压后加压包扎，妥善固定穿刺针及管道；出血多时立即输血或输入胶体溶液补充血容量；如果为治疗结束后出现出血，使用鱼精蛋白中和肝素或使用止血药；对凝血功能异常者治疗结束后可补充新鲜血浆或输入冷沉淀；出血过程中，要严密观察患儿生命体征，随时观察出血情况。

3.空气栓塞：如果在血液灌流过程中发生空气栓塞，立即夹闭静脉血通路管，停止血泵；采取左侧卧位，头和胸部低、脚高位；通知医生进行心肺支持，如采用面罩吸纯氧；若空气量多，有条件予右心房或右心室穿刺抽气。

4.假性动脉瘤：首先避免出现假性动脉瘤，如熟练掌握穿刺技术，避免刺破血管，避免同一部位反复穿刺，拔针时按压力度适中。动脉穿刺处按压时间不少于20分钟，穿刺难度大时可建议中心静脉置管。如果出现假性动脉瘤，应尽快消除动脉瘤破裂风险。若瘤体较小且无症状，可随访观察；若出现症状、动脉瘤增大或出现瘤体破裂，应及时外科手术干预。

七、注意事项

1.严格执行无菌操作，家属及无关人员不得进入血液灌流室。

2.血液灌流结束后做好交班和家属及年长患儿宣教，动脉穿刺侧肢体减少活动，可适当抬高。动静脉留置针或中心静脉导管出现松脱，需重新固定。观察肢端循环，有无出血，适当将弹力绷带放松或收紧。

3.血液灌流中及结束后，注意管道滑落风险，观察有无出血倾向。

八、知识拓展

血液灌流的基本原理是吸附。对于重症腹型过敏性紫癜，急性期在内科治疗的基础上进行血液灌流治疗，其疗效优于单纯的内科常规治疗，并可以降低激素用量及预防肾损伤，其治疗机制可能为血液灌流治疗可以直接吸附患儿血液中的炎性介质 IL-6、TNF-α 及脂质过氧化产物丙二醛（MDA），减轻急性期炎症反应及氧化应激，从而调节免疫紊乱和氧化与抗氧化失衡状态，并减少了肾损伤因子对肾脏的损害，达到有效治疗及保护肾脏的目的。

（王君君）

第十三章 运动系统疾病护理技术

第一节 儿童斜颈推拿按摩技术

一、概述

儿童斜颈推拿按摩治疗是先天性肌性斜颈（congenital myogenic torticollis，CMT）的一种非手术治疗方式，通常由医生对患儿进行病情诊断和评估，制订个性化的治疗方案，再由护士进行手法推拿按摩治疗，疗程结束后由医生再次对患儿进行疗效评价，并确定下一步治疗方案。

二、目的

促进局部血液循环，改善挛缩程度，促进患侧胸锁乳突肌恢复正常。

三、适应证

年龄小于 1 岁、确诊为先天性肌性斜颈的患儿。

四、禁忌证

1. 骨性斜颈，眼性斜颈。

2. 1 岁以上的肌性斜颈患儿。

3. 有颅内出血史。

4. 有严重心肺功能减退者。

5. 有外伤出血或骨折须严格限制活动者。

6. 局部皮肤破溃或严重皮炎。

五、操作实践

（一）评估

1. 评估患儿健康史、年龄、颈部及脸部皮肤情况，颈部活动度。

2. 评估患儿的意识状态、生命体征以及1小时内是否进食等。

3. 告知患儿家属治疗的目的、作用及注意事项，并签署风险告知书，以取得配合。

（二）操作前护理

1. 患儿准备：核对患儿身份、治疗部位，松解衣物充分暴露按摩部位。

2. 护士准备：洗手、戴口罩。

3. 用物准备：润肤油、一次性治疗巾、纸巾、备用吸氧吸痰装置。

（三）操作中护理

1. 再次核对患儿身份，让患儿平卧治疗台，在患侧颈部胸锁乳突肌处涂抹润肤油，保持患儿双肩与治疗台边缘平齐，指导家属正确固定患儿双肩。

2. 评估对比患侧与健侧颈部活动情况。操作者需根据患侧下颌接近肩峰的程度，以确定按摩的力度和角度。评估方法：操作人员双手抱头悬空，向健侧旋转头颈，健侧只需要很小力度即可旋转颈部，使其下颌接近肩峰；向患侧旋转头部，一定程度后活动明显受限，下颌较难接近肩峰。

3. 具体按摩方法：①按摩患侧胸锁乳突肌；②旋转拉伸，以右侧斜颈患儿为例，操作者右手托住患儿头颈部，左手大鱼际肌紧贴左侧下颌，推向患儿右侧肩峰，同时右手配合将头颈推向健侧进行牵拉；若是左侧斜颈患儿，则左手托住头颈部，右手大鱼际肌紧贴右侧下颌，推向左侧肩峰。操作时长5分钟为宜。

（四）操作后护理

1. 检查患儿按摩部位皮肤有无青紫及破损。

2. 再次核对患儿身份，整理用物，协助患儿取舒适体位。

3. 洗手，记录患儿就诊时间。

六、并发症处理

1. 颈部"弹响"或散在少量出血点："弹响"原因为推拿按摩中活动到颈椎关节而发出声音，无须特殊处理。

2. 头面部大量散在出血点或颈部包块青紫：应立即停止操作，通知医生查看局部情况，暂停推拿治疗，待皮肤情况恢复正常后方可继续进行治疗。

3. 呛咳、呕吐导致窒息：轻者口唇微绀，重者口唇、颜面部明显紫绀甚至发灰，应立即停止推拿治疗，进行吸痰吸氧操作，并通知医生进一步处理。

4. 锁骨骨折：应立即停止推拿治疗，通知医生并协助将患儿骨折部位进行"8"字绷带固定，告知家属暂停该项治疗，定时门诊随访，观察骨折部位情况。

5. 耳出血：应立即停止推拿治疗，通知医生进行局部止血处理，必要时予以止血药物治疗。

七、注意事项

1. 患儿治疗前 1 小时须禁食禁饮。

2. 治疗过程中密切观察患儿生命体征、有无呕吐、呛咳、四肢感觉运动有无异常情况。

3. 推拿按摩治疗需连续进行，以保证治疗效果。如连续治疗 3 个月以上，头颈歪斜及颈部包块改善不明显，可选择局部注射治疗（曲安奈德），间隔 1 周后再行推拿按摩治疗。连续治疗 6 个月以上头颈仍歪斜，包块虽减小但仍较硬，建议择期手术治疗。

4. 患儿伴有严重上呼吸道感染或伴有呼吸不通畅时，按摩过程中易导致窒息，须暂停按摩，待症状消失后方可进行推拿按摩操作。

八、知识拓展

先天性肌性斜颈是由一侧胸锁乳突肌挛缩导致的头偏向患侧，下颌转向健侧，颈部活动受限的头颈部特殊姿势畸形，是儿童运动系统常见先天性畸形之一。目前其病因及发病机制尚不清楚，病理改变主要表现为患侧胸锁乳突肌的挛缩纤维化。CMT 最早可于婴儿出生 7～10 天时发现，常可见一侧胸锁乳突肌中、下 1/3 处隆起肿块，质硬、圆形或椭圆形、底部不固定，无压痛，一段时间后肿块消失，代之以坚硬条索状胸锁乳突肌肉，患儿逐渐出现面部不对称，患侧面部发育落后。如果疾病不能早期发现，患侧胸锁乳突肌及周围软组织继发挛缩，可导致颈部畸形加重，甚至引起脊柱侧凸畸形、椎体楔形变等改变，明显的外观及姿势畸形可引发患儿产生自卑心理。一般主张 1 岁以内的 CMT 采用手法矫正、局部注射等保守治疗方法，大于 1 岁或保守治疗效果不佳者采用手术治疗。局部推拿按摩方法用于 CMT 的矫治近年来在临床得到推广应用并取得较好效果，该方法可促进局部血液循环，激化肌母细胞，帮助病变组织吸收，改善挛缩程度，促进患侧胸锁乳突肌恢复正常。经过保守治疗治愈的患儿仍需骨科门诊长期随访，以观察评估有无复发。

（蒋林峻）

第二节　电脑骨创伤治疗仪操作技术

一、概述

电脑骨创伤治疗仪是以磁生物学和临床理疗学为基础，利用微电子技术产生与人体生物电活动相适应的脉冲磁场，通过特制的磁治疗头输出磁场，作用于骨骼、肌肉、软组织等，实现对骨折部位和软组织损伤的磁生物治疗效应。

二、目的

促进骨折愈合、软组织消肿及缓解疼痛。

三、适应证

用于各种骨折、脱位和软组织创伤的治疗。

四、禁忌证

1. 心脏起搏器局部及其邻近部位。

2. 严重心、肝、肺、肾衰竭的患儿。

3. 孕妇下腹部。

4. 体质极度虚弱者。

五、操作实践

（一）评估

1. 评估患儿意识状态、配合程度。

2. 评估治疗部位肿胀、循环情况，有无渗血渗液等。

3. 告知患儿及家属治疗的目的、作用及注意事项，以取得配合。

（二）操作前护理

1. 患儿准备：核对患儿身份，与主管医生一起核对治疗部位、治疗模式、治疗频率及强度。

2. 物品准备：电脑骨创伤治疗仪、防水治疗巾。

（三）操作中护理

1. 再次核对患儿身份，根据患儿病情取合适体位。

2. 治疗部位用防水治疗巾包裹，将磁耦合盘妥善置于治疗部位，启动电源，按中键进入调节界面，调节适宜的治疗模式（短骨和肌肉软组织选择聚焦模式，长骨选择顺磁模式，且调频和调幅应交替使用）、治疗频率及强度（频率及强度均分为8挡，4～6的中挡位适用于多数患儿的治疗）、治疗时间（一般20分钟）、常温或热疗模式，按启动键开始治疗。治疗过程中注意观察患儿反应，如有不适及时停止治疗，并告知医生处理。

3. 治疗结束，关闭电源。

（四）操作后护理

1. 再次核对患儿身份，整理用物，协助患儿取舒适体位。

2. 磁耦合盘擦拭消毒后待用。

六、并发症处理

无。

七、注意事项

1. 仪器使用时应避开强电磁干扰（如短波或微波治疗设备）和易磁化的物品（如手表、磁卡等）。

2. 使用热疗功能时磁耦合盘勿直接接触皮肤，防止烫伤。温度感知有障碍的患儿必须在医务人员监护下使用热疗功能。

3. 不得在肿胀的血管、静脉炎、血栓性静脉炎等感染发炎部位或皮肤出疹部位使用。

4. 在使用过程中，不宜强行关闭电源或者拔下磁耦合盘的插头，关闭电源后若要再次启动须于5秒后再开启，否则易造成仪器损坏。

5. 磁耦合盘禁止液体浸泡消毒及高压熏蒸灭菌。

八、知识拓展

电脑骨创伤治疗仪是通过脉冲磁、电刺激和静电场三种治疗原理，作用于骨骼和软组织，刺激骨细胞生长，促进钙盐沉积，加速钙化过程，促进局部血液、淋巴循环，引导滋养血管生长，可明显减轻疼痛、促进软组织肿胀消退、改善骨密度、预防骨质疏松，以达到促进骨折愈合、消肿及缓解疼痛的治疗作用。临床大量数据证明仪器安全性高，作用明显。

（尹代琴）

第三节　拔甲技术

一、概述

甲沟炎（paronychia）是指发生在甲沟及其周围组织的急性化脓性感染，常因拔皮刺、刺伤、甲根皮裂或修甲时损伤等造成继发感染，有时也可因小儿有吸吮手指习惯造成，常为金黄色葡萄球菌感染。甲沟炎已形成甲下脓肿者，最常用的治疗方法是拔甲。

二、目的

拔除坏死或感染的指（趾）甲，排除脓液和坏死组织，预防和控制感染。

三、适应证

1. 甲沟炎已形成甲下脓肿者。

2. 嵌甲合并感染者。

3. 外伤致甲下积血或指（趾）甲与甲床分离。

4. 指（趾）甲癣经药物及其他局部治疗无效者。

四、禁忌证

1. 患儿有基础代谢性疾病、血液性疾病等。

2. 局部有放射性皮炎，或半年内接受过放射治疗者。

五、操作实践

（一）评估

1. 环境评估：房间光线充足，通风良好，温湿度适宜，并有空气消毒设施。

2. 患儿评估：患趾（指）形成原因、持续时间及局部体征症状、生命体征、过敏史、既往史、患儿及家属配合度及是否签署知情同意书等。

3. 术前检查结果评估：凝血五项等。

（二）操作前护理

1. 患儿及家属准备：①术前家属和 / 或患儿仔细阅读知情同意书，并签署知情同意书。②治疗前半小时患儿禁食禁饮，治疗前患儿排空大小便。③清洁局部皮肤。

2. 物品准备：①常规用物，如无菌弯盘、3% 双氧水、5% 聚维酮碘、1% 聚维酮碘、生理盐水、无菌棉球、无菌手术尖刀片（11 号）、无菌小剪刀、无菌血管钳、无菌洞巾、无菌手套、无菌纱布、湿性伤口敷料、2% 普鲁卡因注射液、2 mL 注射器（5.5 号针头）、胶布。②抢救用物，备好抢救药品和物品。

3. 医务人员准备：①医生和护士共同合作，或者由取得资质授权专科护士完成操作。②向家属和 / 或患儿解释手术目的、方法、过程及手术中可能的情况及术后护理方案，消除其紧张情绪，配合治疗。③洗手，戴口罩、帽子。

（三）操作中护理

1. 核对患儿信息及医嘱，协助患儿采取合适的体位。

2. 初次消毒皮肤。5% 聚维酮碘螺旋式由指（趾）尖向下进行，正反消毒两遍；消毒范围，直径 ≥ 10 cm。

3. 麻醉。指（趾）根神经阻滞麻醉，在指（趾）根背侧做皮丘，垂直刺入直达根骨，注入 2% 普鲁卡因 1 mL，然后向指（趾）骨内外两侧各注入 2% 普鲁卡因 0.5 ~ 1 mL。

4. 再次消毒皮肤。5% 聚维酮碘消毒皮肤，消毒方法同初次皮肤消毒，消毒范围略小于初次皮肤消毒范围。

5. 洗手、戴无菌手套，铺无菌洞巾，再次核对患儿信息及医嘱。

6. 拔除指甲。术者用左手拇指和食指捏紧病指末节两侧，控制出血；以尖刀在甲根部两侧刺入皮肤与甲面之间，并向外挑开甲根两侧皮肤，推离甲根皮肤；用血管钳插入指甲与甲床之间，直达甲根部，向两侧分离，完全游离指甲；用止血钳夹住指甲一侧，向另一侧旋转，摘除指甲；如伴有肉芽组织增生，应用无菌小剪刀进行修剪。

7. 检查有无甲角残留，使用无菌纱布按压甲床 2 分钟，湿性伤口敷料覆盖患处，无菌纱布包扎并加压固定。

8.核对患儿信息和医嘱。

（四）操作后护理

1.整理用物、洗手、记录。

2.健康教育。①告知患儿及其家属术后可能出现的不良反应及应急处理方法。②术后观察 30 分钟，患儿无全身不良反应、局部手术部位无渗血方可离开医院。③告知患儿及家属，患儿应抬高患肢，减少活动。④禁食辛辣、刺激性强的食物，多食用高蛋白、高维生素类食物。⑤伤口敷料保持清洁干燥，术后次日换药，后期根据创面情况调整换药频率。⑥遵医嘱局部和 / 或全身使用抗感染药物。⑦术后如出现剧烈疼痛、肿胀、出血等情况应立即到医院复诊。

六、并发症处理

1.伤口出血。一般表现为伤口或针孔活动性出血、伤口敷料浸渍血液，较少引起全身缺血症状。针对少量渗血，通过局部压迫或者止血药物（敷料）达到止血效果；对于少数出血明显者，立即通知医生，配合医生进行处理。

2.麻醉药物过敏。表现为局部皮疹、胸闷、脉速而弱、面色苍白、血压降低甚至呼吸困难、过敏性休克等症状，立即通知医生，配合医生进行相应的处理。

七、注意事项

1.分离甲床时，器械应紧贴指（趾）甲的深面，保护甲床及甲上皮不受损伤，避免新生的指（趾）甲发生畸形。

2.检查拔出的指（趾）甲是否完整，防止残留碎块，影响愈合。

3.无菌物品使用前检查产品完整性，确认有效期等。

4.术中严格无菌操作。

5.操作过程中，密切观察患儿及其家属的情况，如患儿出现面色苍白、呼吸急促等情况时，应立即停止操作，通知医生，并配合医生进行相应的处理。

八、知识拓展

甲沟炎的预防，教育和培养小儿良好的卫生习惯及正确的卫生常识，如勤洗手，勿吮吮手指，定期修剪指甲、勿太短，防止皮肤干燥，避免皮肤损伤等；当有倒刺皮翘起时，应及时修剪皮刺，以免造成继发感染。

（熊　俊）

第十四章 感染系统疾病护理技术

第一节 结核菌素试验技术

一、概述

结核菌素试验（tuberculin test），又称 PPD 试验，是一种应用结核菌素进行皮肤试验来测定机体对结核分枝杆菌是否能引起超敏反应的试验。

二、目的

1. 为接种卡介苗提供依据。结核菌素试验阳性时，表明体内已感染过结核菌，无须再接种卡介苗；阴性者是卡介苗的接种对象。

2. 为测定免疫效果提供依据。一般在接种卡介苗 3 个月以后，应做结核菌素试验，了解机体对卡介苗是否产生免疫力。如结核菌素阳性，表示卡介苗接种成功，反之需重新进行卡介苗接种。

3. 用于诊断与鉴别诊断。结核菌素试验对青少年儿童及老年人的结核病的诊断和鉴别有重要作用，是普遍应用的辅助检查手段。

三、适应证

1. 结核分枝杆菌感染率调查。

2. 结核病患儿的辅助诊断。

3. 结核病公共卫生事件中肺结核患儿密切接触者筛查。

4. 特殊人群的健康体检。

5. 预防性治疗对象的筛查。

6. 卡介苗接种者的筛选及接种后的阳转率考核。

四、禁忌证

1. 患急性传染病（如麻疹、百日咳、流行性感冒、肺炎等）、急性眼结膜炎、急性中耳炎，患有全身性皮肤病。

2. 有多种药物过敏反应史、癔症史。

3. 48 ~ 72 小时无法查验皮肤试验结果。

4. 临床医生判定不适合进行皮肤试验的其他情况。

五、操作实践

（一）评估

评估患儿的病情、意识状态、心理状态、过敏史、对用药的认识及合作程度；注射部位的皮肤情况。向患儿家长解释注射的目的、方法、注意事项及配合要点。

（二）操作前护理

1. 操作者准备：着装整齐、洗手、戴口罩。

2. 患儿及家长准备：给患儿和家长做好针对性疏导，解释操作目的、注意事项，以取得配合，消除内心顾虑。取舒适体位并暴露注射部位。

3. 用物准备：PPD 药液、医嘱单、注射盘、1 mL 注射器、速干手消毒液、75% 酒精、无菌棉签、砂轮、弯盘等。

（三）操作中护理

1. 严格执行查对制度。

2. 严格遵守无菌操作原则。

3. 部位：前臂掌侧下 1/3 中央处皮内。

4. 操作步骤。

（1）按无菌技术抽取药液。

（2）携用物至患儿床旁，核对患儿姓名及腕带信息。

（3）前臂掌侧下 1/3 中央处皮内，用 75% 酒精消毒皮肤，待干。

（4）二次核对，排尽空气。

（5）左手绷紧皮肤，右手持注射器，针尖斜面向上，与皮肤呈 5° 角刺入皮内。待针头斜面完全进入皮内后，放平注射器。用左手的拇指固定针栓，右手注入药液 0.1 mL，使局部隆起形成一皮丘。

（6）注射完毕，迅速拔针，计时、洗手、记录。

（7）再次核对，交代注意事项。48 ~ 72 小时后查看皮试结果。

（四）操作后护理

1. 注射完毕后勿按压注射部位，协助患儿取舒适卧位。

2. 清理用物，按消毒隔离及医疗废物处理原则处理用物。

3. 洗手，记录注射时间及患儿的反应。

4.告知患儿注射部位 72 小时内勿抓挠，勿沾湿水分。

5.皮试结果观察。48 ~ 72 小时后观察皮试结果，测量皮肤硬结的横径和纵径，得出平均值。硬结平均直径≤ 4 mm 为阴性（–）；5 ~ 9 mm 为弱阳性（+）；10 ~ 19 mm 为阳性（++）；≥ 20 mm 或虽 <20 mm 但局部出现水疱、坏死或淋巴管炎为强阳性（+++）。

六、并发症处理

1.局部强反应的处理。

（1）试验后一般反应：如红肿、硬结，通常不需要处理，可自行消退。

（2）水疱：如水疱较小，用 1% 龙胆紫涂抹即可；如水疱过大，则用一次性注射器将液体抽出，以消毒纱布包扎。

（3）溃疡或坏死：可用磺胺软膏或利福平软膏涂抹。

（4）淋巴管炎：局部热敷，减少前臂运动；如有继发感染，可给予抗生素治疗。

2.全身反应的处理。

（1）发热：多属热原反应，与器具消毒不严有关，一般于数小时内可恢复。

（2）晕厥与休克：多与精神紧张、恐惧有关，可嘱其平卧、保温，告知医生，必要时遵医嘱皮下注射 0.1% 肾上腺素 0.5 ~ 1.0 mL。

（3）病灶反应：注射后数小时肺部病灶周围毛细血管扩张，通透性增加，浸润渗出，形成变态反应性病灶周围炎，一般不必特殊处理，2 ~ 5 天可自行消退。

七、注意事项

1.注射前要核对 PPD 试剂瓶签、浓度，查看有效期、有无沉淀，同时记录批号。

2.注射时要保证"一人一针一管一消毒"，使用一次性注射器并回收销毁。注射部位皮肤用 75% 酒精消毒后用待干；对酒精过敏者改用其他消毒剂。

3.试剂应避光保存，不应在阳光下注射。

4.安瓿在使用时震荡摇匀，打开后立即使用，超过 1 小时应废弃。

5.PPD 皮试测量。用带毫米刻度的直尺或者游标尺进行测量。测量硬结直径，长径加短径，取平均值。如果没有硬结则为 0。必须用"mm"为单位进行记录，不可以简单记为"–"或者"+"。

八、知识拓展

PPD 阳性者需进行胸部影像学检查，应首选胸部 X 线摄影检查。结合临床检查结果，对于有肺结核可疑症状或胸部 X 线摄片显示异常阴影，需转诊至结核病定点医疗机构做进一步检查；对于没有肺结核可疑症状，且胸片结果正常者，在排除肺外结核之后，可考虑为结核分枝杆菌潜伏感染。此外，结合临床医生判定可考虑增加病原学检测以提高排除活动性肺结核的准确性。针对潜伏感染者，在综合评估发病风险的基础上可建议预防性治疗。

（唐红霞）

第二节 胃液查抗酸杆菌采集技术

一、概述

抗酸杆菌（acid-fast bacilli）是具有抗酸性特征的分枝杆菌，加温或延长染色时间而着色后能抵抗强脱色剂盐酸乙醇的脱色，可分为结核分枝杆菌、非结核分枝杆菌和麻风分枝杆菌。由于儿童常咽下呼吸道分泌物，痰液收集困难且质量不高，胃液培养是诊断儿童肺结核的特异方法。

二、目的

抽吸胃液标本找结核抗酸杆菌，协助诊断儿童肺结核。

三、适应证

感染性疾病患儿辅助检查。

四、禁忌证

1. 严重的食管静脉曲张。

2. 腐蚀性胃炎。

3. 鼻腔阻塞或新近鼻腔手术者，食管或贲门狭窄或梗阻。

4. 严重呼吸困难等。

五、操作实践

（一）评估

对患儿的评估，如婴幼儿年龄小，语言发育处于发展阶段，不能正确表达自己的感受，可通过家长了解患儿的身体状况，了解其有无置胃管经历；评估患儿年龄、病情、意识、合作程度；评估患儿口鼻腔情况，如口鼻腔黏膜有无肿胀、炎症、鼻中隔偏曲、鼻息肉及其他口鼻部疾病等。根据评估结果选择合适的胃管。

（二）操作前护理

1. 操作前一天，告知患儿需采集清晨空腹胃液。根据患儿年龄、进食排空时间嘱患儿需提前禁食的时间。

2. 患儿准备：插管前视其年龄、文化水平等给患儿和家长做好针对性心理疏导，向患儿及家属解释置胃管目的、注意事项，以取得配合，消除内心顾虑。

3. 护士准备：洗手、戴防护口罩、穿隔离衣、防护面屏/护目镜。

4. 物品准备：治疗盘、贴好标签的标本容器、一次性胃管、0.9%氯化钠注射液、20 mL注射器、敷贴（或胶布）、棉签、纱布、无菌手套、治疗碗、弯盘、垫巾、压舌板、治疗巾。

（三）操作中护理

1. 核对医嘱及治疗信息，确保无误。备齐用物，携至患儿床旁。

2. 给予语言、肢体安抚，尽可能使其配合插管工作，并告知患儿及家长配合方法，根据患儿情况采取合适体位。将患儿床头摇高30°～60°，可避免食物或药物反流，以防吸入气管内。

3. 下颌下垫巾，弯盘置口角旁，清洁鼻腔。

4. 置胃管。①戴无菌手套，检查胃管是否通畅；②取出胃管，测量插入胃管长度（发际至剑突的距离或者鼻尖到耳垂再到剑突的距离）；③以纱布蘸取液状石蜡润滑胃管前端；④将胃管沿一侧鼻孔或口腔轻轻插入，插入到咽喉部时，清醒者指导吞咽配合动作，昏迷或不合作者将患儿头部托起，使下颌靠近胸骨柄，随后将胃管沿后壁滑行迅速插至预定长度。插管动作轻稳，特别是在食管狭窄处（环状软骨、平气管分叉处，食管通过膈肌处），以免损伤食管黏膜；如患儿有恶心，稍停片刻再插，如盘在口腔内或误入气管，须拔出重插。

5. 证实胃管在胃内。①用注射器抽取有胃液抽出；②将胃管置于盛水的杯中，观察管中有无气体逸出，如有大量气体逸出表明误入气管；③用注射器从胃管注入10 mL空气，同时用听诊器能在胃部听到气过水声。

6. 固定胃管并采集标本。①使用敷贴或胶布固定导管于鼻翼部和面颊部；②插管成功后，用注射器抽取胃液2～3 mL注入标本容器内。

7. 拔胃管。①弯盘置于口角旁，铺治疗巾于下颌下；②夹紧胃管末端，轻取下胶布；③轻稳地拔出胃管过咽喉处，快速拔出胃管并将其置弯盘处；④擦净胶布痕迹，撤去治疗巾、弯盘等。

（四）操作后护理

1. 协助患儿清洁口腔、鼻腔，采取舒适体位。

2. 整理用物，医疗废物按废弃物分类原则处理。

六、并发症处理

1. 声音嘶哑：发现声嘶后嘱患儿少说话，保持安静，使声带得以休息；加强口腔护理，保持局部湿润；必要时给予雾化吸入，减轻水肿，促进康复。

2. 呃逆：可采用分散注意力的方法，如与患儿交谈等。

3. 咽、食管黏膜损伤和出血：予以口腔护理，保持口腔湿润、清洁；遵医嘱予以用药，以促进损伤修复。

七、注意事项

1. 插管动作轻柔，通过食管狭窄处时尤须注意，避免损伤食管黏膜。

2. 昏迷患儿因吞咽和咳嗽反射消失，不能合作，插管时需将头部后仰，当插至会厌部时，将患儿头部托起，使下颌靠近胸骨柄，以增大咽部的弧度。

3.拔胃管时注意夹紧或反折胃管，避免胃管内液体反流入气道。

4.观察胃管拔出后的不良反应。

5.标本及时送检。

八、知识拓展

胃液是感染性疾病患儿病原学检测的重要标本类型，特别是 5 岁以下儿童的呼吸道分泌物更多地被吞咽到胃里，尤其是经过一夜的睡眠，含结核分枝杆菌的分泌物在胃内富集，更容易检出结核分枝杆菌。另外，在一些咳痰困难的青少年患儿中，胃液也被用于病原学的检测。检测胃液标本对儿童肺结核诊断具有较好的敏感度和特异度，有助于儿童结核病的早期诊断。对于无法咳痰或者难以取得痰液标本的学龄前患儿来说，胃液标本是很有价值的替代标本类型。

（江 莉）

第十五章 颌面疾病护理技术

第一节 玻璃离子调拌技术

一、概述

玻璃离子调拌技术是指操作者按照无菌技术利用调拌工具，将固定比例玻璃离子粉剂和液剂按照一定时间进行调拌，调拌成合适形状的口腔科常用操作技术。

玻璃离子水门汀（glass ionomer cement，GIE）是由铝玻璃和多丙烯酸混合而成的化合物。它是一种生物相容性好的材料，黏结性强而且刺激性小，并含氟，有一定的防龋作用。虽然色泽不如复合树脂，微孔率较高，但在口腔环境中有较好的稳定性。由于可与牙组织羟磷灰石中的钙起螯合作用，所以充填前不需要使用黏结剂就可以得到良好的黏结力，但韧性和耐磨性较差。

二、目的

GIE 常作为暂时性封药，用于乳牙所有洞形的修复，恒牙Ⅲ、Ⅴ类洞的修复，深龋的垫底盖髓。

三、适应证

适用于Ⅲ类洞、Ⅴ类洞和后牙邻面单面洞等不承受咀嚼压力的洞型及根面龋的修复，以及乳牙各类洞型的修复。

四、禁忌证

无。

五、操作实践

（一）评估

1. 现场环境、光线是否适宜。

2. 患儿年龄、配合程度、龋坏情况、口内黏膜、进食时间及全身情况。

3. 家长对治疗、预后、费用的认知。

4. 掌握配合治疗的方法，患牙局部情况，材料需要量。

（二）操作前护理

1. 患儿准备：核对患儿身份信息及治疗信息，及时向家长与患儿讲解操作流程，用温和的态度和亲切的语言与患儿沟通，减轻患儿恐惧紧张心理，协助患儿上牙椅。

2. 护士准备：服装鞋帽整洁，戴口罩、指甲要干净，用流动水七步洗手，熟悉牙体硬组织病治疗方法与步骤，掌握窝洞充填术的护理配合。

3. 物品准备：玻璃离子粉和液、粉勺、无菌铺巾、塑料调拌刀、调拌纸、瓶镊罐、酒精棉球罐、纱布罐，放置合理，将无菌铺巾准备于操作区域。

4. 检查材料的名称、有效期、颜色、性质。

（三）操作中护理

1. 配合医生做好患儿管理，协助医生隔湿、干燥牙体，根据医嘱要求调拌需要充填的用量，从塑封袋的开口处取无菌调拌刀，调拌刀工作端放于调拌纸上。按液粉比例取粉，用手轻拍瓶子的底部，不要震荡和倒置。用配套的塑料小匙取适量的粉剂置于调拌纸的一端，旋紧瓶盖放回原位。

2. 直立液体瓶，排除瓶嘴的空气并且轻轻挤压，滴出适量的液体于调拌纸的另一端，两者距离 1 ~ 2 cm，用干棉球擦拭瓶口，旋紧瓶盖放回原位。调拌时，每次加入到液体中的粉都是余粉的 1/2，分 3 次加完。

3. 调拌。左手固定调拌纸，右手握持调拌刀（工作端前 1/2 ~ 2/3），用调拌刀将粉均匀地分为两部分，先将第一部分粉剂全加入液体中并朝同一方向旋转推开，混合调拌 10 秒（调拌刀的前 1/2 ~ 1/3 紧贴纸板，调拌刀与纸板的角度小于 5°），再将余下的部分加入混合调拌 15 ~ 20 秒。调拌时间不超过 30 秒，用旋转推开法将粉液充分调拌成面团状，用折叠法将材料收拢递给医生使用。

4. 传递给医生后再次核对患儿信息及材料，及时配合医生做好充填区域清洗，整个操作过程护士都要吸唾，隔湿干燥，并观察操作过程中患儿的反应，集中精神避免发生误吸及损伤口腔黏膜。

（四）操作后护理

1. 患儿护理。协助患儿整理面容，解下胸前治疗巾，协助患儿下牙椅，给予适当的表扬及鼓励。

2.健康教育。告知家长充填后的注意事项、饮食指导及疾病知识指导。

3.物品处理。将拌刀用酒精棉球擦净，旋紧粉液瓶盖，整理用物，分类放置，牙椅消毒。

4.护士七步洗手法洗手。

六、并发症处理

疼痛的预防及处理：充填高度适宜，充填过程中观察患儿反应及患牙的活动，如患牙疼痛不适明显立即就诊处理。

七、注意事项

1.调拌时要有一定的力量，操作动作协调敏捷。

2.调拌材料符合要求，材料表面光泽呈面团状，无气泡，不粘连调拌刀。

3.严格遵守无菌操作原则，调拌过程中防止污染。

4.保持操作区域的整洁。

5.严格按产品要求的水粉比例操作，调拌时只能将粉逐次加入液体中，不能加液体于粉剂中。

6.调拌时间少于 30 秒。

7.使用塑料调拌刀和调拌纸。

8.材料使用后应及时旋紧瓶盖，避免受潮或挥发。

八、知识拓展

1.GIE 最主要的特点是对牙齿有较好的化学黏结作用，且对牙髓刺激性小。生产过程中作为基质添加了大量的氟化物，氟化物能够长期释放氟离子，提高牙齿的抗酸性，改变充填体周围牙菌斑的性状，抑制龋病的发生、发展，在防治龋病方面有极其重要的作用。

2.玻璃离子调拌慎用金属调拌刀和玻璃板，因为金属调拌刀会改变 GIE 的颜色，且长期与玻璃板摩擦会把玻璃板中的成分带进 GIE，从而引起材料性能的改变。

3.调拌的性状要求是调成面团状用于垫底，调成糊状用于粘接。

（黄　娟　余　维　张萧云）

第二节　藻酸盐取印模技术

一、概述

藻酸盐印模材料（alginate impression material，AIM）调拌与取印模技术是指操作者将一定比例藻酸盐材料和水按照规定的时间、方法调拌合适的性状及用量，然后放置在合适的托盘中放入患儿口中，取出口与口腔颌面部某些组织或器官解剖形态相反的阴性印模技术。

AIM 是一种弹性不可逆的印模材料。常用的有藻酸钠、藻酸钾、藻酸铵。分为粉剂型和糊剂型两种，粉剂型与水调和使用，糊剂型与胶结剂配合使用。目前临床上常用的是藻酸钾粉剂印模材料。该材料粒度细，富有弹性，制取的印模精确度高，使用方便，取模时只要将粉剂与水按比例混合即可使用，可用于各类修复治疗的印模制取。

二、目的

将牙齿等口腔组织的形态等信息复制在模型上，从而制作各类修复体。

三、适应证

1. 用于牙科修复印模。
2. 用于牙科义齿、正畸矫正等取模。

四、禁忌证

1. 口腔溃疡者。
2. 口腔组织破损、外伤者。

五、操作实践

（一）评估

1. 评估患儿年龄、配合度、进食时间、口腔卫生、牙齿状况、口腔黏膜完整性等。
2. 实施者选择符合患儿的托盘、取模材料的性能。
3. 评估操作环境光线、水温、室温。

（二）操作前护理

1. 用物准备：AIM、量杯、调拌刀、水、各型号托盘、量粉勺、橡皮碗、三用枪、漱口水，将无菌铺巾准备于操作区域。
2. 环境准备：光线充足，水温、室温合适。
3. 操作者准备：①衣帽整洁，洗手，戴口罩；②核对患儿身份信息及治疗信息；③解释操作目的，简述治疗过程，消除患儿恐惧，取得配合；④核对物品是否在有效期内、包装是否合格。

（三）操作中护理

1. 核对医嘱，配合医生协助患儿上椅位，调节体位灯光，打开一次性检查盘，帮患儿系上围巾，协助患儿漱口，根据医嘱要求和患儿口腔情况选择托盘。
2. 取适量水于橡皮碗中（图 15-1），加入适量 AIM（图 15-2），竖起调拌刀，在碗底轻调，使水粉混合，混合时无粉溅出（图 15-3）。然后调拌刀与碗壁完全接触，使用八字调拌法（图 15-4）快速将印模材调至奶油糊状，后将材料刮于碗的一侧并反复用刀挤压材料排气，调拌至材料光滑无气泡（图 15-5）。

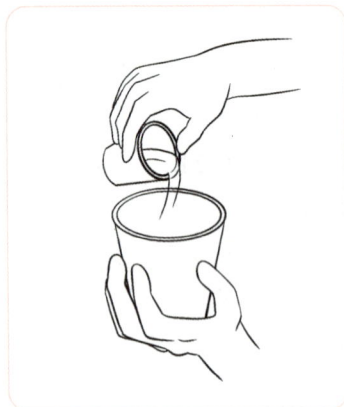

图 15-1　倒入适量水　　　　图 15-2　倒入适量粉　　　　图 15-3　水粉混合

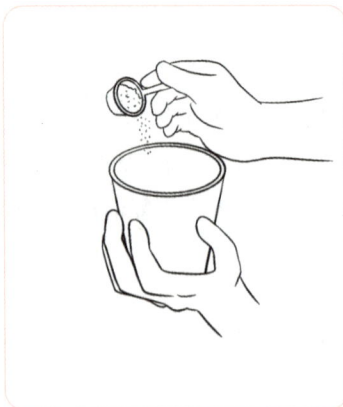

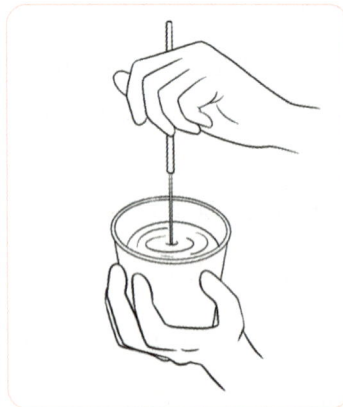

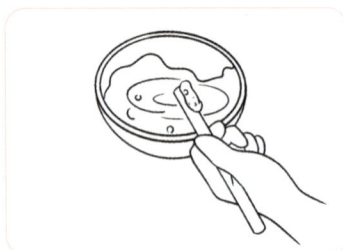

图 15-4　八字调拌法　　　　　图 15-5　材料光滑无气泡

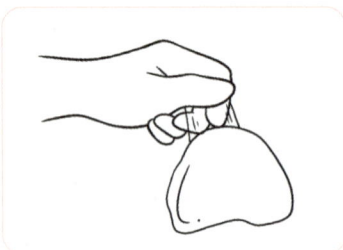

3. 上颌托盘时，材料形成圆团状从托盘远中方向向近中轻轻推入。上下颌托盘时，材料成条状于调拌刀上，从托盘一端向另一端旋转盛入。去除多余材料，保证表面光滑量适中。取模时托盘应旋转进入口腔，一只手固定托盘位置，另一只手牵拉患儿唇颊部做肌功能整塑，全程观察患儿的反应，同时与患儿沟通转移注意力，嘱患儿放松口角，低头，深呼吸，避免发生误吸及损伤口腔黏膜，如发生呕吐等应暂缓取模，安抚患儿，待患儿休息调整后再次取模。取下颌印模时要嘱患儿伸舌并做左右运动，肌功能整塑完成后，保持托盘稳定，直至材料完全凝固，手不能离开托盘，同时安抚患儿情绪，取出印模手法要轻巧，先将印模后部与组织分离，解除负压，再沿牙长轴方向取出印模。

（四）操作后护理

1. 模取出后，用冷水冲去表面唾液吹干消毒，连同治疗单送灌模。

2. 调整患儿至舒适体位，协助清洁患儿口腔及面部残留印模材料，检查患儿口腔是否受损，可传递一次性纸杯嘱患儿漱口，减少取模后不适感，并进行术后健康指导，预约复诊时间。

3. 整理用物。去除橡皮碗、调刀黏附材料，将用过物品器械按复用器械、医疗废物分类处置。

4. 健康宣教。对家长和患儿进行口腔健康指导、预约复诊时间。

六、并发症处理

1. 呕吐：少量呕吐者，观察患儿有无其他反应，教患儿鼻吸气嘴巴呼气可继续等待托盘模型完成；大量呕吐者，将托盘取出，清除口内呕吐物，嘱患儿漱口，休息调整后再次取模。

2.口角或牙龈、舌黏膜损伤：轻微裂伤者用碘伏棉签消毒伤口，医生查看患处是否需用药；牙龈黏膜出血一般情况下观察，嘱患儿保持口腔清洁，无须特殊处理；出血严重或有伤口者遵医嘱处理。

3.误吸呛咳：立即将托盘拿出，减轻不适感，观察患儿面色及反应并通知医生；给患儿叩背将误吸物排出，必要时给予吸痰。

七、注意事项

1.调拌工具清洁。调拌刀和橡皮碗不可残留石膏等，否则将影响材料的凝固。

2.根据材料说明制定比例，调拌比例适当（水粉比为1：1）。

3.调拌时间适当，一般30～40秒。

4.调拌方法正确，先加水后加粉。

5.印模制取后应立即灌模，不能灌模时应将印模浸入2%的硫酸钾固定液中，数分钟后灌模。

6.AIM应放于清洁、阴凉干燥的环境中。

八、知识拓展

水粉调拌型藻酸盐印模材料是临床印模模型制作中常用的材料，顺时针联合八字形手工调拌法步骤清晰，方法简单，手法清楚，时间上更易于掌控。使用八字形调拌方式，调拌刀与橡皮碗接触面更广，来回摁压式调拌更有利于挤压排气，减少气泡产生，粉剂与液剂接触全面，调拌后的印模材料更均匀，外观更光滑细腻，明显提高了取模成功率，减少了重复印模给患儿带来的不适，节省材料，同时也降低了医护人员的劳动强度。

（陈吉明　殷艺华　姜　依　魏　莉）

第三节　氟化物涂布技术

一、概述

氟化物涂布技术是指操作者按照无菌技术要求将适量的氟化钠涂布在患儿口内各个牙面上起到保护预防龋齿作用的口腔常见操作技术。

二、目的

涂氟可干扰糖原酵解，阻止致龋菌代谢糖产生的酸，改变牙齿形态结构，促进釉质再矿化，提高牙齿抵抗力。

三、适应证

1. 乳牙和恒牙的综合性防龋。

2. 牙釉质白斑或牙釉质发育不全。

3. 暴露牙根及根面龋。

4. 复发龋齿预防、龋齿发展的预防，畸牙矫正器周围脱矿钙化的预防，窝沟（咬合面）龋齿的预防。

5. 萌出过程中的牙齿。

四、禁忌证

1. 口腔炎。

2. 溃疡性龈炎。

3. 对氟化钠护齿剂成分有过敏史的个体。

4. 发作期的支气管哮喘。

五、操作实践

（一）评估

1. 评估患儿口腔情况、全身情况、配合度、进食时间等。

2. 评估环境、物资、设备、光线等。

（二）操作前护理

1. 核对患儿身份信息及治疗信息。

2. 询问有关病史、药敏史。

3. 护士准备：衣帽整洁，洗手，戴口罩。

4. 物品准备：一次性检查盘（口镜、镊子、探针）、吸唾管、三用枪、一次性医用手套、纱布棉球、棉卷，棉签、氟化钠护齿剂、专用小刷子。

5. 核对物品是否在有效期内，包装是否合格。

（三）操作中护理

1. 核对医嘱，调节椅位，调节光线。

2. 打开一次性检查盘，帮患儿系上胸巾，协助患儿用漱口液漱口。

3. 协助患儿保持合适体位。

4. 取出适量氟化物。

5. 协助医生涂布氟保护漆。

（1）保持涂布牙面干燥，及时将患儿口内的唾液吸出。

（2）涂布没有固定的操作顺序，但涂布时一定按区段完成所有牙齿的涂布。建议先完成下牙弓，再完成上牙弓（唾液原因）。

（3）涂布重点是最易患龋的部位（点隙窝沟和邻面）。

（4）涂布完成后，嘱患儿闭口，材料遇唾液固化需要 1～2 分钟。

（四）操作后护理

1.术后向患儿及家长交代治疗后注意事项：①半小时之内不要喝水，4 小时内避免进食较硬食物，最好进食流食或半流食；②建议涂氟 4 小时后可刷牙；③ 3～6 个月定期复查。

2.整理用物，牙椅终末消毒。

六、并发症处理

氟化钠护齿剂可能对某些患儿引起不良反应，尤其对任意一种成分有过敏史的患儿。很少有患儿反映有口腔软组织的肿胀、口腔溃疡或牙龈炎。一旦观察到任何不良反应，可以通过刷牙漱口轻易去氟化钠护齿剂，同时做好记录及时上报。

七、注意事项

1.完成涂布以后，要仔细检查，不能有易患龋部位的遗漏。如发现遗漏或气泡，及时补涂。

2.按照不同厂家氟化钠护齿剂说明要求用量使用，不宜超量使用，以免发生不良反应。

3.收取多余材料。氟化钠护齿剂含有高浓度氟化物，没有使用完的氟化钠护齿剂应该当作特殊医疗废物回收和处理，以免污染环境。

八、知识拓展

儿童未建立规律良好的刷牙、饭后漱口习惯，监护人不明确龋齿危害、在氟保护漆预防干预前未采取窝沟封闭或已经存在乳牙龋坏情况的群体，氟保护漆预防龋齿的效果普遍不佳，针对合并上述危险因素的儿童群体，在门诊接受氟保护漆预防干预时，应提高警惕，制订针对性干预措施，对提高氟保护漆预防儿童龋齿的效果有积极意义。

（陈吉明　左　丁　杨　婷　苏红梅）

第四节　四手操作技术

一、概述

四手操作技术（four-hand dentistry，FHD）是指在口腔治疗过程中，医生、护士采取舒适的坐位，患儿采取放松的仰卧位，医护双手同时在口腔治疗中完成各种操作，平稳而迅速地传递所用器械及材料。FHD 是国际标准化的牙科操作模式，是高效率的牙科操作技术和现代化的服务形式。

二、目的

1.减轻医护工作压力与劳动量，缩短治疗时间，提高工作效率。

2. 缩短患儿张口时间，减轻患儿颞下颌关节、肌肉的疲劳。

3. 减少环境污染，降低医源性交叉感染、并发症和意外的发生率。

4. 提升患儿临床治疗效果，增强家长治疗信心和遵医行为。

5. 提升患儿及家长满意度，有效缓解医患关系。

三、适应证

需行牙齿治疗的患儿。

四、禁忌证

不合作、不能配合牙齿治疗的患儿。

五、操作实践

（一）评估

1. 评估现场环境、光线适宜、定时通风换气、地面湿式打扫、并进行空气消毒、诊室布局合适、台面用物摆放合理。

2. 检查器械设备功能是否正常，对不可消毒的部位覆盖防污膜。

3. 评估患儿年龄、口腔卫生习惯、饮食习惯、健康史、过敏史、患儿心理状态、就诊目的、患儿及家长知识水平。

（二）操作前护理

1. 核对患儿身份信息及治疗信息。

2. 护士准备：衣帽整洁，洗手，戴口罩，戴护目镜或面罩，穿隔离衣（视情况而定）。

3. 设备物品准备：按相关治疗准备用物，并合理摆放。

4. 核对物品是否在有效期内，包装是否合格。

5. 调节光源，铺好胸巾。

（三）操作中护理

1. 了解医生制订的工作程序，以保证治疗顺利实施。

2. 四手操作医、护、患的体位。

（1）医生的正确体位：坐骨粗隆与股骨粗隆连线呈水平位，脚平放在地板上，大腿几乎与地面平行，身体长轴垂直，不牵拉，背部挺直，上臂垂直，肘部尽量靠近躯体，患儿的口腔需与术者的肘部同高。肩膀放松，头部微向前倾，视线向下，两眼瞳孔的连线呈水平位，双手位于心脏水平。医生的眼与患儿的口腔距离为 36 ~ 46 cm，眼睛与患儿口腔的连线与纵轴垂直线呈 20° ~ 30° 角。

（2）护士的正确体位：面对医生，座椅比医生座椅高 10 ~ 15 cm。椅扶手位于肋下区，调整腹杆以支持背部或腹部。护士应把双脚放置于底盘。与患儿平行而坐，臀部靠贴患儿肩膀，面向护士侧治疗台（图 15-6）。

（3）患儿的正确体位：患儿需随诊疗部位的改变，进行位置调整，一般头部左右转动的幅度不应超过 45°。

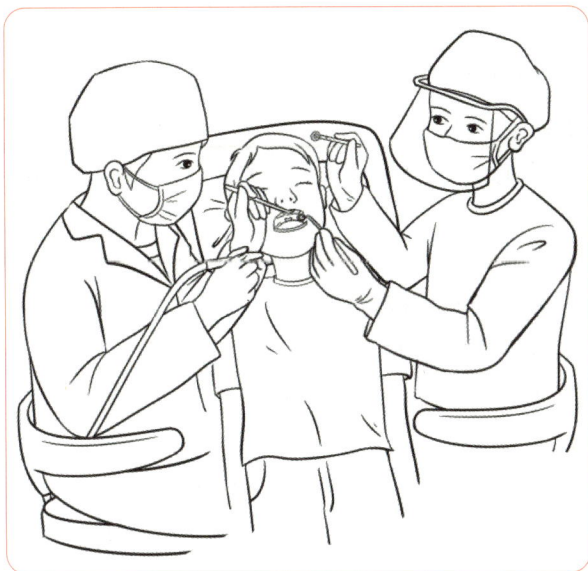

图 15-6　四手操作

3. 根据治疗步骤迅速、平稳、准确地传递器械和材料。

4. 根据治疗需要合理调节灯光和椅位。

5. 为保持诊疗部位视野清晰，及时用吸引器吸去患儿口内唾液、冲洗液、碎屑等，吸引时动作应轻柔。

6. 协助医生牵拉患儿口腔软组织，避免医源性损伤。

7. 密切观察患儿反应，给予适当的鼓励和解释。若有异常应及时向医生报告并协助医生进行紧急处理。

（四）操作后护理

1. 患儿护理。协助患儿整理面容，向患儿及家长交代口腔护理相关注意事项。

2. 污染材料的处理与污染器械分类清洗、消毒。

（1）对于一次性使用的塑料器械盘、探针、镊子和口镜等，按规定通常采取毁形或焚烧的方法处理，严禁污染医疗用品重新使用或流向社会。

（2）患儿使用后的牙椅和治疗台，可以使用含中效消毒剂的毛巾擦拭表面，作用 10 分钟，然后用清洁水毛巾擦拭去除物表消毒剂。

3. 器械的消毒与保养。

（1）临床治疗器械操作后常常附着不少污物，必须及时清洗，然后按照物品性质分别进行不同形式的灭菌处理。

（2）器械每天的保养：治疗结束后，牙科手机在带车针的情况下使用牙科综合治疗台水、气系统，冲洗牙科手机内部水路、气路 30 秒，卸下手机、取下车针，去除表面污染物，使用压力罐装清洁润滑油清洁牙科手机进气孔管道，或使用压力水枪冲洗进气孔内部管路，然后使用压力气枪进行干燥。

六、并发症处理

1.皮肤黏膜损伤：轻微损伤予以碘伏棉签消毒皮肤，保持损伤处皮肤清洁干燥；中重度损伤遵医嘱用药，必要时缝合创口。

2.误吞：立即将患儿侧卧、拍背促使误吞物排出。如未排出，遵医嘱行进一步处理。

七、注意事项

1.严格遵守三查七对，加强无菌观念。

2.及时观察患儿病情，做好心理护理。

八、知识拓展

1.四手操作医、护、患位置关系（按钟表圆盘划分）。

（1）医生工作区：位于时钟 7 ~ 12 点。上颌操作多选 10 ~ 12 点，右侧下颌操作多选 7 ~ 9 点，左侧下颌 10 ~ 11 点。此区不能放置物品。

（2）静止区：位于时钟 12 ~ 2 点。此区可放置相对固定的设备，如治疗车。

（3）护士工作区：位于时钟 2 ~ 4 点，通常多选时钟 3 点。此区不能放置物品，这样护士既可以接近传递区，又可通往静止区。

（4）传递区：位于 4 ~ 7 点。此区为传递区域和材料的区域。

2.器械的传递与交换。

（1）器械的传递：握笔式传递法、掌 - 拇握式传递法。

（2）器械的交换：平行器械交换法、双手器械交换法和旋转器械交换法。

（陈吉明　李　燕　倪　佳　杨艳会）

第五节　泪道冲洗技术

一、概述

泪道冲洗（irrigation of lacrimal passage）是将液体注入泪道，通过冲洗可检查泪道的通畅程度，明确有无阻塞，清除泪道、泪囊内的黏液或脓性分泌物，达到清洁泪道、控制感染的目的。

二、目的

1.检查泪道的通畅程度，明确有无阻塞。

2.清除泪囊内的黏液或脓性分泌物。

3.若鼻泪管下端膜性阻塞轻微,经过多次冲洗,有将膜冲破的可能性,从而使泪道通畅。

4.清洁泪道,控制感染,为探通手术做准备,提高探通手术成功率。

三、适应证

1.流泪或泪盈时,检查泪道是否狭窄或阻塞。

2.新生儿泪囊炎。

3.泪道或内眼术前准备。

4.泪道探通术后。

四、禁忌证

因小于 3 个月的婴儿泪道狭小、娇嫩,进行泪道冲洗容易导致假道形成、泪道损伤等,所以 3 个月以下的患儿应慎重操作。

五、操作实践

(一)评估

1.询问患儿进食、进饮时间,有无特殊疾病。

2.了解患儿的年龄,是否做过冲洗及以前冲洗的情况和结果。

3.评估患儿眼周皮肤情况。

4.患儿家长对疾病的了解程度、合作程度。

(二)操作前护理

1.核对患儿身份信息、治疗信息、眼别。

2.向家长解释泪道冲洗的目的。

3.患儿取仰卧位,教会家长约束固定患儿的方法。

4.护士准备:衣帽整齐,洗手,戴口罩。

5.用物准备:2.5 mL 注射器、冲洗针、冲洗液(常用无菌生理盐水或遵医嘱准备)、眼表面麻醉药(盐酸奥布卡因滴眼液)、干棉球、泪小点扩张器(备用)。

(三)操作中护理

1.再次核对患儿身份信息、治疗信息、眼别。

2.患眼滴入盐酸奥布卡因滴眼液,左手拉开下眼睑暴露下泪小点,右手持注射器,将冲洗针垂直插入下泪小点 1 ~ 1.5 mm 后,再向鼻侧转为水平方向穿过泪小管进入泪囊,注入冲洗液,观察有无液体或脓液反流,以判断泪道是否阻塞及阻塞部位。泪小点狭窄或粘连者先用泪小点扩张器扩张后再行冲洗。

3.冲洗毕,棉球拭净眼睑及面部皮肤水滴。

(四)操作后护理

1.核对患儿身份信息。

2.记录冲洗结果,嘱医生处复诊。

3. 整理用物，洗手。

六、并发症处理

1. 假道形成：表现为眼睑肿胀、推注冲洗液阻力较大。发生后立即停止冲洗，遵医嘱给予抗生素眼液，早期可局部冷敷，同时观察眼睑肿胀的消退情况。

2. 泪道黏膜损伤：表现为有少量血液自泪小点溢出。发生后用抗生素眼液冲洗结膜囊，症状多能自行消失。

3. 误伤结膜或角膜：结膜损伤表现为结膜面出血；角膜受损后表现为局部呈毛玻璃样或有划痕，行角膜染色检查出现着色，患眼有疼痛、畏光、流泪等表现。出现结膜损伤，局部使用抗生素眼液预防感染；角膜受损除局部使用抗生素眼液预防感染外，加用促进角膜修复和再生的眼药，以促进角膜修复。

七、注意事项

1. 操作时动作要轻、准确，持注射器手必须固定于患儿面部，以免患儿突然移动而误伤结膜及眼球。进针遇有阻力时，不可强行推注，以防损伤泪道或造成假道。

2. 冲洗过程中，如皮下肿胀，应停止冲洗。酌情应用抗感染药，以免发生眶周蜂窝织炎。

3. 冲洗针垂直插入下泪小点 1～1.5 mm，再转为水平方向，因泪小管汇合成泪总管前有一转折，故冲洗针通过泪小管时应将眼睑皮肤向颞侧牵拉，防止假道形成。

4. 冲洗前应检查冲洗针头前端有无毛刺、挂钩及裂痕。

八、知识拓展

1. 泪液排出器（泪道）包括泪小点、泪小管、泪总管、泪囊和鼻泪管。泪小点上下各一，位于睑缘内眦端的乳头状隆起，上泪小点较下泪小点位置稍靠内，泪小点变位常引起溢泪症。泪小管为连接泪点与泪囊之间的小管，分上泪小管和下泪小管。

2. 泪道阻塞部位的判断。

（1）泪道通畅：冲洗无阻力，液体顺利进入鼻腔或咽部。

（2）泪小管阻塞：冲洗液完全从注入原路返回。

（3）泪总管、泪囊或鼻泪管阻塞：冲洗液自下泪小点注入，由上泪小点反流。

（4）鼻泪管狭窄：冲洗有阻力，部分自泪小点返回，部分流入鼻腔。

（5）鼻泪管阻塞合并慢性泪囊炎：冲洗液自上泪小点反流，同时有黏液性分泌物。

3. 假道的预防。

（1）3月以上患儿才能行泪道冲洗。

（2）患儿固定要良好，仔细寻找上下泪小点，充分暴露上下泪小点。

（3）柔和力量进针使其自然滑入泪囊，冲洗针头固定好后缓慢推注冲洗液，遇阻力时，立即停止冲洗。

（袁春梅）

第六节　结膜囊冲洗技术

一、概述

结膜囊冲洗（irrigation of conjunctival sac）能够清除结膜囊内的分泌物、异物以及角膜表面附着的异物，是化学性眼外伤时重要的抢救措施，也可作为眼科手术的术前常规准备。

二、目的

1. 清除结膜囊内异物、酸碱化学物质和脓性分泌物。
2. 术前清洗结膜囊。

三、适应证

1. 急性或慢性结膜炎伴有眼分泌物。
2. 大量结膜异物。
3. 结膜或角膜化学物。
4. 眼科术前准备。
5. 荧光素染色后。

四、禁忌证

1. 角膜穿通伤。
2. 深层角膜溃疡。

五、操作实践

（一）评估

1. 评估患儿进食、进饮的时间。
2. 询问、了解患儿身体状况及患儿合作情况。
3. 评估眼部情况，角膜有无穿通伤、化学物质的性质。

（二）操作前护理

1. 核对患儿身份信息、治疗信息、眼别。
2. 护士准备：衣帽整齐，洗手，戴口罩。
3. 用物准备：无菌弯盘（内盛冲洗液，一般用无菌生理盐水）、20 mL 注射器、冲洗针头、无菌棉球及纱布、手套、眼睑拉钩或开睑器、抗生素眼液、必要时准备 2% 荧光素钠液。

（三）操作中护理

1. 核对患儿信息、医嘱及眼别，遵医嘱备冲洗液，一般常用生理盐水，温度以 37 ℃为宜。

2. 患儿取仰卧位，解开领扣，头略向患侧倾斜，对于不合作患儿教会家长约束固定头部及四肢的方法。

3. 戴手套，将干棉球及纱布放置于患儿外耳前，先冲洗眼睑外部，然后用手轻轻分开上、下眼睑，并嘱患儿向左、右、上、下各方向转动眼球，然后轻轻翻转上、下眼睑，暴露结膜囊彻底冲洗各部位。

4. 冲洗毕，用干棉球擦干眼睑及周围皮肤。如考虑角膜有损伤者，用 2% 荧光素钠液滴眼检查角膜损伤情况。

（四）操作后护理

1. 再次核对患儿信息。

2. 询问患儿有无不适，向患儿及家长交代注意事项。

3. 整理用物，洗手。

六、并发症处理

无。

七、注意事项

1. 眼部有眼膏或分泌物时，先用棉球擦干净后再冲洗，有假膜者先去除假膜。

2. 冲洗时不宜冲力太大，距离眼部 3 ~ 4 cm 为宜，速度不宜过快，冲洗液不可直射角膜，以免引起不适。眼部暴露不满意者可用开睑器或眼睑拉钩拉开上、下睑冲洗。

3. 冲洗时应翻转眼睑和穹窿，以确保没有化学物质残留。

4. 冲洗时及时更换棉球及纱布，以免淋湿患儿衣服及外耳道进水。

5. 冲洗液温度以 37 ℃为宜。

6. 有分泌物者严格消毒隔离，冲洗液不可流入健眼。

7. 眼球穿通伤者不宜冲洗，以免内容物脱出。

八、知识拓展

1. 冲洗液的选择。根据医嘱选择合适的冲洗液，明确为酸性物质进入眼内用 2% ~ 3% 碳酸氢钠溶液冲洗，明确为碱性物质进入眼内用 2% ~ 4% 硼酸溶液冲洗，对于不明化学物质进入眼内应选择清水及生理盐水冲洗，以免加重损伤。

2. 眼化学伤的急救。争分夺秒地在现场彻底冲洗眼部，是处理酸碱烧伤的最重要一步。及时彻底冲洗能将烧伤降到最低程度。应立即就地取材，用大量清水或其他水源反复冲洗，冲洗时应翻转眼睑，转动眼球，暴露穹窿部，将结膜囊内的化学物质彻底洗出。应至少冲洗30分钟。送至医疗单位后，根据时间早晚也可再次冲洗，并检查结膜囊内是否还有异物存留。此外，也可进行前房穿刺术，以减轻对眼内组织的损害。

（张康林）

第七节　结膜结石剔除技术

一、概述

结膜结石（conjunctival concretion）是在睑结膜表面出现的黄白色凝结物，常见于慢性结膜炎患儿。结石由脱落的上皮细胞和变性白细胞凝固而成。剔除结膜结石可以减轻局部刺激、防止擦伤角膜，使患儿感到舒适。

二、目的

剔除结膜结石，减轻局部刺激，使患儿感到舒适，防止擦伤角膜。

三、适应证

结膜表面结石突出、有异物感或易导致角膜擦伤。

四、禁忌证

局部有感染灶、不适宜手术者。

五、操作实践

（一）评估

1. 评估患儿合作程度，询问患儿有无重大疾病、过敏史及既往病史；患儿进食、进饮的时间。

2. 评估结石的部位、大小、深浅、颗数等情况。

（二）操作前护理

1. 核对患儿身份信息、治疗信息、眼别，明确结石部位以及颗数是否与医嘱一致。

2. 护士准备：衣帽整齐，洗手，戴口罩。

3. 用物准备：手术包（内盛无菌小纱布1张、棉球数个、睑板腺囊肿夹、刀柄、11号刀片）、无菌手套、无菌棉签、盐酸林可霉素眼液、患儿自备眼药、眼表面麻醉药（盐酸奥布卡因滴眼液）、1%聚维酮碘、胶布。

（三）操作中护理

1. 核对患儿身份信息、眼别、结石部位。

2. 患眼点表面麻醉药盐酸奥布卡因滴眼液，2～3次。

3. 协助患儿取仰卧位，观察患儿口腔有无食物，对于不配合的患儿妥善使用约束毯固定患儿四肢，同时教会家长约束固定头部及四肢的方法，防止术中患儿晃动。

4. 患眼滴入眼用凝胶后，1%聚维酮碘消毒眼睑及周围皮肤。

5. 打开手术包，戴无菌手套。

6.用霰粒肿夹钳夹结石部位，翻转眼睑正确暴露后固定，刀尖轻刺结石部位，挤压挑出结石，取霰粒肿夹，眼睑复位。

7.以手掌加压止血3 ~ 5分钟，无出血后清洗结膜囊。

8.检查角膜，滴眼液及眼凝胶，无菌纱布包扎患眼。

9.安置患儿于舒适体位。

（四）操作后护理

1.再次核对患儿信息。

2.向患儿及家长交代术后护理、注意事项。

3.整理用物，洗手。

六、并发症处理

无。

七、注意事项

1.术前充分检查，明确结石部位及颗数。

2.剔除结石时，尽量避免血管丰富处的结膜，以免出血过多。

3.结石数量较多者，可分次进行，以免引起患儿不适。如结石位置较深，可暂不处理。

八、知识拓展

1.消毒剂的选择。眼部手术及换药时应选择适用于黏膜消毒的消毒剂，常选用1%聚维酮碘。

2.手术时机选择。若无自觉症状，无须治疗。如结石突出于结膜表面引起异物感，导致角膜擦伤，可在表面麻醉下用尖刀剔除。

（张康林）

第八节 睑板腺囊肿刮除技术

一、概述

睑板腺囊肿（chalazion）又称霰粒肿，是因睑板腺分泌物潴留而引起的特发性无菌慢性肉芽肿性炎症。它由纤维结缔组织包囊，囊内含有睑板腺分泌物及包括巨细胞在内的慢性炎症细胞浸润。发病原因可能是慢性结膜炎或睑缘炎而致睑板腺出口阻塞，腺体的分泌物潴留在睑板内，对周围组织产生慢性刺激。睑板腺囊肿刮除术是一种在局部浸润麻醉下利用霰粒肿夹等器械排出睑板腺分泌物、剔除囊壁或剪掉肉芽的手术方式。

二、目的

1. 排出睑板腺分泌物，以减轻不适。

2. 剔除囊壁或剪掉肉芽，以防止复发。

三、适应证

1. 睑板腺囊肿较大，眼睑皮肤明显隆起者。

2. 睑板腺囊肿破溃，在睑结膜面形成肉芽组织时。

四、禁忌证

1. 睑板腺囊肿继发感染，炎症未得到控制时。

2. 结膜、角膜急性炎症时。

五、操作实践

（一）评估

1. 询问患儿有无重大疾病、过敏史及既往病史；患儿进食、进饮的时间。

2. 评估患儿合作程度及家长固定患儿的能力。

3. 评估睑板腺囊肿的部位、大小、数量。

（二）操作前护理

1. 家长准备：签署手术知情同意书。

2. 患儿准备：术前禁食、禁饮 30 分钟。

3. 护士准备：①衣帽整齐，洗手，戴口罩；②核对患儿身份信息、治疗信息、眼别，检查睑板腺囊肿部位及病灶数量是否与医嘱一致；③解释操作目的，简述手术过程，消除患儿恐惧，取得配合。

4. 用物准备：睑板腺囊肿手术包（内盛无菌小纱布 1 张、棉球数个、霰粒肿夹、刀柄、11 号刀片、眼科有齿镊、眼科弯剪、霰粒肿刮匙）、无菌手套、无菌洞巾、生理盐水、2.5 mL 注射器、无菌棉签、胶布、眼表面麻醉药（盐酸奥布卡因滴眼液）、盐酸林可霉素滴眼液、患儿自备滴眼液、眼凝胶、1% 聚维酮碘、必要时备红霉素眼膏、1% 利多卡因、1‰肾上腺素。

5. 环境准备：环境整洁、安静、舒适、安全，治疗车上物品放置有序。

（三）操作中护理

1. 核对患儿信息、眼别、手术部位。

2. 术眼常规点表面麻醉药盐酸奥布卡因滴眼液，2 ~ 3 次，4 岁以上患儿可行 2% 利多卡因局部浸润麻醉，减轻疼痛。

3. 患儿取仰卧位，妥善约束固定患儿。

4. 患眼滴入眼用凝胶，1% 聚维酮碘消毒眼睑及周围皮肤。

5.打开手术包，戴无菌手套，铺巾。

6.用霰粒肿夹由睑裂插入结膜囊内夹紧囊肿部位，翻转眼睑，暴露病灶部，用尖刀在结膜面垂直切开囊肿，将刮匙从切口伸入囊肿内，充分搔刮出浆液，有齿镊提出囊壁用弯剪剥离囊壁并剪除，取霰粒肿夹，眼睑复位。

7.以手掌加压止血3～5分钟，无出血后清洗结膜囊。

8.检查角膜，滴抗生素眼液、眼凝胶，无菌小纱布包扎患眼。

9.安置患儿于舒适体位。

（四）操作后护理

1.核对患儿身份信息及治疗信息。

2.向患儿及家长交代术后护理、注意事项及次日复诊的流程。

3.观察患儿伤口情况5～10分钟，必要时更换无菌纱布。

4.整理用物，洗手。

六、并发症处理

1.皮下血肿：多为术中出血，在手术结束时未彻底止血，或术中皮肤和皮下组织受损伤所致。多不需处理，可自行吸收。

2.术后硬结：是指术后原病变处仍留有不同程度的硬结，这种硬结可能为囊肿壁残留、囊腔血肿。经观察或局部热敷多能自行吸收，如仍不能吸收者可再次手术切除。

3.角膜擦伤：手术过程中由于家长对患儿头部固定不牢，部分患儿头部剧烈晃动，增加了霰粒肿夹和角膜之间的摩擦风险，易导致角膜擦伤。角膜擦伤后，局部呈毛玻璃样或有划痕，角膜染色检查出现着色，患眼有疼痛、畏光、流泪等表现。如患儿发生角膜擦伤后立即停止手术，进行结膜囊冲洗，检查角膜擦伤情况，除局部使用抗生素眼液预防感染外，需加用促进角膜修复和再生的眼药，以促进角膜恢复，包扎患眼并做好解释工作（交代注意事项及随访时间：勿揉患眼，第2天复查）。

4.眼睑皮肤面损伤：术中发现皮肤破损，立即停止手术，压迫止血，皮肤损伤较小者无须处理，可自行愈合。损伤面较大者需缝合。

七、注意事项

1.术前充分检查，明确睑板腺囊肿颗数，确定手术切口部位。

2.1%聚维酮碘消毒眼睑及周围皮肤时，尽量避免消毒液进入眼内。

3.手术切口必须与睑缘垂直，避免损伤过多的腺管。

4.术中应将囊内浆液刮除干净，尽量剪除包囊，以免复发。

八、知识拓展

手术时机选择。小而无症状的睑板腺囊肿无须手术治疗，有时可自行吸收或通过局部热敷促进其吸收；如长期不能消退或包块增大，应手术切除。当睑板腺囊肿继发感染，炎症未得到控制时或睑板腺囊肿伴结膜、角膜急性炎症时暂不宜手术，炎症控制后再行手术治疗。

（袁春梅）

第九节　眼睑化脓性肉芽肿切开引流技术

一、概述

眼睑化脓性肉芽肿由新生的、薄壁的毛细血管和增生的成纤维细胞、一定数量的炎细胞构成，色泽暗红，质地柔软，可引起出血但无痛觉。多为睑板腺囊肿或外麦粒肿未及时治疗而形成的炎性增生病变，以儿童多见。剪掉肉芽、刮除炎性组织，可以减轻不适、防止复发。

二、目的

通过手术切开引流脓液，以促进炎症消退。

三、适应证

睑板腺囊肿破溃，在睑结膜面形成肉芽组织时。

四、禁忌证

1.睑板腺囊肿继发感染，炎症未得到控制时。

2.结膜、角膜急性炎症时。

五、操作实践

（一）评估

1.询问患儿有无重大疾病、过敏史及既往病史；患儿进食、进饮的时间。

2.评估患儿合作程度及家长固定患儿的能力。

3.评估肉芽肿面积大小，宜选择恰当的肉芽肿夹，尽可能将病灶全部夹于肉芽肿夹内。

（二）操作前护理

1.家长准备：签署手术知情同意书。

2.患儿准备：术前禁食、禁饮30分钟。

3.护士准备：①衣帽整齐，洗手，戴口罩；②核对患儿身份信息、治疗信息、眼别，检查肉芽肿面积大小，解释操作目的，简述治疗过程，消除患儿恐惧，取得配合。

4.用物准备：眼睑化脓性肉芽肿手术包（内盛无菌小纱布1张、棉球数个、肉芽肿夹、刀柄、11号刀片、眼科有齿镊、眼科弯剪、肉芽肿刮匙）、无菌手套、无菌洞巾、生理盐水、2.5 mL注射器、无菌棉签、胶布、表面麻醉药（盐酸奥布卡因滴眼液）、盐酸林可霉素滴眼液、患儿自备滴眼液、眼凝胶、1%聚维酮碘、必要时备引流条，红霉素眼膏、1%利多卡因、1‰肾上腺素。

（三）操作中护理

1. 核对患儿信息、眼别、手术部位。

2. 患眼常规点表面麻醉药盐酸奥布卡因滴眼液，2～3次，4岁以上患儿可用2%利多卡因局部浸润麻醉，减轻疼痛。

3. 患儿取仰卧位，妥善约束固定患儿，同时观察患儿口腔有无食物。

4. 患眼滴入眼用凝胶，1%聚维酮碘消毒眼睑及周围皮肤。

5. 打开手术包，戴无菌手套，铺巾。

6. 用肉芽肿夹钳夹肉芽组织，尖刀片平行于睑缘切开皮肤，用刮匙刮除表面坏死组织，然后伸入囊腔沿四周刮除胶状物，用剪刀剪去病变周围坏死皮肤，尽量使其切口边缘皮肤平整，必要时，可在该病灶对应的结膜面做垂直切开，刮除结膜面残余的胶状物，取肉芽肿夹，眼睑复位。

7. 以手掌加压止血3～5分钟，无出血后清洗切口及结膜囊；囊腔较深时可放置引流条。

8. 检查角膜，滴眼液及眼凝胶，无菌小纱布包扎患眼。

9. 安置患儿于舒适体位。

（四）操作后护理

1. 再次核对患儿信息。

2. 向患儿及家长交代术后护理、注意事项及次日复诊的流程。

3. 观察患儿伤口情况5～10分钟，必要时更换无菌纱布。

4. 整理用物，洗手。

六、并发症处理

角膜擦伤：同"睑板腺囊肿刮除技术"。

七、注意事项

1. 化脓性肉芽肿Ⅰ期行切开引流术，半月后随访，必要时行Ⅱ期炎性肉芽肿切除术。

2. 手术切口必须与睑缘平行。

3. 外切口者酌情放置引流条。

4. 眼睑化脓性肉芽肿表面皮肤常溃烂，在肿物较大时尽可能保留切口周围皮肤，不可剪除过多以免造成切口难以闭合，甚至引起术后眼睑外翻。

八、知识拓展

术后疗效评价标准。

（1）完全愈合：肉芽肿完全消失，切口对合整齐，局部无红肿、无感染，皮肤表面颜色稍红，无明显瘢痕。

（2）基本愈合：肉芽肿消失，切口基本对合，皮肤颜色较红，呈线型瘢痕。

（3）愈合不良：肉芽肿未完全消失，局部红肿，瘢痕明显需行Ⅱ期炎性肉芽肿切除术。

（袁春梅）

第十节　远视力检查

一、概述

视力检查（examination of visual acuity）是对视敏锐度的检查，主要反映黄斑区的视功能，可分为远视力、近视力，后者为阅读视力。日常屈光状态下不戴镜所测得的视力称为裸眼视力，验光戴镜后的视力称为矫正视力。临床诊断及视残等级一般是以矫正视力为标准。通常，临床上 ≥ 1.0 的视力为正常视力。

二、目的

检查远视力。

三、适应证

1. 4 岁以上的眼科就诊患儿。
2. 健康体检儿童。

四、禁忌证

1. 全身状况不允许检查者。
2. 因精神或智力状态不能配合检查者。

五、操作实践

（一）评估

1. 判断是否虚测视力，了解以前的视力情况。
2. 评估是否会认视力表。不会者，教会辨认视标，再行测试。
3. 患儿的合作程度。

（二）操作前护理

1. 核对患儿身份信息。
2. 向患儿详细解释测试目的，配合方法。
3. 护士准备：衣帽整齐，洗手。
4. 用物准备：灯箱视力表、遮眼板 2 个、视力棒、笔、记录单、门诊病历本。

（三）操作中护理

1. 再次核对患儿身份信息。

2.嘱患儿取坐位，用遮眼板凹面遮盖一眼，逐行辨认视标，常规先查右眼，后查左眼。戴镜者，须查裸眼视力和戴镜视力。

3.遮眼板放至待消毒容器内。

（四）操作后护理

1.记录视力测试结果。

2.告知患儿及家长到指定诊室外等候，按号依次就诊或根据医嘱单到检查室做相应检查项目。

六、并发症处理

无。

七、注意事项

1.视力表应在光线充足或照明良好的地方。

2.远视力的检查距离为 5 m，视力表照明均匀。如果检查室的最大距离 <5 m，采用反光镜法检查视力。将视力表置于受检者座位的后上方，于视力表对面 2.5 m 处放一平面镜，嘱受检者注视镜内所见的视力表来检查远视力。

3.被检者应在 2 ~ 3 秒内正确指出视标所示方向。

4.查视力需两眼分别进行，先右后左。单眼在检查视力时需要使用遮眼板将不检查的眼睛完全遮盖，但勿压迫眼球。

5.检查时受检者头位要正，不能歪头用另一只眼偷看，不能眯眼。

八、知识拓展

1.低视力的测试方法、记录。若患儿不能看清最大的视标，就让患儿从远至近走向视力表直至能看清最大视标，记录视力为"0.1× 患儿与视力表的距离 /5"；如患儿在 1 m 处仍不能看到最大的视标，则检查指数，记录看清指数的最远距离，如"指数 /10 cm"；如指数在 5 cm 处仍不能识别，则查手动，记录能辨认手动的最远距离，如"手动 /10 cm"；若眼前手动不能识别，则检查光感。

2.伪盲的判断。可变换距离测试力，将单个视力不同大小视标反复检查，或行视觉诱发电位（visual evoked potential，VEP），闪光 VEP 可判断有无视力存在，图形 VEP 通过大小不同的提方格或条栅刺激，可分析出中央视敏度。

（张康林）

第十一节 鼻窦负压置换疗法

一、概述

鼻窦负压置换疗法（displacement method）指用吸引器具使鼻窦形成负压，吸出鼻窦分泌物并使药液进入鼻窦内而达到治疗目的的方法。鼻窦负压置换疗法是一种副作用小、方便、安全、有效的辅助治疗方法。

二、目的

吸出鼻腔及窦腔内分泌物，使药液进入窦腔。

三、适应证

适用于慢性额窦炎、慢性筛窦炎、慢性蝶窦炎、慢性化脓性全组鼻窦炎。

四、禁忌证

急性鼻窦炎、鼻前庭炎、鼻出血、高血压、鼻部手术伤口未愈者。

五、操作实践

（一）评估

1. 病情评估：患儿是否处于鼻窦炎急性发作期，检查患儿鼻部皮肤有无破损或伤口，询问患儿 48 小时内有无鼻出血病史。

2. 橄榄头的选择：橄榄头表面光滑，避免刺激患儿皮肤。根据患儿年龄选择大小适合的橄榄头，且橄榄头与连接器连接紧密。

3. 评估患儿配合程度：告知患儿操作方法，指导患儿在操作中的配合方法，评估其是否能够按照程序配合发音。

（二）操作前护理

1. 用物准备：治疗盘、橄榄头、0.5% 盐酸麻黄碱滴鼻液、林可霉素溶液、负压吸引装置一套、手套、纸巾。

2. 操作者准备：衣帽整齐，洗手，戴口罩。

3. 环境准备：房间光线充足，通风良好，整洁安静。

（三）操作中护理

1. 核对患儿信息如姓名、ID 号。

2. 协助患儿取适当体位。患儿肩下垫高枕，取仰卧垂头位，使颏与外耳道口的连线与床面垂直，操作者坐于患儿的头端，将患儿的头部靠置在床面上。

3. 自患儿的前鼻孔外侧壁缓慢滴入 0.5% 麻黄碱滴鼻液，再滴入林可霉素溶液，使滴入的药液能淹没所有的鼻窦开口，鼻腔分泌物较多者可先吸出分泌物再滴药。

4. 将与吸引器相连的橄榄头塞入患儿的一侧鼻孔，用手指按住对侧鼻孔。嘱患儿连续发"开—开—开"音。这样做可以使软腭上举，封闭鼻咽和口咽。同时操作者将橄榄头有节奏地塞上、移去、再塞上，每次持续 1 ~ 2 秒，如此反复多次，可以使鼻腔和鼻窦在交替性正负压力作用下，置换药液进入窦腔，同时吸出鼻窦内脓性分泌物以达到治疗目的。

5. 同法治疗对侧。

6. 吸引完毕，再滴入林可霉素溶液，用纸巾擦净患儿鼻部及面部，保持此体位 1 ~ 3 分钟再坐起。

（四）操作后护理

1. 再次核对患儿信息。

2. 告知患儿及家长 15 分钟内尽量勿擤鼻及弯腰。

3. 整理用物，洗手。

六、并发症处理

1. 鼻出血：操作中可能出现局部黏膜损伤或局部血管破裂，引起鼻出血。因此操作前须详细询问患儿有无鼻出血病史，做好局部评估。如果发生鼻出血，应立即停止治疗，评估患儿鼻腔出血情况，用拇指和食指按压鼻翼 10 ~ 15 分钟，出血停止后可遵医嘱行鼻腔冲洗或清洗。

2. 呛咳或呕吐：部分哭闹厉害的患儿或者刚进食后，可能出现呛咳甚至呕吐。患儿呛咳时暂停治疗，休息片刻，缓解后再进行。如果出现呕吐，应立即停止治疗，头偏向一侧，轻拍患儿背部，防止呕吐物误吸，安抚患儿并及时告知医生，共同评估患儿病情，必要时采取相应措施进行处理。

3. 头痛：如吸引时间过长或者吸引压力过大，会引起患儿头痛。操作中要随时注意观察负压压力，控制在 24.0 kPa 以内，每次抽吸时间不可过长。患儿出现头痛，立即停止治疗，适当按摩，协助坐位休息，观察 30 分钟，一般可缓解。

七、注意事项

1. 每日或隔日 1 次，若 4 ~ 5 次不见效，应考虑改用其他疗法。

2. 治疗前 1 小时尽量禁食、禁饮。

3. 吸引负压不宜超过 24.0 kPa（180 mmHg），抽吸时间不可过长，以免损伤鼻腔黏膜，引起头痛、耳痛、牙痛及鼻出血，如有上述症状，应立即停止治疗。

4. 平日要多注意保持鼻腔卫生，采取正确的擤鼻方法，用手指压住一侧鼻孔，用另一侧将鼻涕向外擤出，然后用相同的方法，再擤另一侧。

5. 不吃辛辣刺激性食物，以减少对鼻黏膜的刺激。

八、知识拓展

鼻窦炎（sinusitis）是鼻窦黏膜的炎症性疾病，多与鼻炎同时存在。按鼻窦炎的症状体征的发生和持续时间分为急性鼻窦炎和慢性鼻窦炎。一般症状在12周以内的为急性鼻窦炎，超过12周为慢性鼻窦炎。

（张玲玲）

第十二节　上颌窦穿刺冲洗技术

一、概述

上颌窦穿刺冲洗技术（puncture and irrigation of maxillary sinus）指经鼻腔外侧骨壁（上颌窦内侧壁）用穿刺针穿入上颌窦腔内，进行抽吸、冲洗等治疗的一种方法，可灌入抗生素、酶类及激素等药物进行联合治疗，多用于诊断、治疗慢性或急性复发性上颌窦炎，也可用于上颌窦病变组织活检，是临床常用的诊疗技术之一。

二、目的

诊断和治疗上颌窦疾病，使上颌窦内的分泌物排出，窦口通畅，改善通气。

三、适应证

亚急性和慢性上颌窦炎。

四、禁忌证

上颌窦急性炎症、血友病和白血病等血液系统疾病患儿。

五、操作实践

（一）评估

1. 评估患儿是否处于上颌窦炎急性发作期，急性期不宜穿刺。

2. 评估术前检查结果，如血常规、凝血功能。

3. 评估患儿心理状态、性格特点、对疾病的认知程度、配合程度以及患儿是否进食，饥饿状态下不宜穿刺。

（二）操作前护理

1. 知情同意：与患儿及家长沟通，仔细阅读知情同意书，详细说明目的、操作方法、配合方法及注意事项，并签字确认。

2. 用物准备：治疗盘、治疗巾、生理盐水、抗生素药物、0.5%盐酸麻黄碱、1%丁卡因溶液、棉片、上颌窦穿刺包、20 mL注射器、手套、纸巾。

3. 操作者准备：由具有上颌窦穿刺术准入资质的护士进行操作，衣帽整齐，洗手，戴口罩，戴手套。

4. 环境准备：安静，光线充足，避免打扰。

（三）操作中护理

1. 核对患儿信息（两种方式确认身份：患儿姓名、ID 号）。

2. 患儿取坐位，鼓励患儿取得配合，解除其紧张心理。

3. 表面麻醉。用 0.5% 麻黄碱丁卡因棉片放入下鼻道，收缩下鼻甲及麻醉鼻腔黏膜 5 ~ 10 分钟，必要时进行 2 次麻醉。

4. 穿刺。术者一只手固定患儿头部，另一只手将穿刺针置入下鼻道中段顶部，距下鼻甲前端约 1 ~ 1.5 cm 处，针尖指向同侧眼外眦和耳郭之间，拇指、食指和中指夹持固定针体，稍用力钻动即可穿透骨壁进入窦内，有落空感后立即停止，拔出针芯，接上注射器回抽检查有无空气或脓液，以确定针尖是否在窦腔内（图 15-7）。

5. 冲洗。用 20 mL 注射器抽取生理盐水，嘱患儿低头前倾，进行反复冲洗，至洗出液清亮为止。

6. 注入药物。冲洗结束后，必要时可遵医嘱注入抗生素、甲硝唑或替硝唑溶液。

7. 术毕放入针芯，拔出穿刺针，用 0.5% 麻黄碱棉片置入下鼻道穿刺点止血。

（四）操作后护理

1. 再次核对患儿信息。

2. 整理用物，洗手。

3. 术后记录和并发症观察。应记录窦腔的容量、分泌物的量及性质、冲洗有无阻力、穿刺是否顺利，并观察患儿是否有其他并发症发生，以便分析病情和确定进一步的治疗方案。

4. 告知患儿及家长 24 小时内勿用力擤鼻涕，护士观察患儿鼻腔有无继续出血，如无继续出血，30 分钟后方可离开。

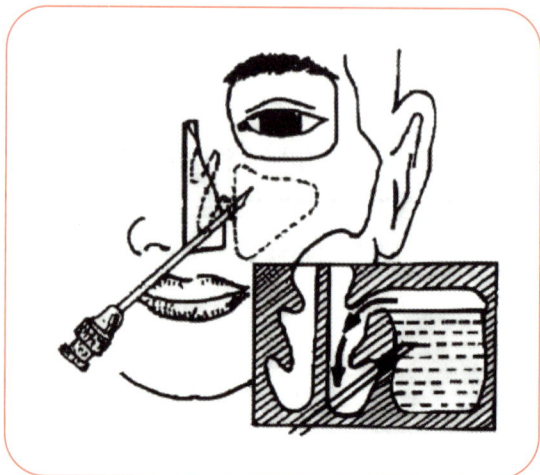

图 15-7　上颌窦穿刺位置及冲洗液流向示意图

六、并发症处理

1.晕厥的预防和处理：①指导患儿术前应适当进食，空腹不宜进行穿刺。②术前对患儿说明操作过程及配合方法，缓解其紧张情绪。③在上颌窦穿刺冲洗过程中应严密观察患儿面色、呼吸。若患儿诉头昏、恶心、心慌等不适，或出现面色苍白、大汗淋漓等表现，应立即停止操作，置患儿平卧位，给氧，必要时按压人中穴，并注意观察患儿瞳孔，呼吸，脉搏及血压的变化。

2.出血的预防和处理：①术前应进行血小板计数，出凝血时间测定，对于血液病患儿，严格掌握禁忌证。②操作者均应熟悉局部解剖，准确掌握穿刺部位，对体质较差者要慎重穿刺。③上颌窦穿刺冲洗时做好必要的止血准备，主要采用填塞压迫止血，必要时可遵医嘱使用止血药物。出血量较大或难以压迫止血者，需要进一步检查，如出血难以控制，可住院观察治疗。

3.面颊部肿胀的预防和处理：①穿刺时必须确定针尖在窦内，方可进行冲洗。②如抽吸时有负压感，不可进行冲洗，应将穿刺针向前后抽动，再试抽吸，若仍不能抽出液体或空气，应停止穿刺，拔针后局部加压，同时告知医生，进一步摄X线片，观察窦腔内情况再行治疗。③若出现面颊气肿、水肿或血肿，24小时后可行热敷或理疗以促进吸收。④嘱患儿及家长勿自己挤压，因属危险三角区部位，谨防栓子进入海绵静脉窦而引发严重后果。⑤颊部肿胀严重，可用注射器穿刺抽吸，应注意防止感染，血肿抽吸后应加压包扎。

4.空气栓塞的预防和处理：①注入药液动作要缓慢，不可用力过大，切忌向窦腔内注入空气，以免引起空气栓塞。②若怀疑发生气体栓塞，应立即通知医生，并置患儿头低足高位和左侧卧位，立即给氧，必要时遵医嘱应用中枢兴奋剂，并给予其他急救措施。③对于严重病例，应行心脏穿刺或开胸抽出空气。

5.蜂窝组织炎的预防和处理：①应注意穿刺方向、位置并确保穿刺针在操作前不受污染。②发生蜂窝组织炎，应及时对全身应用抗生素控制感染，如脓液形成可经窦腔切开排脓。

6.眶内并发症的预防和处理：①在穿刺时不可用力过猛，穿刺方向及部位必须准确，如果怀疑穿刺针未进入窦腔，不可注入药液。②若刺破眶下壁，应立即拔出穿刺针，立即通知医生，遵医嘱使用抗生素预防感染，可采用局部理疗，密切观察病情进展。

七、注意事项

1.过度劳累、饥饿、高血压、心脏病及急性炎症期等暂缓穿刺。

2.拔除穿刺针后如遇出血不止，须及时进行止血处理。

3.告诉患儿24小时内涕中会有少量血丝，为正常反应，不必紧张，并告知24小时内勿用力擤鼻，以防出血增多。

4.平日要注意保持鼻腔卫生，采取正确的擤鼻方法，用手指压住一侧鼻孔，另一侧将鼻涕向外擤出，然后用相同的方法，再擤另一侧。

5.多运动，增强抵抗力，预防上呼吸道感染。

6.不吃辛辣刺激性食物，以减少对鼻黏膜的刺激。

八、知识拓展

慢性鼻窦炎药物治疗方式有糖皮质激素、大环内酯类药物、抗菌药物、抗组胺药和白三烯受体拮抗剂、黏液溶解促排剂、减充血剂、中药、鼻腔冲洗。

（袁　轲）

第十三节　外耳道冲洗技术

一、概述

外耳道冲洗（ear irrigation）可用于清除外耳道耵聍或微小异物。

二、目的

保持外耳道清洁，便于耳部疾病的诊断和治疗。

三、适应证

1.已软化的耵聍。

2.外耳道深部不易取出的微小异物。

四、禁忌证

1.坚硬而大块耵聍、尖锐异物、鼓膜穿孔、急性外耳道炎等均不宜进行外耳道冲洗。

2.因潜在疾病、心理因素原因等不配合或不耐受者。

五、操作实践

（一）评估

1.评估患儿病情、基础生命体征、耐受程度、患儿家长配合等。

2.评估环境、物品、设备、冲洗液温度、光线等。

（二）操作前护理

1.知情同意：与患儿及家长沟通，告知其操作流程、注意事项、并发症的预防和处理等并签字确认。

2.患儿和家长准备：协助患儿及家长采取合适的体位。

3.操作者准备：衣帽整齐，洗手，戴口罩。

4.物品准备：治疗盘、温生理盐水、20 mL注射器、冲洗针头、受水器、纱布、小棉签、膝状镊、耵聍钩、头灯。

5. 环境准备：安静，光线充足，避免打扰。

（三）操作中护理

1. 核对患儿信息（两种方式确认身份：患儿姓名、ID 号）。

2. 协助患儿取坐位（年龄较小或不配合的患儿可家长抱住坐位），患耳正对操作者。

3. 将受水器置于患耳下方，紧贴皮肤以便收集冲洗液。

4. 操作者左手向后下方轻轻牵拉耳郭，右手将吸满温生理盐水的冲洗器对准外耳道后上壁方向冲洗，使水沿外耳道后上壁进入耳道深部，借回流力量冲出耵聍或异物（图 15-8），操作中适时鼓励患儿。

5. 用纱布擦干耳郭，用小棉签轻轻擦净耳道内残留的水。额镜检查外耳道是否清洁，如有残留耵聍，可再次冲洗直至彻底冲净。

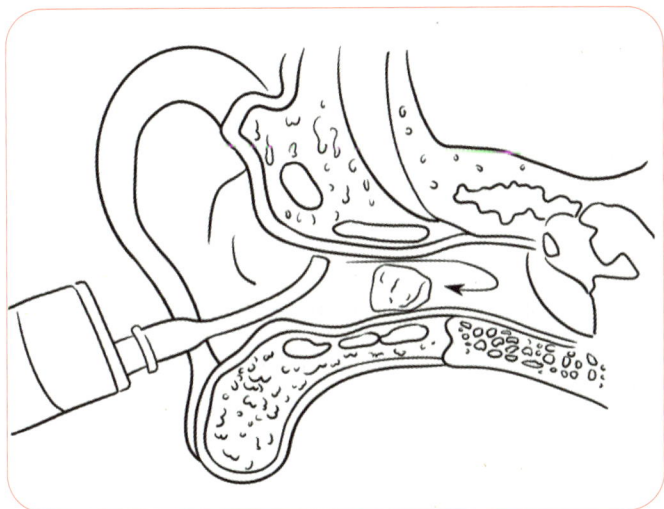

图 15-8　外耳道冲洗示意图

（四）操作后护理

1. 再次核对患儿信息。

2. 并发症的观察。额镜检查外耳道及鼓膜是否完好，询问患儿有无疼痛、头晕、耳鸣等不良反应。

3. 健康教育。嘱患儿 1 周内保持外耳道清洁干燥，如出现耳痛、耳痒或耳道内有异常分泌物流出，应及时就诊，勿频繁挖耳。

4. 整理用物，洗手记录。

六、并发症处理

1. 眩晕：操作过程中或结束后患儿感到周围的事物在旋转、升降和倾斜的运动幻觉症状，可能伴有恶心、呕吐、出汗、脸色苍白、行走困难等症状。如发生眩晕立即停止操作，让其取平卧位休息，监测生命体征，注意防跌倒和坠床。

2. 耳道损伤：耳道皮肤破损伴或不伴出血，局部充血肿胀。如发生损伤立即停止操作并检查外耳道情况，消毒创面，必要时请医生共同处理。

3.鼓膜穿孔：鼓膜穿孔多呈不规则或裂隙状穿孔，伴有瘀血、血迹、听力下降。如发生鼓膜穿孔，立即停止操作，嘱患儿保持耳道内干燥，勿用力擤鼻，请医生评估患儿情况再行后续处理。

七、注意事项

1.冲洗液温度宜接近正常人的体温，不应过热或过冷，避免引起内耳迷路刺激症状。

2.冲洗时不可对准鼓膜，用力不宜过大，以免损伤鼓膜；也不可对准耵聍或异物，以免将其冲至外耳道深部，更不利于取出。

3.动作轻柔，避免损伤耳道皮肤，防止感染。

4.若耵聍未软化可用耵聍钩勾出，或嘱患儿家长滴药软化后再行冲洗。

5.若冲洗过程中，患儿出现头晕、恶心、呕吐或突然耳部疼痛，应立即停止冲洗并检查外耳道。

八、知识拓展

2018年美国耵聍栓塞临床实践指南建议对没有症状的耵聍可以不予处理。临床常用的耵聍软化剂可分为水剂（如生理盐水、碳酸氢钠滴耳液、过氧化氢溶液等）、油剂（如橄榄油、花生油、甘油等）、非水非油的混合制剂（Debrox滴耳液），没有证据表明哪种软化剂效果更好，因为生理盐水更安全刺激更小，所以推荐生理盐水为一线用药。在生理盐水使用效果不佳时再使用其他软化剂。

（连　瑶）

第十四节　鼓膜穿刺技术

一、概述

鼓膜穿刺技术（tympanotomy）是用穿刺针刺入鼓室，抽吸积液，亦可抽液后注入药物的操作技术。

二、目的

抽出鼓室内积液，减轻耳闷感，改善听力。

三、适应证

1.分泌性中耳炎。

2.需鼓室注入药物治疗者。

四、禁忌证

1. 患儿生命体征不稳定。

2. 因潜在疾病、心理原因等不能配合或不耐受者。

五、操作实践

（一）评估

1. 评估患儿病情、诊断、药敏史、年龄、配合度、外耳道及鼓膜情况等。

2. 评估环境、物资、设备、光线等。

（二）操作前护理

1. 物品准备：额镜、治疗盘、75% 酒精、1% 丁卡因溶液、1 mL 注射器、穿刺针头、手套、小棉签、速干手消毒液等。

2. 环境准备：安静，光线充足，避免打扰。

3. 患儿准备：平静且配合。

4. 操作者准备：①衣帽整洁，洗手，戴口罩；②核对患儿身份信息及治疗信息；③解释操作目的，简述操作方法及注意事项，消除患儿恐惧，取得配合；④核对物品是否在有效期内、包装是否合格。

5. 家长准备：签署知情同意书。

（三）操作中护理

1. 核对患儿信息（两种方式确认身份：患儿姓名、ID 号）。

2. 协助患儿取坐位，患耳正对操作者。安慰患儿，减轻其紧张心理。

3. 清除外耳道耵聍。

4. 患耳向上，滴入 1% 丁卡因溶液 1 次，行表面麻醉。

5. 患儿坐起，患耳正对操作者，然后用 75% 酒精消毒外耳道及鼓膜表面。

6. 擦干耳道后，连接注射器与针头，调整额镜聚光于外耳道。将穿刺针头缓慢进入外耳道，刺入鼓膜紧张部的前下象限或后下象限，一手固定针筒，一手轻轻抽吸积液。必要时遵医嘱向鼓室内注入药液。

7. 抽吸完毕，缓慢将针头拔出，退出外耳道。

（四）操作后护理

1. 再次核对患儿信息，检查外耳道及鼓膜情况。医护联合解答家长及患儿提出的问题，缓解焦虑情绪。

2. 整理用物，洗手。

3. 记录抽出液体的量及性状。

4. 并发症观察。嘱患儿 1 周内不要洗头，避免脏水进入外耳道。观察有无耳内感染等并发症。

六、并发症处理

1.耳内感染：患儿可能出现听力减退、耳道流血、流脓的情况。若患儿出现耳内感染时，协助医生共同处理，给予抗感染治疗。

2.眩晕：是机体对空间定位障碍而产生的一种运动性或位置性错觉。如发生眩晕立即停止操作，通知医生，让其平静休息，监测生命体征，注意防跌倒和坠床。

七、注意事项

1.严格无菌操作，防止中耳继发感染。

2.嘱患儿穿刺时头勿动，以免损伤中耳及其他结构。

3.穿刺部位要正确，刺入深度不宜过深，位置在最底部，以便抽尽积液。

4.抽吸力量不可过大。

5.术后1周内防止污水进入耳道，以免继发感染。

6.术后鼻腔可滴减充血剂，可行咽鼓管吹张或者吹气球等，将新生成的液体吹出，并防止鼓膜粘连。

7.增强抵抗力，预防上呼吸道感染引起的急性中耳炎或鼻窦炎。

8.患有中耳炎或鼻窦炎时要及时进行药物治疗，以清除积液。

八、知识拓展

1.鼓膜分为4个象限，即沿锤骨柄作一假想直线，另经鼓膜脐作与其垂直相交的直线，便可将鼓膜分为前上、前下、后上、后下4个象限。

2.穿刺针选择5号针，针头斜面部分要短（约1mm），不能太锋利，以免刺入太深。

（聂琳琳）

第十五节 耳（鼻窦）内镜检查

一、概述

耳（鼻窦）内镜在耳部（鼻部）疾病的诊断、治疗和手术中起着重要的作用。内镜通常指硬式内镜，根据使用部位不同可分为鼻内镜和耳内镜。

二、目的

观察和评估耳部（鼻腔）的病变或异常情况。通过检查获得详细的耳部（鼻腔）结构的图像，以协助诊断和治疗。

三、适应证

适用于耳部和鼻部疾病的诊断和治疗。

四、禁忌证

1. 活动性鼻出血患儿。

2. 外耳道闭锁或狭窄，内镜无法通过耳道的患儿。

3. 患儿生命体征不稳定。

五、操作实践

（一）评估

1. 评估患儿病情、基础生命体征、耐受程度、患儿家长配合及是否签署知情同意等。

2. 评估环境、物品、设备、光线等。

（二）操作前护理

1. 患儿准备：①核对患儿身份及检查部位。检查前详细向患儿及家长讲解耳（鼻窦）内镜检查的方法和所要达到的目的，消除患儿的紧张情绪。②清理耳道内分泌物及耵聍（鼻腔内分泌物）。

2. 操作者准备：衣帽整齐，洗手，戴口罩、帽子、手套、面屏。

3. 用物准备：内镜系统、摄像存储系统、0.5% 麻黄碱、镜头、2% 碘酊、75% 酒精棉片、无菌纱布、卫生纸及棉签。

（三）操作中护理

1. 再次核对患儿信息（两种方式确认身份：患儿姓名、ID 号）。

2. 选择合适体位。患儿取坐位（年龄较小或不配合的患儿可家长抱住坐位）。耳内镜检查，患耳正对操作者；鼻腔检查患儿面对操作者。

3. 耳内镜检查、鼻内镜检查操作者手握镜柄，对患儿进行耳（鼻）内镜检查，检查过程中务必保持固定姿势，并注意观察患儿其他情况。

4. 尽量快速拍下所需图片。

5. 同法检查另一侧。

（四）操作后护理

1. 检查完毕，感谢患儿的配合，根据检查结果书写报告单并打印。

2. 再次核对患儿信息，发放报告单。

3. 消毒内镜。

4. 整理用物，洗手。

六、并发症处理

1. 鼻出血：立即暂停检查，按压患侧鼻翼 10 ~ 15 分钟，必要时可遵医嘱使用 0.5% 麻黄碱滴鼻。

2. 耳道损伤：可见外耳道皮肤充血、肿胀、表皮轻度糜烂伴或不伴渗血，如果发生损伤立即停止检查，嘱患儿保持耳道内清洁干燥，1周后复查，必要时协助医生处理。

七、注意事项

1. 为防内镜进入耳（鼻）腔因温差导致镜面有雾，可先将镜面用防雾油或75%酒精浸蘸。

2. 在检查前与患儿及家长沟通，以取得他们的信任和配合。操作时动作轻柔，避免粗暴推进。

3. 检查过程中，务必使患儿保持固定姿势，不可随意摇晃，并随时关注患儿面色和情绪变化。

八、知识拓展

耳（鼻窦）内镜接触完整的皮肤或黏膜时，采用中水平以上的消毒；接触破损的皮肤或黏膜时，采用灭菌消毒。

（连　瑶）

第十六章　创面护理技术

第一节　烧伤换药技术

一、概述

烧伤一般是指由于热力（火焰、热液、蒸汽、高温固体）、电能、化学物质、放射线等所致的人体组织或器官的损伤。烧伤换药是治愈烧伤患儿创面最直接、最基础的诊疗方法之一，是在轻柔、快捷、彻底及避免不良刺激和再损伤的状态下为烧伤患儿更换敷料、创面清创、涂抹药物、包扎等的创面处理方法。

二、目的

为烧伤患儿进行非手术创面处理，促进创面尽快愈合、避免创面感染。

三、适应证

1. 浅度烧伤创面。
2. 深度烧伤创面未手术前。

四、禁忌证

1. 烧伤伴发休克者，应积极抗休克治疗，待血压、脉搏等生命体征平稳后再进行烧伤换药。
2. 烧伤伴发其他伤害者，应对合并伤进行恰当处理后再行烧伤换药。

五、操作实践

（一）评估

1. 病情评估，有出血、抽搐、发热（体温上升期）等不宜进行本操作。
2. 评估烧伤面积，局部皮肤情况，以及进食时间（避免哭闹后引起呕吐）。

（二）操作前护理

1. 核对患儿身份信息，确认烧伤部位。

2. 解释沟通。医护向患儿及家长解释沟通烧伤换药方法、过程、目的，消除患儿恐惧感，使之主动配合。告知换药过程中会有疼痛、冰凉等不适，使患儿和家长有心理准备。

3. 烧伤换药前30分钟避免进食，以防哭闹时呕吐误吸引起窒息。

4. 根据患儿年龄、体重、烧伤面积等情况，必要时使用镇静、镇痛药物以缓解换药疼痛。

5. 了解烧伤患儿创面情况，有管道者，做好管道护理并妥善固定。

6. 洗手、戴口罩、戴帽子。

7. 换药室准备：换药前30分钟清洁消毒、调节室温、关闭门窗、拉好围帘、换药台铺单。

8. 物品准备：一次性无菌手套、一次性中单、无菌换药盘、棉球、无菌纱布块（根据创面大小选择合适纱布块）、无菌纱布垫、无菌剪刀（必要时）、绷带、0.9%氯化钠注射液、1%聚维酮碘溶液、湿性敷料（脂质水胶体敷料、泡沫敷料等）、外用药物（外用抗生素、生长因子等）、必要时备急救物品和药品。

（三）操作中护理

1. 家长陪伴在旁给予安抚，再次核对患儿身份信息，确认烧伤换药部位；医护协助患儿取适当体位，保护隐私；大面积烧伤（急性期）患儿换药时，安置心电监护、氧气、吸痰装置等。

2. 戴手套，0.9%氯化钠注射液冲洗烧伤创面，注意无菌操作原则。

3. 1%聚维酮碘溶液消毒烧伤创面后，0.9%氯化钠注射液冲净创面，清除创面坏死组织，再次1%聚维酮碘溶液消毒0.9%氯化钠注射液冲净，纱布蘸干，外用抗生素和生长因子等；根据创面情况选择合适的湿性敷料，贴附于创面，无菌纱布包扎，绷带固定。

4. 烧伤换药流程：消毒→0.9%氯化钠注射液冲净→清创→再次消毒→0.9%氯化钠注射液冲洗→蘸干→外用抗生素→生长因子→湿性敷料→纱布包扎→绷带固定。

5. 烧伤换药顺序：头面颈部→躯干（先腰背部后胸腹前面）→四肢（远心端至近心端）→足部→会阴、肛周（感染轻的创面优先）。

6. 天气寒冷或患儿烧伤面积较大者烧伤换药时注意保暖。

7. 换药期间及时询问患儿感受，语言亲切，动作温柔，安抚患儿及家长。

（四）操作后护理

1. 脱手套、洗手、核对医嘱及患儿身份信息。

2. 心理护理。安抚、解释，如患儿因消毒溶液等温度刺激，换药中、换药后可出现四肢冰凉、寒战等。告知患儿及家长这类情况属正常现象，保暖后基本会消失。

3. 创面护理。换药后将患儿置于烧伤远红外治疗仪下，促进创面血液循环和保暖。患肢抬高使其处于功能体位，以减轻患儿烧伤创面肿胀和疼痛感；创面避免受压。

4. 饮食和休息护理。进食富含维生素、蛋白质和易消化食物，多食水果、蔬菜、鸡蛋以及肉类等。注意多饮水，忌食辛辣、刺激、冰凉食物。保证充足睡眠。

5.终末处理。用物分类处理，垃圾分类放置，清洁、消毒换药室，开窗通风，整理操作台备用。

六、并发症处理

窒息：即出现面色发绀，皮肤青紫或苍白，伴呼吸乏力，血氧饱和度和／或心率下降。原因是过度哭吵致换气障碍或呕吐物误吸。预防及处理，操作前 30 分钟禁止进食，操作中注意安抚、镇痛等处理，避免过度哭吵，如发生窒息应及时进行清理呼吸道、吸痰等急救措施。

七、注意事项

1.操作中观察生命体征、面色等情况，如有面色苍白、大汗、四肢冰凉、抽搐等，立即停止换药，协助医生对症处理。

2.保持换药室内干燥、无尘，定期消毒。

3.减少人员走动，注意隐私保护。

4.及时准确进行疼痛评估，合理使用镇痛药物。

八、知识拓展

1.疼痛管理。烧伤疼痛是一种特殊类型的疼痛，其强度被认为是所有疼痛中最为剧烈的一种。根据年龄、疼痛性质等及时进行疼痛评估，遵医嘱给予药物或非药物疼痛干预。除使用镇痛药物外，聆听音乐、虚拟现实技术、冷热敷、按摩、针灸、经皮电刺激等分散患儿注意力，以减轻疼痛和心理应激。

2.心理康复。儿童烧伤后的心理应激与心理障碍发生率高，而心理健康状况对患儿的生命挽救、创面修复、功能及心理康复均有重要影响。中国老年医学学会烧创伤分会，针对烧伤儿童心理障碍的诊断和治疗提出推荐意见，指出心理干预和治疗应充分考虑不同年龄儿童的心智发育水平，并需要父母的密切参与及合作。医护要有高度的责任心、爱心和同情心，正确开导安慰患儿及家长，视情况及时进行心理干预。

3.营养支持。烧伤后机体免疫力下降，创面渗出、显性及隐性失水、消耗增加等因素，均可导致患儿体液不足、营养摄入不足，影响创面愈合。因此，能自主进食患儿，鼓励其少食多餐、准备色香味俱全、营养丰富的饮食。不能进食者，可静脉营养支持或应用其他肠外营养素支持。相比于肠外营养支持，早期肠内营养支持可更好地为患儿提供营养，早日帮助患儿实现健康，利于疾病预后。

（何立平）

第二节　1540 nm 非剥脱性点阵激光

一、概述

　　1540 nm 非剥脱点阵激光是一种肉眼不可见的微脱皮、不结痂的点阵激光，也是一种无须停工期的皮肤光电类美容技术，用于刺激胶原纤维与弹力纤维，击碎沉着色素，实现肌肤的修复和重建。1540 nm 非剥脱性点阵激光对组织可以精确定位，热损伤区局限具有损伤小、效果稳定的特点。

二、目的

　　缩小瘢痕厚度，改善瘢痕色泽、质地，实现肌肤修复和重建。

三、适应证

　　瘢痕、妊娠纹、皱纹、毛孔粗大、痤疮印迹、肤色暗淡（包括细小皱纹）、黄褐斑等。

四、禁忌证

　　1.3 个月内外用过维 A 酸、糖皮质激素。

　　2.6 个月内接受过其他面部有创治疗。

　　3. 治疗前有色素沉着异常史。

　　4. 在治疗部位有任何活动性皮肤病。

　　5. 严重内科疾病，如血液病等。

五、操作实践

（一）评估

　　1. 评估瘢痕情况，无感染（主要为疱疹病毒感染）、出血、破溃，无可疑其他病变等。

　　2. 评估患儿及家长预期值。

（二）操作前护理

　　1. 核对患儿身份信息。

　　2. 知情同意。医护与患儿家长沟通，告知激光治疗目的、治疗疗程、治疗次数及预期效果、术后注意事项、复查时间并签署知情同意书。

　　3. 治疗前拍照。确定治疗区和部位，在相同光照条件下拍照。

　　4. 物品准备：专用防护眼镜、遮光眼罩、橡胶手套、酒精棉片、0.9% 氯化钠注射液、一次性中单、棉签或棉球，纱布，皮肤表面麻醉药、冰袋、面膜（年长儿或成人）。

　　5. 洗手、戴口罩。

　　6. 再次核对患儿信息及激光治疗部位。

7.用清水或洁面乳清洁治疗区域皮肤。

8.外用皮肤表面麻醉药 30 ～ 60 分钟。

（三）操作中护理

1.开启电源开关。

2.打开设备按钮开关，设备进行自检。

3.核对患儿身份及治疗信息，嘱患儿取仰卧位或坐位，为其戴上护目镜。

4.纸巾或纱布擦净外用皮肤表面麻醉药，再以 0.9% 氯化钠注射液清洁消毒皮肤。

5.根据治疗性质选择治疗工具并安装。

6.选择治疗模式，进入参数调节界面。

7.根据患儿治疗性质、类型和治疗范围进行光斑测试，观察反应，根据皮肤反应调整合适的治疗参数。

8.脚踏按开关，垂直发射光束至治疗部位，医护安抚患儿至治疗完毕。

（四）操作后护理

1.术后立即予纱布包裹好的冰袋开始冰敷，以减轻疼痛。

2.协助患儿穿好衣物，交代注意事项。

3.关闭仪器开关，关闭电源。

4.清洁并消毒治疗手具，放置手具至收纳箱，关闭仪器按钮。

5.记录并指导患儿间断冰敷 0.5 ～ 2 小时。

6.记录激光治疗参数。

7.整理床单位，垃圾分类处理。

8.保持激光治疗室内干燥无尘，定期消毒。

六、并发症处理

1.治疗区局部微红、微灼热感：属正常现象，局部冰敷可有效缓解灼热感。

2.治疗区零星出血、小水疱：让其自然结痂、成熟脱落，可外用莫匹罗星软膏，切忌随意涂抹其他药物。

3.色素沉着、减退或脱失：治疗后严格防晒，可佩戴防晒用具、使用防晒霜等，防止色素沉着，防晒时间持续整个治疗期间。避免进食光敏性食物与药物。

七、注意事项

1.医护人员应耐心向患儿及家长做好解释工作，消除其恐惧心理，保证最佳心理状态下接受激光治疗。

2.治疗完毕，不可用手触摸、搔抓、摩擦局部，以防感染、皮肤破溃等。

3.冰敷。治疗结束纱布包裹冰袋后局部间断冰敷 0.5 ～ 2 小时，以减轻肿胀与疼痛。直至热敏感消退为止，根据患儿自身感受调整冰敷时间，可间隔 2 ～ 3 分钟抬起冰袋，以免因局部皮肤长时间低温致冻伤。

4.治疗区域当日勿沾水,可外用修复因子,每天2次,连续使用2天。

5.治疗期间,忌食辛辣、刺激、光敏食物;远离二手烟、饮酒或含酒精饮料;治疗后4~6周,再次复诊。

八、知识拓展

疼痛的处理。根据不同的瘢痕性质,正确设定参数值。瘢痕面积较大者,建议分次治疗。治疗前,外敷皮肤表面麻醉剂,减轻局部疼痛。治疗过程中,可播放舒缓的音乐,浏览电子设备、虚拟现实技术等分散注意力,放松身心,缓解精神压力和疼痛。

(何立平)

第三节 负压封闭引流技术

一、概述

负压封闭引流技术(vacuum sealing drainage,VSD)是一种新型的创面清创引流技术,通过在创面用特殊的敷料覆盖,并为创面创造一个负压密闭空间,通过负压持续引流,以清除创面炎性渗出物和各种组织液,达到清洁创面,促进创面愈合的方法。

二、目的

1.移除坏死组织、渗血、渗液等,降低组织水肿。

2.改善创面局部微循环,促进细胞增殖,增进血管新生,促进肉芽生长。

3.为创面提供保护性屏障,降低伤口感染概率。

4.促进多种细胞因子和酶的表达,促进伤口愈合。

三、适应证

1.大面积组织脱套伤感染、迁延难愈性创面、慢性溃疡、糖尿病足、压力性损伤、关节腔感染、关节置换术后血肿形成及切口感染、急慢性骨髓炎等。

2.凡涉及皮肤创面、软组织损伤、皮肤缺损、切口愈合等均可使用 VSD 技术进行创面治疗。

四、禁忌证

1.各种未经彻底清创的感染性创面、伴有活动性出血的创面、伴有肿瘤者、血糖尚未稳定者、未经彻底清除坏死组织的骨髓炎及未开放的窦道,慢性溃疡长期不愈合导致贫血或低蛋白血症者。

2.在行 VSD 治疗前服用大剂量糖皮质激素、抗凝药物、免疫抑制剂、非甾体消炎药等药物者均应慎用 VSD 治疗。

五、操作实践

（一）评估

1.评估患儿全身情况、生命体征、过敏史、合作程度等。

2.评估患儿有无手术禁忌，如骨外露、活动性出血、癌变等。

3.评估患儿伤口类型、颜色、位置、大小和深度、渗液，创面边缘及周围皮肤，疼痛等情况。

4.评估患儿各项检查结果，包括肝肾功能、电解质、凝血功能、血液分析、免疫全套、X 片、心电图等。

5.评估患儿及家长心理状态。

（二）操作前护理

1.医护患沟通，告知患儿家长负压封闭引流技术的作用及术后存在的风险，家长签署手术同意书。

2.双人核对患儿信息、医嘱，查看检验及检查结果。

3.用物准备：换药弯盘，消毒液、0.9% 氯化钠注射液、棉签、无菌注射器、生物半透膜、三通连接管；床旁备中心负压表、一次性无菌负压引流装置 1 套；必要时备血。

4.环境准备：按要求进行物品、环境消毒；拉上窗帘或使用屏风遮挡。

5.护士准备：衣帽整洁，修剪指甲，流动水下洗手，戴口罩、帽子。核对患儿信息，熟悉患儿病情、创面情况及负压封闭引流术相关知识。向患儿及家长讲解操作注意事项及配合要点。

6.患儿准备：了解配合要点；去除创面周围皮肤毛发、污垢、皮脂；术前禁食禁饮，排空大小便，较小患儿更换尿不湿。

7.建立静脉通道，遵医嘱用药。

（三）操作中护理

1.核对患儿信息。

2.0.9% 氯化钠注射液冲洗创面后消毒。

3.彻底清除坏死组织，0.9% 氯化钠注射液冲洗创面，无菌纱布擦净创面及创面周围渗液。

4.VSD 泡沫敷料覆盖创面，切勿将泡沫敷料直接置于外漏器官或血管上；引流管起始处予以泡沫敷料或纱布衬垫，防止引流管起始处压迫组织；生物半透膜贴于专用泡沫敷料上，夹闭引流管道；生物半透膜外可用纱布、绷带进行保护，避免划破生物半透膜。

5.连接负压源及引流管，查看是否通畅，连接是否紧密，生物半透膜覆盖是否良好、有无漏气，管型是否明显，引流管内引流液是否有波动，贴管道标识。

6.再次核对患儿信息后护送至病房，密切观察生命体征，意识，肢端循环，引流物性状、颜色、量，关注血生化等检验结果。

7.调节中心负压源，询问患儿感受，根据创面面积、部位及患儿疼痛、耐受情况等调节负压值。

（四）操作后护理

1.核对医嘱及患儿身份信息，脱手套、口罩，洗手。

2.心理护理。医护关心安抚患儿、告知其注意事项及重要性，让其积极配合，促进伤口尽早愈合。

3.创面护理。患肢持续抬高，以促进创面血液循环，减轻肿胀和疼痛感，创面避免受压，确保VSD负压引流管通畅，管道无折叠、扭曲、反折等，勿玩耍尖锐玩具及器具，以防划破半透膜造成漏气等。

4.饮食和休息护理。进食富含维生素、蛋白质和易消化食物，如水果、蔬菜及肉类等，多饮水；忌食辛辣、刺激、冰凉食物。保证充足睡眠，必要时，遵医嘱使用镇静镇痛药物。

5.终末处理。用物、垃圾分类放置，清洁消毒换药室，开窗通风，拉开围帘，整理操作台备用。

6.患儿返回病房，协助取舒适体位，整理床单位。

六、并发症处理

1.感染：引流无效可导致感染，主要表现在负压引流作用停止、引流管道堵塞、半透膜密闭不良、漏气、膜下出现积液等。应密切观察，及时查找负压、管道、半透膜等故障原因，妥善处理，保持负压有效引流。观察生命体征变化，如心率、体温、神志等，关注血液分析、创面细菌培养结果等；严格遵循无菌操作原则，遵医嘱合理使用抗菌药物。

2.出血：根据病情调节适宜负压，术中彻底止血，术后密切观察引流液的性质、颜色和量，遵医嘱使用止血药物。

3.伤口疼痛：低负压不易引起患儿严重疼痛，但持续作用会影响患儿卧位、休息、睡眠，应采取措施缓解疼痛。

七、注意事项

1.严格无菌操作，防止交叉感染。

2.引流过程中观察患儿全身皮肤情况，防止压力性损伤。

3.观察半透膜有无破损，漏气，膜下有无积血积液等情况。

4.观察记录引流液颜色、性状、量，保持引流通畅，避免牵拉、扭曲、折叠、堵塞，防止受压。

5.引流瓶位置应低于创面，瓶内引流液达到三分之二满时应立即更换，操作时严格无菌原则，防止逆行感染。

八、知识拓展

1. 负压封闭引流技术的优点：①可及时清除坏死和渗出组织，保持创面清洁。② VSD 技术组织相容性较好，材料不降解，可避免纤维脱落引起的感染。③ VSD 技术可有效封闭创面，降低感染率。④引流面积较大，可全面引出坏死组织及渗出物。⑤引流管管径较常规硅胶管粗，对负压耐受性好，可抗弯曲、堵管，有助于促进引流通畅，降低感染等并发症发生率。⑥负压吸引，可通过负压状态使新生毛细血管向病灶内生长，有助于改善创面微循环，减轻组织水肿，促进术后康复。⑦可从引流管注入抗生素，将药物直接打到病灶部位，有助于控制局部感染。⑧加快伤口愈合速度、减轻患儿换药痛苦、缩短住院天数、减少医疗费用。

2. 负压封闭引流技术的局限性：①引流导管堵塞，导致负压环境的破坏、半透膜密闭性不佳，创面局部出现水肿、水疱、创伤区域感染可能。②在四肢使用时，尤其是有骨科外固定支架时，半透膜不宜紧密贴附，易造成漏气。③对于感染创面，VSD 只是一个过渡治疗手段，后期还需其他手段覆盖创面达到治愈。

（张桂芳）

第四节 清创缝合技术

一、概述

清创缝合技术是指用外科手术的方法，对开放伤口进行清洗去污、清除伤口内异物，切除坏死、失活或严重污染的组织，然后缝合修复受损组织，达到伤口一期愈合的治疗方法。

二、目的

清创、止血、闭合伤口，促进伤口愈合。

三、适应证

1. 伤后 6 ~ 8 小时内的浅表软组织损伤。
2. 伤后 8 ~ 24 小时内的浅表软组织损伤，如污染不严重，也可采用清创缝合术。
3. 头面部血运丰富，超过 24 小时可行清创缝合。

四、禁忌证

1. 污染严重、已化脓感染的伤口。
2. 动物咬伤（急性期）。
3. 伴随血管、神经、肌腱、骨骼损伤。
4. 皮肤组织缺损严重，门诊缝合困难者。

5.异物清除困难，可能发生残留者。

6.家长拒绝门诊缝合者。

五、操作实践

（一）评估

1.评估患儿全身情况，注意有无复合伤，尤其注意有无颅脑及内脏损伤。如活动性出血，应先控制出血；如有休克者，应住院治疗先解决患儿休克问题，再处理皮肤裂伤。

2.评估患儿伤口局部情况，如损伤部位、受伤程度以及污染情况等。

（二）操作前护理

1.患儿及家长准备。

（1）沟通解释：医护人员与患儿家长沟通病情并解释治疗方式、目的、不良反应及术后注意事项，征得患儿家长同意后签署同意书。

（2）病史询问：询问患儿及家长疾病史，如晕针、晕血、癫痫、凝血功能异常等。

（3）麻醉配合：通常采用局部麻醉，部分患儿配合困难，可联合麻醉科给予患儿镇静后再实施操作；如麻醉镇静后仍不配合者，按急诊流程收入院，全麻下行清创缝合术。

2.物品及环境准备。

（1）药品准备：2%利多卡因、灭菌注射用水、肾上腺素及抗过敏药物等。

（2）物品准备：清创缝合包、缝线、3%过氧化氢、5%聚维酮碘、1%聚维酮碘、生理盐水、无菌棉球、2 mL注射器、无菌纱布、伤口敷料、无菌手套。

（3）抢救用物准备：备好急救药品、物品。

（4）环境准备：符合手术无菌及院感要求。

3.医务人员准备：着装规范，洗手，戴口罩。

（三）操作中护理

1.核对患儿信息，协助取合适体位。

2.术区准备。

（1）无菌纱布覆盖伤口，去除伤口周围污垢，生理盐水清洗伤口周围皮肤，必要时备皮。

（2）皮肤消毒。伤口周围皮肤使用5%聚维酮碘消毒，范围距伤口边缘至少15 cm，消毒2遍；外生殖器和会阴部皮肤用1%聚维酮碘消毒。

3.局部麻醉。1%利多卡因皮下局部浸润麻醉；指（趾）采用指根神经阻滞麻醉。

4.清洗、检查伤口。

（1）去除覆盖伤口的无菌纱布，分别使用3%的过氧化氢溶液、1%聚维酮碘消毒液、无菌生理盐水分别冲洗伤口内部。

（2）擦干伤口及周围皮肤，检查伤口内有无血凝块及异物，并检查伤口深度，有无血管、神经、筋腱及骨骼损伤，再次用无菌纱布覆盖伤口。

5.消毒、铺巾。戴无菌手套，消毒皮肤，污染伤口由外向内消毒，清洁伤口由内向外消毒；铺无菌治疗巾。

6. 清理伤口。创缘不整齐或有坏死组织时，可适当修剪创缘皮肤约 1～2 mm，使皮缘对合整齐。

7. 缝合伤口。由深层向浅层按解剖层次逐层缝合伤口，必要时放置引流条。

8. 包扎固定。选择合适敷料覆盖伤口，外层覆盖无菌纱布，胶带固定。

（四）操作后护理

1. 整理用物，洗手，再次核对患儿身份信息、记录。

2. 健康教育。①遵医嘱注射破伤风抗毒素。②根据伤口情况，遵医嘱使用抗生素。③伤口护理：保持伤口敷料清洁、干燥，根据伤口情况制订换药计划。④休息活动：四肢损伤者应适当制动，抬高患肢。⑤拆线：根据伤口情况和部位告知拆线时间。头面部术后 5～7 天拆线；躯干部术后 7～9 天拆线；四肢术后 10～14 天拆线，体弱、贫血或有基础疾病的患儿，应适当延长拆线时间。⑥疼痛护理：轻、中度疼痛，采用非药物干预，如分散患儿注意力；重度疼痛者，可按医嘱予以药物镇痛。⑦营养护理：多食高蛋白、高维生素类食物，饮食宜清淡。⑧观察随访：患儿术后出现嗜睡、精神差、厌食等情况及时就诊。

六、并发症处理

1. 伤口出血：少量渗血，可局部压迫或覆盖止血敷料；有活动性出血者，需重新缝合或血管结扎止血，必要时全身应用止血药物。

2. 皮下血肿：血肿直径 3～5 cm 者，通过局部加压包扎，可自行吸收；血肿直径 > 5 cm，需要穿刺或扩创引流。

3. 麻醉药物过敏：如患儿出现皮疹、瘙痒等情况可遵医嘱给予抗过敏药物治疗；如患儿出现面色苍白、胸闷、气促、呼吸困难、脉速减弱、血压降低等过敏性休克时，立即配合医生进行急救。

七、注意事项

1. 手足外伤者，应认真检查是否有神经、肌腱损伤，以防误诊。

2. 彻底清创。对污染较重、较深的伤口用 3% 过氧化氢溶液、生理盐水反复冲洗，以减少异物残留和厌氧菌感染。如怀疑有异物残留时予以影像辅助检查。

3. 污染严重或感染风险较大的伤口，应放置引流条。

4. 有活动性出血者应结扎血管止血。

5. 颌面部等涉及美容部位或张力较大伤口缝合时应进行减张处理，注意皮缘对合，以减少术后瘢痕形成。

6. 注射局部麻醉药物时，推注药物前应回抽注射器，观察是否有回血，避免麻药误入血管，引发中毒反应。

7. 术中严格无菌操作。

8.操作过程中注意观察患儿面色、神志情况，如出现晕血、晕针等情况按相应流程处理。

八、知识拓展

　　随着社会发展，人们生活质量和健康需求提高，伤口无创、无痛、无瘢痕愈合是患儿、家长、医院乃至社会的共同追求。国内外研究证实，皮肤软组织裂伤后闭合伤口的治疗方式除采用清创缝合术外，还可采用组织胶水、水胶体粘合剂、无创皮肤吻合器等免缝拉合法闭合伤口，能有效缩短伤口愈合时间、减少疼痛，在预防和治疗瘢痕中也有良好的效果，但尚需高质量的循证医学证据支持。

（敖　伟）

第五节　体表脓肿切开引流技术

一、概述

　　脓肿是多种原因造成的皮肤、组织、器官或其周围间隙发生急性化脓性炎症过程中，因局部病变组织出现坏死或者液化而导致的局限性脂浆样的脓液积聚，且存在完整脓壁的疾患，常见致病菌为金黄色葡萄球菌。体表脓肿是指身体浅表部位发生的脓肿，是小儿门急诊常见疾病之一，最常用的治疗方法是切开引流。

二、目的

　　排出脓液和坏死组织、控制感染、促进创面愈合。

三、适应证

　　1.体表脓肿已形成，局部有波动感。

　　2.超声检查局部有液性暗区，经穿刺可抽出脓液。

四、禁忌证

　　1.患儿有基础代谢性疾病、血液性疾病。

　　2.脓肿部位靠近神经、大血管等部位。

　　3.结核性脓肿，深部组织脓肿。

五、操作实践

（一）评估

　　1.评估患儿全身情况，是否存在基础疾病，如癫痫、白血病、凝血功能异常等。

　　2.评估患儿脓肿局部情况，脓肿是否靠近神经、大血管等部位；脓肿类型是否属于结核性脓肿，深部组织脓肿。

3.评估术前检查结果，如 B 超、凝血五项等。

（二）操作前护理

1.患儿及家长准备。

（1）沟通解释：医护人员与患儿家长沟通病情且解释治疗方式、目的、不良反应及术后注意事项，征得患儿家长同意后签署同意书。

（2）病史询问：询问患儿及家长疾病史，如晕针、晕血等。

（3）麻醉配合：通常采用局部麻醉，部分患儿配合困难，可联合麻醉科给予患儿镇静后再实施操作；如麻醉镇静后仍不配合者，按急诊流程收入院，全麻下行脓肿切开引流术。

（4）禁食禁饮：治疗前半小时禁食禁饮。

（5）皮肤准备：清洁局部皮肤，有毛发者应进行备皮。

2.物品准备。

（1）药品准备：2% 利多卡因、灭菌注射用水、肾上腺素及抗过敏药物等。

（2）物品准备：无菌弯盘、3% 过氧化氢、5% 聚维酮碘、1% 聚维酮碘、生理盐水、无菌棉球、2 mL 注射器、11 号无菌手术尖刀片、无菌纱布、无菌纱条、无菌手套、必要时备分泌物培养管。

（3）抢救用物准备：备好急救药品、物品。

（4）环境准备：符合手术无菌及院感要求。

3.医护人员准备：着装规范，洗手，戴口罩。

（三）操作中护理

1.信息核对。核对患儿身份及医嘱信息。

2.取合适体位。协助患儿取合适体位，暴露脓肿位置，注意隐私保护和保暖。

3.皮肤消毒。初次消毒皮肤，以切口为中心，5% 聚维酮碘螺旋式由内至外消毒（如脓肿已发生破溃，应从外向内螺旋式消毒），直径 ≥ 10 cm，顺时针、逆时针各消毒一遍。

4.麻醉。1% 利多卡因皮下局部浸润麻醉或区域阻滞麻醉；指（趾）采用指根神经阻滞麻醉。

5.再次核对患儿身份及医嘱信息。

6.洗手，戴手套，再次消毒皮肤，铺无菌洞巾。

7.切开排脓。于波动明显处或肿胀中心部位选择切口，术者左手拇、食指置于脓肿两侧，略加压固定，切开皮肤、皮下组织，直达脓腔，排出脓液，适当扩大引流口，大小约为脓腔直径的 1/2 ~ 2/3。

8.脓腔清创。使用 3% 的过氧化氢溶液、1% 聚维酮碘消毒液、无菌生理盐水分别冲洗脓腔至清洗液清亮。

9.放置引流条。充分止血后，无菌纱条放置于脓腔底部，末端露出伤口外。

10.包扎固定。无菌纱布覆盖，胶布加压包扎。

（四）操作后护理

1.整理用物，洗手，再次核对患儿身份信息、记录。

2.健康教育。①术后观察30分钟，患儿无不适方可离开医院。②保持伤口敷料清洁、干燥，根据伤口情况制订换药计划。③遵医嘱局部和/或全身使用抗感染药物。④休息与活动。减少活动，适当休息，四肢脓肿患儿应抬高患肢，以利静脉回流。⑤加强营养。多食用高蛋白、高维生素类食物，饮食宜清淡。⑥术后出现剧烈疼痛、活动性出血等情况立即返院复诊。

六、并发症处理

1.伤口出血：少量渗血，可局部压迫或覆盖止血敷料；有活动性出血者，需血管结扎止血，必要时全身应用止血药物。

2.麻醉药物过敏：如患儿出现皮疹、瘙痒等情况可遵医嘱给予抗过敏药物治疗；如患儿出现面色苍白、胸闷、气促、呼吸困难、脉速减弱、血压降低等过敏性休克时，立即配合医生进行急救。

七、注意事项

1.局部注射麻醉药物，应回抽药液，避免药物进入血管、脓腔内。

2.刀尖刺入脓腔后，刀尖应向上，不可向下切入，避免切入过深而损伤深部血管、神经等重要组织。

3.切口应遵循低位、引流充分的原则，与大血管、神经干、皮纹平行，避免跨越关节。

4.根据伤口情况选择合适的敷料填塞伤口，抗菌敷料不宜长期使用。

5.引流条放置原则：早期或渗液较多时，引流条应放置于创腔最低位；后期随着渗液减少和肉芽组织的生长，引流条不应填塞过深过紧，以免影响肉芽组织生长。

6.遵医嘱局部和/或全身抗感染治疗。

7.无菌物品使用前检查产品完整性、有效期等。

8.术中严格无菌操作。

9.操作过程中注意观察患儿面色、神志情况，如出现晕血、晕针等情况按相应流程处理。

八、知识拓展

近年来，随着加速康复外科理念在小儿外科领域的推广，术后疼痛管理和微创越来越受到关注。传统的体表脓肿治疗方法是切开引流，术后通过换药使伤口自然愈合，但往往愈合缓慢，周期较长，且换药过程中患儿疼痛难忍，愈后常遗留较大瘢痕，增加患儿及家长的经济和心理负担。因此，医务工作者需要不断创新，以寻求一种既减轻疼痛，又微创的方法治疗体表脓肿。国内外学者经过不断探索发现，采用套环引流、皮下置管引流、环形对口引流等方式具有良好的效果，但在小儿群体中的应用尚需更多更有力的循证支持。

（杨　陈）

第十七章　皮肤疾病护理技术

第一节　脉冲染料激光治疗仪操作技术

一、概述

脉冲染料激光（pulsed dye laser，PDL）是一种由罗丹明染料激发的激光，发明于20世纪80年代，最初主要应用于治疗血管畸形，作用原理是选择性光热作用（包括使血液凝固和内皮损伤）以及光化学作用。

二、目的

脉冲染料激光通过特异性热破坏非正常扩张的血管而不损伤邻近的皮肤组织，从而促进皮损消退，高效率地用于血管性疾病及其他皮肤病方面的治疗。

三、适应证

鲜红斑痣、血管瘤、毛细血管扩张、蜘蛛痣、化脓性肉芽肿、寻常痤疮、瘢痕、疣等。

四、禁忌证

1. 皮损局部皮肤有破溃、糜烂、感染、炎症、外伤、疱疹、湿疹等情况。

2. 患有瘢痕疙瘩史、妊娠及哺乳期、活动性传染病。

3. 曾注射过填充物。

4. 患有结缔组织疾病或影响结缔组织代谢类疾病。

5. 不耐受激光治疗者。

五、操作实践

（一）评估

1. 评估患儿是否存在禁忌证。

2.评估操作环境：设备运行良好、物资充足、温湿度适宜。

3.家属签署知情同意书。

（二）操作前护理

1.核对患儿身份信息及治疗信息。

2.在充足光线及干净背景下，对皮损区进行拍照存档。

3.心理护理。与患儿及家属有效沟通，医护联合解释治疗目的、疗效及安全性等，及时消除其负面情绪。

4.皮损准备。根据皮损大小，可予复方利多卡因乳膏等外用药进行皮肤麻醉，必要时需备皮。

（三）操作中护理

1.查对患儿信息及治疗部位。

2.清洁、消毒治疗区域。

3.协助治疗医生将患儿置于适合体位，必要时可采用束缚带。

4.眼部保护。治疗前嘱患儿紧闭双眼，为患儿眼部覆盖湿纱布。

5.疼痛护理。关心患儿感受，通过聊天或者手握减压球，释放其疼痛及紧张情绪。

（四）操作后护理

1.冷敷。即刻采用冰袋对治疗区域进行冷敷处理，时间20～30分钟，以起到降温、镇痛的作用，可加速创面恢复。

2.用药指导。治疗区域保持干燥，可外涂抗生素软膏防止感染，每天2次，连续使用5～7天。

3.日常护肤指导。治疗后须严格防晒，时间不低于3个月，可采用物理及化学防晒法。

4.随访。告知患儿，1个月后随访。

六、并发症处理

1.水疱：水疱内液体不明显时，继续使用抗生素软膏，待其自行吸收；水疱内有明显液体时，需及时到医院进行处理。

2.光敏反应：术后皮肤处于高敏状态，若长期处于阳光直射环境下极易出现光敏反应，治疗后须严格防晒。

3.色素改变：发生色素沉着或减退可能与人种、皮肤类型、全身状况、治疗能量密度偏大有关，治疗后须严格防晒。

七、注意事项

1.操作过程中禁止用激光照射人体眼部、非病变部位皮肤、光亮表面，以防反射光造成意外损伤。

2.禁止用激光照射易燃、易爆物品（如酒精、棉花等）。

3. 用目视观察治疗头内镜片表面是否被污染，如污染，用镜头纸加无水酒精将其擦拭干净。

4. 保持房间内干燥无尘，定期室内消毒。

5. 尽量少移动机器，以减少震动。

6. 如果在开机和操作时出现"ADD WATER"，须往加水口注入蒸馏水。

八、知识拓展

1. 防晒指导。激光术后皮肤对阳光非常敏感，在光热反应的刺激下，基底层黑素细胞可能产生大量的黑素，造成术后皮肤色素沉着，且炎症后新生皮肤更容易发生光老化，因此术后也须防晒。激光治疗1周之内，皮肤处于高敏状态，炎症明显，无法耐受使用防晒剂，需保持皮损干燥，外涂抗生素软膏（3 ~ 7天）预防感染。同时，要求患儿治疗区使用物理方法防晒1个月。尽量减少外出日晒，特别避开紫外线（ultraviolet ray，UV）高峰期外出，如上午10点至下午4点。必须外出时穿防晒衣，选择保护性好的密织衣物；打遮阳伞及戴遮阳帽。2周之后，皮损痂皮脱落后，可使用物理性防晒霜。由于防晒剂被皮肤吸收所需的有效时间约30分钟，且只有2 ~ 4小时的功效，患儿需在日晒前30分钟涂抹，2 ~ 4小时补用1次。患儿游泳、在强烈阳光下长时间活动、大量流汗后更要重复补用，尤其是容易晒伤的部位。补用防晒剂前，要清洁并擦干汗水或污垢，以达到最好的防晒效果。涂抹时轻轻用手掌抹开，再在皮肤上拍开拍匀。

2. 饮食生活指导。不可忽视饮食对皮肤的修复作用，护士应多与患儿沟通，了解患儿的生活习惯、心理状态等，合理指导患儿逐步改变不良生活习惯和饮食习惯。治疗后1周内清淡少盐饮食，进软食和冷食，口周治疗用吸管吸食，限制面颊部的运动；禁止食用油炸、辛辣刺激性食物，多食含维生素C、蛋白质、脂肪和糖类丰富的食物，如多吃水果、蔬菜，注意多饮水，以促进皮肤修复。治疗后，患儿不能游泳、剧烈运动、长时间洗澡；不服用阿司匹林，以防创面出血并发感染。密切注意感染体征，如皮肤逐渐肿胀、发红、发热或从治疗部位引流出黄色液体，均应报告医生。同时，保护皮肤不受擦伤，避免接触运动的物体，避免与疱疹患儿或皮肤感染的人群接触。如治疗区域为下肢，建议抬高治疗部位，有利于减轻水肿。如果患儿皮损在躯干或四肢，家长应给患儿穿宽松、柔和的衣物。

3. 特殊部位护理。如患儿皮损在外阴或肛门处，因部位特殊，容易受到大小便的污染引起感染，所以术后一定要告知家长，患儿大小便之后要用温水清洗患处，并轻轻擦干患处，保持局部清洁干燥，勤换内裤。

（董千叶）

第二节　强脉冲光治疗仪操作技术

一、概述

强脉冲光（intensive pulsed light，IPL）简称强光或脉冲强光，是一种强度很高的光源，经过聚焦和初步滤光后形成一束波长 400 ~ 1200 nm 的强光，通过一种特制的滤光片将低于或高于该波长的光滤去，最后输出的光是一种特殊波段的强脉冲光，具有高能量、波长相对集中、脉宽可调的光点。

二、目的

通过强脉冲光作用于皮肤表皮和真皮能激活纤维细胞，促进皮下胶原纤维和弹性纤维增生和排列，进而使皮肤变得光滑有弹性，光亮紧实，减少皱纹和皱褶，毛孔细致，不会使皮肤变薄，反而会使皮肤厚度增加，向年轻化转变。同时还可以破坏和分解皮肤内的色素，随着皮肤局部的代谢排出体外，进而达到美白祛斑的作用。

三、适应证

毛孔粗大、提亮肤色、肤色暗沉、改善细纹、抗衰、痤疮、晒斑、老年斑、雀斑、红血丝、玫瑰痤疮、敏感肌肤。

四、禁忌证

1.外用维 A 酸药膏或者祛斑产品者，建议停药 1 周。

2.治疗前一周不能做激光、磨皮等换肤美容项目。

3.治疗前一个月内避免强烈日晒。

4.口服维 A 酸者，建议停药 3 个月。

5.光敏感病史、皮肤病变、免疫系统异常者，需要与医生沟通。

6.孕妇、精神异常、癫痫症、有瘢痕疙瘩史、活动性传染病，服用抗凝血药或有出血倾向者，待治区域有单纯疱疹、肉毒素注射后 2 周内，接受过假体或填充治疗，佩戴金属牙套者不宜进行本治疗。

五、操作实践

（一）评估

1.评估患儿的健康状态。

2.评估个人审美观念及心理预期值。

3.评估皮肤状态，发炎、伤口化脓的皮肤不适合治疗。

（二）操作前护理

1.核对患儿身份信息及治疗信息。

2. 与患儿家属沟通，告知作用原理、预期效果、术后注意事项及下次复查时间并签署知情同意书。

3. 用同一相机，在相同的角度及光线下拍照存档。

4. 首次治疗需要建立患儿的治疗档案。

5. 洗手，戴口罩。

6. 物品准备：专用防护眼镜、遮光眼罩、治疗巾、光子凝胶、治疗档案。

（三）操作中护理

1. 安装治疗手具，打开机器按钮开关，面板上灯亮起。

2. 点击手具，选择皮肤类型，进入参数调节界面。

3. 根据患儿皮肤选择合适的治疗参数。

4. 对患儿眼睛进行避光保护，操作人员戴防护镜。

5. 铺治疗巾，清洁患儿皮肤，治疗区涂光子凝胶。

6. 取下手具，将光子嫩肤的治疗头导光晶体轻放于待治疗皮肤，并开始释放，至治疗完毕。

7. 先按"Stand by"，后按"Home"，关机。

8. 清洁手具上的耦合剂，放置手具至收纳插孔。

9. 记录治疗参数及治疗反应。

（四）操作后护理

1. 术后皮肤会有轻微刺激感，会出现红肿现象，属暂时性的反应，可冰敷30分钟缓解。

2. 术后在医生指导下使用保湿护肤品，早晚各敷一片医用补水修复面膜。

3. 术后告知慎用含酒精、维 A 酸、果酸、水杨酸类的护肤品。

4. 须严格防晒，特别是物理防晒，避免色素沉着。

5. 术后忌口一周，辛辣刺激、羊肉、牛肉、海鲜类的食物都不宜食用（如芹菜、茄子、咖啡、橙子、胡萝卜等）。

6. 术后一周内不要到桑拿房等过热的场所，避免全身出大汗，治疗区域避免接触过热物品。

7. 术后 1 ~ 2 天可正常化妆。

六、并发症处理

1. 术后普遍出现红斑：通常是短暂性的，一般出现 1 ~ 2 天，可自行消退。

2. 敏感部位和骨性部位皮肤可能出现较重的短暂性肿胀，一般持续 1 ~ 2 天，自行消退。

3. 术后轻微薄痂：出现暗色轻微薄痂，由黑色素被去除和吞噬作用造成，可持续 3 ~ 7 天，自行脱落。

4. 术后干燥和瘙痒：建议使用保湿乳液，一般持续 1 周，可自行消退。

5. 术后出现水疱：切忌沾水、挠抓，建议到医院处理。

七、注意事项

1.禁止操作中用强脉冲光照射眼部。

2.禁止用强脉冲光照射光亮表面，以防反射光造成意外损伤。

3.禁止用强脉冲光照射易燃、易爆物品（如酒精、棉花等）。

4.保持房间内干燥无尘，定期室内消毒。

5.尽量少移动机器，减少震动。

6.注意防晒，涂防晒系数（sun protection factor，SPF）≥ 30 的防晒霜。

7.强脉冲光效果的维持与自身生活习惯和环境有密切的关系，如外界紫外线的作用、皮肤的护理、防晒剂及药物的应用、不良的工作饮食习惯等，应对生活习惯进行合理健康调整。

八、知识拓展

1.强脉冲光 4 ~ 6 次为一个疗程，每次间隔 1 个月。

2.光子嫩肤术后，一周内因为光热作用加速水分蒸发，促进角质层脱落，个别还会形成细小的微痂，但都是可控的，新愈合的皮肤会变得更健康。

3.光子嫩肤爆痘是正常的，激光治疗启动皮肤的自我修复，皮肤附属器（皮脂腺）周围的细胞非常丰富，所以皮脂腺最先完成再生，分泌更多皮脂，此时，新的毛囊皮脂管尚未建立，皮脂无法顺利排出，形成粉刺，随着激光治疗次数增加，很多肥大增生的皮脂腺经过反复刺激—再生—修复，越来越接近正常大小，分泌过多的情况会逐渐得到控制，因此，从长远来看，皮肤的油脂分泌会逐渐减少，痘也会慢慢得到控制。

（黎　璨）

第三节　308 准分子紫外光治疗仪操作技术

一、概述

308 准分子光是 290 ~ 320 nm 紫外光中最中间，也是最有效的一个波段，是以氯化氙气体为照射源的准分子光，可诱导 T 细胞凋亡，并促进色素的合成，使黑色素细胞内酪氨酸酶活性增强，使黑素细胞内黑色素生成旺盛，达到治疗白癜风的效果。

二、目的

主要用于白癜风的治疗。

三、适应证

白癜风、特应性皮炎、银屑病、副银屑病、掌跖脓疱病、蕈样肉芽肿、慢性苔藓样糠疹、斑秃。

四、禁忌证

有光敏病症、抗凝血障碍症、浸润型鳞状上皮细胞癌、着色干皮病、皮肌炎、恶性黑素瘤，或有增生性瘢痕病史、黑色素瘤病史。

五、操作实践

（一）评估

1.局部皮肤有破溃、糜烂、感染、炎症、外伤等情况不宜进行本操作。

2.评估患儿的既往史或家族史。

3.评估皮损面积大小，面积过大者可分为多个部位依次光疗。

（二）操作前护理

1.核对患儿身份信息及治疗信息。

2.首次光疗签署知情同意，与患儿家属沟通，告知作用原理、预期效果、注意事项、护理方法及下次光疗时间。

3.首次治疗需建立光疗个人治疗档案，告知家长治疗编号。

4.治疗前30分钟可涂抹复方卡力孜然酊，促进光的吸收。

5.洗手、戴口罩。

6.物品准备：308准分子紫外光治疗仪、遮光眼罩、遮光布、避光胶带、患儿治疗档案。

（三）操作中护理

1.开机准备：接通电源，开启机器，待显示屏亮起。

2.患儿准备：指导患儿取舒适体位，对于不配合的患儿则教会家长固定患儿方法，眼罩遮盖双眼。

3.充分暴露皮损部位，用遮光布、遮光胶带遮挡患儿正常皮肤。

4.设置照光能量，根据上次照射后及皮肤反应情况调整能量，并记录当次照射能量。首次治疗根据部位输入起始光照量（mJ/cm^2）。

5.与患儿家长一起核对治疗部位及照射剂量，无误后开始光疗。

6.将光照窗口对准患处开始光疗。灯点亮时，不能升降灯箱，不能调节能量大小。

7.待照射完成后，机器会发出警示音，方可移开灯箱。

（四）操作后护理

1.操作结束后再次核对患儿身份信息、部位、照射能量。

2.协助患儿整理衣物，告知家长回家后注意观察皮损颜色，下次光疗会根据本次光疗反应调节能量并提醒下次照射时间。

3.待患儿离开，待机画面状态下等待5分钟后关闭电源开关。

六、并发症处理

1. 一般治疗后 2 ~ 24 小时，大部分患儿照光部位出现红斑，观察红斑的程度及持续时间，待红斑呈淡红或消退后再进行下次治疗，并告知医护人员具体情况，以便调整最佳光照剂量。

2. 照光部位 24 小时内不可洗浴、避免暴晒；光照前半小时可涂抹复方卡力孜然酊，促进光的吸收。

3. 后期随着照射剂量的逐渐增加，光照后可能会有轻度灼热或灼痛感，一般可自然消退，若患儿诉疼痛剧烈，可外用冰敷，时间为 10 ~ 20 分钟，并适当延长下次光疗时间。

4. 部分患儿有少量脱屑、红色丘疹，或伴有轻度瘙痒，可涂抹保湿剂缓解。

5. 出现小水疱时一般可自行吸收，若水疱过大，请勿自行刺破水疱，到正规医疗机构处理。待水疱完全修复再进行下次治疗，医务人员会酌情降低光照剂量。

6. 光疗区域周围出现皮肤色素沉着，不需特殊处理，停止治疗后会逐渐消退。

7. 建议光疗时间 1 ~ 2 次 / 周，2 次光疗间隔时间 ≥ 48 小时。

8. 光疗前使用合适的遮光布遮挡正常皮肤，完全暴露皮损部位，避免损伤正常皮肤。必要时家长戴上手套，固定患儿。

9. 每 8 次光疗进行效果评价，进行对比。及时复查，累计 60 次后，根据患儿光疗反应可暂停光疗。

10. 面颈部、会阴部起始剂量为 150 mJ/cm^2，躯干四肢为 200 mJ/cm^2。发红时间 ≤ 24 小时，剂量提高 30 ~ 60 mJ/cm^2；发红时间 24 ~ 48 小时，维持剂量；发红时间 48 ~ 60 小时，剂量下降 30 ~ 60 mJ/cm^2；发红时间 ≥ 60 小时或疼痛或水疱，待症状消退后，剂量下降 50 ~ 100 mJ/cm^2。若家长记不清，视无发红，根据实际情况维持或者少量增加剂量。

11. 饮食方面，告知患儿白癜风的发病以及治疗效果均不会因饮食受到明显影响，白癜风患儿治疗后在日常生活中可正常饮食，限制饮食会对身体营养吸收、免疫力及抵抗力产生一定影响，不利于病情康复及治疗效果的巩固。

七、注意事项

1. 308 准分子紫外光光治疗仪每年由生产厂商进行一次保养检查。

2. 当灯具使用显示寿命警告，应联系厂商及时更换。

3. 机器显示"滤片清洁提示信息"，应联系厂商清洁防尘滤片上的灰尘。

八、知识拓展

鉴于白癜风治疗难度较大，现采用联合治疗方式，CO_2 点阵激光治疗主要采用局灶性光热解和刺激效应原理，以点阵方式输出波长为 10.6 μm 超脉冲激光，作用于皮肤后形成多个微小热损伤区，激发人体自身修复反应，使胶原纤维和弹力纤维重新排列，促进病理性组织逐渐恢复正常状态，提高皮肤弹性，减少瘢痕。

（陈　煜）

第四节　糊剂封包技术

一、概述

糊剂是将高浓度的粉末均匀加入羟类基质或油包水型乳剂基质而成的制剂，糊剂封包技术是指糊剂厚涂后，采用纱布—绷带包扎的一种护理操作方法。

二、目的

糊剂具有不可通透的屏障功能和收敛、祛痂作用，有助于阻断瘙痒—搔抓恶性循环。

三、适应证

适用于各种亚急性皮肤损害，如亚急性皮炎和湿疹、溃疡和结厚痂处、脂痂。

四、禁忌证

1. 有毛、多毛部位。
2. 急性皮炎。

五、操作实践

（一）评估

1. 评估患儿皮损类型、部位及面积的大小。
2. 评估患儿家属对疾病的认知程度、配合程度及家庭护理能力。

（二）操作前护理

1. 物品准备：治疗巾大小数张、消毒治疗碗、棉签数包、棉球数个、纱布数张、纱布绷带、网状弹力绷带、糊剂数盒，组织剪（弯头）、1%聚维酮碘、压舌板数根、紫草油、抽纸。

2. 洗手，戴口罩，核对医嘱。

3. 核对患儿身份信息及治疗信息，为监护人和/或患儿说明糊剂换药的目的、操作方法及注意事项，取得配合。

（三）操作中护理

1. 将患儿置于治疗台上，协助固定患儿，暴露患处，铺治疗巾。
2. 消毒。将1%聚维酮碘倒入治疗碗中，用棉球或棉签蘸取适量的药液消毒患处，待干。
3. 核对封包药物的药名，有效期及药物质量。
4. 再次核对患儿信息，进行敷药，用压舌板将药物拌匀，然后将药物均匀地涂抹到患处。

5. 取出纱布，根据敷药部位、面积大小，剪下适宜大小的纱布，完全覆盖住药物。

6. 根据皮损的部位、大小，使用纱布绷带和网状弹力绷带固定。

7. 清洗。将棉签或纱布蘸取适量的紫草油动作轻柔地将药物洗掉，然后边清洗边用抽纸或纱布将洗掉的药物及痂壳擦干净。

（四）操作后护理

1. 协助患儿的衣物。

2. 交代患儿及家长正确的护理方法，回家后的注意事项、下次换药的时间及需要准备的物品及药品。

3. 整理用物，垃圾分类处理。

六、并发症处理

氧化锌糊剂温和无刺激性，封包技术操作过程安全，封包后无明显不良反应及并发症。

七、注意事项

1. 皮损处有毛发，先将毛发剃掉再继续上药，以免影响药物的涂布及清洗时候引起毛发脱落。

2. 消毒时棉球不宜太湿，以不滴水为宜。

3. 操作过程中固定好患儿，动作轻柔，流畅地将药物均匀地敷于患处，谨防药物误入眼睛和口腔里。

4. 药物涂布的厚度以完全看不见药物下面的皮肤为宜，药物太薄干得很快，达不到收敛的作用，药物太干也会加重皮肤的不适及瘙痒感。

5. 纱布大小适宜，以完全覆盖药物患处为宜，纱布只用 1~2 层，不宜过厚。

6. 有胶布过敏史的患儿，禁止将胶布直接粘贴于皮肤表面，选择型号合适的网状弹力绷带，纱布绷带包扎时松紧适度。

7. 敷药期间交代家长对患儿采用环抱法，就是让患儿的背部靠在家长的胸前，家长的一只手托住患儿的臀部将双脚分开，另一只手环抱在患儿的腰部握住患儿的双手，避免患儿将药物抓掉，影响药物的疗效。必要时使用安全别针将患儿的衣袖固定在裤子上。

8. 观察患儿皮损部位的情况，如有渗出、痂壳，仍需重复换药。

八、知识拓展

1. 糊剂具有不可通透的屏障功能，可用作保护剂或遮光剂。

2. 糊剂与软膏相比，它更干燥，油腻性和封包性均不如软膏剂，但透气性更好。

3. 常用的糊剂基质：油剂基质为凡士林，可加一定量的羊毛脂；粉剂基质主要有淀粉、氧化锌、滑石粉及高岭土等。

4. 糊剂穿透能力差，对深部炎症作用不大，且不能适用于有毛部位。

（王 利）

第五节　液氮冷冻治疗技术

一、概述

液氮冷冻治疗是近代治疗学领域中的一门新技术，可以通过极速的冷冻杀死病毒。它是一种冷冻生物学的综合效应，通过极度冷冻，将病区细胞迅速杀死，使得病区得到恢复。

二、目的

利用低温作用于病变组织，使之坏死，以达到治疗目的。

三、适应证

常用于治疗人乳头瘤病毒（human papilloma virus，HPV）感染导致的寻常疣、跖疣、扁平疣等。

四、禁忌证

1. 寒冷性荨麻疹。
2. 冷球蛋白血症。
3. 雷诺氏症。
4. 体弱，对冷冻治疗不能耐受者。
5. 糖尿病伴有下肢血液循环障碍者。

五、操作实践

（一）评估

1. 评估患儿皮损形态、部位、数量、面积大小。
2. 评估患儿及家属对疾病的认知程度，对治疗后护理的配合程度及家庭护理能力，以及对治疗的预期。

（二）操作前护理

1. 核对患儿身份信息及治疗信息。
2. 与患儿、家属及医生一同核对治疗部位及数量。
3. 首次治疗者需讲解注意事项；非首次治疗者需询问上次治疗反应及疗效并再次强调注意事项。
4. 物品准备：液氮、液氮冷冻枪、一次性使用薄膜手套、中单、吉尔碘、棉签。
5. 洗手，戴口罩，核对医嘱。

（三）操作中护理

1. 将液氮加入液氮冷冻枪内，加至 1/2 ～ 2/3 处。

2. 根据患儿皮损情况，选择相应的液氮冷冻头或冷冻方式。

3. 铺垫中单并嘱患儿暴露皮损处。消毒待干，戴手套。

4. 使用液氮冷冻枪。喷射头须保持适当距离对准皮损，接触头则直接接触皮损。按下开关喷出液氮，持续 10 ~ 20 秒，至皮损及周围 0.1 ~ 0.2 cm 出现冰面时停止，待其解冻复温，此为一个冻融周期。进行 2 ~ 3 个冻融周期。

5. 嘱患儿休息 5 分钟，观察皮损反应，若反应不佳，则重复步骤 4 操作，至皮损处出现白色水肿带时结束。

（四）操作后护理

1. 协助患儿整理衣物，告知家长回家后护理注意事项及下次复诊时间。

2. 整理用物，洗手，脱口罩。

六、并发症处理

1. 疼痛：局部组织出现疼痛，1 ~ 2 天后可自行消失，必要时可以服用止痛药。

2. 水疱：局部组织出现肿胀、水疱、大疱时，疱液过多时可用无菌注射器抽出或穿破，但不要撕掉水疱疱壁。

3. 色素沉着 / 色素脱失：一般冷冻治疗后，皮损中央为色素脱失，周围为色素沉着，颜面部更加明显。接受冷冻治疗后应注意遮光防晒，避免加重局部色素沉着。

4. 瘢痕：若出现瘢痕，应早期到专科门诊就诊并及时干预，避免出现增生或凹陷。

七、注意事项

1. 冷冻治疗后，创面要保持清洁、干燥，一周内不能沾水，必要时每日涂抹抗生素药膏，以防感染。让结痂自然脱落，不能用手抓、撕或者擦洗。

2. 如果一次治疗未愈，需要重复治疗时，应待痂皮自行脱落后再进行。建议治疗后两周来院复查。

八、知识拓展

液氮的沸点为 –196 ℃，熔点为 –210 ℃。液氮需存放于液氮罐内。液氮罐放在阴凉、通风良好的地方，禁止在阳光下直晒。在使用或存放时，禁止倾斜、横放、倒置、堆压、相互撞击或与其他物件碰撞，要做到轻拿轻放并始终保持直立。

（石家睿）

第十八章　儿童危重症护理技术

第一节　儿童心肺复苏

一、概述

心肺复苏术（cardiopulmonary resuscitation，CPR）是用心脏按压或其他方法形成暂时的人工循环并恢复心脏自主搏动和血液循环，用人工呼吸代替自主呼吸并恢复自主呼吸，达到挽救生命的目的。心肺复苏的概念最早提出于1966年，经过美国心脏协会和欧洲复苏学会的修改完善，2000年第一个关于心肺复苏的国际指南发布，目前使用的是2020年美国心脏协会发布的心肺复苏及心血管急救指南。

心肺复苏分为两个部分：基本生命支持和高级生命支持。基本生命支持（basic life support，BLS）即进行徒手心肺复苏操作，也就是通常所说的C—A—B，C（compressions）即胸外心脏按压，A（airway）即开通气道，B（breathing）即人工呼吸。

CPR强调时间第一，分秒必争。原因在于大脑是体内对氧耐受最差的器官，心脏完全停止的情况下，缺氧0~4分钟，大脑有损伤，但此时为可逆性的；缺氧4~6分钟，大脑损伤较前加重；而缺氧6~10分钟，或缺氧10分钟以上，就会引起不可逆性的脑死亡。所以，临床强调心肺复苏最有效的时间是在心脏停搏的最初5分钟。

二、目的

在心脏骤停期间，维持重要器官（尤其是大脑和心脏）的血液流动和氧供，旨在保护组织存活，直到通过高级生命支持干预（如除颤或药物）实现自主循环恢复（ROSC）。

三、适应证

对于任何无反应、无正常呼吸且无脉搏的患儿，应立即实施心肺复苏术，适用于因心室颤动（VF）、无脉性室性心动过速（pVT）、无脉性电活动（PEA）或心脏停搏而导致心脏骤停的患儿。

四、禁忌证

无绝对禁忌证。胸骨或肋骨骨折、胸廓畸形的患儿应尝试非传统心肺复苏术。

五、操作实践

（一）评估

1. 评估现场环境，判断患儿意识：快速评估现场环境是否安全，呼叫患儿，儿童轻拍其肩部，婴儿轻拍其足底，确认患儿意识。

2. 判断患儿呼吸及脉搏：判断患儿股动脉或者肱动脉搏动，同时观察患儿有无呼吸。操作者 2 根手指放置大腿内侧，髋骨和耻骨之间，正好在腹部和大腿交会处的折痕下，以此来判断股动脉搏动；亦可以使用食指和中指指尖触及患儿前臂内侧，以此来判断肱动脉搏动。不能确认有无动脉搏动，立即进行胸外心脏按压。判断时间至少 5 秒，但不大于 10 秒。

（二）操作前护理

启动应急反应系统，呼叫帮助或指挥他人呼叫帮助，亦可通过手机启动应急反应系统。迅速脱掉外衣，如果难以脱掉患儿衣物，可隔着衣服进行按压。

（三）操作中护理

1. 胸外心脏按压。确定按压部位，儿童为胸部中央，胸骨下半部，婴儿为两侧乳头连线正下方。

心肺复苏按压手法：儿童可使用单掌或双掌手法按压。一手掌根部放于按压部位，另一手平行重叠于该手手背上，手指并拢，只以掌根部接触按压部位，双臂位于患儿胸骨的正上方，双肘关节伸直，利用上身重量垂直下压。对婴儿使用两根手指，两个大拇指，或者一个手的掌根，按压深度为胸骨前后径 1/3（儿童约 5 cm，婴儿约 4 cm）保证胸廓充分回弹，每次按压时间与放松时间大致相同。按压频率至少 100 次/分，不高于 120 次/分。尽量减少中断，在 10 秒或更短时间内使用便携面罩给予 2 次呼吸。

2. 开放气道。清理呼吸道，取下义齿。开放气道（无颈椎损伤患儿使用仰头抬颏法，怀疑颈椎损伤患儿使用双手托颌法）。

（1）口对口人工呼吸步骤：①用仰头提颏法开放患儿气道。②用拇指和食指捏住鼻子（使用放在前额的手）。③正常吸一口气（不必深吸），用嘴唇封住患儿口周，使其完全不漏气，吹气 1 秒；若对象为婴儿，则使用口对口鼻人工呼吸，施救者双唇罩住婴儿的口腔和鼻腔进行吹气。

（2）皮囊面罩人工呼吸步骤：①站立于患儿头部正上方。②以鼻梁为参照，把面罩放于患儿脸上。③提起下颌保持气道开放同时，使用 E-C 手法将面罩固定患儿口鼻。将面罩放于患儿脸上，面罩狭窄处位于患儿鼻梁处；将一只手的拇指和食指放在面罩两边形成"C"形，并将面罩边缘压向患儿面部；使用剩下的手指提起下颌角（3 个手指形成"E"形），开放气道，使面罩紧贴面部。④挤压皮囊施以 1 秒的人工呼吸，并同时观察患儿胸廓是否隆起，同时避免过度通气。

（四）操作后护理

1. 整理用物，洗手。

2. 尽快进行高级生命复苏。

六、并发症处理

主要并发症包括肋骨骨折、气胸和血胸、心脏损伤、腹腔损伤、脂肪栓塞、误吸等。胸外按压时应确保正确的按压位置及深度，不可过度用力，同时保持头偏向一侧。

七、注意事项

如果胸廓未隆起，重复开放气道并使用面罩密封口鼻通气，若尝试两次后仍无法对患儿通气，应迅速恢复胸外按压。单人按压与通气的比例为 30 ∶ 2；双人按压与通气的比例为 15 ∶ 2。

八、知识拓展

1. 儿科高级生命支持（Pediatric Advanced Life Support，PALS）。

（1）在特定条件下，治疗有发热病症的患儿时，使用限制量的等渗晶体液可以增加存活率。这与常规的大量液体复苏有益的传统想法相反。

（2）对非新生儿急诊气管插管时常规给予阿托品作为术前用药，专门预防心律失常的做法存在争议。而且有证据显示，为此目的给予阿托品不存在最小用量的要求。

（3）如果有创动脉血压监控已经就位，则可以用其调整心肺复苏，以使心脏骤停的儿童达到特定的血压目标。

（4）对于儿童患者，电击难以纠正的室颤和无脉性室性心动过速，可用胺碘酮或利多卡因作为抗心律失常药物。

（5）肾上腺素仍被建议为儿童心脏骤停时的血管加压药。

（6）对于在实行现有的体外膜肺氧合操作规范的机构中发生院内心脏骤停，诊断有心脏病症的儿童患者，可以考虑体外心肺复苏（extracorporeal cardiopulmonary resuscitation，ECPR）。

（7）救治院外心脏骤停后恢复自主循环的昏迷的儿童时，应避免发热。一项针对院外心脏骤停儿童低温治疗的大型随机试验表明，无论是一段时间的中度低温治疗（温度维持在 32 ~ 34 ℃），还是严格维持正常体温（温度维持在 36 ~ 37.5 ℃），结果没有区别。

（8）预后的意义需检测几项骤停中和骤停后的临床变量。没有发现有哪一项单一的变量足以可靠地预测结果。因此，救治者在心脏骤停中和恢复自主循环后预测结果时应该考虑多种因素。

（9）自主循环恢复以后，应该使用液体和血管活性药物输注，使收缩压维持在患儿年龄段的第 5 百分位以上。

（10）自主循环恢复以后，应以正常血氧水平为目标。应逐步减低氧的供应，使氧合血红蛋白饱和度达到 94% ~ 99%。应严格避免低氧血症。理想情况下，准确调整氧供到一个合适的值以适合患儿的具体情况。同样，自主循环恢复后，儿童的 $PaCO_2$ 也应根据每个患儿的情况，确定一个合适的目标水平。应避免出现严重的高碳酸血症或低碳酸血症。

2. 心肺复苏药物使用。

（1）建立和维持给药通道。①静脉通道：尽快建立可靠的血管通道；②骨髓通道：静脉穿刺 3 次失败或时间超过 90 秒，即可建立骨髓通道给药；③气管通道：对于已经气管插管的患儿，若血管或骨髓通道尚未建立，应向气管内给药，但不作为常规手段推荐且只能肾上腺素气管内给药。

（2）复苏药物。①肾上腺素为首选药物。剂量：静脉注射（intravenous injection，IV）0.01 mg/kg（1∶10000，0.1 mL/kg），3 ~ 5 分钟后可重复；气管内给药（endotracheal，ET）：0.1mg/kg（1∶1000，0.1 mL/kg）。②5% 碳酸氢钠。在进行了有效通气、给氧、肾上腺素和胸外按压后，心跳仍未恢复者，可考虑使用碳酸氢钠。首剂剂量为 2 mmol/kg，后续剂量每 10 分钟一次 1 mmol/kg 给予或根据血气分析来调整 pH 值，纠正到 7.2 ~ 7.25。③阿托品。适用于心动过缓、房室传导阻滞伴室率缓慢的患儿。推荐剂量为 0.02 mg/kg（IV，每次）；0.03 mg/kg（ET，每次）；最小单次剂量 0.1 mg（成人 0.5 mg）；最大单次剂量，儿童 0.5 mg，青少年 1.0 mg；最大总量，儿童 1.0 mg，青少年 2.0 mg，成人 3.0 mg。5 分钟后可重复给予。④腺苷。适应证为有症状的室上性心动过速。剂量：首剂 0.1 mg/kg（最多 6 mg）快速静推。重复 0.2 mg/kg（最多 12 mg）。应在连续心电图监护下用药。⑤利多卡因。适应证为复发性室性心动过速、心室纤颤或显著性的异位节律（频发室性早搏）。剂量：每次 1 mg/kg，5 ~ 10 分钟可重复，总量 <5 mg/kg。静脉持续用量为 20 ~ 50 mg/(kg·min)。

（陶　怡）

第二节　除颤技术（非同步电复律）

一、概述

除颤技术（defibrillation）是利用高能量的脉冲电流，在瞬间通过心脏，使全部或大部分心肌细胞在短时间内同时除极，抑制异位兴奋性，使具有最高自律性的窦房结发放冲动，恢复窦性心律。

二、目的

在严重快速型心律失常时，利用高能脉冲电流使心肌瞬间同时除极，造成心脏短暂的电活动停止，然后由最高自律性的起搏点（通常为窦房结）重新主导心脏节律以治疗异位性快速心律失常，使之转复为窦性心律。

三、适应证

非同步电复律，心室颤动、心室扑动、无脉性室速是非同步电复律科的绝对适应证；部分室性心动过速患儿心室率极快，T 波与 QRS 波难以区分而类似心室扑动，当出现血流动力学障碍时也可采用非同步电复律。

四、禁忌证

1. 洋地黄中毒引起的心律失常。洋地黄可以使直流电所致的室性心动过速的阈值下降，电击后可引起心室纤颤等严重的心律失常。

2. 室上性心律失常伴高度或完全性房室传导阻滞，即使转为窦性心律也不能改善血流动力学状态。

3. 心房颤动有反复发作的倾向，不能耐受奎尼丁和 / 或胺碘酮者。

4. 心脏明显增大（尤以左心房扩大）者的心房颤动和 / 或心房扑动。

5. 阵发性心动过速反复频繁发作者（不宜多次反复电复律）。

6. 病态窦房结综合征伴发的心动过缓 - 心动过速综合征（慢 - 快综合征）。

7. 近期有动脉栓塞或经超声心动图检查发现心房内存在血栓而未接受抗凝治疗者。

8. 严重低血钾。低血钾可使室颤阈值降低。

五、操作实践

（一）评估

1. 评估患儿意识、颈动脉搏动、呼吸、心率等。

2. 观察心电图波形。

3. 更换除颤仪的导联线，再次评估患儿心率，确认患儿需要除颤。

4. 检查患儿心前区皮肤情况。

（二）操作前护理

1. 操作者准备：着装规范，洗手，戴口罩。

2. 患儿准备：平卧，松开衣服纽扣，检查并除去金属及导电物，暴露胸部、擦干除颤局部皮肤。

3. 用物准备：除颤仪、导电糊、简易呼吸器、急救药品、纱布等。

4. 准备电极板。根据患儿年龄及体重选择合适的电极板，<10 kg 及 <1 岁的患儿选择婴儿电极板，均匀涂抹导电糊。

5. 检查电源线，打开电源开关。

6. 根据患儿体重选择除颤的能量（第一次除颤 2 J/kg）。

（三）操作中护理

1. 充电。将除颤仪充电至所需能量，按下充电按钮。

2. 电极板放置。A（apex）放置于左腋前线第 5 肋间（心尖部），S（sternum）放置于胸骨右缘 2～3 肋间。充分接触，使电极板充分接触患儿皮肤。

3. 放电前安全确认。提醒所有人离开床旁，确保操作者未接触患儿及病床。

4. 放电。操作者同时按压电极板上的"放电"按钮进行操作，注意电极板不能离开患儿胸壁，需做片刻停留，操作者口述"除颤结束，继续心肺复苏"。

5. 胸外 CPR。立即对患儿进行 5 个循环的高质量 CPR，增加组织灌注。

6. 观察除颤效果。再次评估患儿，监护仪提示患儿室颤波消失，评估患儿心率及呼吸，除颤结束。

（四）操作后护理

1. 擦干患儿胸壁的导电糊，整理床单位。

2. 关闭除颤仪，清洁电极板，除颤仪充电备用。

3. 观察，记录。

六、并发症处理

1. 对有灌注的有序心律实施不当除颤可以引起心室颤动（ventricular fibrillation，VF）。

2. 在放电的同时吸氧是重要的起火隐患。心搏骤停患儿大多经气囊 - 面罩（bag-valve-mask，BVM）吸入纯氧。放电的瞬间可能 BVM 装置放置不当，导致氧气吹过患儿的胸壁。如果电极板因放置不佳而产生的火花与氧气接触，就是重要起火隐患。除颤前，所有氧源必须远离患儿至少 1 m。

3. 其他与电击能量相关的并发症少见，包括心律失常、心肌损伤或皮肤烧伤。降低电击能和经胸阻抗可以减少这些问题。

七、注意事项

1. 首次电击的能量为 2 J/kg，再次电击的能量为 4 J/kg，后续电击的能量为 4 J/kg 或更高，最大能量为 10 J/kg。

2. 电极板放置部位要准确，如有植入性起搏器，应避开起搏器部位至少 10 cm。

3. 导电糊涂抹均匀，两块电极板之间的距离应超过 10 cm；不可用耦合剂替代导电糊。

4. 电极板与患儿皮肤密切接触，两电极板之间的皮肤应保持干燥，以免灼伤。

5. 放电前一定确保任何人未接触患儿、病床及与患儿接触的物品，以免触电。

6. 除颤仪开机时，默认心电示波为 P（PADDLES）导联，即心电导联 Ⅱ，操作者可根据实际需要对导联进行调节。

八、知识拓展

除颤仪的保养。除颤仪作为科室的高危仪器设备，需随时处于完好备用状态，需要专人管理，定点放置。

（1）专人管理，每周检查电缆，接头是否完好。

（2）除颤仪每日测试。①开电源，调焦耳。②导联选择中调至测试。③放电（电极板不离机座）。④打印，须见"测试正常"4个字。

（3）除颤仪的清洁保养。用75%酒精纱布擦拭电极板，干燥后放入卡槽内；用75%酒精软布擦拭屏幕。

（王　丹）

第三节　洗　胃

一、概述

洗胃是将胃管由鼻腔或口腔插入胃内，先抽出毒物后再注入洗胃液，将胃内容物抽出，通过注入和抽出一定量的溶液，如此反复多次，以冲洗排出胃内容物。

二、目的

1. 清除毒物。

2. 清除胃内潴留物，减轻胃黏膜水肿，解除患儿痛苦。

三、适应证

1. 新生儿洗胃适用于羊水吸入患儿。

2. 婴幼儿、儿童洗胃适用于经食管急性食物、药物、化学性中毒，也用于术前肠道准备、留取胃液标本、止血。

四、禁忌证

1. 强酸、强碱及腐蚀性药物中毒时禁忌洗胃，以免引起胃损伤，甚至导致食管或胃穿孔、胃出血。

2. 胃癌、食管阻塞、胃底食管静脉曲张及消化性溃疡患儿应慎洗胃。

3. 正在抽搐、大量呕血者。

五、操作实践

（一）评估

1. 评估患儿年龄、病情、意识状态、生命体征、合作程度，有无洗胃禁忌证。

2.分析口服摄入毒物的种类、剂量、时间，是否曾经呕吐及采取其他处理措施，询问既往有无胃部疾病史及心脏病史。

（二）操作前护理

1.患儿准备：①评估患儿神志、病情及生命体征；了解患儿既往有无插管经历；评估患儿鼻腔黏膜有无肿胀、炎症，有无鼻中隔偏曲，有无鼻息肉等。②评估患儿配合度。与患儿及家长沟通，解释洗胃的目的及注意事项，告知患儿及家长配合方法，取得配合。对不合作者做好保护性约束，必要时予以镇静。

2.护士准备：洗手、戴口罩。

（1）物品准备：治疗车、治疗盘、治疗碗、镊子、弯盘、一次性胃管、手套、液体石蜡、治疗巾、纱布、胶布、20 mL或50 mL注射器、听诊器、无菌生理盐水、温开水、污水桶、手电筒、棉签、胃管标识，必要时备开口器、舌钳、牙垫及标本容器。

（2）环境准备：整洁、安静、安全。

（三）操作中护理

1.备齐用物携至床旁，核对患儿身份（ID号、姓名）及治疗信息，确保无误。

2.体位。患儿平卧，头偏向一侧或取左侧卧位，颌下垫治疗巾，弯盘放于口角，助手固定患儿头部，妥善约束患儿上肢，必要时采用全身约束法。

3.使用电筒检查患儿两侧鼻腔。评估鼻腔是否通畅，使用棉签蘸取温开水润湿鼻腔。

4.再次核对患儿姓名及腕带信息。

5.插胃管并固定。佩戴无菌手套测量胃管插入长度并在胃管上标记，润滑胃管前端，经口腔或鼻腔将胃管缓慢插入胃内，确认胃管在胃内后，固定胃管，贴好标识。

6.洗胃。

（1）使用注射器先吸尽胃内容物。观察抽出胃内容物的性质、颜色、量，必要时留取标本送检。

（2）经胃管注入洗胃液，再抽出弃去。反复冲洗，直至洗出液澄清为止。

（3）洗胃液温度37～38 ℃。根据患儿年龄调整每次注入洗胃液量，新生儿每次5 mL，幼儿每次50～100 mL。

（4）洗胃过程中密切观察患儿意识、面色、生命体征及抽出液的颜色、性质、量、气味，中毒症状缓解情况等。注意关注患儿不适主诉。

7.遵医嘱拔管并记录。拔管时先将胃管反折或将其前端夹闭后再拔出，以免误吸；检查患儿口鼻黏膜情况。

（四）操作后护理

1.整理用物。洗胃完毕，协助患儿取舒适体位，整理床单位。用物按消毒技术规范要求进行处理，操作者行手卫生。

2.再次核对患儿姓名及腕带信息。

3.观察患儿病情、生命体征、精神、中毒症状有无缓解。注意获取患儿不适主诉。

4. 记录。记录患儿病情及生命体征，所服毒物名称、量、服毒时间，给予的处理等；洗胃液名称、入量、洗出液和呕吐物的性状、量、气味；洗胃过程中患儿主诉、病情变化等，以及洗胃的效果。

六、并发症处理

1. 咽喉、食管黏膜损伤、水肿：操作前做好解释工作，尽量取得患儿配合；烦躁不配合患儿可做好固定和约束；操作必须轻柔，严禁动作粗暴；咽喉部黏膜损伤者，可予消炎药物雾化吸入；食管黏膜损伤者可适当使用制酸剂及黏膜保护剂。

2. 急性胃扩张：洗胃过程中保持灌入量与抽出液量平衡，严格记录出入洗胃液量。洗胃过程中严密观察病情变化，如神志、瞳孔、呼吸、血压及上腹是否膨隆等。如患儿发生了急性胃扩张，协助取半卧位，头偏一侧，查找原因对症处理。如因胃管孔被食物残渣堵塞引起，予更换重新插管将胃内容物吸出；如因洗胃过程空气吸入胃内引起，予负压吸引排出胃内空气。

3. 上消化道出血：做好心理疏导，减轻患儿紧张情绪，不配合者适当进行约束。插管操作动作轻柔、快捷，插管深度适宜。每次注入胃内的灌洗液量不超过胃容量的1/2，洗胃抽吸时压力适度，避免强行抽拉。

4. 窒息：插管前胃管前端涂抹液体石蜡油，减少对咽喉的摩擦和刺激，及时清理口鼻分泌物，保持气道通畅，备好急救器材及药品，若发生窒息需停止洗胃，立即救治。

七、注意事项

1. 准确掌握洗胃适应证及禁忌证，呼吸心搏骤停者应先复苏再洗胃。

2. 洗胃前如有呼吸道分泌物增多或缺氧，应先吸痰，再插胃管洗胃。插胃管时注意观察患儿面色、呼吸，若有呛咳，应立即停止插管。

3. 胃管插入深度测量方法：鼻尖—耳垂—剑突下缘或者前额发际至胸骨剑突处。

4. 证实胃管是否在胃内的方法：①胃管开口端接注射器抽吸，有胃液被抽出，使用pH试纸测试抽出液的酸碱性（pH<5）。②置听诊器于胃部，用注射器从胃管注入1~2 mL空气，听诊是否有气过水声。③将胃管开口端置于盛有水的杯子中，看有无气泡溢出。④X线摄片确定胃管位置。

5. 毒物不明时洗胃液一般选择温开水或生理盐水，且应尽早进行，一般在服毒物4~6小时内洗胃有效。待毒物性质明确后，再使用拮抗剂。

6. 洗胃液的总量：新生儿50~100 mL，婴幼儿500~1000 mL，学龄期儿童1000~2000 mL。

7. 儿童洗胃方式有注射器洗胃法、负压吸引器洗胃法、洗胃机洗胃法。洗胃机洗胃法适用于6岁以上儿童，婴幼儿禁止使用洗胃机洗胃。

8. 每次注入胃内的液体量不超过胃容量的1/2，灌入量与洗出量应大致相等。

9.洗胃过程注意观察患儿的面色、生命体征、意识状态，观察洗出液性质、颜色及量，如有新鲜出血，应立即停止洗胃，并报告医师处理。

10.洗胃完毕，胃管可保留一定时间，以便再次洗胃，尤其是有机磷中毒者，胃管应保留24小时以上，便于反复洗胃。

11.洗胃后注意勿让患儿突然改变体位，以防发生体位性低血压。

八、知识拓展

1.预防中毒。

（1）保证小儿的食物清洁和新鲜，防止食物在制作、储备、运输、出售等过程处理不当引起的细菌性食物中毒，腐败变质及过期的食品不能食用。

（2）教育小儿勿随便采集野生植物及野果食用，避免食用有毒植物如毒蘑菇、氰果仁（苦杏仁、桃仁、李仁等）、白果仁等。

（3）口服药及农药，灭鼠、灭虫、灭蚊等剧毒物品应妥善保存，使用时应充分考虑儿童安全，放置于儿童不能触及之处；家长喂药前应仔细核对药物标签、剂量，阅读说明书，保证正确服药，对变质、标签不清的药物切勿服用。

2.洗胃液选择。洗胃液量根据患儿胃容量调整，根据医嘱或患儿明确中毒物的性质准备洗胃液（表18-1）。

▶ 表18-1 常见毒物中毒的灌洗液和禁忌药物

毒物种类/诊断	灌洗液	禁忌药物
新生儿洗胃、一般术前肠道准备、留取标本	温开水、生理盐水	
酸性物	牛奶、蛋清水、镁乳	强酸药物
碱性物	5%醋酸、白蜡、牛奶、蛋清水	强碱药物
氰化物	饮3%过氧化氢溶液后引吐，1:（15000～20000）高锰酸钾溶液洗胃	
敌敌畏	2%～4%碳酸氢钠溶液、1%氯化钠溶液，1:（15000～20000）高锰酸钾溶液	
乐果	2%～4%碳酸氢钠	高锰酸钾
敌百虫	1%盐水或清水、1:（15000～20000）高锰酸钾溶液，温开水或生理盐水	碱性药物
灭害灵（DDT）	生理盐水洗胃，50%硫酸镁导泻	油性药物
酚类	温开水、植物油洗胃至无酚味为止	
煤酚皂	洗胃后多次服用牛奶或蛋清水保护胃黏膜	液体石蜡

续表

毒物种类/诊断	灌洗液	禁忌药物
苯巴比妥（安眠药）	1 :（15000～20000）高锰酸钾溶液	硫酸镁
灭鼠药（抗凝血类）	1 :（15000～20000）高锰酸钾溶液，0.1% 硫酸铜溶液，温开水	鸡蛋、牛奶、脂肪及其他油类食物

3.急性中毒。儿童平素体健，突然出现原因不明的腹痛、恶心、呕吐、青紫；皮肤潮红、多汗、狂躁、昏迷和惊厥等，应考虑急性中毒的可能。若家庭或儿童集体机构中数人同时多发，亦应考虑中毒。

4.洗胃并发症。黏膜损伤、吸入性肺炎、窒息、水中毒、胃穿孔等。应严密观察病情，注意神志、生命体征、呕吐物的性质、量、有无腹痛、出血及水中毒的早期症状等。注意保暖。

5.强酸、强碱及腐蚀性药物中毒。洗胃可导致胃或食管穿孔，故应禁忌。可以改用中和方法，如吞服弱碱类如镁乳、氢氧化铝凝胶等（但避免使用碳酸氢钠，以免产气过多形成胃胀气甚至穿孔）；对于服强碱毒物者，可服弱酸类如食用醋、果汁等。牛奶、豆浆、蛋清等对胃黏膜有保护作用。

（李汶静）

第四节　儿童有创动脉血压监测

一、概述

有创血压监测技术（invasive blood pressure monitoring technique）是指将动脉导管置入动脉内直接监测动脉血压的方法，正常情况下其值略高于无创血压。与无创血压相比，有创血压可以通过连续、可靠、准确的数值，且不受袖带宽度、松紧度，以及患儿脉搏强弱和快慢的影响。

二、目的

1.可以更准确并持续观察动脉血压准确数值。

2.方便快捷采集动脉血进行血气分析。

3.判断患儿氧合及酸碱平衡情况，为诊断、治疗、用药提供依据。

三、适应证

1. 各种创伤手术、疾病所导致的呼吸功能障碍者。

2. 呼吸衰竭的患儿，使用机械通气者。

3. 抢救心、肺复苏后对患儿的血压持续监测。

四、禁忌证

1. 凝血功能障碍的患儿。

2. 患有血管疾病的患儿。

3. 穿刺部位或其附近存在感染的患儿。

五、操作实践

（一）评估

1. 评估监护仪、测压系统性能及电源。

2. 评估患儿生命体征，用氧或呼吸机使用情况。

3. 评估患儿是否存在凝血功能障碍。

4. 评估动脉穿刺局部皮肤。

5. 评估桡动脉侧支循环（Allen 实验）。

（二）操作前护理

1. 仪表端庄，着装整洁，洗手，戴口罩。

2. 向患儿及家长说明动脉穿刺意义、目的及注意事项，做好解释工作，并签署知情同意书。

3. 评估病房环境准备。

4. 用物准备：一次性压力传感器、多功能监护仪、治疗车（治疗盘、弯盘、锐器回收盒）、消毒物品（皮肤消毒液、棉签、快速手消液）、穿刺物品（静脉留置针、无菌透明敷贴、胶布、T 形连接管、预充式导管冲洗器、无菌手套、无菌巾）、输液用品（50 mL 注射器、输液延长管、微量推注泵）、肝素稀释液（1 U/mL）、固定板、执行单、手持终端设备和笔。

5. 查对。核对医嘱及肝素液维持浓度、剂量。携用物至床旁，核对床头卡信息。开放式询问患儿姓名。使用执行单核对患儿腕带信息，可使用 PDA 再次扫描核对。

（三）操作中护理

1. 消毒。

（1）协助患儿取平卧位，穿刺部位肢体伸直外展，掌心向上并置于治疗巾上。

（2）左手食指、中指触摸动脉搏动最强点，以搏动点为中心环形消毒，消毒范围（面积 8 cm×8 cm）大于敷贴覆盖面积并待干，准备敷贴，写上操作者日期、时间、姓名，打开留置针，打开 T 形连接管，导管冲洗液。

（3）第二遍消毒皮肤，消毒范围（面积 8 cm×8 cm）大于敷贴覆盖面积并待干。

（4）操作中核对。

2.穿刺。

（1）洗手，戴手套。

（2）检查针头斜面有无倒钩，松动针芯，穿刺针与皮肤成30°进针，回血腔内血液呈脉冲状涌出，证明穿刺成功，此时将穿刺针放低，与皮肤成10°，固定针芯缓慢将外套管全部进入动脉内，无菌敷料妥善固定，拔出针芯，连接T形连接管和导管冲洗液并排气，静推预充式导管冲洗液少许，确认导管有效性，卡住T形连接管夹子，以防血液倒流标明穿刺日期，脱手套。

（3）操作中，注意观察患儿对穿刺疼痛的反应与表达，做好疼痛安抚，减少患儿疼痛。

3.连接传感器。

（1）洗手，戴手套，取出一次性传感器，将肝素稀释液与一次性传感器相连，快速冲洗传感器装置并排出管路内气体。

（2）取下预充式导管冲洗液，T形连接管和一次性使用压力传感器紧密连接，打开T形连接管夹子，脱手套，洗手，遵医嘱调节肝素稀释液维持速度。

（3）将压力传感线与心电监护仪压力模块相连。患儿平卧位，压力传感器位于腋中线第4肋间水平。

4.固定。

（1）穿刺部位肢体伸直外展，并与固定板用胶布固定。

（2）固定板长系带与床缘固定好。

5.传感器归零。

（1）旋转三通接头旋钮，关闭动脉端通道，使传感器与大气相通，点击心电监护仪"调零"键，心电监护仪显示"调零完成"表示零点校正完成。

（2）取下孔帽，接上预充式导管冲洗器并标注开始使用时间。

（3）旋转三通接头，连接动脉端，读取有创血压数值，设定报警值。

（4）操作后核对。

（四）操作后护理

1.安置患儿。

2.整理床单位及处理用物。

3.观察、记录，及时将观察到的异常血压情况通知医生并协助处理，以保障患儿生命安全。

六、并发症处理

1.血栓：动脉血栓可由多种原因形成，如导管质量不符合标准、管径太大、反复穿刺、休克等。在监测通道采血气标本也可能造成血栓发生。因此，在行桡动脉穿刺前应进行Allen试验，以判断尺动脉掌浅弓的血流是否充足。努力提高穿刺成功率，避免反复穿刺损伤血管，或采用床旁超声波定位引导穿刺。若血凝块导致管道堵塞，应将血凝块抽出，禁止用力推，如不能抽出，则需立即拔出。

2.出血：造成动脉出血的原因可能与留置管脱落、管路中接头连接处脱落或暴力拉扯、拔出导管时压迫时间不够或方法不当等有关。因此，预防出血关键是加强导管固定，出现可能造成敷贴脱落的情况时，应及时处理和更换敷贴，特别注意充分暴露穿刺部位，便于随时观察与护理。患儿躁动不予配合时可遵医嘱药物镇静或肢体约束。拔出导管时压迫时间在5分钟以上，戴无菌手套，用宽胶布加压覆盖，必要时用绷带加压包扎。

七、注意事项

1.妥善固定，防止导管滑脱。

2.患儿更换体位、更换管道需进行系统校零。

3.传感器位置与右心房同一水平。

4.凝血异常的患儿，用0.9%氯化钠注射液持续冲管。

5.整套管路内应无气泡和血块以保证数值准确。

6.加强置管处远端血供情况的观察。

八、知识拓展

1.有创血压分类包括动脉血压、中心静脉压、肺动脉压、左房压、颅内压。其中有创动脉血压监测可选择桡动脉、肱动脉、足背动脉、股动脉等，由于桡动脉便于操作、易于观察，常作为首选。

2.有创血压监测的影响因素。

（1）测量部位。在周围动脉不同部位测压时要考虑到不同部位的动脉压差，测得的结果不但波形不同，而且压力数值也有显著不同，一般股动脉收缩压较桡动脉高10～20 mmHg，而舒张压低15～20 mmHg，足背动脉收缩压可能较桡动脉高约10 mmHg，而舒张压低10 mmHg。

（2）压力传感器调零校准，监测取值前实施调零操作。转动三通开关后即可关闭动脉导管，打开压力排气孔不对压力传感器进行接通后启动压力校准键。待数字为零后，再转动三通开关，关闭排气孔，压力传感器与大气隔绝，完成调零。一般情况下每4小时进行1次调零，测压过程中如对数值有疑问，也可随时进行调零操作，确保数值采集准确可靠。

（3）管道阻塞或动脉留置针位置不当，此时通常表现为动脉波形变化，收缩压下降，波形平坦。因此，监测时应注意观察波形变化，摆正动脉位置，监测数据有无变化，若无变化检查管道是否阻塞，如阻塞可用肝素盐水试冲洗，先回抽再冲洗，将血块吸出，若仍不能恢复通畅，则应拔除套管。

（4）穿刺套管与压力套装连接不紧密，管路长度和硬度影响。穿刺套管和连接管应妥善固定，连接紧密，皮肤穿刺进针处需用透明无创贴膜覆盖，既防污染，又便于观察。对于神志不清或者躁动不安的患儿应给予制动。测压管道、所有针头、三通接头均为一次性使用。

（张 巍 易 敏 项 明）

第五节　中心静脉压监测

一、概述

中心静脉压（central venous pressure，CVP）是指上腔静脉或右心房局部的压力，是基本的血流动力学监测指标，可通过置入中心静脉导管直接测量。由于其测压装置简单、操作方便、价格低，目前仍是急重症患儿液体复苏中最常用的血流动力学监测指标之一，在心血管手术、低血容量性休克、心力衰竭和心脏骤停中具有重要意义。

二、目的

通过中心静脉导管安全、准确地动态监测患儿中心静脉压，评估血流动力学状态，指导临床决策。

三、适应证

1. 休克与循环衰竭等各类危重患儿。
2. 大量快速输血与补液的患儿。
3. 各类大、中手术，特别是心血管、脑与腹部大手术。

四、禁忌证

1. 穿刺部位有感染或肿块。
2. 凝血功能障碍。
3. 穿刺部位静脉血栓。

五、操作实践

（一）评估

评估患儿的适应证与禁忌证。

（二）操作前护理

1. 用物准备：一次性使用压力传感器、推注泵或加压袋、生理盐水或肝素盐水（2.5 U/mL）。

2. 通路选择：导管开口在上腔静脉与右心房交界处的中心静脉导管可应用于 CVP 监测。推荐使用多腔静脉导管的主腔进行 CVP 监测，紧急情况下可经 PICC 或股静脉留置导管监测 CVP。

3. 患儿体位：为保证测量准确，测量前使患儿处于平卧位。由于病情需要无法平卧时，应保证同一患儿每次测量都处于相同体位。

（三）操作中护理

1. 连接一次性使用压力传感器和生理盐水或肝素盐水，排空管道内气体。连接中心静脉导管和测压管，过程中保持无菌操作。

2. 连接压力传感器与监护仪，根据监护仪设置监测通路标签，显示波形。

3. 重新连接测压装置或心电监护仪、长时间改变体位时，建议重新校零后测量 CVP。建议校零前进行方波试验，即快速冲洗压力传感器时，心电监护仪上显示 CVP 波形快速上升到顶端形成方波，观察其返回基线轨迹的操作过程。

4. 平卧位时，推荐将传感器固定于患儿腋中线第 4 肋间水平、胸廓前后径垂直距离上 1/3 水平或胸骨角下 5 cm 水平，同一患儿应采取相同的体表标志点。用记号笔标记法等标记右心房中点平面的体表位置并作为测压零点，以避免人为误差。

5. 旋转换能器处的三通接头，关闭测压管侧，使换能器与大气压相通。根据监护仪操作规程，完成校零。旋转三通接头，使换能器与测压管相通。

6. 观察波形图，读取监护仪上的数据。

（四）操作后护理

1. 妥善固定换能器位置。

2. 设置监护仪报警限值。

3. 调节推注泵或加压袋速度、压力，持续输入液体。加压袋压力建议设置为 300 mmHg，通过加压袋持续输注液体，保持导管尖端通畅并防止血栓形成。

六、并发症处理

1. 空气栓塞：测压管路排气不彻底或连接不紧密，可能导致空气栓塞的发生，一旦发生应立即予以患儿头低足高位、左侧卧位，有条件者可通过中心静脉导管抽出空气，给予高流量氧气吸入，严密观察。

2. 感染：无菌操作不严格、导管留置时间过长等可能导致感染发生，操作过程应该严格遵守无菌操作，一旦发生感染，遵医嘱对症处理，必要时采取导管尖端培养，明确感染类型。

七、注意事项

1. 排除干扰因素。

（1）增加三通接头数量及使用延长管会影响 CVP 测量的准确性，推荐在中心静脉导管与测压管连接处使用≤ 1 个三通接头，不使用延长管。

（2）经多管腔中心静脉导管的一腔输注液体且速度 <300 mL/h 时，可经主腔监测 CVP。

（3）经多管腔中心静脉导管的一腔输注液体且速度 >300 mL/h 时，不推荐同时监测 CVP。

（4）建议在患儿处于平静状态时测量 CVP，测量时避免患儿出现烦躁、抽搐、咳嗽等情况。

（5）机械通气时，在保证患儿安全的情况下，尽可能脱离呼吸机或者调节呼气末正压通气（positive end expiratory pressure，PEEP）为0后测量CVP。

（6）CVP随着PEEP水平的升高而升高，对于不能脱离呼吸机的患儿，每次测量CVP时应考虑PEEP对测量结果的影响。

2. 设备管理。

（1）建议测压装置包含加压袋、冲洗液体、一次性传感器和连接中心静脉导管的管路，且符合医用标准。

（2）建议使用测压装置前用加压袋持续冲洗传感器管路以确保管路通畅并排尽空气。

（3）加压袋的压力建议设置为300 mmHg（1 mmHg=0.133 kPa），通过加压袋持续输注液体，以保持导管尖端通畅并防止血栓形成。

（4）建议使用生理盐水冲洗管路。

（5）对于容易出现中心静脉导管堵管的患儿，建议选择2.5 U/mL的肝素盐水持续冲洗管路，同时监测患儿凝血功能变化。

（6）建议在严格遵守无菌技术操作下每96小时更换测压装置1次。

八、知识拓展

1. 波形分析。正确分析CVP波形获得准确数据是测量CVP的重要环节。正常的CVP波形由3个波峰a、c、v和2个负向波x、y组成。c波是三尖瓣关闭形成的，a波和c波的连接处为z波，是三尖瓣刚关闭的时刻，此时是反映右心房压力的最佳时刻。对于呼吸强弱与频率波动较大的自主呼吸患儿，胸腔内压变化幅度较大，从而导致心电监护仪中CVP示数变异较大。自主呼吸、心律失常或其他器质性心脏病会影响CVP监测结果，医护人员应结合心电图与CVP波形，准确判断患儿真实的CVP。正常CVP波形与心电图关系如图18-1所示。

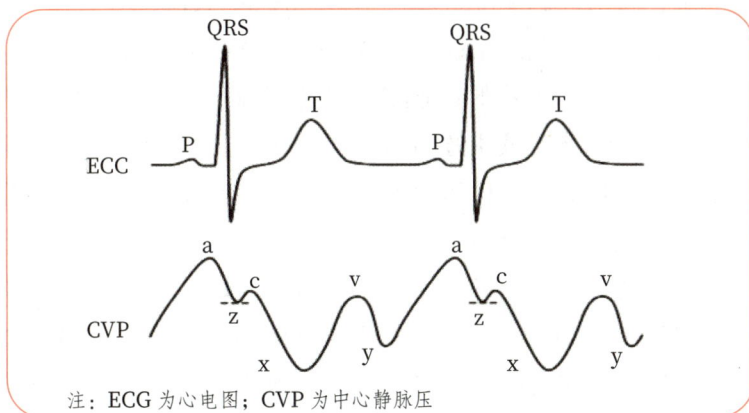

注：ECG为心电图；CVP为中心静脉压

图18-1　正常CVP波形与心电图关系

2. 准确读数。

（1）患儿在机械通气、窦性心律等情况下，心电监护仪上CVP数值可以替代自主读数。

（2）自主读数时，建议通过CVP波形组成及其与ECG的相关性辅助波形识别。

（3）自主读数时，推荐在患儿呼气末 CVP 波形中 c 波底部 z 点处读取 CVP 数值。

（4）对于心律失常的患儿，推荐医护人员根据 CVP 波形自主读数。

（翁永林）

第六节　先天性心脏病术后儿童腹膜透析

一、概述

腹膜为一天然半透膜，具有分泌、吸收、扩散和渗透功能，利用腹膜的这些特性，向腹腔内输入透析液，通过腹膜的弥散作用和透析液的超滤作用，使体内过多的水分、电解质、内源性和外源性毒物经透析液排出体外，如此反复不断地更换透析液，使血液生化成分恢复正常的方法称为腹膜透析（peritoneal dialysis，PD）。与血液透析相比，它具有简单、方便、对血流动力学影响小的特点。复杂性先天性心脏病（congenital heart disease，CHD）患儿术后低心排血量综合征发生率高，血流动力学不稳定，易出现急性肾损伤，因此先心病术后选择腹膜透析排出代谢废物及多余水分有利于患儿的恢复。

二、目的

短期替代肾脏功能，排出体内过多的水分、电解质及毒素，改善心、肺、肾功能，降低先天性心脏病术后死亡率。

三、适应证

1. 先天性心脏病术后发生急性肾损伤的儿童。

2. 术前、术中、术后出现下列情况之一者应尽早积极行腹膜透析。①术后心脏肿胀或双肺肿胀明显，延迟关胸。②术前患儿心肺功能较差，水肿明显，有心包积液，胸腹水较多者。③体外循环术后复跳困难。④存在低心排表现。⑤患儿排除容量及心功能因素后尿量仍少于 $1 \, mL/(kg \cdot h)$。⑥给予利尿剂后液体仍不能达到负平衡。⑦血钾增高（血钾 >5.0 mmol/L）。⑧乳酸持续性增高（每小时增高 >0.75 mmol/L）。⑨肾功能差，血肌酐进行性升高，血肌酐值 >200 μ mol/L 或超过基础值 50%。

3. 对于以下 2 种情况，进行预防性腹膜透析治疗。①术后早期临床尚未出现低心排表现，但存在高危因素的，如在强有力正性肌力药物及利尿情况下，尿量仍欠满意，虽大于 $2 \, mL/(kg \cdot h)$，但入量大于出量。②内环境紊乱。血钾偏高，或进行性升高；乳酸偏高，或进行性升高；代谢性酸中毒，血糖不易控制等情况。

四、禁忌证

1. 腹膜炎。

2. 近期腹腔大手术。

3. 腹膜广泛粘连。

五、操作实践

（一）评估

评估患儿的适应证和禁忌证。

（二）操作前护理

1. 物品准备：含糖量 2.50% ~ 4.25% 的腹膜透析液、腹膜透析进出管路装置、透析液加温装置、三通接头、输液泵、消毒液、棉签。

2. 患儿准备：患儿安置好腹腔引流管，置管后患儿取仰卧、斜坡卧位或半卧位，注意保暖。

3. 环境准备：病房环境干净整洁，温湿度适宜。

（三）操作中护理

1. 管道连接。腹膜透析管妥善固定，消毒后严格无菌操作外接三通开关，分别连接腹膜透析管、腹膜透析液输入管路装置和腹膜透析液输出管路装置。

2. 操作。选用含糖量 2.50% ~ 4.25% 的腹膜透析液 10 ~ 30 mL/kg，15 ~ 30 分钟注入腹腔（最好使用输液泵控制速度），保留（保留时间按照病情决定），剩余时间开放引流，注意排出速度不宜过快，以免引起血压快速变化并避免大网膜堵塞透析管，可采用流量开关和调节液面高度差来控制，1 ~ 3 小时为一个腹膜透析周期。含糖量高低视水肿情况及引流量进行调整。根据患儿腹胀、肾功能、低心排及内环境等临床情况，选择腹膜透析剂量及频次。

3. 加温。有条件的情况下使用血液加温器设置温度精确加温，效果更好。温度过高会引起腹痛和无菌性腹膜炎；温度过低可因腹膜血管收缩使患儿不适、畏寒，影响透析效果。

4. 记录。准确记录每个循环腹膜透析出入液量及超滤量，每日透析次数、放入时间、保留时间、放出时间及病情变化；准确记录 24 小时出入量。

（四）操作后护理

1. 病情观察。透析过程中注意观察患儿生命体征的变化，有无腹痛及腹部压痛；注意观察腹透后流出液的颜色、量以及有无浑浊、出血等；观察穿刺处有无渗血，及时给予加压包扎等处理；观察置管周围皮肤有无红肿、分泌物；观察腹透管周围皮肤情况，注意有无炎症，如有渗液及时更换敷料；观察全身出血情况；观察引流是否通畅。观察结果应与医生联系，及时处理并准确记录，做好交班。

2. 补液。遵医嘱及时正确补液。对于水肿明显的患儿，严格控制入量及输入速度，合理安排液体输入顺序，若出入量相差较大，及时通知医生处理。

3. 监测指标。每日透析液流出后测腹围，定时复查血气分析、电解质、血糖及乳酸值，定期复查肾功能、肾血流量及心功能，注意采血位置，避免从输液同侧肢体采血，透析流出液定期送检做细菌培养及药物敏感试验。

4. 基础护理。加强基础护理、口腔护理。尤其对于水肿明显的患儿，保持床单位的清洁整齐，给予每隔 1 ~ 2 小时更换体位，避免拖拉拽；瘙痒明显的患儿，适当给予约束，防止抓破皮肤。

六、并发症处理

1. 腹膜炎：是最常见的并发症，直接影响腹膜透析的继续进行及治疗。保持室内环境齐整，空气清新，严格按照无菌操作规程换液，换药，换液换药前必须洗手，检查出口周围皮肤有无血肿，疑有感染要强化换药，每天更换敷料。

2. 导管堵塞：临床表现为腹膜透析液流出总量减少、减慢或停止，可伴或不伴腹痛。保持患儿大便通畅，如有血性腹水时可在腹膜透析液或腹膜透析导管内加入肝素盐水，避免血凝块阻塞。

七、注意事项

1. 保持透析管通畅状态。注意观察透析管引流是否通畅；注意接头有无滑脱；导管避免受压、扭曲、阻塞；妥善固定导管，防止折叠、脱出；流出不畅时及时查找原因并处理；流出速度很缓慢时可通过更换体位增加流出量，如左侧斜坡卧位变换为右侧斜坡卧位。

2. 预防感染。住洁净病房，做好保护性隔离，严格探视制度，以防交叉感染，入室前洗手、戴口罩和帽子；配制透析液时严格无菌技术操作；每日更换透析液、三通接头、透析液流入流出管道；更换时防止污染、严格消毒、无菌操作；用无菌纱布覆盖三通接头；遵医嘱在透析液中加入庆大霉素和使用抗生素。

3. 营养支持。透析丢失的蛋白质多，腹腔炎症情况下透析液中蛋白质含量更高，营养不良发生率高，应加强营养及营养监测，做好腹透期间的饮食护理和营养支持。

八、知识拓展

液体超负荷及急性肾损伤是婴幼儿先天性心脏病术后常见的并发症，目前仍以腹膜透析作为主要替代治疗方式。因为腹膜透析较血液透析具有以下优势：无须全身肝素化，对机体凝血功能影响小；对血流动力学影响小，对低心排综合征治疗效果好；有效改善水电解质紊乱，改善尿量，降低血乳酸水平，降低水负荷；对于低血压、低体重患儿亦可使用；改善心、肺、肾等重要脏器功能；长期随访肾脏功能预后良好；费用低廉、成本低，可降低总住院费用。

（廖　敏）

第七节　儿童床旁连续性血液净化

一、概述

连续性肾脏替代治疗（continuous renal replacement therapy，CRRT）是指

采用每日连续或接近 24 小时的血液净化疗法连续、缓慢清除水分和溶质，替代受损肾脏功能的治疗方法。自此概念提出以来，血液净化技术已得到迅速发展，其应用范围日益广泛，已从单纯的肾脏替代扩大到非肾脏病领域。连续性血液净化（continuous blood purification，CBP）可通过清除毒物与机体代谢废物，维持相对稳定的体液状态和血流动力学水平，从而改善预后。

二、目的

通过不同模式的连续性血液净化操作，连续、缓慢清除水分和溶质，以达到多器官功能支持的目的。

三、适应证

1. 重症患儿发生急性肾功能衰竭并发以下情况，血流动力学不稳定、液体负荷过重、高血钾或严重代谢性酸中毒、处于高分解状态、脑水肿、需大量输液时需考虑连续性血液净化治疗。慢性肾功能不全合并尿毒症脑病、心包炎或神经病变时也应考虑行连续性血液净化治疗。

2. 非肾脏疾病，如全身炎症反应综合征、急性失代偿性心功能衰竭、急性呼吸窘迫综合征、重症急性胰腺炎、肝功能衰竭、水电解质平衡紊乱、挤压综合征和横纹肌溶解、中毒等也可考虑连续性血液净化治疗。

四、禁忌证

连续性血液净化无绝对禁忌证。相对禁忌证有：休克或低血压、严重出血倾向、重度贫血状态、心功能不全或严重心律失常不能耐受体外循环、脑血管意外、未控制的严重糖尿病、精神异常或不能合作。对于恶性肿瘤晚期患儿，血液净化治疗不能改变其疾病预后，但应倾听并尊重患儿和家属意愿。

五、操作实践

（一）评估

1. 术前查看"血液净化知情同意书""深静脉置管知情同意书""输血知情同意书"等。

2. 查询是否有既往血液净化史，若有，查询既往记录。

3. 查询术前免疫全套结果，查询有无特殊病原菌感染。查询凝血五项、肝肾功电解质、血液分析、血气分析检验报告，评估患儿内环境情况。

4. 评估患儿血管通路、患儿配合情况。

（二）操作前护理

1. 物品准备，根据抗凝方式不同，按需准备（表 18-2）。

▶ 表 18-2　床旁连续性血液净化物品准备

名称	肝素抗凝	枸橼酸钠抗凝	单位	名称	肝素抗凝	枸橼酸钠抗凝	单位
血液净化机器	1	1	台	3000 mL 生理盐水	1	1	袋
血液滤过器	1	1	个	500 mL 生理盐水	1	1	瓶
专用管路	1	1	套	普通肝素钠注射液	3	2	支
管钳	2	2	把	血液滤过基础液	2	2	袋
废液桶	1	1	个	5% 碳酸氢钠注射液	1	1	袋
50 mL 注射器	1	1	副	10% 氯化钾注射液	1	1	支
10 mL 注射器	1	1	副	复方磷酸氢钾	3	3	支
无菌手套	1	1	副	4% 枸橼酸钠抗凝剂	0	若干	袋
三通接头	1	3	个	10% 葡萄糖酸钙注射液	0	5	支
输液延长管	1	2	根				
精密输液器	1	2	副				
输液泵	1	2	台				
微量泵	0	1	台				
血气空针	1	2	支				
肝素帽	1	2	个				
无菌单	1	1	张				

2. 建立或协助医生建立血管通路，术前已建立血管通路时，检查其通畅性。

3. 遵医嘱配制治疗液、抗凝剂、钙剂、碳酸氢钠等药物。肝素抗凝时，须在治疗前30 min 给予首剂肝素静脉推注。

4. 按机器操作说明安装管路、滤器等，检查无误。

5. 遵医嘱按流程完成管路冲洗及预充，设置各治疗参数。

6. 再次检查体外循环管路连接是否有误。

7. 完成高值耗材上报。

（三）操作中护理

1. 连接体外循环管路和血管通路，妥善固定管路，防止牵拉、脱落、打折。

2. 缓慢引血，开始治疗。

3.严密观察生命体征，特别是心率、血压、体温。

4.正确采集血液标本，完成实验室检查，动态观察血气分析结果。

5.遵医嘱及时调节治疗参数或抗凝方案。肝素抗凝时，须在治疗结束前 30 min 停止肝素静脉泵入。

6.正确识别与排除机器报警。

7.完善各项护理记录。

8.并发症管理，包括低血压、低体温、酸碱平衡失调与电解质紊乱、出血、血栓、体外凝血、过敏反应、压力性皮肤损伤等。

（四）操作后护理

1.检查完善护理记录。

2.按要求处理医疗废物。

3.维护血管通路，按要求固定、冲封管。若需要，遵医嘱给予鱼精蛋白中和肝素。

4.按要求复查实验室检查项目。

六、并发症处理

治疗中应警惕并发症发生，并做好预防措施。血液净化并发症包括机械并发症和治疗并发症两大类。

1.机械并发症。

（1）置管并发症。包括穿刺损伤、出血、血肿、动静脉瘤、动静脉瘘形成、血栓形成，严重的有气胸、血气胸、乳糜胸（左侧颈内静脉置管时）、心包填塞、心律失常、气栓、后腹膜血肿、大血管撕裂等。常见的小血肿无特殊处理，大的血肿早期需要冷敷止血，发生此类并发症后，立即对症处理。

（2）血管通路血流不畅。原因是导管选择过粗，导致导管贴壁或导管过细不能满足血流量要求、插管位置不当、体位影响、导管扭转或打折，低血压，血容量不足，治疗间期导管封管抗凝不足致导管内血栓形成等。首先下调血流速度，维持血泵运转，然后检查导管，调整体位，仍无法解决问题时需建立自循环后重新建立血管通路。

（3）管路和滤器问题。管路和滤器凝血、滤过分数下降和破膜。原因是患儿血小板、红细胞比容增高，血液及血浆黏度增高等高凝状态；抗凝不足；管路预冲不充分；血泵频繁停泵；经体外循环管路输注血液制品；管路受机械性挤压损伤；硬物敲击滤器。应选择合格产品；治疗过程密切监测跨膜压和抗凝效果；降低滤过分数；管路破损或滤器破膜需立即更换，评估治疗效果以便早日脱机，凝血严重时应该更换循环管路。

（4）空气或血栓栓塞。原因是预充不充分、静脉壶液面过低、体外管路凝血、管路的连接处连接松动。一旦发生空气栓塞，应立即停止体外循环，置患儿左侧卧位和头低足高位，给予吸氧，必要时给予高压氧舱治疗。

（5）设备故障。做好日常维护保养，建立运行档案。查找原因，快速处理或更换设备。

2. 治疗并发症。

（1）低血压。低血压是小儿血液净化最常见的并发症，血液净化中低血压没有统一定义。一般指收缩压低于同年龄组正常值的第 5 百分位数并出现需要进行补液或使用升压药物等医学干预的症状或临床体征。儿童低血压标准：收缩压在 1 ~ 10 岁儿童，低于 70 mmHg ＋ 2× 年龄（岁）；10 岁及以上儿童低于 90 mmHg。一旦发生低血压，采取患儿平卧位，给以吸氧，减少或停止超滤，减慢血流量，立即输入生理盐水、高渗葡萄糖、白蛋白或血浆等措施予以纠正，持续低血压时使用升压药维持血压，如处理无效，应立即停止治疗。

（2）抗凝相关的并发症和处理。

①抗凝不足。主要表现为滤器和管路凝血，治疗过程中或结束后发生血栓栓塞性疾病。预防和处理：有出血倾向的患儿可用枸橼酸钠局部抗凝；治疗前充分评估患儿凝血状态，监测抗凝效果，制订个体化抗凝治疗方案；肝素抗凝患儿查 ACT 时有条件的医院监测患儿血浆抗凝血酶Ⅲ的活性；发生凝血严重时应该更换滤器。

②抗凝过度。主要表现为出血。预防和处理：治疗前评估患儿出血风险；制订个体化抗凝方案；减少或停用抗凝剂，重新选择抗凝药物和剂量；选择有拮抗剂的抗凝剂，肝素过量时给予适量的鱼精蛋白，枸橼酸钠过量时补充钙剂，或给予新鲜冰冻血浆、血小板等。

③抗凝剂本身的药物不良反应。肝素诱导血小板减少症（heparin-induced thrombocytopenia，HIT）时停用肝素，选用其他抗凝剂；高脂血症、骨质脱钙是长时间使用肝素或者低分子肝素所致，因此在保证抗凝充分的基础上，尽可能减少剂量，给以调脂药物、维生素 D 和钙剂治疗；枸橼酸钠中毒表现为低钙血症、高钠血症和代谢性碱中毒，治疗过程予密切监测钙离子，减少枸橼酸钠速度和剂量，调整透析液和置换液速度等处理。

（3）低体温。控制室温在 25 ~ 26 ℃，湿度在 50% ~ 60%，操作尽量集中，不要过度暴露患儿，调节加温器或者使用管路回血加温，新生儿使用辐射台保暖，儿童使用变温毯并加棉被，密切监测体温。

（4）感染。原因是危重患儿免疫功能下降，留置导管护理和治疗过程无菌技术不严格，有创，开放性伤口，导管留置时间过长。置管后患儿出现高热，找不到解释高热的其他原因时，应及时拔除中心静脉导管并做尖端培养，根据血培养应用抗菌药物。

（5）过敏反应。与大量输入异体血浆、白蛋白，以及使用管路、滤器等材料有关，临床表现为皮肤瘙痒、皮疹、发热、畏寒、气促等，严重者血压下降甚至出现休克。反应轻者可暂停或减慢血浆泵，给予抗过敏药物，待稳定后继续治疗，严重者应立即停止治疗，给予吸氧及抗休克治疗。

（6）营养丢失、血糖与电解质异常。可能由治疗时间久，超滤过快，透析置换液配方未调整导致，因此每日监测血气、血糖、电解质，发现问题时给予相应处理，调整配方，静脉单独补入，禁食期间给予静脉营养支持，对于维生素和微量元素的丢失，短期治疗一般不需要补充。

（7）生物相容性和过敏反应。血液在体外循环与人工膜、管路接触，可激活单核巨噬细胞系统等产生多种细胞因子、补体，可发生生物相容性和过敏反应。此时停止治疗，更换其他管路或者滤器。

七、注意事项

1.机器型号多样，使用操作流程需按照机器说明书提示进行。管路安装及治疗液配制过程中避免污染。

2.配制治疗液时需双人核对签名，配制完成后摇匀液体，避免各离子浓度分布不均。

3.对不能配合的患儿可以遵医嘱使用镇静药物，尽量减少报警所致的血泵停止，减少凝血发生。

4.受卧床、循环灌注改变、躯体制动或镇静影响，需注意患儿皮肤压力性损伤的问题。

5.儿科患儿自我表达能力有限，监护过程中需特别警惕 CRRT 相关并发症发生，并与自身疾病症状相鉴别。

八、知识拓展

临床上连续性血液净化治疗的模式和方法随着设备、材料、抗凝方式的不断进步也在不断地拓展其应用范围。但儿童血液净化的研究落后于成人，作为儿科医务工作者，应努力拓展血液净化在儿科的应用，提高创新与奉献精神，造福广大儿童。

（翁永林）

第八节　儿童血液透析

一、概述

血液透析（hemodialysis，HD）采用弥散和对流原理清除血液中代谢废物、有害物质和过多水分，是最常用的终末期肾脏病患儿的肾脏替代治疗方法之一，也可用于治疗药物或毒物中毒等。

二、目的

1.替代肾脏部分功能。

2.清除体内药物或毒物。

3.清除体内毒素和多余水分，纠正酸中毒和电解质紊乱。

三、适应证

1.终末期肾病。

2.急性肾损伤。

3.药物或毒物中毒。

4.严重水、电解质和酸碱平衡紊乱。

5.其他，如严重高热、低体温，以及常规内科治疗无效的严重水肿、心力衰竭、肝功能衰竭等。

四、禁忌证

无绝对禁忌证，但有以下情况应慎用：颅内出血或颅内压增高、药物难以纠正的严重休克、严重心肌病变并有难治性的心力衰竭、活动性出血、精神障碍不能配合血液透析治疗。

五、操作实践

（一）评估

1.评估患儿的意识、生命体征、病情、体重增长、凝血状态、合作程度。

2.查看患儿肝炎病毒、HIV 和梅毒血清学检查结果。

3.了解患儿对血液透析注意事项的掌握。

4.了解患儿血液透析治疗目的、血管通路置入时间。

（二）操作前护理

1.向患儿及家属讲解血液透析相关知识，并签署知情同意书。

2.监测反渗水。

3.用物准备齐全。①无菌物品：透析器、血液透析管路、生理盐水、棉签、肝素钠注射液、输液器、20 mL 注射器、10 mL 注射器、5 mL 注射器、肝素帽、无菌换药包、无菌治疗巾、无菌敷料、无菌手套、无菌纱布。②消毒剂：碘伏消毒液、免洗手消毒液。③其他：弯盘、口罩、胶布、透析液、一次性橡胶手套、手持移动护理终端。

4.评估病房环境。

5.洗手，戴口罩。

6.检查患儿腕带，核对姓名、床号，并向患儿及家属作解释。

（三）操作中护理

1.开机自检。

（1）检查透析机电源线连接是否正常。

（2）打开机器电源总开关。

（3）按照机器要求完成全部自检程序，机器自检通过。

2.血液透析器和管路的安装。

（1）选择透析、干粉筒 +A 液，连接干粉筒和透析液吸杆，准备透析液。

（2）将透析器放于支架上；打开透析器管路外包装，依次旋紧保护帽；按照体外循环血流方向依次安装管路，静脉管路末端连接废液袋端口，废液袋不得挂于操作者腰部以下，安装肝素空针。

3. 密闭式预冲。

（1）动脉端连接生理盐水预冲液；输液器连接生理盐水，排气后连接动脉管路端侧管，启动血泵调至 80 ~ 100 mL/min 预充，排净透析器管路和透析器膜内气体，生理盐水流向为动脉端→透析器→静脉端，不得逆向预冲。调整静脉壶液面。

（2）将血泵调至 200 ~ 300 mL/min，当透析器旁路键亮起，安装透析器旁路，动脉端倾斜向上、启动旁路，排净透析器膜外气体。

（3）翻转透析器静脉端向上继续预冲，预冲量应严格按照透析器说明书中的要求，若需要进行闭式循环或肝素生理盐水预冲，应在生理盐水预冲量达到后再进行。

（4）预冲完成后，按照体外循环走向顺序，依次检查管路系统各连接处和开口处，未使用的管路处于加帽密封和夹闭管夹双保险状态，根据医嘱调整好患儿的治疗参数（血流量、超滤量、治疗时间、抗凝剂等），准备上机治疗。

4. 建立体外循环（上机）。

（1）血管通路（中心静脉留置导管）准备。①洗手，将患儿头偏向对侧、戴口罩。打开静脉导管敷料和伤口敷料，观察导管皮肤入口处有无红肿、破溃、渗出，导管外接头有无破损、打折以及固定情况。②洗手，打开无菌包、戴无菌手套，使用碘伏消毒液，按照"顺时针→逆时针→顺时针"顺序消毒导管入口周围皮肤 3 遍，擦拭时间大于 15 秒，再分别消毒导管、导管夹子及肝素帽。③辅助人员戴无菌手套、用纱布覆盖导管出口。④操作者更换无菌手套，将无菌治疗巾垫于静脉导管下。⑤使导管夹子处于夹闭状态，取下导管肝素帽。⑥按照"顺时针→逆时针"顺序，环形消毒导管接口，时间大于 15 秒，并尽量减少在空气中暴露的时间。⑦用注射器回抽导管内封管液 2 mL 左右，推注在纱布上检查是否有血凝块。如有血凝块再次抽取直至无血凝块为止。再用 20 mL 注射器抽取管腔，观察血流情况，如回血不畅，应查找原因，严禁使用注射器用力推注导管腔。评估后用 10 mL 生理盐水冲洗管路。⑧同样方法消毒、检查另一个管腔，根据医嘱从导管静脉端推注首剂量抗凝剂。

（2）患儿上机。①上机前再次核对患儿姓名、ID 号。②连接动脉导管至循环管路，进行上机治疗，当机器静脉探测器探测到血液后停泵，连接静脉端，用无菌纱布包裹透析管路与导管连接部位，妥善固定导管。③确认连接紧密后，开启血泵，缓慢调节血流量至目标值 [3 ~ 5 mL/(kg·min)]，启动肝素及超滤，进入治疗状态。

（3）血液透析中的监测。①体外循环建立后，监测生命体征，观察患儿反应，询问患儿的自我感觉。②自我查对。按照体外循环管路走向的顺序，依次查对体外循环管路系统各连接处和管路开口处，未使用的管路开口应处于加帽密封和夹闭管夹的双保险状态。治疗开始后，应对机器高频接触部位进行消毒擦拭。根据医嘱查对机器治疗参数。③双人查对。自我查对后，与另一名护士同时再次查对上述内容，详细记录在血液透析记录单上并签字。④血液透析治疗过程中，至少应每小时 1 次观察穿刺部位有无渗血，仔细询问患儿自我感觉，测量生命体征并记录，查看血透机上各项监测指标。

5. 密闭式回血（下机）。

（1）确认治疗完成，达到预期目标值，根据医嘱调整血液流速。

（2）打开动脉端预充侧管，使用生理盐水将存留在动脉侧管内的血液回输 20～30 秒。

（3）关闭血泵，靠重力将动脉侧管近心侧的血液回输入患儿体内。

（4）夹闭动脉端夹子。

（5）打开血泵，用生理盐水全程回血。回血过程中，双手左右转动滤器，但不得用手挤压静脉端管路，当生理盐水回输至静脉壶、安全夹自动关闭后，停止继续回血。

（6）回血完毕，夹闭静脉端夹子。

（7）评估回血后的血路管及透析器的凝血状况并记录。

6. 中心静脉留置导管封管。

（1）操作者消毒（与上机时消毒方法相同）导管入口周围皮肤、导管、导管夹子及肝素帽。将已开肝素帽，放置在无菌敷料上。

（2）辅助人员协助固定透析动静脉管路。

（3）操作者更换无菌手套，先断开中心静脉导管动脉端与管路连接，固定导管动脉端，辅助人员协助连接已抽吸生理盐水注射器，操作者打开导管夹，辅助人员以脉冲式手法推注 10 mL 生理盐水冲洗留置导管管腔并使用肝素正压封管动脉端导管，操作者关闭导管夹、连接肝素帽。

（4）再按照同样方法封管静脉端。

（5）用无菌敷料覆盖导管皮肤入口周围皮肤，用无菌纱布包扎中心静脉导管，辅助人员协助胶布固定，并注明更换时间及操作者姓名。

7. 通过机器的污水管道排空血液透析器膜内外及其管路内的液体，排放完毕后，将体外循环管路、滤器取下，放入医疗废弃物容器内，封闭转运。医疗垃圾分类处理。

（四）操作后护理

1. 测量生命体征。评估患儿体重，再次核对患儿信息，整理用物，记录治疗单，签名。

2. 嘱患儿平卧 10～20 分钟，交代注意事项，包括导管护理技巧，血液净化家庭急救知识，告知患儿饮食、用药、运动、并发症管理等自我管理的知识技巧，待患儿生命体征平稳后，离开透析室。

3. 机器消毒。

（1）每班次透析结束后，机器表面采用 500 mg/L 的含氯消毒剂擦拭消毒；机器表面若有肉眼可见污染应立即用可吸附的材料清除污染物（血液、透析废液等），再用 500 mg/L 含氯消毒剂或中高效消毒剂擦拭机器表面。

（2）每班次透析结束后，按照透析机使用说明书要求对机器内部管路进行消毒。

（3）若发生透析器破膜，传感器保护罩被血迹或液体污染，立即更换透析器和传感器保护罩；若发生传感器保护罩破损，立即更换传感器保护罩，待此次治疗结束后请工程专业人员处理。

六、并发症处理

血液透析并发症较多，主要包括透析中低血压、失衡综合征、肌肉痉挛及恶心呕吐等。在透析过程中，应密切监测患儿的生命体征，积极预防并发症。若并发症出现，须做到早期发现并迅速处理。对于经积极处理仍无法缓解的并发症，应考虑终止血液透析治疗。

七、注意事项

1. 严格执行血透室消毒隔离制度，操作过程中严格遵守无菌操作原则。

2. 首次、出院后再次入院需进行血液透析的患儿，必须在血液透析前完成乙型肝炎、丙型肝炎、梅毒、HIV 的检查，并且进行实名制登记。

3. 操作前检查血管通路，确保管道通畅。

4. 治疗中及时发现和处理并发症。观察血管通路有无肿胀、渗血，管路有无扭曲、受压，及时发现及时处理。

5. 严密观察报警参数，并及时处理，防止发生凝血、破膜。

6. 下机时严禁空气回流。

7. 治疗结束后观察患儿有无出血倾向，妥善固定导管，详细交代透析后相关注意事项。

八、知识拓展

1. 干体重是透析超滤能够达到最大限度体液减少，且不发生低血压时的体重，即采用血液透析缓慢超滤至出现低血压时的体重。此时患儿体内基本无多余的水钠潴留，也不缺水，是感觉舒适的理想体重。由于患儿营养状态等变化会影响体重，故建议每 2 周评估 1 次干体重。

2. 透析中低血压是指透析中收缩压下降 >20 mmHg 或平均动脉压下降 >10 mmHg，并伴有低血压症状。其发生的原因主要是有效血容量减少，血浆渗透压下降、血管反应性变化及重度贫血、低蛋白血症、出血等。预防透析中低血压的主要措施如下：①采用儿童专用的血液净化管路及小面积透析器；患儿年龄小，体重轻或有低血压倾向的患儿，可使用胶体液、全血等预充。②控制超滤量和超滤速度。③合理调整降压药使用。④透析中加强血流量监测，一旦发生低血压，立即暂停超滤、对症治疗。

3. 透析失衡综合征是指发生于透析中或透析后早期，以脑电图异常及全身和神经系统症状为特征的综合征。其发生原因是血液透析快速清除溶质，导致患儿血液溶质浓度快速下降，血浆渗透压下降，血液和脑组织液渗透压差增大，水向脑组织转移，从而引起颅内压增高、颅内 pH 改变。轻者可表现为头痛、恶心、呕吐及躁动，重者出现抽搐、意识障碍甚至昏迷。预防透析失衡综合征的措施：①首次透析患儿，建议采用低效透析方法，包括减慢血流速度、缩短每次透析时间（每次透析时间控制在 2 ~ 3 小时内）、应用膜面积小的透析器等。②维持性透析患儿，采用钠浓度曲线透析液序贯透析可降低失衡综合征的发生率。另外，规律和充分透析，增加透析频率、缩短每次透析时间等对预防有效。

（陈晓凤）

第九节　气管导管的固定

一、概述

　　气管导管（tracheal catheter）是一种特制的管道，经口或鼻腔插入，经过声门进入人体气道内，形成人工气道。分为带套囊气管导管（cuffed endotracheal tubes，CETT）和无套囊气管导管（uncuffed endotracheal tubes，UCETT）。气管导管固定方法不当会导致气管导管移位、脱管等情况发生，严重时会致使患儿发生缺氧性或窒息性死亡。采用科学合理的气管导管固定方法不但可以防止发生导管移位、脱管，还可以防止口腔、唇面部损伤等情况发生，同时有助于提高患儿的舒适度。

二、目的

　　防止气管导管移位或脱管。

三、适应证

　　1. 成功插入气管导管时。

　　2. 固定气管导管的胶布松动、浸湿或被污染时。

　　3. 发现口腔、唇面部受压迫，需调整气管导管位置，重新固定时。

　　4. 医生调整插管深度，重新固定时。

四、禁忌证

　　没有绝对禁忌证，但是当患儿不配合或只有一个操作者时，应慎重。

五、操作实践

（一）评估

　　1. 评估患儿的生命体征、意识状态、合作程度、肢体活动能力、唇面部皮肤情况、痰液情况等。

　　2. 评估气管导管的插入型号、深度、气囊情况。

（二）操作前护理

　　1. 用物准备：外科高强度宽胶布或棉柔宽胶带（新生儿用）、液体敷料、手套、湿巾、纸巾；按需准备人工皮、剪刀或者污物盘。

　　2. 环境准备：安全、光线明亮。

　　3. 患儿准备：安静、配合。

　　4. 护士准备：如果患儿意识清醒，应对患儿进行健康教育，告知操作目的，取得患儿配合；如果患儿痰液过多，在协助者帮助下可先清理气道分泌物。洗手，戴口罩、手套。

（三）操作中护理

1. 携用物至床旁，安置患儿于合适体位。

2. 去除旧胶布。协助者一手置于患儿前额，固定头部，另一手固定气管导管；操作者去除胶布，确认导管插入深度是否正确。如果发现患儿导管固定侧的嘴角或者脸部皮肤出现压伤，可将导管移到嘴角另一侧，避免同一部位长期受压。

3. 清洁、保护皮肤。根据情况使用湿巾或纸巾清洁患儿皮肤，擦干后，涂抹液体敷料保护皮肤，涂抹范围包括上唇和鼻子间的空隙、下颌处、两侧脸颊、气管导管粘贴胶布处，建议涂抹3次，每次间隔15秒，粘贴胶布前停留30秒。如果患儿皮肤有破损，需在皮肤损伤处贴人工皮。

4. 固定导管。第1条"Y"形胶布未剪开部分固定于近气管导管侧的脸颊，上端胶布固定于上唇与鼻子之间的空隙，下端胶带自上而下环绕导管，以及顺时针缠绕导管。第2条"Y"形胶布粘贴部位同第1条，但是不与第1条完全重合，且下端胶布自下而上缠绕导管，以及逆时针缠绕导管。再次确认导管插入深度。

5. 做标记。在脸颊胶布上写气管导管插入深度。

6. 固定牙垫（按需进行）。将牙垫放入患儿口中，放入专用牙垫时凹槽部分对准导管；放入自制牙垫时应同导管平行放置，放入深度到达软腭。"Y"形胶布未剪开部分粘贴于近气管导管侧脸颊，上端胶布贴于鼻尖和上唇间隙，下端胶布缠绕气管导管1周，再缠绕牙垫两周，最后重新回到脸颊处。如果是未裁剪胶布，则从胶布中间开始缠绕气管导管2周后分别粘贴于两侧脸颊。

（四）操作后护理

1. 安置患儿于舒适体位。

2. 调整呼吸机管路位置，使气管导管尽可能垂直于患儿嘴巴。

3. 整理床单位及处理用物。

六、并发症处理

1. 气管导管移位：向头侧（即向上）移位可能表现为气道漏气量大，向远端（即尾侧）移位会导致ETT末端撞到隆突或ETT插入主支气管（通常插入右主支气管）。如果确认尾侧移位，应将套囊放气，回撤气管导管一段预定的距离，然后重新对套囊充气，听诊双肺呼吸音，并再次拍摄X线片确认导管位置是否正确。如果怀疑头侧移位且气管导管的球囊估计位于声带下方且完好无损，应拍摄胸片，一旦确认头侧移位，可以将气管导管向远端移动；如果怀疑头侧移位，并且怀疑或确认气管导管的尖端或球囊在口咽部（例如，通过二氧化碳监测或直接观察气管导管），则应在直接喉镜下及时重新插管，而无须进行胸片检查。

2. 气管导管脱出：观察生命体征，评估患儿自主呼吸情况，同时呼叫医生；如果患儿有自主呼吸，立即给予鼻导管或者面罩吸氧，如果患儿有口鼻腔分泌物应及时清理；如果患儿没有自主呼吸，立即给予简易呼吸囊辅助呼吸，简易呼吸囊需连接氧气源，另一人立即准备插管用物，配合医生进行气管插管及后续处理措施。

七、注意事项

1. 保护皮肤。去除旧胶布时，建议采取 180° 去除手法，充分保护患儿皮肤，对难以去除的旧胶布，建议使用粘胶去除剂及类似功能产品；人工皮粘贴范围必须小于胶布粘贴范围；粘贴脸部胶布时，无压力粘贴。

2. 稳固固定。整个过程操作者手法应稳当，保持气管导管在同一位置；缠绕导管胶布时，第 1 圈塑形，第 2 圈略施压力；气管导管固定至少需要 2 人配合完成。

八、知识拓展

1. 减少气管导管非计划性拔管。加强巡视，气管导管非计划性拔管高危时间段为夜班、交接班前后 1 小时和撤机阶段；每班交接导管插入深度；合理使用镇痛镇静剂，随时评估镇痛镇静深度，Ramsay 评分 2 ~ 4 分是理想的临床镇静状态，人工通气支持条件较高的患儿需要更深程度的镇静，可达 3 ~ 5 分；按需进行患儿肢体约束；更换患儿体位时保护好气管导管，及时调整呼吸机管路位置；提醒医生对有脱机指征的患儿及时拔管。保持气管导管通畅，及时清理患儿口鼻腔、导管内分泌物，如果吸痰管在气管导管内取出困难，勿强行拽出，应停止负压轻轻取出吸痰管。为预防这种情况发生，选择吸痰管时，新生儿和婴儿吸痰管外径不能超过气管导管内径的 70%，年长儿不超过 50%，吸痰负压不大于 0.04 Mpa。

2. 气管插管口渴的处理。

（1）冰水喷雾。建议用 0 ~ 6 ℃的冰灭菌注射用水喷雾剂喷洒患儿的口腔，喷洒部位依次为上颚、左颊部、舌面、右颊部、咽喉部，每个部位连续喷 3 次，每次喷洒出的液体量约为 0.1 mL，干预 1 次的液体总量为 1.5 mL 左右。

（2）冰碴刺激疗法。可采用口腔护理联合棉签蘸取少量冰碴湿润患儿口唇及口腔的冰碴刺激疗法，冰碴用灭菌注射用水制备，在口腔护理结束后立即使用。

（3）冰雾化喷雾。按照生理盐水 5 mL + 灭菌注射用水 5 mL 的比例配置 0.45% 氯化钠溶液，以牙垫为中心，将雾化器放置于距患儿牙垫 5 cm 的口唇处，取 6 ~ 10 ℃的 0.45% 冰氯化钠溶液，以 6 ~ 8 L/min 氧气驱动进行 6 小时雾化喷雾。

（4）口腔护理。按临床规范给予患儿口腔护理，在下次口腔护理之前，每隔 2 小时用 15 ℃无菌湿棉签湿润患儿的口腔，建议用含有薄荷的保湿剂对患儿的口唇进行涂抹。若使用以上方法口渴症状未充分缓解，可使用人工唾液喷雾剂，但价格昂贵。不推荐使用在口渴管理安全策略的基础上经口饮用 0 ~ 6 ℃少量冰水的干预措施，该干预措施会增加患儿发生呛咳或误吸的风险。不推荐使用毛果芸香碱和西维美林药物增加患儿的唾液流量，改善其口渴症状，该类药物会使患儿出现心动过缓、低血压、出汗增加、尿频、畏寒、鼻炎、恶心、腹泻等副作用。

（冷虹瑶 崔 璀 易 敏）

第十节　气管插管

一、概述

气管插管是解除上呼吸道梗阻，保证气管通畅，清除下呼吸道分泌物和进行辅助呼吸的有效方法。在危重患儿的抢救中发挥重要作用，甚至是决定急救结果的关键措施。

二、目的

针对全麻手术及危重症患儿，以清除气管支气管分泌物，保持呼吸道通畅。

三、适应证

1. 呼吸心脏骤停行心肺复苏术。

2. 呼吸衰竭、呼吸肌麻痹和呼吸抑制者行机械通气。

3. 为气道内麻醉或给药提供条件。

四、禁忌证

无绝对禁忌证。

五、操作实践

（一）评估

气管插管分为经口插管和经鼻插管两种，其优缺点见表 18-3。

▶ 表 18-3　经口、经鼻气管插管比较

方式	优点	缺点	适应证
经口气管插管	简便、迅速	不易固定、易脱管、刺激大、较难忍受、分泌物多	手术麻醉；下呼吸道分泌物潴留或肺不张需插管吸引；急救复苏而经鼻插管有一定难度；不适于经鼻插管者
经鼻气管插管	易固定、活动度小、对喉头刺激小、患儿较易耐受，留置时间长	操作复杂、技术要求高、损伤大	需长期呼吸机支持的患儿

（二）操作前准备

1. 心电监护仪，可以监测心率、血压、血氧饱和度、呼吸等。

2. 气管插管用物准备：带有叶片的喉镜（弯、直），检查光源、选择合适的型号；选择型号合适的气管导管，带囊的气管导管要检查气囊是否完好、润滑导管；Magill 钳、探条；

氧气、简易复苏器、负压吸引处于备用状态、一台装备完善的呼吸机；用于固定的防水胶布；经口气管插管时还需要准备合适的牙垫；有条件的可以准备可视喉镜、纤维支气管镜协助气管插管。

3.气管插管的药物准备：盐酸肾上腺素、阿托品、镇静剂（如咪达唑仑等）、肌松剂（如维库溴铵等，插管成功后使用）。

（三）操作中护理

1.备齐用物及急救药物于床旁，保证静脉通道通畅。

2.患儿准备：将胃内容物吸出减压，协助患儿取平卧位，头后仰，打开气道，切勿过度后仰，好的体位可以提高气管插管的成功率。

3.建立心电监护、血氧饱和度监测。

4.专门有一名护士负责皮囊加压给氧和及时吸引口鼻腔分泌物，观察生命体征情况。

5.插管成功后使用两条2.5 cm宽的"Y"形胶布固定气管导管，核实导管插入长度，并在醒目的位置标明以便交班核对。

（四）操作后护理

1.妥善固定，预防气管导管非计划性滑管。

（1）注意镇静、约束到位，尤其是上肢的约束到位，必要时使用约束腰带。

（2）注意呼吸管道的固定，要留有余地，便于患儿活动。

（3）患儿咳嗽、烦躁时，不吸痰，确保在镇静状态下操作。

（4）带管转入患儿，注意检查气管导管位置，重新固定气管导管，并注意镇静。

（5）每班必须交接导管插入的长度，在醒目位置标明；调整导管位置后必须立即重新标明插入长度并记录。每班记录呼吸机型号、参数及插管型号，插入深度等。有松脱时随时更换。

2.合理的湿化，防止导管堵塞。机械通气时，要保证呼吸机管道"Y"形接口处的温度为34～41 ℃，可以保证达到呼吸道的温度为37 ℃。及时清理呼吸道的分泌物。

3.防止医用胶粘性皮肤损伤。更换胶布时去除旧胶布要轻柔，采用180°去除方法，去除有困难的可以使用祛粘胶剂。固定时，先用皮肤保护膜和水胶体敷料保护皮肤，然后粘贴胶布。

4.预防呼吸机相关性肺炎。

六、并发症处理

1.气道黏膜损伤：插管时强调动作轻柔、吸痰时浅吸引。

2.呼吸机相关性肺炎：每日进行口腔护理，使用活性银喷口腔；使用密闭式吸痰管吸痰，吸痰时选择合适的负压，按需吸痰；要根据患儿消化功能选择合适的管饲方法，重力鼻饲、持续低速泵入、空肠管饲等；患儿物品专人专用，如吸痰管、听诊器、软尺等；在病情允许下给予气管内壁清理术。

七、注意事项

1. 气管插管前与家属沟通同意后要签署知情同意书。

2. 在气管插管前人力、物品及急救镇静的药物要准备齐全。

3. 气管插管时，必须有两位以上的人力在场。

4. 给予患儿适当的镇痛镇静，插管动作要轻柔。

5. 注意要无菌操作。

八、知识拓展

气管插管是全身麻醉的重要辅助通气措施，与无套囊气管导管相比，应用带套囊气管导管的患儿换管率更低，但两组患儿拔管后喉痉挛和喘鸣等相关并发症的发生率未见明显差异，提示带套囊的气管导管可能是患儿的最佳选择。目前，小儿气管导管的选择更倾向于带套囊气管导管。

气管导管套囊可以密闭呼吸道，固定导管位置，避免口腔分泌物和胃内容物误入气管，从而起到封闭下通气道以及减少肺部并发症的作用。而套囊压力是使用过程中重要的影响因素，如果套囊内压力管理不当，将会导致气管黏膜局部缺血、出血、坏死，并可能出现反流误吸性肺炎和气管食管瘘等严重并发症。气囊内压力应 <25 cmH2O，气囊内压力过大会导致气管黏膜损伤、喉返神经麻痹引起的声带功能障碍和咽喉痛。因此，推荐使用测压计监测气囊内压力。

（孟玉倩）

第十一节　气管切开

一、概述

气管切开是指将颈段气管前壁切开，通过切口将大小适当的气管套管置入气管的手术。气管切开是最古老的外科手术之一，是临床抢救和治疗危重病人的重要措施之一。目前临床中普遍应用的气管套管有两大类：金属气管套管和塑料（硅胶）气管套管（图 18-2、图 18-3）。

二、目的

保持呼吸道通畅，减少机械通气及气管插管的时间。

三、适应证

1. 需要长期进行机械通气治疗的患儿。

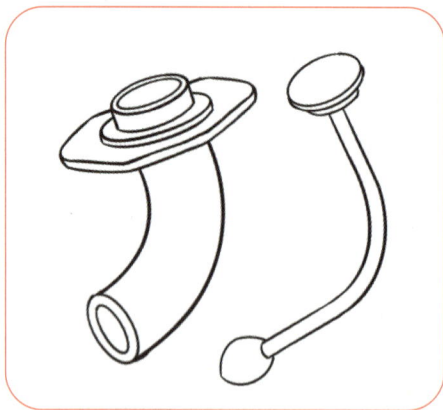

图 18-2　金属气管套管　　　　图 18-3　塑料（硅胶）气管套管

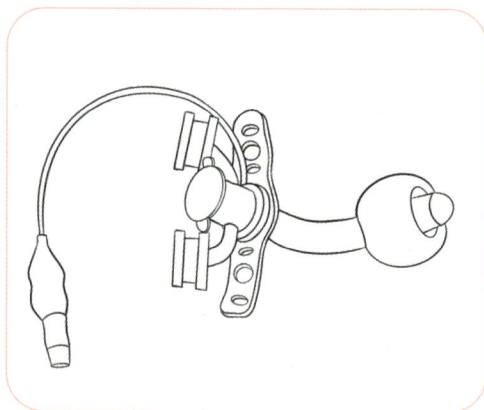

2. 头面部创伤而无法进行气管插管的患儿。

3. 呼吸机依赖，为减少无效腔，促进撤机而采取气管切开。

4. 某些手术的前置手术，如颌面部、口腔、咽、喉部手术时，为了防止血液流入下呼吸道或术后局部肿胀阻碍呼吸，行预防性气管切开术。

5. 上呼吸道梗阻急救措施。

四、禁忌证

1. 张力性气胸者（插管闭式引流后可上机）。

2. 低血容量休克、心力衰竭尤其是右心衰竭者。

3. 肺大疱、气胸及纵隔气肿未引流前。

4. 大咯血患儿。

5. 心肌梗死者（心源性肺水肿）。

五、操作实践

（一）评估

1. 评估患儿的病情是否适合气管切开。

2. 评估患儿家属的配合程度及接受度。

（二）操作前准备

1. 保持病室安静、清洁、空气清新，室温以 22 ~ 24 ℃，湿度以 60% ~ 70% 为宜，定时通风和消毒，严格限制陪床和探视人员。

2. 患儿保持镇痛镇静状态，家属签署操作同意书。

（三）操作中的准备

1. 体位。定时更换体位，保持正常头位；避免过多刺激及不必要的搬动，防止气管内出血、气管移位；轴线翻身，防止气管插管移位、脱出等情况发生；烦躁者可给予镇静剂。

2. 湿化。需要导管内给氧者，应充分湿化和加热气体，或使用加热湿化器或人工鼻通气等湿化方式；痰液黏稠的患儿可予以生理盐水雾化稀释痰液或灌洗吸痰。

3.气管切口换药。

（1）气管套管固定带更换。①固定带的选择：可用布、纯棉、魔术贴系带。②更换固定系带：气管套管固定带更换时至少需要 2 名医护人员。一人固定气管套管，一人更换固定带，避免患儿咳嗽或不配合导致脱管。将固定带的两头分别穿过套管两侧的固定翼，打死结进行固定（棉布固定绳），然后绕过后颈在旁侧先打一外科结（图 18-4），调整松紧至能容纳一指为宜（图 18-5）。或将魔术贴固定带两头分别穿过两侧的固定翼，直接回扣粘于颈部的魔术贴上（图 18-6）。操作过程动作应轻柔、熟练，减少对患儿气道的刺激。检查系带松紧度，以容纳一指为宜，观察患儿面色、呼吸有无异常，观察固定带颈部周围皮肤，如有异常，及时处理。

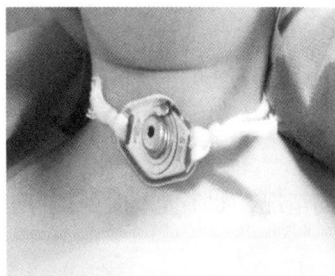

图 18-4　金属气管套管固定系带的方式

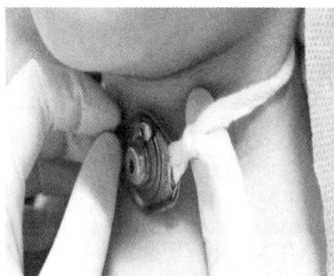

图 18-5　系带松紧能容纳一指为宜

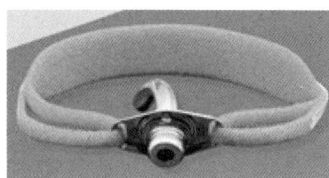

图 18-6　魔术贴固定带固定方式

（2）更换气管垫。每日至少更换气切垫 1 次，分泌物多时随时更换。①取切口垫：先观察气管套管系带松紧度是否合适（一指为宜），有无套管脱落现象。在患儿头侧放置污物盘，戴一次性手套，固定气管套管，取下套管下所垫的纱布，观察纱布有无渗血、渗液、有无异常分泌物及异味，手套包裹污染纱布一起丢入垃圾桶。②切口消毒：一手持镊子固定气管外套管（防止消毒时气管脱出），一手用消毒棉签由内向外（从切口处开始消毒）依次消毒切口处皮肤，消毒直径≥ 15 cm，消毒范围至少大于纱布或气切垫面积。然后再由内向外消毒气管套管外口，污染伤口则由外向内，沿气切导管消毒三遍，消毒棉签不可反复来回擦拭。③更换纱布块：消毒待干后，戴无菌手套或用镊子取出无菌切口纱布垫，保持纱布垫无菌，将纱布垫垫于气管套管下，根据患儿颈部的具体情况，选择侧方或下方系带，以系带不遮挡和碰触导管口为原则（图 18-7）。用适合患儿皮肤状况的装置维持和固定气管套管，使其松紧适宜，以固定带与颈部皮肤之间容纳一横指为宜，保持固定带清洁及皮肤完整性，根据需要及时更换，动作轻柔，避免引起呛咳反应，观察患儿面色、呼吸有无异常。

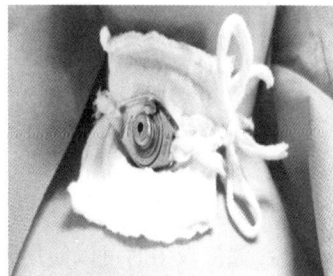

图 18-7　气管垫固定法

4.吸痰护理。按需吸痰，吸痰前可配合雾化和胸部物理治疗，以帮助痰液吸出；严格无菌操作，选择适当负压，动作轻柔；避免吸痰管固定于一处，以免损伤黏膜；吸痰过程中谨防任何异物吸入气管内；吸痰的同时观察生命体征、SpO_2、患儿的耐受情况以及痰液的性状和量。

（四）操作后的准备

1.术后密切观察。术后应密切观察呼吸功能变化，防止因分泌物堵塞而再次发生窒息。应注意并发症的观察，及时发现，及时处理。气管切开的早期并发症有局部出血、皮下气肿、纵隔气肿、气胸、神经损伤、气道阻塞、感染和脱管等；长期并发症有感染、切开处气管狭窄、管腔堵塞、气管黏膜损伤、大出血等。

2.基础护理。加强口腔护理和皮肤护理，防止压力性损伤的发生；给予高能量、高营养饮食，及时补充水分和维生素，防止机体脱水使痰液黏稠结痂。

3.拔管护理。病情好转需拔去气管导管时，应先试堵管，观察 24 ~ 48 小时后再拔管。在堵管期间应密切观察有无呼吸困难、面色发绀、烦躁不安等；拔管当日床旁备好同号套管和气管切开包，以防拔管不成功时备用；拔管后 1 ~ 2 天还应注意观察患儿呼吸情况。

六、并发症处理

1.套管脱出：常因固定不牢所致，脱管是非常紧急而严重的情况，如不能及时处理将迅速发生窒息，停止呼吸。因此系带在每次换药后都要牢固固定。

2.出血：由气管切开时止血不彻底，或导管压迫、刺激、吸痰动作粗暴等损伤气管壁造成。患儿感胸骨柄处疼痛或痰中带血，一旦发生大出血时，应立即进行气管插管压迫止血。

3.皮下气肿：为气管切开术比较多见的并发症，气肿部位多发生于颈部，偶可延及胸及头部。当发现皮下气肿时，可用甲紫在气肿边缘作标记，以利观察进展情况。

4.感染：是气管切开常见的并发症，与室内空气消毒情况、吸痰操作的污染及原有病情均有关系。保持切口清洁干燥，外套管下垫纱布，经常更换，保持清洁，每日更换纱布 2 ~ 4 次。护理人员进行换药时要保持无菌操作。

5.气管壁溃疡及穿孔：气管切开后套管选择不合适，或置管时间较长，气囊未定时放气减压等原因均可导致。进行气管切开术时需要选择合适的套管，置管时间较长的患儿可以选择硅胶套管，并定时进行气囊减压。

6.声门下肉芽肿、瘢痕和狭窄：是气管切开术的晚期并发症。尽量减少对患儿的刺激，防止气切套件的移动而导致出现肉芽肿等并发症。

七、注意事项

1.气管切开术后每日进行伤口护理消毒时要加一点压力，防止肉芽组织增生。

2.渗液较多时可以使用吸水性强的敷料覆盖伤口，待伤口渗液减少时再更换气切垫。

3.注意评估湿化效果及湿化液的温度，防止堵管与烫伤。

4.防止套管脱出。患儿烦躁、气管导管太短、固定带过松、气管切开过宽和颈部肿胀等，均可导致套管脱落。对于清醒烦躁的患儿行合理约束，必要时可使用镇静剂。

八、知识拓展

因儿童本身的解剖结构、发育不完全等特点，气管切开术的风险相对较高，术后的并发症也较多，一般情况应尽量避免行气管切开；但对于存在严重的基础疾病且其他手段短时间内无法帮助实现自主呼吸的患儿，气管切开术仍是有效的治疗方法。

气管切开的主要目的已从单纯解除上呼吸道梗阻逐渐转变为综合治疗慢性疾病导致的呼吸功能不全，对需要长期气管内插管或存在呼吸机依赖的患儿，早期行气管切开术能帮助患儿减少插管相关并发症，缩短呼吸机使用时间，缩短住院时间。

金属气管套管内芯的消毒方法见表 18-4。

▶ 表 18-4　金属气管套管内芯消毒方法

消毒方法	使用类型	操作方法	注意事项
高压蒸汽灭菌法	耐湿、耐热的气管套管（如金属气管套管），且有多个配套内套管	①操作者戴一次性清洁手套，双手操作取出内套管； ②将污染的内套管放入专门容器送消毒供应室统一清洗、灭菌； ③将灭菌好的内套管送回病区备用	双手操作取出内套管，一手固定气管套管的外套管底板，另一手取出内套管；同时将已消毒灭菌的备用套管立即放入外套管内
煮沸消毒法	耐湿、耐热的气管套管（如金属气管套管）	①操作者戴一次性清洁手套，双手操作取出内套管（方法同上）； ②放入专用耐高温容器内，煮沸 3～5 分钟，使痰液凝结便于刷洗； ③用专用刷子在流动水下清洗内套管内外壁，并对光检查内套管清洁无痰液附着； ④刷洗干净的内套管应再次放入干净水中，煮沸时间≥15 分钟； ⑤消毒好的内套管干燥，冷却后立即放回外套管内	煮沸时间从水开后开始计时；高海拔地区适当延长煮沸时间

（孟玉倩　彭利娟　杨春莲）

第十二节　儿童气道内吸引技术

一、概述

气道内吸引（endotracheal suctioning，ETS）是呼吸管理和机械通气的重要组成部分，即从患儿的人工气道内将肺内分泌物吸出，整个过程包括患儿的准备、吸引以及后续护理。气管内吸引有开放式和闭合式两种方法。开放式吸引技术需要将患儿与呼吸机分离，而密闭式吸引技术则需要将一个无菌的、密封的、插入式的吸入导管附在呼吸机回路上，这样可以让吸入导管通过人工气道而不将患儿与呼吸机分离。

二、目的

1. 改善气体交换，降低吸气峰压、气道阻力。

2. 增加肺顺应性和潮气量，提高血氧饱和度。

三、适应证

1. 气道可见分泌物。

2. 患儿不能产生有效的自发咳嗽。

3. 呼吸器监测屏幕上的锯齿图案和 / 或气管上存在粗裂纹。

4. 容积控制机械通气期间吸气峰值压力增加或压力控制通气期间潮气容积下降。

5. 氧饱和度下降或动脉血气分析提示缺氧或二氧化碳潴留，且怀疑与气道分泌物有关。

6. 急性呼吸窘迫。

7. 胃或上呼吸道分泌物需要获得痰标本以排除或识别肺炎或其他肺部感染或痰细胞学检查。

四、禁忌证

无绝对禁忌证。有插管指征者，应尽快插管，然后再吸痰。

五、操作实践

（一）评估

1. 评估患儿的病情、呼吸道通畅程度。

2. 观察呼吸机参数，了解呼吸机设置情况。

3. 评估患儿气道内痰液的量、性质及黏稠度。

4. 评估进食时间，进食 1 小时后方可操作，安抚患儿消除紧张情绪，取得配合。

5. 评估气管导管的深度以及胶布固定是否牢固，如胶布发生松脱或浸湿应当及时更换后再行操作。

6.评估气管导管总长度。

（二）操作前护理

1.用物准备：电动吸引器 / 中心负压、PDA、无菌手套、无菌盐水，输液器、一次性吸痰管 / 密闭式吸痰管、无菌纱布、无菌治疗巾、弯盘、复苏球囊、面罩、废液收集装置、氧气吸入装置、听诊器、脉氧仪或心电监护仪、护目镜和面屏（必要时）。

2.评估病房环境。

3.洗手，戴口罩、帽子。

4.检查患儿腕带，核对姓名、床号，并向患儿及家属作解释。

（三）操作中护理

1.开放式吸引方法。

（1）组装负压吸引装置，连接中心负压，检查吸引设备性能是否良好，连接是否正确，先打开总开关，再调节微量开关，根据患儿年龄选择合适负压。

（2）铺治疗巾，协助患儿取仰卧斜坡位。

（3）按下纯氧通气键（小婴儿上调10%氧浓度）。

（4）打开吸痰管，戴无菌手套，按无菌原则取出吸痰管，将吸痰管和吸痰接头连接，试吸生理盐水观察吸痰管是否通畅，润滑导管前端。测量需要插入吸痰管的长度，使吸痰管的手保持无菌，另一只手保持清洁。

（5）断开呼吸机管路，将呼吸机接口放置在治疗巾内防止污染。

（6）一手将吸痰管插入气管导管，另一手固定气管导管并夹闭吸痰管，将吸痰管插入气管导管的尖端处打开反折的吸痰管，吸出导管内分泌物，吸痰时轻轻旋转提拉吸痰管。吸痰时鼓励患儿咳嗽，密切观察患儿的症状和体征，吸痰过程中需要观察患儿痰液的性状、颜色和量等情况。

（7）吸痰完毕后连接呼吸机管路。

（8）抽吸生理盐水冲洗管路，翻转手套将吸痰管包裹，丢入医疗垃圾袋内，关闭负压，必要时再次按下纯氧通气键（小婴儿禁用）。

（9）用小纱布擦拭患儿口腔，帮助患儿恢复舒适体位。

2.密闭式吸引方法。

（1）组装负压吸引装置，连接中心负压，检查吸引设备性能是否良好，连接是否正确。先打开总开关，再调节微量开关，根据患儿年龄选择合适负压。

（2）铺治疗巾，协助患儿取仰卧斜坡位。

（3）按下纯氧通气键（小婴儿上调10%氧浓度）。

（4）戴手套，生理盐水连接输液器后与密闭式吸痰管侧管连接，关闭输液器。

（5）负压吸引器与密闭式吸痰管相连接，将密闭式吸痰管开关旋转控制钮打开，左手固定气管导管，右手将吸痰管通过人工气道送入人工气道尖端（气管导管和吸痰管刻度标识重叠为宜），按压吸痰管负压控制阀，逐渐回拉并左右旋转，痰多时稍作停留。

（6）将吸痰管完全拉入密闭式袖套内，关闭密闭式吸痰管开关旋转控制钮。打开输液器开关，按压吸痰管负压控制阀自动冲洗吸痰管。松开负压控制阀，断开负压，接上接头。

（7）脱手套，必要时再次启动纯氧通气键（小婴儿禁用），关闭负压。

（8）用纱布擦拭患儿口角，帮助患儿恢复舒适体位。

（四）操作后护理

1. 安置患儿。

2. 再次听诊患儿双肺以及观察呼吸机参数，若患儿痰鸣音明显减轻，呼吸机压力模式下潮气量上升或容量控制模式下吸气峰压下降证明吸痰有效，确认导管深度、观察胶布固定是否牢固。

3. 调节呼吸机氧浓度至操作前浓度。

4. 整理床单位及处理用物。

5. 观察、记录。

六、并发症处理

肺泡塌陷和低氧血症是气道内吸引最常见的并发症，严重时可引起心律失常、血流动力学改变等不良反应。为防止低氧血症和肺泡塌陷，需吸痰前"预膨肺""预充氧"，手控加快呼吸频率，并提高 20% 氧浓度 30 ~ 60 秒，一次吸引时间不超过 15 秒，吸痰过程中需密切注意患儿生命体征，每次吸引后再给予提高 20% 氧浓度，待 SpO_2 返回基础水平再重复吸引，吸痰完毕再给予提高 20% 氧浓度通气 1 分钟。

七、注意事项

1. 气道护理。吸痰深度可以直接影响吸痰效果，提倡浅吸引，避免深吸引引起气道黏膜损伤或出血等不良反应，婴幼儿吸痰管最大外径不能超过气管导管内径 70%，儿童、年长儿不能超过气管导管内径 50%，负压不可过大，新生儿及儿童的吸痰负压为 120 mmHg 以下，以能吸出痰液的最低下限为宜，并严格无菌技术。

2. 吸痰时机。2022 年美国呼吸治疗协会（American Association for Respiratory Care，AARC）制定的人工气道内吸痰临床实践指南，推荐按需吸痰，虽然在出现临床指征时再进行人工气道吸痰，可以减少临床医护人员的工作量，但仍然要警惕无吸痰指征导致人工气道长时间分泌物堆积引起的堵塞。

3. 纳排标准。①呼吸困难需行机械通气治疗；②均建立有人工气道。气道内吸引前和治疗过程中如果出现下列情况应暂缓气道内吸引治疗：①严重缺氧；②严重心律失常；③癫痫持续状态的患儿。此类患儿应首先给予对症和支持治疗，待病情稳定后再实施气道内吸引治疗。

八、知识拓展

1. 支气管肺泡灌洗可以刺激咳嗽、能有效清除分泌物、解除气道阻塞情况。方法为经气管导管滴入灌洗液 0.5 ~ 1 mL，用简易呼吸器加强呼吸 5 ~ 6 次，使患儿面色红润，SpO_2 95% 以上时将患儿翻身转向对侧，尽量采用头肩部稍低体位，拍背、平卧，操作者再行气管内吸痰，同法灌洗另一侧，可反复 2 ~ 3 次。但肺泡灌洗并不推荐为常规操作，临床医护人员需要评估其潜在的风险与必要性再实施对症护理。

2. 儿童在使用气管插管 / 气管切开时可能带有套囊，套囊可在气道内形成密封，提供通气支持和防止误吸，套囊压力过大可能引起黏膜糜烂、气管扩大、气管破裂甚至气管坏死，所以应避免套囊压力超过 30 cmH_2O。

（左泽兰　蒋　瑶　崔　璀）

第十三节　气管导管内壁清理技术

一、概述

气管导管内壁清理技术（endotracheal tube cleaning）是采用气囊导尿管清理气管导管内壁附着的痰液 / 痰痂，干扰气管导管内壁细菌生物膜的形成，从而避免痰痂堵塞和降低呼吸机相关性肺炎的发生率的一种方法。

二、目的

1. 清除气管导管内壁附着的痰液，防止痰痂形成和堵管。
2. 干扰管壁细菌生物膜形成，预防呼吸机相关性肺炎发生。

三、适应证

气管插管和气管切开患者。

四、禁忌证

1. 生命体征不平稳者。
2. 呼气末正压 >7 mmHg。
3. 急性呼吸窘迫综合征。

五、操作实践

（一）评估

1. 评估患儿的病情，用氧或呼吸机使用情况。
2. 评估患儿的镇静效果。

3. 听诊患儿气管导管内是否有痰液。

4.1 小时内患儿没有进食。

（二）操作前护理

1. 用物准备：6 号或 8 号一次性气囊导尿管 1 根（气管导管 ≥ 5.0 选择 12 号导尿管）、2 mL 一次性注射器 1 副、一次性治疗巾 1 张、无菌纱布 1 张、简易复苏器 1 个、复苏面罩 1 个、无菌手套 2 副、无菌水溶性凝胶 1 盒、活性银离子喷雾剂 1 瓶、皮尺 1 根。

2. 环境准备：环境安静、光线充足、温度适宜。

3. 患儿准备：保持安静、核对患儿姓名、年龄，PDA 扫描做好身份识别。

4. 护士准备：操作者穿戴整洁，洗手，戴口罩、帽子。

5. 家长准备：向家属做好沟通解释。

（三）操作中护理

1. 协助患儿取舒适体位，铺治疗巾，按下呼吸机纯氧键（小婴儿上调呼吸机浓度 10%）。

2. 测量气管导管总长度，标记导尿管插入深度，铺巾，将用物准备到治疗巾上，检查导尿管气囊完整性。

3. 抽出尿管囊内空气，空针保留等量空气并连接在气囊接头备用。

4. 辅助者用生理盐水或无菌水溶性凝胶润滑导尿管，喷活性银离子喷雾剂。

5. 断开呼吸机管路并放于治疗巾上。

6. 操作者将导尿管插入气管导管至预设深度，辅助者迅速向气囊内注入空气（气管导管内径 ≤ 4.0 mm，注入 0.3 ~ 0.5 mL；>4.0 mm 注入 0.8 ~ 1 mL），左手将活塞抵住防止空气溢出，右手固定好气管导管；操作者左手拿纱布，另一只手迅速将气囊导尿管拉出。

7. 辅助者迅速连接呼吸机管路，继续机械通气，必要时再次启动纯氧呼吸键，观察分泌物的量，如有必要，再次操作。

（四）操作后护理

1. 安置患儿。

2. 调节呼吸机氧浓度至操作前浓度。

3. 整理床单位及处理用物。

4. 观察、记录。

六、并发症处理

气囊导尿管拉出困难是气管导管内壁清理术最常见的并发症，严重时可引起黏膜出血、低氧血症等不良反应。行气管导管内壁清理术时需严格掌握气囊导尿管尖端插入的深度，禁止超过气管导管尖端 0.5 cm，防止气道黏膜损伤出血和导尿管无法拉出；使用中导尿管内导丝禁止取出。气囊导尿管拉出困难处理方法：①将气囊放气，拔出导尿管；②注入 0.5 mL 生理盐水于导管内，拔出导尿管；③前两种方法无效，直接拔出气管导管，给予相应处理（鼻导管给氧或重插气管导管）。

七、注意事项

1.气道护理。机械通气下痰液过多可引起通气流速下降，气道阻力增加，致使患儿呼吸做功增加、气管导管内壁清理频次增加，行气管导管内壁清理术前先行气道内吸痰，保持气道通畅。

2.清理时机。气管插管时间超过 1 天时，大量细菌会积聚在 ETT 上，第 3 天细菌生物膜的形成将增加呼吸机相关性肺炎（ventilator associated pneumonia，VAP）的风险，因此，尽早地开展气管导管内壁清理术，消除 ETT 上积聚的分泌物，可阻止下呼吸道混合菌株的产生，降低 VAP 发生率，建议在气管插管或气管切开接受机械通气后 24 小时内开始启动。

3.纳排标准。首次接受机械通气且征得监护人的同意。若出现下列情况应暂停气管导管内壁清理术：①缺氧不耐受，不宜行气管导管内壁清理术的患儿；②监护人不同意的；③患儿病情危重存在肺出血、肺水肿、颅高压危象、脑疝等；④气道狭窄，气道先天畸形，气道发育异常的患儿；⑤神经 - 肌肉阻滞疾病；⑥其他不宜断开气管导管操作的患儿。

八、知识拓展

VAP 是指在使用呼吸机进行机械通气治疗 48 小时后或在拔管后 48 小时内发生的肺炎。它是 ICU 患儿最常见的医院获得性感染之一，具有发病率高、病死率高等特点。VAP 不仅增加了患儿的痛苦和医疗负担，还延长了住院时间，增加了医疗资源的消耗。应采取综合性的预防措施和策略，包含优化呼吸机管理、加强口咽部护理、提高手卫生依从性、实施早期活动计划等，随着医学研究的不断深入和医疗技术的不断进步，预防 VAP 的策略和措施将会得到进一步的完善和优化。同时，加强医护人员的培训和监督，提高医疗质量和安全水平，也是预防 VAP 的重要措施之一。

（左泽兰　蒋　瑶　易　敏）

第十四节　机械通气期间的呼吸道管理

一、概述

机械通气（mechanical ventilation，MV）是辅助呼吸和防治呼吸功能不全的重要手段。其中人工气道的正确管理是确保有效、安全、成功机械通气的一个重要环节。若管理不当可导致一些严重并发症的发生，造成患儿病情加重甚至危及患儿生命。对危重症患儿，如果痰液引流不通畅，所有其他预防和控制肺部感染的措施都将丧失作用，痰液引流直接关系到患儿生存还是死亡。

二、目的

呼吸道管理的目的在于维护呼吸道的通畅性、预防和治疗呼吸道疾病、促进患儿康复、减少并发症的发生以及提高患儿的生活质量。这些目的的实现需要医护人员和患儿共同努力，采取科学合理的措施来管理呼吸道。

三、适应证

1. 人工气道内出现可见的分泌物或血液。

2. 双肺听诊湿啰音、痰鸣音或呼吸音降低。

3. 氧饱和度下降，或伴有 CO_2 潴留且怀疑由气道分泌物增多引起。

4. 出现急性呼吸窘迫的表现，如呼吸频率增加、三凹征等，考虑为气道堵塞引起。

5. 呼吸机监测面板上出现锯齿样的流速和 / 或压力波形，排除是管路积水和 / 或抖动等引起。

6. 患儿在压力控制模式下潮气量下降或容量控制模式下气道峰压升高，考虑为气道分泌物引起。

7. 反流误吸。

四、禁忌证

1. 鼻咽部出血。当鼻咽部有出血症状，或存在较严重的急性炎症、肿瘤时，切忌经鼻腔吸痰，以免损伤鼻腔黏膜加重出血。

2. 消化道出血。有上消化道出血的患儿，此时进行吸痰可能会加重出血症状。

3. 服用腐蚀性药物。服用腐蚀性药物的患儿，吸痰时易损伤气管黏膜，因此应避免吸痰。

4. 颅底骨折。有颅底骨折的患儿，切忌经鼻腔吸痰，以减少颅内逆行感染的风险。

5. 心脏功能障碍。有严重心功能障碍的患儿，应避免缺氧诱发的心律失常与心跳停止，因此在进行吸痰时需要特别谨慎。

6. 气道阻塞。对于存在明显气道阻塞的患儿，如鼻气道阻塞、明显鼻中隔偏曲、鼻骨骨折等，吸痰可能加重阻塞或导致进一步损伤。

7. 凝血机制异常。凝血功能异常的患儿在吸痰过程中可能发生出血，增加风险。

8. 颅内压增高。颅内压增高的患儿，如存在脑疝等风险，吸痰可能诱发颅内压进一步升高，加重病情。

9. 肺部疾病。对于某些肺部疾病患儿，如肺大泡、肺气肿、气胸、慢性阻塞性肺疾病等，吸痰可能引发气胸、肺出血等并发症。

10. 心血管疾病。房颤、室颤、急性心肌梗死等心血管疾病患儿，在吸痰过程中可能因缺氧、刺激等引发心律失常等严重后果。

五、操作实践

（一）评估

1.评估患儿的病情、有无缺氧表现、缺氧耐受程度等。

2.评估患儿是否需要镇痛镇静和预充氧。

3.评估吸痰的时机是否合适。

（二）操作前护理

1.用物准备：吸痰管、灭菌手套、负压吸引器、生理盐水两瓶、弯盘、纱布、电筒、心电监护仪、速干手消毒液等。

2.环境准备：安静，避免光线直射或各种冷热风直吹。

3.患儿准备：尽量保证氧合良好状态。

4.护士准备：操作者穿戴整洁，修剪指甲，洗手。

（三）操作中护理

1.核对患儿信息，携用物至床旁。

2.预给氧、洗手。

3.如需要，应先吸引口咽部。

4.更换吸引（吸痰）管，准备吸引气道，持吸引管手戴无菌手套并保持无菌。

5.断开呼吸机管路（呼吸机端接口保持无菌）。

6.插入吸引管（插入过程不带负压）。

7.轻柔旋转提吸（时间不超过15秒）。

8.吸引过程中观察面色，监测血氧饱和度、呼吸及血流动力学情况。

9.重新恢复管路，连接冲洗吸引管路。

10.整理用物、洗手、记录。

（四）操作后护理

1.按院感要求分类处置医疗垃圾。

2.注意患儿面色、口唇、指甲、经皮血氧饱和度变化。

3.严格无菌操作。

4.再次评估双肺呼吸音，胸廓起伏是否对称。

六、并发症处理

1.低氧血症的预防和处理：吸痰管口径的选择要适当；吸痰过程中患儿若有咳嗽，可暂停操作，让患儿将深部痰液咳出再继续吸；吸痰管不宜深入到支气管处；使用呼吸机的患儿，在吸痰过程中不宜使患儿脱离呼吸机的时间过长，一般应少于15秒；吸痰前后提高给氧浓度；已经发生低氧血症者，立即加大吸氧流量或给予面罩加压吸氧。

2.呼吸道黏膜损伤的预防和处理：吸引前用生理盐水润滑；选择型号适当的吸痰管，

以最小能够吸出痰液的吸痰管为宜；吸引负压选择，新生儿 80～100 mmHg（0.01～0.013 MPa），年长儿 <120 mmHg（0.016 MPa），以婴幼儿能吸出痰液的最低下限为宜；吸痰管的插入长度，为患儿有咳嗽反应即可，插入时动作轻柔，不可蛮插，禁止带负压插管；每次吸痰的时间不宜超过 15 秒，若痰液一次未吸净，可暂停 3～5 分钟再次抽吸。

3. 感染的预防和处理：吸痰时严格遵守无菌技术操作原则；准备两套吸痰管，一套用于吸口腔分泌物，一套用于吸鼻腔分泌物，两者不能混用；吸痰装置固定专人使用，放置有序。

七、注意事项

1. 避免低氧血症和肺泡塌陷。吸痰前吸入纯氧 30～60 秒（新生儿和 3 个月内的婴儿只提高 10% FiO_2）。吸痰过程中需密切注意患儿生命体征，尤其是 SpO_2、心率、面色的改变。每次吸引后用皮囊（密闭式吸引也可使用呼吸机自带的"人工通气"功能）高浓度加压给氧，待 SpO_2 返回基础水平再重复吸引。吸痰完毕后给予纯氧通气 1 分钟。

2. 预防气管黏膜损伤。限制吸痰的频率，新生儿吸痰频率以 q4h～q8h 为宜。限制吸痰管插入深度，建议采用浅吸法，插入深度为气管导管长度加外接长度。使用以能吸出痰液的最小负压。最好 1～2 次完成吸引，避免 3 次以上的重复吸引。

3. 充分湿化气道，稀释痰液，便于引流。

八、知识拓展

根据所得证据数量和质量，2022 版《AARC 临床实践指南：人工气道内吸痰》（简称"指南"）认为，密闭式吸痰或开放式吸痰均可安全、有效地清除分泌物，密闭式吸痰和开放式吸痰在儿科和新生儿患者中的结果差异很小，但针对这些人群建议使用密闭式吸痰。密闭式吸痰与开放式吸痰使用的一次性吸痰管不同，不及时更换反而可能增加感染率，但更换密闭式吸痰管的最佳频次尚未检索到有力证据，加之密闭式吸痰管费用较高，如何在降低感染风险与满足患者需求间达到平衡仍是亟待探讨的问题。

气管插管管腔容易定植微生物群，形成一种生物膜，随时间累积快速积聚，当吸痰不完全时，可导致管腔变窄、阻塞。目前已有部分研究开发了气道刮除装置，通过物理刮擦清除内壁生物膜分泌物，结果显示气道阻力显著降低。因此，2022 版指南建议当怀疑气道阻力增加是由于分泌物积聚时，可以使用管腔刮除装置。

（郭松领）

第三篇

平台科室护理操作技术

第十九章

儿童手术室
护理技术

第一节 超声刀护理技术

一、概述

超声刀（ultrasonic scalpel）在手术中被用于精确切割和止血，其高频超声波振动可以有效地切割软组织而同时减少周围组织的损伤。它的使用不仅可以提供更精细的手术控制，还有助于减少手术过程中的出血，特别适用于复杂手术如神经和血管系统的手术，帮助外科医生在手术中实现更安全和更精准的操作。

二、目的

超声刀通过其独特的技术特点来精确切割组织、减少出血、缩短手术时间、降低术后并发症、改善手术视野，从而提升手术的精确性、安全性和效率，尤其是在需要高精度操作的复杂手术中表现尤为突出。

三、操作实践

（一）评估

使用前检查设备功能状态，根据组织类型、血管的粗细选择合适的超声刀头和输出功率。

（二）操作前准备

1. 连接电源和脚踏。

2. 安装超声刀头，连接刀头与手柄，左手握手柄，接口朝上，右手握超声刀头杆身，使其垂直连接于手柄接口，右手均匀用力顺时针旋转刀头杆身直至旋紧，用扭力扳手顺时针旋转，听见两声"咔哒声"为止。

3. 将手柄线与主机相连，并固定。

4. 开机自检通过后，按下待机键"Stand by"，工作指示灯（绿灯）亮起，调节默认功率。

（三）操作步骤

1. 根据术者需要选择是否用手控操作（若需要，则按下手控激活键）。

2. 刀头自检。打开钳口，长按"MAX"或"MIN"键，直至屏幕上漏斗消失，数字3和5重新出现在屏幕上，并听见"嘟嘟嘟"声为止。自检通过后，即可正常使用。

3. 术中清洗超声刀刀头。将刀头张开并完全浸没于生理盐水中，利用脚控或手控开关启动超声刀清洁刀头，避免与容器边缘接触。如有焦痂难以清洗时，应用生理盐水纱布轻轻擦拭刀头，避免用力过猛而损坏刀头。

4. 使用完毕，再次按下待机键"Stand by"或者关掉电源。

5. 使用扭力扳手逆时针旋转，将刀头旋松再取下。

（四）操作后处理

1. 关闭电源开关，拔出手柄线接口，拔出电源。

2. 超声刀头为一次性使用，使用后按医疗废物进行毁形处理。

3. 清洁整理超声刀设备并做好使用登记。

四、注意事项

1. 严格按照生产厂家说明使用，选择合适的配件规范安装。

2. 超声刀维护和保养。

（1）超声刀头应轻拿轻放，避免重压，不要碰撞硬物或落地。

（2）使用后，手柄线用消毒湿巾擦拭干净，不宜用水冲洗，并顺其弧度保持15～20 cm直径线圈盘绕存放，避免撞击或用力抛掷。

（3）血液、体液隔离或特殊感染患儿使用后的超声刀设备及手柄线，应用含氯消毒液或酸化水擦拭消毒等方式处理。

（4）手柄线须根据生产厂家说明选择适宜的灭菌方法或使用一次性无菌保护套以达到无菌要求。

3. 超声刀报警。

（1）超声刀开机自检出现故障时主机屏幕将显示故障代码，须请专职设备技术人员及时维修。

（2）使用中同时踩到两个脚踏开关，主机会有报警，但没有故障代码显示。

（3）超声刀持续工作时间过长、温度过高时，设备会自动报警，应将超声刀头浸泡于生理盐水中，待刀头降温后再使用。

4. 超声刀使用禁忌。

（1）超声刀工作时禁用手触摸，并避免长时间连续过载操作。

（2）不能闭合刀头空踩脚踏板或用超声刀头夹持金属物品及骨组织。

（3）由于超声刀闭合管腔是永久性闭合，应提前确认闭合的组织适用范围。

五、知识拓展

案例：儿童腹腔镜阑尾切除手术

患儿，男，8岁，因右下腹剧烈疼痛就诊，伴有发热和恶心。经过临床检查和超声诊断为急性阑尾炎。

（一）手术过程

1. 麻醉：采用全身麻醉，确保患儿在手术过程中无痛感。

2. 手术入路：通过腹腔镜在腹部开设小切口，插入超声刀和其他手术器械。

3. 超声刀应用：使用超声刀精确切除阑尾，刀头的高频振动不仅能切割组织，还能实现局部凝血，显著减少出血风险。

（二）手术结果

1. 出血量：手术过程中出血量非常少，仅约2 mL，未输血。

2. 手术时长：手术顺利完成，持续约40分钟。

3. 术后恢复：患儿在恢复室观察约1小时后转入病房，术后4小时可以开始进食流质食物。

4. 术后评估：患儿术后恢复良好，疼痛控制有效，未出现并发症；术后第2天顺利出院，家属接受了术后护理指导，包括伤口护理和观察症状。

（三）总结

该案例展示了超声刀在儿童阑尾切除手术中的有效性，显著减少了出血量和并发症，提高了术后恢复的速度，体现了超声刀在儿童微创手术中的重要性。

（谭 磊）

第二节　充气式加温仪护理技术

一、概述

充气式加温仪是一种充气式升温装置，即通过升温机将加热的空气持续吹进盖在患儿身上的一次性充气毯内，达到主动升温的目的。一次性充气毯按部位不同，可分为上身毯、下身毯、全身毯、外周毯；按大小不同，可分为成人毯、儿童毯、婴儿毯。充气式加温仪适用于手术、急救或病理治疗期间的温度管理，尤其是在早产儿或低体重婴儿的护理中，可帮助维持体温，避免体温过低。

二、目的

1. 主动升温，通过持续吹入加热的空气，提供稳定的温度，防止体温下降。

2. 预防术中低体温，在手术过程中保持适宜体温，降低低体温引发的并发症风险。

3. 提升舒适性，为患儿提供舒适的环境，特别是在体温波动较大的情况下。

4. 促进康复，帮助体温保持稳定，有助于术后恢复和整体健康管理。

三、操作实践

（一）评估

检查主机功能状态，确认调节的模式及参数符合手术需求；检查安放位置及出风口软管接入位置。

（二）操作前准备

1. 参照使用标识，将充气毯在手术床上适宜位置铺开，连接充气式加温仪。

2. 根据环境温度、手术（治疗）类型、患儿的实时体核温度及机体状况，选择合适的温度位和风速，并与医生确认。

（三）操作步骤

1. 严格遵循生产厂家的使用说明，充气毯与加温设备配套使用，避免可能造成的热损伤。

2. 始终将充气毯带孔的一面朝向患儿，避免未打孔一侧面向患儿。

3. 软管始终连接充气毯，避免单独使用加温仪软管加温。

4. 观察设备运转情况，仪表指示灯是否正常，故障灯有无亮起。

5. 观察患儿体温及局部皮肤温度情况，防止热损伤。

（四）操作后处理

1. 使用后关闭控制开关，再关闭总开关，并将电源插头拔下。

2. 将加温仪软管取出整理好，避免掉落损坏。将一次性充气毯放入医疗垃圾桶内。

四、注意事项

1. 充气式加温仪须放置在干燥、平整的表面上，安全固定之后，才能开始加温治疗。

2. 充气式加温仪为一次性耗材，一人一用。

3. 超温指示灯亮起或报警，应立即停止使用并联系有资质的服务技术人员检修。

4. 充气式加温仪应符合医疗电磁干扰的要求，若其他设备发生无线电频率干扰，请将该设备连接到不同电源。

5. 仪器应定期由专业人员检测及保养。

五、知识拓展

充气式加温仪若使用不当，可造成不良事件。

1. 皮肤损伤：长时间使用充气式加温仪可能导致局部皮肤过热，造成灼伤或皮肤损伤。应定期检查皮肤状况，特别是在高风险患儿（如新生儿）中。

2. 体温过高：如果温度设置不当或监控失误，可能导致患儿体温过高，需定期监测患儿体温并及时调整设备。

3.感染风险：设备未进行适当清洁和消毒，可能引发交叉感染。严格遵循使用说明和清洁消毒是预防感染的关键。

4.使用不当：护理人员操作不当或未按照指南使用可能导致设备失效或意外伤害，因此必须接受适当培训并熟悉设备。

（刘　婷）

第三节　腹腔镜护理技术

一、概述

腹腔镜是一种微创手术技术，通过在腹部小孔插入镜头和手术工具，利用摄像系统实时传输图像，医生可在高清显示器上观察患儿腹腔内情况。其原理是通过腹腔镜的镜头和器械，医生可以在微创下进行精确的手术操作，减少对患儿的创伤和恢复时间。腹腔镜广泛应用于体腔脏器及肿瘤切除等手术，尤适用于需精细操作的疾病治疗。

二、目的

1.减少创伤，通过小孔插入腹腔镜和手术工具，进行微创手术，显著减小手术切口面积，从而降低手术创伤。

2.缩短恢复时间，由于手术侵入性较低，患儿术后恢复通常更快，住院时间缩短，术后疼痛和并发症也减少。

3.提高手术精确性，腹腔镜提供高清图像和放大效果，使医生能够在高清显示器上清晰观察腹腔内的情况，从而进行更精细的操作。

4.减少术后并发症，微创手术降低了感染和其他术后并发症的风险，提高手术安全性。

5.改善舒适度，小切口和减少的手术创伤通常使患儿的术后体验更为舒适。

三、操作实践

（一）评估

1.腹腔镜设备：监视器2个、冷光源、摄像机、录像机、吸引器、气腹机、电凝机、腹腔镜工作站。

2.腹腔镜器械：根据术式挑选腹腔镜器械。器械包括30°镜、0°镜、气腹针、戳卡（trocar）、微型剪、分离钳、抓钳、针持、电凝钩、冲洗器、转换套管等。

3.基础器械：主要用于消毒、切开、缝合，同时可补充专用手术器械的不足，包括有齿镊、血管钳、持针器等，根据手术需要，可增加钛夹钳、超声剪、幽门刀。

4.其他用物：光纤线、摄像线、电凝线、进气管（吸引皮条）、排烟管、吸引管、无菌保护套。

（二）操作前准备

1.根据不同手术类型，器械护士准备好已灭菌的腹腔镜器械及镜头。

2.巡回护士提前连接腹腔镜设备，并确保其性能完好。避免电凝机与其他仪器共用插线板。将腹腔镜与脚踏开关置于合适位置，将电刀负极贴于肌肉丰富处。

（三）操作步骤

1.器械护士应提前20分钟洗手上台，规范安装腹腔镜器械，检查完好性并正确连接设备，按使用顺序整齐放置于无菌器械台。

2.常规消毒铺巾后，器械护士与巡回护士一起用无菌保护套将摄像头、光纤线套好以保证无菌，接通各仪器导线及管道，器械护士和巡回护士密切配合，摄像头和冷光源导线避免打折和扭曲，保持图像清晰、输出良好，管道通畅。

3.试机检查冷光源机、监视器、超声剪等是否处于正常工作状态。

4.向腹腔充入 CO_2 气体时，开始应用低流量，防止气腹压力过高导致并发症。根据患儿的年龄选择适宜的气腹压力，儿童腹腔镜气腹压力为 8～12 mmHg，新生儿不超过 6 mmHg。

5.巡回护士根据手术需要关注腹腔镜设备运行情况，及时调节输出功率。

6.器械护士确保器械的清洁并可正常使用，尤其是剪刀和电凝头，附着的组织或血凝块，要及时清除。

（四）操作后处理

1.手术结束后，按操作规程关闭机器。电刀的输出数字应先归零，气腹机放尽管道内余气后关闭电源。

2.器械护士和巡回护士需共同检查腹腔镜及相关器械完好性，并登记使用情况。

3.器械护士将所有器械清点无误后，送消毒供应中心交接清点、灭菌备用。

四、注意事项

1.腹腔镜仪器设备关闭后归还原位，注意光缆线和摄像线勿弯曲、折叠，用湿纱布擦净，并顺其弧度保持15～20 cm 直径线圈盘绕存放。

2.腹腔镜镜面、摄像头镜面用擦镜纸轻擦，避免用手触摸及与其他物品碰撞，以防镜面毛糙、模糊。

3.长期不用的金属器械的表面和关节处，需涂上润滑油防锈，金属戳卡需拆分，活栓内芯、弹簧、螺丝涂油后重新安装。

4.不经常使用的器械要定期（每月）保养，重点检查镜面是否有污物或霉点，各关节是否灵活，调节钮是否能动，通道是否畅通、干燥。

5.建立维修、使用登记本。仪器故障时，应及时查找原因并送修，做好维修与交接记录。

五、知识拓展

皮下气肿是腹腔镜手术后可能出现的并发症，通常因气体在手术中意外进入皮下组织而引起。其症状包括皮肤肿胀和触摸时的气泡感。诊断通常依赖临床表现和影像学检查，轻度病例可观察处理，而严重病例可能需要切开引流。预防措施包括术中谨慎操作，以减少气体泄漏的风险。

（唐　旭）

第四节　高频电刀护理技术

一、概述

高频电刀（high-frequency electric scalpel）是一种利用高频电流产生的热能来切割和凝固组织的医疗设备。其工作原理是通过电流在组织中产生摩擦热，达到切割组织和止血的效果，同时减少周围组织的损伤。高频电刀具有精确控制切割深度、快速止血、减少术后并发症等特点。临床上，它广泛应用于皮肤整形、肿瘤切除等手术。

二、目的

1. 精确切割，通过高频电流产生热能，精确切割组织。
2. 快速止血，同时凝固血管，减少出血。
3. 利用局限热效应，减少周围组织损伤。
4. 缩短手术时间，提高效率，加快手术进程。
5. 降低并发症，减少术后出血和感染风险。

三、操作实践

（一）评估

1. 环境评估：避免潜在的富氧环境，同时避免可燃、易燃消毒液在手术野集聚或浸湿布类敷料，床单位保持干燥。

2. 患儿评估：评估患儿体重及皮肤情况，如皮肤的完整性、温度、干燥度及毛发分布等情况；患儿佩戴金属饰品情况；体内金属植入物情况，如心脏起搏器、耳蜗、助听器、骨科金属内固定材料等；患儿身体与导电金属物品接触情况，如手术床、器械托盘等，避免直接接触。

（二）操作前准备

高频电刀主机及电源连接线、一次性电刀负极板、负极板连线，根据手术需要准备脚控开关（单双极各一）、无菌单双极电刀线、无菌单双极电刀头及保护套。

（三）操作步骤

1. 按照厂家使用说明书开机自检。

2. 连接电刀回路负极板并选择患儿合适的部位粘贴。

3. 根据手术类型和电刀笔，选择适宜的输出模式及最低有效输出功率。电刀功率选择的原则为达到效果的情况下，尽量降低输出功率。

4. 将高频电刀笔与主机相连，电刀连线固定时不能与其他导线缠绕，防止发生耦合效应；电刀笔不使用时将其置于绝缘的保护套内；为避免设备漏电或短路，勿将电线缠绕在金属物品上；有地线装置者应妥善连接。

5. 及时清除电刀笔上的焦痂；若发现电刀头功率不良，及时排查更换。

6. 术毕，将输出功率调至最低后，关闭主机电源，再拔出单级电刀连线，反方向 180°轻柔揭除回路负极板，拔出电源线。

（四）操作后处理

清洁整理电刀设备，登记使用情况。

四、注意事项

1. 检查患儿是否佩戴金属首饰，体内是否有金属植入物、齿科器具等，术前尽量去除，无法取出者使用双极电凝或超声刀，使用高频电流须避开金属植入物，防止电流灼伤组织。

2. 安置体位时，应避免身体接触金属部位，患儿和金属床之间有 4 cm 以上的绝缘层。术中手术人员及时更换破损的橡胶手套。

3. 负极板贴附于血管丰富、肌肉丰厚、毛发较少、靠近手术部位的完整皮肤处，避免粘贴于骨突或血管缺乏部位等，避开切口和消毒部位，防止消毒液渗入负极板。

4. 禁止折叠、剪裁负极板，负极板位置避免与切口的连线穿过心脏，儿童、婴幼儿选用专用负极板。

5. 高频电刀由专人管理，定期检查和维护，做好使用登记。

五、知识拓展

高频电刀的功率设置不当，功率过大会造成组织的过度热损伤，导致组织烧伤；虽然电刀有止血功能，但过高的功率可使血管无法适当凝固，反而导致出血。

功率过小，可能导致无法有效切割，增加手术时间和难度；无法实现有效止血，可能导致术中出血，增加患儿风险。因此，合理的功率设置对手术安全和效果至关重要。

（席晶晶）

第五节　骨动力系统（气钻）护理技术

一、概述

　　骨动力系统（pneumatic orthopedic drill system）是一种骨科手术设备，通过气体压力或电力驱动，使旋转钻头能够高效而精确地切削和处理骨组织。其工作原理是通过驱动旋转钻头，在手术过程中精确地切削骨骼，同时最大限度地保留周围软组织的完整性。骨动力系统在骨科手术中的应用范围广泛，包括骨折复位内固定、骨髓钉植入、骨切割以及关节置换等手术。

二、目的

　　1.高效切削，通过旋转钻头快速、精确地处理骨组织。

　　2.保护软组织，在切削骨骼时尽量减少对周围软组织的损伤。

三、操作实践

（一）评估

　　机器的结构和功能，熟练操作各连接部分的装卸，防止遗失。

（二）操作前准备

　　1.检查仪器的部件是否齐全、性能是否完好。

　　2.检查氮气压力总阀，压力不能低于 0.5 MPa。

　　3.将仪器放在手术侧，接通电源，脚踏开关置于手术者右脚下。

（三）操作步骤

　　1.组装连接各部分零件，手术台上选择合适的钻头安装手柄，将手柄连接线固定好并置于手术台下。

　　2.分别连接手柄连接线、输气连接管于脚踏开关上。

　　3.打开分压开关，一般不超过 0.3 MPa，踩脚踏开关，检查动力钻运行是否正常。

　　4.使用完毕，关掉总阀开关，启动脚控开关，排掉余气，然后再关分压开关。

　　5.拆除手柄连线和输气连接管，擦净血迹，并按顺序摆放。

　　6.将氮气筒及脚踏开关放在固定的地方。

（四）操作后处理

　　1.在使用登记本上注明时间及使用情况，并签名。

　　2.使用后的气钻及时用专用清洁剂清洗并定期保养。

四、注意事项

　　1.在使用前应了解机器的结构及功能，熟练掌握各连接部分的装卸，防止遗失。

2.输气管道需顺放连接，勿扭转屈曲，避免与锐器一起放置而损伤输气管。

3.因钻速极快，钻头处会产生大量的摩擦热，术中需用生理盐水冲洗钻头行局部降温，同时将碎骨组织冲出，保证仪器正常工作。

4.操作时佩戴护目镜，避免术中的血液和组织碎屑飞溅，引起损伤或传播传染性疾病。

5.使用完毕立即清洁，带电路部分不能用水直接冲洗，防止电路故障，不易清洗部位应用专用清洗剂喷洗。

6.按照各机器使用说明书的要求进行消毒灭菌，一般钻头采用高温高压蒸汽灭菌，电源导线或输气管道采用环氧乙烷或低温等离子消毒。

五、知识拓展

骨动力系统运转时需要在钻头处滴冷生理盐水的原因，主要包括冷却作用、润滑功能、清洁效果和提高安全性。滴水可以降低钻头温度，防止过热对骨组织造成损伤，同时减少摩擦，提升切割效率。水还能够冲刷掉切割过程中产生的骨屑，保持手术区域的清洁，确保视野清晰。此外，适当的湿润环境有助于降低因干燥或过热引发的并发症风险，从而提高手术的安全性和有效性。

（陈艺元）

第六节　气压止血带护理技术

一、概述

气压止血带（pneumatic tourniquet）是一种暂时控制血流的设备，通过充气使止血带周围的压力增加，直接作用于血管从而有效压迫血管，有效压迫血管以减少或停止出血，尤其适用于外科手术和创伤处理中需要快速止血的情况。

二、目的

1.控制血流，通过增加压力压迫血管，减少或停止出血。

2.快速止血，在外科手术或创伤处理中迅速控制出血。

3.提高安全性，帮助医生在手术中获得更清晰的视野，并降低失血风险。

三、操作实践

（一）评估

1.了解相关风险与并发症，如循环异常或周围动脉损伤病史，透析通路、骨折、金属植入物、PICC导管等。

2.检查皮肤状况，如拟绑袖带部位及远端皮肤完整情况等。

3. 根据肢体周长和形状选择合适型号袖带，确保袖带腔可完全覆盖肢体并扣紧。

（二）操作前准备

1. 检查袖套：外观清洁、衬垫平整、气囊及连接管完好，连接件无破损、漏气；扣和绑带完整（非无菌性止血带）。

2. 检查主机状态：确认整套止血带装置功能正常，根据血压情况设置参数符合手术需求。

（三）操作步骤

1. 抬高患侧肢体，止血带彻底止血后，缓慢充气，压力达到设定值停止充气，放平肢体。

2. 设置倒计时报警提示音，提示医生放气。

3. 止血带放气应缓慢、逐步进行，如双侧肢体使用止血带时，不应同时放气。

（四）操作后处理

1. 检查患儿止血肢体皮肤组织情况。

2. 关闭电源开关，整理电动气压止血仪及附件。

3. 记录止血带使用情况。

四、注意事项

1. 遵循生产厂家的使用说明进行操作。

2. 遵医嘱使用气压止血带，与手术医生、麻醉医生再次复述及核对确认，记录时间。

3. 如需继续使用时，应先放气 10~15 分钟后再充气并重新计时。重复使用时，充气时间应缩短，间歇时间相对延长，缩短肢体缺血时间。

4. 双侧肢体同时使用气压止血带应将设备、线材标识清楚。

5. 把握好使用止血带的部位及松紧（约为一指松），并加以内衬垫保护皮肤。

6. 止血带放气时应注意速度，关注生命体征，遵医嘱调节输液速度。

五、知识拓展

气压止血带的使用虽然在手术和创伤处理中非常有效，但也可能增加静脉血栓栓塞的风险，主要原因如下：

（1）血流动态改变。使用气压止血带会暂时阻断局部血流，导致下肢静脉血液回流受阻，增加血液在静脉内的淤积，从而提高血栓形成的风险。

（2）缺血时间延长。如果止血带使用时间过长，组织缺血可能导致血管内皮损伤，促使血小板聚集和凝血过程激活，这些都是 VTE 的危险因素。

因此，在使用气压止血带时，医护人员需密切监测患儿的生理状态，并采取措施如早期下床活动、使用抗凝药物等，以降低 VTE 的发生。

（肖　蓉）

第七节 体外循环护理技术

一、概述

体外循环（cardiopulmonary bypas，CPB）技术是利用一系列特殊人工装置将回心静脉血引流到体外，经人工方法进行气体交换，调节温度过滤后，输回体内动脉系统的生命支持技术。在体外循环手术时，体外循环可以维持全身组织器官的血液供应，暂时取代人体心肺功能，因此也称为人工心肺机。

二、目的

1. 维持血液供应，在心脏手术期间持续为全身组织和器官提供血液。
2. 替代心肺功能，暂时取代心脏和肺部的功能，确保术中的生命支持。
3. 提供一个无血液流动的手术环境，以便进行精细的心脏操作。

三、操作实践

（一）评估

1. 申领血制品，配制体外循环预充液及常规药品（表19-1）。

▶ 表19-1 CPB 使用的血制品及药品

配制成分	配制方法	注意事项
红细胞悬液（red blood cell，RBC）＋电解质平衡液	①配制的CPB预充液中红细胞比容（hematocrit，HCT）为21%～25%；②患儿体重≤5kg，20%白蛋白50 mL；5～10 kg，20%白蛋白25～50 mL；体重≥10 kg先选用万汶或其他血浆代用品；③配制液晶胶比为（0.3～0.5）:1	①尽量减少预充量；②尽量减少血及血制品用量；③酌情使用白蛋白或血浆代用品
肝素	预充20～50 mg	根据患儿病情、膜肺大小和全血活化凝血时间（activated coagulation time，ACT）监测
呋塞米	0.5～1 mg/kg，总量≤20mg/次	全速滴注，开放尿袋
甲泼尼龙	15 mg/kg，总量≤500 mg；主动脉开放时可追加一次15 mg/kg甲泼尼龙	预防心脏急性排斥反应
5%NaHCO$_3$	①5 mL 5% NaHCO$_3$/100 mL RBC 或血浆；②2.5 mL 5%NaHCO$_3$/100 mL 非血制品	根据患儿CPB前血气碱剩余值（base excess，BE）进行调控

续表

配制成分	配制方法	注意事项
20% 甘露醇	2.5 mL/kg，复温后可用	
5%CaCl$_2$	①每 100 mL 血液或血浆给予 5%CaCl$_2$0.1 g； ②每 100 mL 非血制品给予 5%CaCl$_2$0.1 g	①开放主动脉后静脉滴注； ②根据电解质结果调控
10%KCl		根据患儿电解质结果调控血 K+ 水平
酚妥松明	0.2 mg/kg	在 DHLF 或 DHCA 患儿的 CPB 预充液中加入
丙泊酚	2 ~ 4 mg/kg	在 DHLF 或 DHCA，降温到肛温 30 ℃时给予
七氟烷	0.5% ~ 1% 最高容许浓度（maximum allowable concentration，MAC）吸入	为降低 CPB 引起的应激反应，CPB 期间可全程吸入

注：严密监测 CPB 时患儿的血压及麻醉深度，及时与麻醉医生沟通，调整麻醉处理方法。

2. 管道的选择及准备（表 19-2、表 19-3）。

▶ 表 19-2　体重与主动脉及腔静脉插管管道选择的关系

体重	主动脉插管	体重	腔静脉插管	
			上腔	上下腔
0 ~ 5 kg	10F 或 8F（未足月）	0 ~ 5 kg	16F	16F 或 18F
5 ~ 10 kg	12F	5 ~ 10 kg	18F	18F
10 ~ 14 kg	14F	10 ~ 15 kg	18F	18 F 或 20F
14 ~ 28 kg	16F	15 ~ 20 kg	20F	
28 ~ 50 kg	18F	20 ~ 25 kg	22F	
> 50 kg	20F	25 ~ 30 kg	24F	
		30 ~ 35 kg	26F	
		35 ~ 40 kg	28F	
		40 ~ 45 kg	30F	
		45 ~ 50 kg	32F	
		50 ~ 55 kg	34F	
		55 ~ 60 kg	36F	

▶ 表 19-3　体重与单根右房腔静脉插管、体外循环管道选择的关系

体重	单根右房腔静脉插管	体重	体外循环管道
0 ~ 3 kg	18F	≤ 5 kg	D 型（婴儿型）
3 ~ 7 kg	20F	≤ 10 kg	C 型
7 ~ 10 kg	22F	10 ~ 23 kg	B 型
		23 ~ 35 kg	A 型
		> 35 kg	A 型

3. 体外循环心肌保护液的配制准备（表 19-4）。

▶ 表 19-4　体外循环心肌保护液的配制准备

成分	全钾心肌保护液	半钾心肌保护液	含血心肌保护液
平衡液电解质	500 mL	500 mL	500 mL
25%MgSO$_4$	3 mL	1.5 mL	4 mL
2% 利多卡因	15.6 mL	7.8 mL	3.25 mL
地塞米松	5 mg	2.5 mg	无
5%NaHCO$_3$	18.15 ~ 22.5 mL	10 mL	10 ~ 15 mL
10%KCl	6.25 mL	3.125 mL	10 mL
20% 甘露醇	无	无	6.5 mL
晶体：血	无	无	4：1

4. 连接安装体外循环系统，安装膜肺、动脉微栓过滤器及体外循环管路，根据需要安装血液浓缩器或血液回收机。

5. 正确连接水源、电源、气源的位置，调试检测体外循环仪器设备。

6. 加入预充液，并充分排除体外循环回路中的气体。

7. 设置各仪器报警界限。

8. 体外循环前记录患儿首次心率、血压、中心静脉压。

（二）操作步骤

1. 肝素化后 5 ~ 10 分钟，抽 ACT 血样，肝素化后 ACT 值一定要大于 480 秒方可开始体外循环。体外循环医生用药时应在取药前、抽药时和扔弃药瓶前三次认真核对药物，以免发生差错。

2. 开始体外循环记录，每 10 ~ 15 分钟一次，必要时随时记录。

3. 体外循环开始后，首先观察静脉引流是否通畅，氧合器功能是否良好，确认无误，与外科医生沟通后开始降温。

4. 排除心脏停搏液灌注系统的气体，阻断升主动脉后灌注心脏停搏液，直至心脏电机械活动停止，阻断升主动脉后一般 30 ~ 40 分钟灌注一次心肌保护液（一般每次 10 ~ 20 mL/kg）。

5. 抽血查血气，依据血气结果调整血流通气在合适范围。

6. 体外循环期间持续测量动、静脉压力及温度，并与麻醉医生保持联系。

7. 心脏复跳后仔细监测心电图、及早发现和识别心律失常，并与麻醉师协调处理。

8. 观察心脏收缩力及血压、心律、心率，必要时使用血管活性药物。

9. 停机前把体温、血气、电解质、尿量、血球压积、胶体渗透压等指标调整在合适范围。

10. 停止体外循环后，抽取转后血液 1 mL 做血气分析。

11. 患儿出现鱼精蛋白过敏时，体外循环补充容量需谨慎，必要时再次肝素化后转机辅助。

12. 术中需用血时，由本院有资质的医生填写取血申请单，签字后生效。

13. 及时响应各种设备报警，查找报警原因并迅速处置。

14. 输血前应仔细检查核对患儿姓名、住院号、血型、血量、采血日期和交叉配血结果等。

15. 在体外循环的关键节点，如降温、主动脉阻断、腔静脉阻断、复温、主动脉开放、腔静脉开放以及体外循环结束时，应准确记录血液流量、通气量、氧浓度、血压、中心静脉压和温度等重要监测指标。记录间隔以不超过 20 分钟为宜，并记录术中液体出入量和尿量。

（三）操作后处理

体外循环完毕，将所有物品归还原处，清洁心肺机上的血迹，将机器放回原处，如发现心肺机异常，督促有关人员送修，做好体外循环机及水箱的维护工作。

四、注意事项

1. 术前全面评估患儿的心脏功能、呼吸功能及合并症，确保适合 CPB；并进行凝血功能及肝功能评估，确保抗凝管理适当。

2. 确保所有设备（泵、氧合器、管路）运行正常，进行预先测试。

3. 根据患儿体重和血液指标，合理给药，监测 ACT 以确保足够的抗凝效果。

4. 持续监测心率、血压、氧饱和度及血气指标，及时记录变化；监测体外循环的血流量、氧合状态，确保循环稳定。

5. 体温管理，根据手术需要，合理调整体温，避免低体温导致的代谢紊乱。

6. 术中密切观察出血、气泡形成和脏器功能变化，及时处理；注意氧合器内的气泡和气体交换状态，防止气体栓塞。

7. 术后观察患儿恢复情况，包括意识、循环稳定性和呼吸功能，及时识别并发症；监测引流量和颜色，预防术后出血。

8.保持与麻醉医生、外科医生和护理团队的良好沟通，确保信息及时传达。

五、知识拓展

CPB 与体外膜氧合（extracorporeal membrane oxygenation，ECMO）的区别见表 19-5。

▶ 表 19-5　体外循环与体外膜氧合的区别

比较项	相同	不同	体外循环	氧合功能	监测与管理	抗凝剂	用途	操作时间	心脏状态	设备结构
CPB	将血液引流到体外，经过机械装置进行处理后再返回体内	提供血液氧合，去除二氧化碳，改善患儿的气体交换	持续监测生理参数，如心率、血压和血气分析	使用抗凝剂防止血栓形成	主要用于心脏手术	通常在手术期间，持续时间较短（几小时）	一般情况下，心脏在手术中停跳	整个体外循环系统，包括泵、氧合器、热交换器等		
ECMO					用于严重的心肺功能衰竭患儿，可以用于多种临床情况，如急性呼吸窘迫综合征（ARDS）和心脏衰竭	可以支持患儿数天到数周，适合长期使用	心脏通常保持自主搏动，患儿可以在清醒状态下接受支持	主要依赖膜氧合器和泵，通常不涉及全面的循环系统		

（安　燕）

第八节 显微镜外科技术

一、概述

显微镜外科技术（microsurgical technique）是一种高精度的微创手术技术，通过显微镜系统放大手术区域的视野，使医生能够清晰地观察和操作微小的解剖结构和病变部位，减少对周围正常组织的损伤和干预，提高手术的精确性和成功率。显微镜外科技术在神经外科、白内障、耳蜗植入等手术中得到广泛应用。

二、目的

1. 提高手术精度，通过放大视野，精确操作微小解剖结构。
2. 减少组织损伤，在微创手术中减少对周围正常组织的干扰。

三、操作实践

（一）评估

手术间环境可方便、安全放置显微镜。

（二）操作前准备

卸下显微镜防尘布罩，湿拭清洁机身。检查无菌保护套等物品是否准备齐全。

（三）操作步骤

1. 松开显微镜底座的固定装置，移至手术间合适位置（两个脚踏板位置保持一致，此时四个轮子在任何方向均可自由滚动），踩下脚踏板锁定轮子。

2. 开机。插上电源插座，开启电源开关开机。

3. 自动平衡。开机后，进入"MENU"菜单，点击"AUTOBALANCE"，进入自动平衡主菜单，逐项平衡手术显微镜、主镜及显微镜支架。

4. 松开各关节按钮，将目镜、助手镜移至便于套医用无菌保护套的位置，根据手术医生调整目镜，避免碰撞。

5. 套无菌保护套。器械护士套好医用无菌保护套，固定目镜、助手镜及物镜，并用绑带将无菌保护套系于显微镜前臂处，进入主菜单"MENU"按下"AUTODRAPE"，显微镜前臂的真空泵将自动把无菌显微镜套内的空气抽出，保证主镜的灵活性，不影响医生操作。

6. 待需使用显微镜时，巡回护士移开手术无影灯，协助手术医生将显微镜移至适当位置并固定，开启光源，将显微镜光源强度调节适宜（从最小亮度开始），将显微镜对准术野。

7. 进入"USER"菜单，点击"SELECT"，建立计算机工作站信息，输入患儿姓名、住院号、手术名称及手术医生等信息后，开始录制手术视频。

8. 显微镜使用完毕，电脑工作站资料自动保存。

9. 将光源亮度调至最小亮度后，关闭光源开关，移开显微镜，保持无菌，便于再次使用。

10. 手术结束后，撤去无菌保护套，关闭显微镜电源开关，拔下电源插头。

（四）操作后处理

1. 整理电源线并妥善放置，将显微镜移至手术间合适位置并妥善固定。

2. 湿拭清洁显微镜，镜头表面用拭镜纸从中央到周边螺旋式擦拭。

四、注意事项

1. 移动显微镜时注意保护目镜、助手镜及物镜，不可碰擦。

2. 必须两人一起移动显微镜，以免发生倾倒，移至到位，立即锁定。

3. 清洁显微镜时禁止使用有腐蚀性的清洗液或消毒液，镜面须用拭镜纸轻柔擦拭。

4. 开光源前确保光源强度旋钮须处于最低亮度，避免强光开启损坏灯泡。

5. 定期维护检修，并做好登记记录。

五、知识拓展

17 世纪，意大利科学家伽利略（Galileo Galilei）和荷兰科学家安东尼·范·列文虎克（Antonie van Leeuwenhoek）对显微镜进行了改进，使科学家们能够看到肉眼无法观察的细节，推动了生物学、医学和材料科学等多个领域的发展。随着技术的不断进步，显微镜也逐渐演变出多种类型，如光学显微镜、电子显微镜等，开启了微生物学的新时代。显微镜的发明不仅是技术的突破，也是科学认识的重大进步。

（屈 虹）

第九节 介入治疗

一、概述

介入治疗是以影像诊断学为基础，在医学影像设备的引导下，利用穿刺针、导管、导丝、支架等介入器材，引入人体，对疾病进行诊断和局部治疗。

二、目的

用微创的方法对疾病进行诊断和治疗，以降低患儿由于手术创伤带来的痛苦与不适。

三、适应证

1. 肝胆胰脾系统疾病的诊断与治疗，如肝、脾等实质脏器破裂出血的栓塞治疗，脾功能亢进的脾脏部分栓塞治疗。

2. 肝移植术后血管、胆道并发症的诊断与治疗。

3. 实体肿瘤的辅助诊断、转移灶评估和栓塞治疗，如肝母细胞瘤、肝癌等。

4. 全身各部位动静脉系统血管畸形、血栓、出血等疾病的诊断与治疗。

5. 消化系统出血与缺血性疾病，以及良、恶性消化道疾病的诊断与治疗。

四、禁忌证

1. 对碘过敏者（须经过脱敏治疗后进行，或使用不含碘的造影剂）。

2. 存在严重不可纠正的凝血功能障碍者。

3. 有严重心、肝或者肾功能不全者。

五、操作实践

（一）评估

1. 评估患儿精神状态，有无高热、腹水、肝功能异常、肝区突发性疼痛以及急性或持续性消化道出血等。

2. 详细询问病史，进行全身检查，了解足背动脉搏动情况并记录，协助患儿完成血常规、血型、凝血四项、肝肾功能等术前检查。

3. 评估术前检查结果，包括胸片或计算机断层扫描（computed tomography, CT）、肝脏彩超（肝动脉血流情况、肝内有无出现大片坏死灶或脓肿形成、腹水是否增加）、血压、肾功能、肝功能、心功能、出凝血时间、血型及配血结果等。

（二）操作前护理

1. 患儿准备。①知情同意。医护联合术前向家属和患儿仔细讲解知情同意书内容，说明目的、操作方法及注意事项，并签字确认。②术前禁食禁饮。术前禁水2小时，母乳4小时，牛奶、配方奶、淀粉类固体食物6小时，脂肪类固体食物8小时。③静脉输液通道最好建立在左侧手或脚，如可能，尽量建立静脉双通道。④心理护理。根据患儿及家属心理情况进行针对性护理，消除其紧张情绪，可介绍成功案例进行讲解。⑤术前指导练习床上大小便、深呼吸、屏气、咳嗽动作，以适应治疗后卧床及肢体制动需要。⑥遵医嘱做好过敏试验及交叉配血，备皮、擦浴，剪指甲，更换手术衣。

2. 药品及物品准备。①常规药品，包括1000 mL生理盐水、肝素钠（氯化钠注射液750 mL+肝素3000 U；氯化钠注射液250 mL+肝素2000 U）、2%利多卡因、造影剂（碘海醇或威视派克）、5%或1%聚维酮碘、乳酸林格液，必要时备尿激酶等。②介入物品，包括导管、导丝、血管鞘、交换导丝、微导管；介入专用物品，如特殊导管、球囊、支架、引流管等。③抢救设备，如氧气装置、吸痰装置、急救车处于备用状态。④记录单准备，如手术安全核查表、手术交接单、介入登记表、一次性使用医疗器械采购及使用后销毁统计表、高值耗材使用登记表、收费单、植入性耗材登记表等。

3. 手术开始前准备。①交接。与责任护士核对患儿信息，包括姓名、ID号、床号、性别、年龄、诊断、体重、皮试结果、术前术中用药、交叉配血结果及合血单、手术方式、部位、穿刺部位等。②与麻醉师、主刀医生再次核对患儿信息。③开包、皮肤消毒、协助医生穿隔离衣、铺手术单等。

（三）操作中护理

1.严密监测患儿生命体征及意识、面色的变化，必要时约束，防止坠床发生。

2.积极配合医生进行介入治疗，快速、准确传递手术所需物品、药品、耗材等。

3.射线防护。术中注意加强患儿以及在场人员的放射防护。

4.完善安全核查表、手术交接单等相关记录。

（四）操作后护理

1.按全麻术后护理常规。

2.根据病情采取适当卧床，注意保暖及舒适，做好生活护理。术侧侧卧与平卧交替，治疗后 2 小时抬高床头 <30°。动脉介入患儿，术肢或术侧制动 6 ~ 8 小时，并观察肢端血供及动脉搏动情况，可适当翻身，按摩受压部位，防止压疮的发生。鼓励患儿勇敢说出不适感受，并给予针对性治疗及护理。

3.遵医嘱给予抗感染、抗凝等药物治疗，抗凝治疗者给予皮下注射时，注意观察有无出血情况发生。

4.注意观察穿刺点有无渗血、动脉瘤等情况发生。

5.术后预见性使用镇痛泵，有利于疾病恢复，增加舒适度。

6.观察管道引流液的颜色、形状、量，防止非计划性拔管。

7.患儿清醒后可进食，食物选择宜清淡，以易消化为主，少量多餐。

8.如需使用化疗药物，严格执行化疗护理常规。

六、并发症处理

1.出血：观察股动脉置管穿刺处有无渗血，腹股沟有无肿胀，双侧大腿周径是否一致，记录置管长度，严格交接班，防止管道滑脱，溶栓患儿动态监测凝血功能情况。

2.感染：观察有无发热、白细胞计数是否有升高等，合理抗生素的使用。

3.血管栓塞：早期症状有头痛、乏力、肢体活动失灵等情况，随着病情的发展，部分患儿会出现胸闷、胸痛、呼吸困难以及坏死等症状，因此，早发现、早治疗。

4.栓塞后综合征：观察患儿有无出现局部疼痛、发热、白细胞计数增高等表现。肝动脉化疗栓塞（transarterial chemoembolization，TACE）后还应观察有无恶心、呕吐、发热、腹痛、肝功能损害等情况。

5.血管破裂：观察全腹有无剧烈疼痛，有无腹膜炎体征，精神神志状况，观察有无呕血及血便情况，观察有无休克表现。

七、注意事项

1.手术结束后与主刀医生一同将术中使用各高值耗材的名称及数量、销毁耗材的名称及数量进行登记，并核对后签名。

2.高值耗材登记表如实填写，填写完毕后打印该表，将各耗材的条码标签贴在登记表上，与主刀医生核对后签名，向患儿家属讲解并签字。

3.高值耗材使用登记表一式三份，一份入病历中、一份交设备处、一份科室存档。

八、知识拓展

经动脉化疗栓塞是肝细胞癌（hepatocellular carcinoma，HCC）非手术治疗的最常用的治疗方式之一，具有创伤小、可重复性强、副作用小等优势，但在 TACE 治疗过程中需使用化疗、栓剂，会增加肝区胀痛、出血等副作用的发生从而降低生活质量。相关研究结果显示，循证护理能够提高肝癌患儿 TACE 治疗的效率，降低焦虑、低落情绪的发生，减少并发症的发生率，提高患儿的生活质量以及护理满意度，目前国内主要通过对 TACE 术前或术后患儿实施循证护理，以降低术前负性情绪及术后并发症发生率，提高治疗效率和患儿满意度。同时也要开拓思维，开展多学科治疗和循证结合等其他方面研究，为患儿提供优质个性化护理。

（易　强　陈春利　朱文娟）

第二十章　消毒供应中心护理技术

第一节　预处理技术

一、概述

预处理是器械彻底清洗的前提，包括现场预处理和清洗前预处理。

二、目的

防止污染物干涸，保证清洗质量，减少对器械的腐蚀；对朊病毒、气性坏疽及突发原因不明的传染病病原体污染的无害化处理，避免污染扩散。

三、操作实践

（一）评估

1. 器械污染物主要为血液、体液、分泌物、排泄物和病原微生物等。

2. 污染物的分类：有机物污染、无机物污染、微生物污染、微粒污染。

（二）操作前准备

1. 人员准备：戴圆帽、口罩、手套，按处理器械的不同选择防护服/防水围裙、专用鞋及护目镜/面罩。

2. 用物准备：手工清洗池、器械分类操作台、转运车、清洗篮筐、清洗剂、清洗刷、保湿剂、信息追溯系统等。

（三）操作步骤

1. 现场预处理。采取擦拭的方法去除肉眼可见的污染物，并使用保湿剂。擦拭后，精密器械应使用固定架或保护套/垫和带卡槽的器械盒进行保护。

2. 清洗前预处理。

（1）手工预处理。在去污区内，根据污染物的不同选择适宜的清洗剂去除器械上干涸的血渍、污渍、锈蚀、水垢、化学药剂残留及医用胶残留等。

（2）机械预处理。采用机械清洗消毒设备如超声清洗器、清洗消毒器等，并根据设备不同调整正确的频率、时间和温度等参数。

（四）操作后处理

及时处理各环节用物。

四、注意事项

1. 应在使用间隙或使用后现场立即进行预处理。

2. 应采用酶清洗剂进行喷洒保湿，应选择可防止蛋白质凝固、对器械无腐蚀性的保湿剂。

3. 操作中做好防护措施，防止液体飞溅和锐器损伤等职业伤害。

4. 器械保护原则应贯穿整个器械处理过程。

五、知识拓展

1. 现场预处理。使用者在使用间隙或使用后去除器械上残留的血液（渍）、组织和肉眼可见污染物以及进行保湿等操作。

2. 清洗前预处理。消毒供应中心人员在去污区根据器械污染程度、器械精密程度和结构特点进行分类，在常规清洗前进行预处理，包括冲洗、浸泡等操作。

（程莉娜）

第二节 回收技术

一、概述

回收技术操作是将污染的可重复使用的医疗器械、器具和物品安全、及时地转运至消毒供应中心。

二、目的

满足临床对器械重复使用的需要，提高周转效率。

三、操作实践

（一）评估

1. 去污区洗车间光线明亮，排水通畅。

2. 洗车设施在备用状态。

（二）操作前准备

1. 人员准备：应按要求着装，戴圆帽、口罩、手套。如回收特殊污染的器械时，应穿一次性防渗透隔离衣，戴医用防护口罩、护目镜，外出鞋穿鞋套。

2.用物准备：回收工具应准备齐全，包括回收记录单、专用器械盒、污染器械回收车、手消毒剂、清洁手套、信息追溯系统等。回收工具清洗消毒用物包括清洁擦布、清洗消毒设备设施、化学消毒剂等。

（三）操作步骤

1.确认回收器械所属科室及有无特殊回收器械标识，如感染、急用、易损、精密贵重等器械标识。

2.应按规定的回收时间、回收路线，通过密闭转运车将污染器械回收至消毒供应中心去污区。设有手术器械专用回收通道的，通过专用通道回收。

3.回收完毕，在消毒供应中心去污区通过信息追溯系统进行交接、核对、清点、分类。

4.精密贵重器械回收应使用具有保护垫或器械支架的器械盒装载，与其他器械分开放置，避免挤压碰撞，轻拿轻放。与使用科室确认交接记录并双方签字。

5.特殊污染器械回收：①回收人员根据规范要求进行个人防护；②特殊污染器械应使用专用转运车（箱），使用双层防渗漏专用回收袋回收，分层扎紧，并标注感染类型，密闭式回收；③特殊污染回收工作结束后，回收工具应做好终末消毒。

（四）操作后处理

1.根据回收工具污染类型选择消毒剂并遵循厂家说明书配制使用。

2.采用消毒液擦拭、冲洗水枪等方法进行清洗、消毒。

3.擦拭或冲洗时，从污染较轻的部位开始处理，再处理污染较重部位，由上到下、由外到内有序进行，无遗漏。干燥后存放于清洁区域。

四、注意事项

1.及时回收并清点、核查器械；发现器械缺失等问题及时反馈。

2.转运过程中，应确保回收箱盖子盖紧封闭，物品放置稳妥。

3.回收精密、贵重器械时，应使用具有保护措施的回收容器装载。

4.运输结束后，应做好回收工具的清洁消毒工作。

五、知识拓展

回收原则：①重复使用的诊疗器械、器具和物品置于封闭的容器中，以封闭方式回收；精密器械应采取保护措施，由消毒供应中心集中回收处理；②被朊病毒、气性坏疽及突发原因不明的传染病病原体污染的诊疗器械、器具和物品，使用者应双层封闭包装并标注感染性疾病名称，由消毒供应中心单独回收处理；③不应在诊疗场所对污染的诊疗器械、器具和物品进行清点，避免反复装卸；④回收工具每次使用后应清洗、消毒，干燥备用。

（程莉娜）

第三节 清洗消毒技术

一、概述

清洗消毒技术是去除医疗器械、器具和物品上污物的全过程，流程包括冲洗、洗涤、漂洗和终末漂洗。

二、目的

彻底清洗和去除可见或不可见的污染物，降低器械微生物负荷；正确选择消毒水平及方法，清除或杀灭器械上的致病菌，以达到无害化的处理，保证患儿、工作人员及环境安全。

三、操作实践

（一）评估

1. 评估器械的结构、材质和污染程度。

2. 根据评估结果选择合适的清洗方式。

（二）操作前准备

1. 人员准备：规范着装，防护用品包括口罩、手套、防水圆帽，可使用护目镜 / 防护面罩，防护用品应符合国家相关标准，且在有效期内使用。

2. 用物准备：清洗用物准备齐全，包括医用清洗剂、管道刷、软毛刷、海绵刷、低纤维纱布、压力水枪、清洗篮筐、信息追溯系统等用具。消毒用物准备齐全，包括湿热消毒机、化学消毒剂、器械清洗篮筐、标识牌等物品。

（三）操作步骤

1. 清洗的操作方法。

（1）手工清洗操作方法如图 20-1 所示。

（2）机械清洗操作方法如图 20-2 所示。

（3）超声清洗机清洗操作方法如图 20-3 所示。

2. 消毒的操作方法。

（1）湿热消毒操作方法。①清洗后的器械、器具和物品应进行消毒处理，首选机械湿热消毒，也可采用 75% 乙醇、酸性氧化电位水或其他消毒剂进行消毒。②湿热消毒应采用经纯化的水，电导率 $\leqslant$ 15 μS/cm（25 ℃）。

（2）化学消毒操作方法。① 75% 乙醇适用于不耐热、不耐腐蚀器械的消毒。②其他化学消毒剂应遵循厂家说明书进行消毒。③酸性氧化电位水的操作方法。每次使用前，应在使用现场酸性氧化电位水出水口处，分别检测 pH 值、电位值和有效氯浓度，检测数值应符合指标要求。

冲洗	①耐湿的器械置于流动水下冲洗； ②具有管腔或缝隙结构的耐湿器械宜使用压力水枪进行冲洗； ③压力水枪冲洗接头应与器械管腔直径相匹配
浸泡	①污染较重或者污染物已经干涸的耐湿器械宜先浸泡再洗涤； ②应打开器械的轴节/阀门，完全浸没； ③管腔内充满清洗液
刷洗	①应在液面下进行刷洗； ②齿牙和螺纹的齿缝、纹路方向反复刷洗； ③管腔器械应选择与管腔直径、长度相适宜的清洗刷
擦洗/擦拭	①擦洗：适用于表面光滑的耐湿器械，宜在液面下擦洗； ②擦拭：适用于表面光滑的不耐湿器械
终末处理	

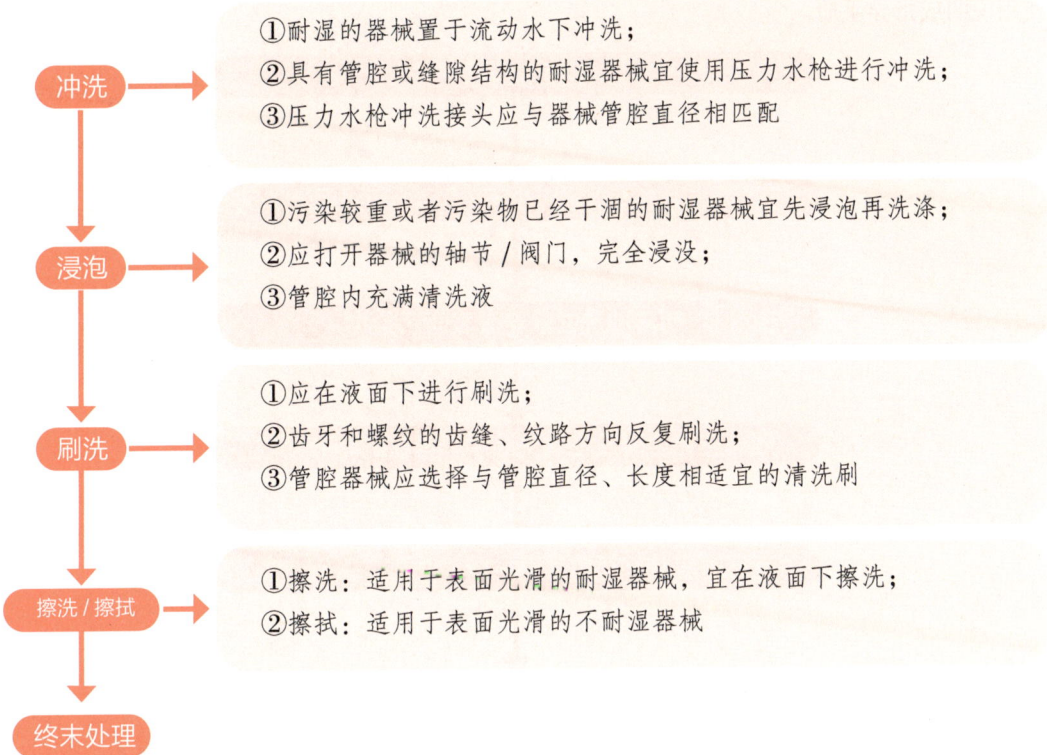

图 20-1　手工清洗

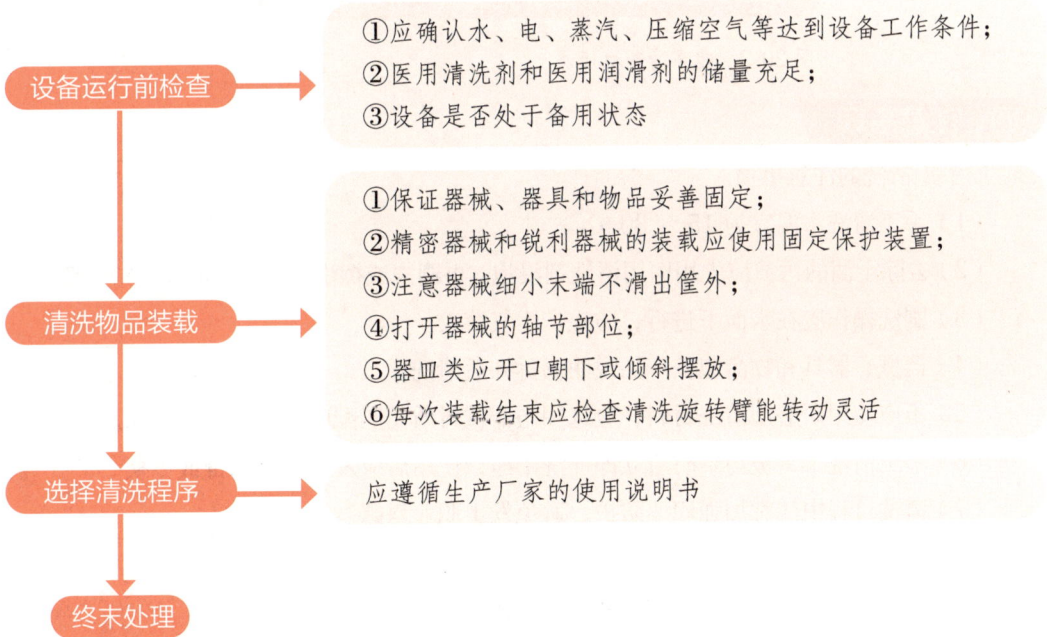

设备运行前检查	①应确认水、电、蒸汽、压缩空气等达到设备工作条件； ②医用清洗剂和医用润滑剂的储量充足； ③设备是否处于备用状态
清洗物品装载	①保证器械、器具和物品妥善固定； ②精密器械和锐利器械的装载应使用固定保护装置； ③注意器械细小末端不滑出筐外； ④打开器械的轴节部位； ⑤器皿类应开口朝下或倾斜摆放； ⑥每次装载结束应检查清洗旋转臂能转动灵活
选择清洗程序	应遵循生产厂家的使用说明书
终末处理	

图 20-2　机械清洗

（四）操作后处理

1. 应每批次监测清洗消毒器的物理参数及运行情况，并记录。

2. 对清洗消毒器的清洗效果和设备消毒性能进行定期检测，检测方法应遵循生产厂家的使用说明或指导手册。

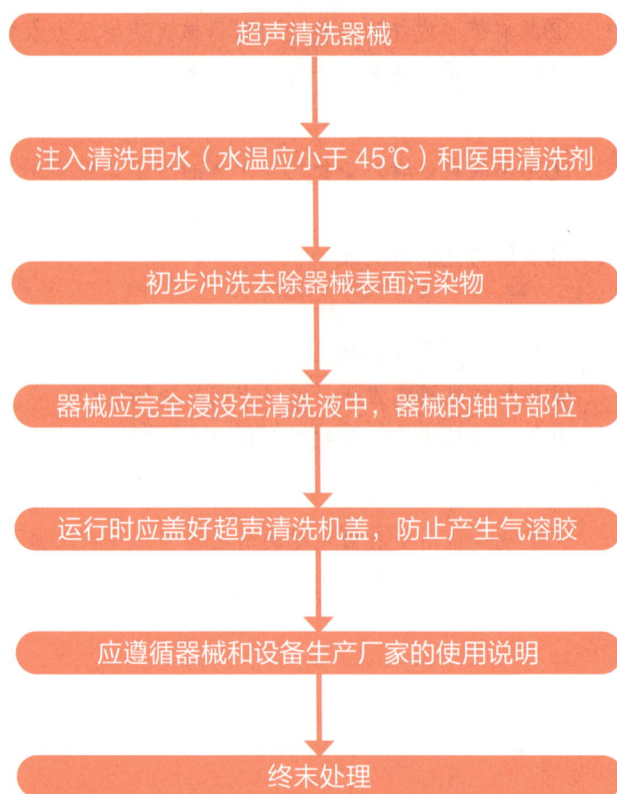

```
┌─────────────────────────────────────┐
│            超声清洗器械              │
└─────────────────────────────────────┘
                  ↓
┌─────────────────────────────────────┐
│  注入清洗用水（水温应小于45℃）和医用清洗剂  │
└─────────────────────────────────────┘
                  ↓
┌─────────────────────────────────────┐
│        初步冲洗去除器械表面污染物        │
└─────────────────────────────────────┘
                  ↓
┌─────────────────────────────────────┐
│  器械应完全浸没在清洗液中，器械的轴节部位   │
└─────────────────────────────────────┘
                  ↓
┌─────────────────────────────────────┐
│  运行时应盖好超声清洗机盖，防止产生气溶胶   │
└─────────────────────────────────────┘
                  ↓
┌─────────────────────────────────────┐
│      应遵循器械和设备生产厂家的使用说明     │
└─────────────────────────────────────┘
                  ↓
┌─────────────────────────────────────┐
│              终末处理               │
└─────────────────────────────────────┘
```

图 20-3　超声清洗机清洗

四、注意事项

1. 手工清洗的注意事项。

（1）手工清洗水温宜为 15 ～ 30 ℃。

（2）去除干涸的污渍应先用医用清洗剂浸泡，再刷洗或擦洗。有锈迹的器械应先除锈。

（3）刷洗操作应在水面下进行，防止产生气溶胶。

（4）器械、器具和物品应按产品说明书拆卸后清洗。

（5）不应使用研磨型清洗材料，应选用与器械材质相匹配的清洗用具和用品。

（6）手工清洗工具被污染时应立即冲洗干净，使用后应及时清洗消毒或更换。

（7）清洗过程中注意加强职业防护，避免发生职业暴露。

2. 机械清洗的注意事项。

（1）应定期检查清洗消毒器是否处于备用状态。

（2）设备运行中出现报警、中断等情况，该批次物品应重新清洗并分析原因。

（3）每日清洗结束时应清理舱内杂物，清洁清洗舱。

（4）应定期观察清洗效果，并对清洗消毒设备设施进行维护保养及性能检测。

3. 消毒的注意事项。

（1）严格执行湿热消毒的各项标准和操作规程，避免发生烫伤。

（2）湿热消毒应确认设备物理参数，符合设定参数要求，并记录。

（3）煮沸槽的温度达到时开始计时，中途加入器械和物品后应重新计时。

（4）酸性氧化电位水对光敏感，有效氯浓度随时间延长而下降，宜现制备现用。

五、知识拓展

1.手工清洗原则：①评估器械结构、材质和污染程度，选择适宜的清洗剂，遵循清洗剂产品说明书，现配现用；②根据器械的结构和形状使用相匹配的清洗工具，清洗工具用后及时清洗、消毒；③宜先处理精密、贵重器械，再处理普通器械，精密器械应单独妥善放置，并使用保护垫；④优先处理急件。

2.机械清洗原则：①不同的器械、器具和物品，其材质、结构及特点不同，注意选择相应的程序和参数；②根据清洗负载的种类，选择清洗架。

3.超声清洗机清洗的原则：①应根据器械的不同材质及精密程度选择超声波清洗器清洗频率；②器械应浸泡在液面下进行超声清洗；③器械应使用篮筐装载清洗，装载不应超出篮筐高度，避免造成器械损坏；④精密手术器械妥善固定，并放入专用篮筐内，防止受压。

（程莉娜）

第四节 检查与保养技术

一、概述

适用于清洗消毒后的可重复使用器械、器具和物品的清洁度检查与保养。

二、目的

检查器械的清洁度和功能完好性，使其符合质量要求。

三、操作实践

（一）评估

1.检查清洗质量是否合格。清洗质量不合格的，应重新处理；器械功能损毁或锈蚀严重，应及时维修或报废。

2.精密器械宜与常规器械分别进行检查、保养。

（二）操作前准备

1.人员准备：规范着装，戴圆帽，穿工作服及工作鞋，操作前做好手卫生。

2.用物准备：带光源放大镜、标识牌、专用润滑剂、低纤维纱布、测试材料、信息追溯系统等。

（三）操作步骤

1. 根据器械的结构特点与分类进行检查与保养。

2. 在检查包装时进行日常检查，应目测和／或借助带光源放大镜检查。

（1）清洗质量检查。①清洗质量要求：清洗后的器械表面及其轴节、齿牙应光洁，无血渍、污渍、水垢等残留物质和锈斑。②重点检查部位：实心类表面光滑器械应检查器械表面；实心类表面不光滑器械应检查器械的棱角处；管腔器械应检查器械的表面和管腔；轴节类器械应检查器械表面、轴节、锁扣、齿牙等处；光学目镜应检查表面、镜面、目镜端、物镜端、导光束接口处。

（2）功能质量检查。①通用要求：器械应完整，无变形、无毛刺、无腐蚀、无裂纹、无凹陷。②管腔器械应检查管腔是否通畅，器械外鞘和内芯契合度严密，无缝隙。③轴节类器械应检查器械齿牙无缺损、变形，对合无错位；关节活动灵活。④锐利类器械应检查功能端，应锋利，无卷刃、无缺损。

（四）操作后处理

1. 清洗质量监测。

（1）每月至少随机抽查 3～5 个待灭菌包内全部物品的清洗质量，检查内容同日常监测。

（2）可定期采用定量和定性的监测方法，对诊疗器械、器具和物品的清洗效果进行评价。

2. 功能质量检测。

（1）切割性能的测试。

（2）闭合性能的测试。

（3）轴节性能的测试。

（4）夹持性能的测试。

（5）绝缘性能的测试。

四、注意事项

1. 精密类器械注意轻拿轻放，注意保护功能端，防止损坏。

2. 性能受损或缺失的器械应及时维修或更换。

五、知识拓展

检查与保养原则：①检查与保养应按照《医院消毒供应中心 第 2 部分：清洗消毒及灭菌技术操作规范》（WS 310.2—2016）的要求进行操作。②应采用目测或使用带光源的放大镜对干燥后的每件器械、器具和物品进行检查。③清洗质量不合格的，应重新处理；器械功能损毁或锈蚀严重，应及时维修或报废。④带电源器械应进行绝缘性能等安全性检查。⑤应使用医用润滑剂进行器械保养。⑥精密器械宜与常规器械分别进行检查、保养。

（程莉娜）

第五节　消毒物品包装技术

一、概述

适用于各类可复用诊疗器械、器具和物品闭合式包装、密封式包装、硬质容器的包装。

二、目的

选择适宜的包装材料和包装方式，通过装配、包装、封包、注明标识等步骤进行包装，确保灭菌后无菌屏障功能完好。

三、操作实践

（一）评估

1. 包装物品质量，包括清洁度、干燥度、完好性、功能状态等，合格后方可包装。

2. 包装材料的质量是否合格。

3. 包装材料与器械的形状、重量、体积及灭菌方式是否匹配。

4. 包内、包外化学指示物与灭菌方式是否匹配。

5. 评估灭菌标识的清晰度、信息完整性等是否符合要求。

（二）操作前准备

1. 人员准备：规范着装，戴圆帽，穿工作服及工作鞋，操作前做好手卫生。

2. 用物准备：包装材料、化学指示物、配置清单、吸水纸、灭菌标识、保护用具、信息追溯系统等。

3. 环境准备：在消毒供应中心检查包装区进行包装。工作台面清洁干燥，环境温度、相对湿度、通风换气次数及照明符合要求。

（三）操作步骤

1. 装配。

（1）遵循器械厂家说明书将拆卸的器械进行装配；带内芯器械应拔出内芯。

（2）依据器械装配的技术规程或图示核对器械的种类、规格和数量。

（3）剪刀和血管钳等轴节类器械不应完全锁扣。

（4）所有的空腔、阀门应打开，软质管腔类物品应盘绕放置，保持管腔通畅；电源或光源导线盘绕直径大于 10 cm，无锐角。

（5）精密器械、锐利器械应采取保护措施。

2. 包装。

（1）核对。包装前再次根据器械配置清单进行双人核对。

（2）选择包装材料。根据灭菌方法，器械包的形状、体积、重量等选择与其相适应的包装材料。

（3）选择包装方法。根据包装材料及厂家说明书的要求选择包装方法。

3.封包。

（1）包外应设有灭菌化学指示物。高度危险性物品灭菌包内还应放置包内化学指示物。

（2）闭合式包装应使用专用胶带，胶带长度应与灭菌包体积、重量相适宜，松紧适度。

（3）密封式包装的密封宽度应≥6 mm，包内器械距包装袋封口处≥2.5 cm。

（4）医用热封机在每日使用前应检查参数的准确性和闭合完好性。

（四）操作后处理

1.灭菌物品包装的标识应齐全,包括注明物品名称、检查包装者姓名或代号、灭菌器编号、灭菌批次、灭菌日期、失效日期等相关信息；或含有上述内容的信息标识。操作后再次核对。

2.标识应正确、清晰、完整，无涂改，标识应具有可追溯性。

四、注意事项

1.操作过程中轻拿轻放，精密器械、锐利器械应加强保护措施，防止器械损坏。

2.盒装器械应单盒包装。

3.普通棉布包装材料应一用一清洗，无污渍，无异物，灯光检查无破损。

五、知识拓展

灭菌物品包装分为闭合式包装和密封式包装。包装方法和要求如下：①手术器械若采用闭合式包装方法，应由2层包装材料分2次包装。②密封式包装方法应采用纸袋、纸塑袋等材料。③硬质容器的使用与操作,应遵循生产厂家的使用说明或指导手册。每次使用后应清洗、消毒和干燥。④普通棉布包装材料应一用一清洗，无污渍，灯光检查无破损。

（程莉娜）

第六节 压力蒸汽灭菌器操作技术

一、概述

物理灭菌方法包括热力灭菌、辐射灭菌。热力灭菌方法包括压力蒸汽灭菌和干热灭菌。其中压力蒸汽灭菌适用于耐湿、耐热的器械、器具和物品。

二、目的

杀灭医疗器械、器具和物品上一切微生物，包括细菌芽孢，达到无菌保证水平。

三、操作实践

（一）评估

1.做好安全检查，检查电路、水路、蒸汽压力值、压缩空气、灭菌器压力表、柜门密封圈、柜门安全锁扣、打印装置等是否处于备用状态。

2. 检查灭菌器柜内是否清洁，冷凝水排出口应无杂物。

（二）操作前准备

1. 人员准备：戴圆帽，穿专用鞋，做好手卫生，必要时戴防烫手套。

2. 用物准备：Bowie-Dick（B-D）测试包、压力蒸汽灭菌化学测试包、信息追溯系统、扫描枪、灭菌监测记录本、灭菌篮筐、灭菌层架、装载车、物品转运车、卸载车、信息追溯系统等。

（三）操作步骤

1. B-D测试：①预热。根据生产厂家操作指引，灭菌器自动预热或选择预热程序运行。②预热完成后，将B-D测试包水平放于灭菌柜内排气口上方。③应在灭菌器空载情况下，运行并完成B-D测试程序。

2. B-D测试结果判断：①B-D测试纸变色均匀一致，说明B-D试验通过，灭菌器可以使用。②B-D测试纸变色不均匀说明B-D试验失败，可再重复一次B-D测试。合格，灭菌器可以使用；不合格，需检查B-D测试失败原因，直至B-D测试通过后该灭菌器方能使用。③B-D测试结果记录，双人复核并签名。

3. 装载方式：采用篮筐或层架装载。

4. 装载原则：①确认待灭菌物品的灭菌方式正确。②灭菌包之间、灭菌篮筐之间、灭菌层架各层之间、灭菌层架与灭菌柜室内壁之间应有空隙。③各类物品混合装载时，纺织类物品应放置于上层，金属类器械放置于下层。④灭菌包体积及重量。脉动预真空压力蒸汽灭菌器灭菌包体积宜小于30 cm×30 cm×50 cm。器械包重量不宜超过7 kg，敷料包重量不宜超过5 kg。

5. 灭菌周期的选择：①应遵循灭菌器及器械生产厂家使用说明推荐的灭菌周期。②灭菌周期的选择遵循WS 310.2—2016灭菌器灭菌参数的要求，根据不同灭菌负载的种类和重量进行选择。

6. 积极观察灭菌周期各阶段参数。

7. 卸载：①灭菌周期结束，灭菌器发出蜂鸣声或开启的绿色指示灯亮起可进行卸载。②卸载门开启后，戴上防烫手套，缓慢移出灭菌层架或灭菌篮筐。③卸载后应冷却，灭菌包不应直接放在送风口下方。冷却时间至少30分钟。④灭菌有效性确认，双人核对物理监测、化学监测的结果。

（四）操作后处理

及时记录灭菌参数，记录灭菌日期、灭菌器编号、批次号、物品名称、灭菌周期、灭菌周期运行起止时间及灭菌阶段的温度、压力、时间等数值。

四、注意事项

1. 管腔器械不应使用下排气压力蒸汽灭菌方式进行灭菌。

2.灭菌物品装载时，包与包之间应有间隙。

3.未经冷却的灭菌包不能用手触摸或直接放置于冷的物体表面。

4.灭菌装载和卸载操作前应做好手卫生。

五、知识拓展

压力蒸汽灭菌器的灭菌参数见表20-1。

▶ 表20-1　压力蒸汽灭菌器灭菌参数

设备类别	物品类别	灭菌设定温度（℃）	最短灭菌时间（分钟）	灭菌压力参考范围（kPa）	建议干燥时间
下排气式	敷料	121	30	102.8～122.9	≥30分钟
	器械		20		
预真空式	器械敷料	121	20	102.8～122.9	10～30分钟，或增加干燥阶段脉动次数
		132	4	184.4～210.7	
		134		201.7～229.3	

注：1.须依据WS 310.2—2016，并遵循灭菌器和器械生产厂家的使用说明或指导手册。

2.下排气式灭菌器不能灭菌管腔器械。

3.用于朊病毒污染器械消毒、清洗后的灭菌处理，灭菌时间为18分钟。

（程莉娜）

第七节　环氧乙烷灭菌器操作技术

一、概述

化学灭菌方法主要是使用环氧乙烷、过氧化氢、甲醛等灭菌剂在规定条件下，以合适的浓度和有效的作用时间进行灭菌，适合不耐热、不耐湿的器械、器具和物品的灭菌。

二、目的

杀灭医疗器械、器具和物品上一切微生物，包括细菌芽孢，达到无菌保证水平。

三、操作实践

（一）评估

1.接通电源，设备显示屏出现灭菌周期设置功能提示界面。

2.检查灭菌器储水器的水量，不能低于水位线。

3.检查进、排气管路连接是否牢固。

4.检查并清理压缩空气气路过滤器集液瓶内的油和水。

5.打开压缩空气开关，压力参考值为 600 ~ 800 kPa。

6.如有环氧乙烷解析器，检查解析器是否处于备用状态。

7.打印纸充足，打印字迹清晰。

（二）操作前准备

1.人员准备：戴圆帽，穿专用鞋，做好手卫生。

2.用物准备：环氧乙烷生物监测包、环氧乙烷气罐、信息追溯系统、扫描枪、环氧乙烷灭菌运行监测记录本、信息追溯系统等。灭菌器专用清洁工具，如低纤维纱布。

（三）操作步骤

1.装载：①确认灭菌物品的灭菌方式是否正确。②纸塑包装袋包装的物品纸面对塑面侧放，不堆叠。③生物监测包放在整个装载的中心部位，有两层灭菌筐时生物监测包应放在上层。④装载完成，检查篮筐内的物品，不应超过篮筐边缘；篮筐不应紧贴柜门和内壁。

2.灭菌程序的选择：根据灭菌物品的种类、包装等选择 37 ℃或 55 ℃的灭菌程序。

3.灭菌过程的观察：灭菌过程包括预热、预湿、抽真空、通入气化环氧乙烷达到预定浓度、维持灭菌时间、清除灭菌器内环氧乙烷气体、解析残留环氧乙烷等。

4.卸载：①除金属和玻璃材质以外的灭菌物品，灭菌后应经过解析。②灭菌周期结束，屏幕开门锁显示为开锁状态，确认物理参数符合要求，可进行卸载。③打开灭菌器门，佩戴手套将无菌物品卸载至转运车，并取出生物指示物。④双人核对物理监测、化学监测结果。⑤卸载后进行生物监测。

（四）操作后处理

及时记录灭菌数据，灭菌日期、灭菌器编号、批次号、物品名称、灭菌周期、灭菌周期运行起止时间及灭菌阶段的温度、相对湿度、时间等数值。

四、注意事项

1.环氧乙烷灭菌不能用于粉末状或液体物品的灭菌。

2.物品装载量不应超过灭菌器总体积的 80%；同一批次灭菌，宜搭配吸附性强与吸附性弱的物品，对 PVC（乙烯基）类、塑料类、橡胶类等物品灭菌时，其数量不能超过灭菌器装载量的 50%。

3.运行过程中，灭菌阶段气罐已经刺破，不能强行打开柜门，防止环氧乙烷气体泄漏。

4.环氧乙烷灭菌气罐的存储应严格执行国家制定的有关易燃易爆物品的储存要求，应远离火源和静电，通风良好，温度 <40 ℃，不应存放于冰箱中。

5.消毒员应经过专业知识和紧急事故处理的培训。

五、知识拓展

环氧乙烷灭菌解析时间：50 ℃，12 小时或 60 ℃，8 小时。残留环氧乙烷应符合 GB/T 16886.7—2015 的要求。解析过程应在环氧乙烷灭菌柜内继续进行，输入的空气应经过高效过滤，或放入专门的通风柜内，不应采用自然通风法进行解析。

（黄禄玮）

第八节　过氧化氢低温等离子体灭菌器操作技术

一、概述

过氧化氢低温等离子灭菌器的工作原理是通过过氧化氢低温等离子体进行灭菌，消毒过程中通过特定方式使医疗器械和手术器械上的多种微生物失去活性，从而达到灭菌目的。

二、目的

杀死微生物。

三、操作实践

（一）评估

1. 电源处于通电状态。

2. 检查灭菌剂。卡匣式灭菌剂确认可用循环次数；瓶装式灭菌剂确认剩余液量是否充足以及是否在有效期内。

3. 检查灭菌舱内，舱内应清洁、无异物，必要时佩戴 PVC 或丁腈手套，用低纤维纱布干拭清洁。

4. 打印装置运转正常，打印字迹清晰，打印纸充足。

（二）操作前准备

1. 人员准备：戴圆帽，穿专用鞋，做好手卫生。

2. 用物准备：过氧化氢低温等离子体灭菌化学测试包、过氧化氢低温等离子体灭菌生物监测包、信息追溯系统、扫描枪、过氧化氢低温等离子体灭菌运行监测记录本，灭菌器专用清洁工具，如低纤维纱布。

（三）操作步骤

1. 装载：①确认灭菌物品的灭菌方式正确。②灭菌包不堆叠，宜单层摆放，灭菌包之间应留有空隙。③特卫强包装袋包装的物品应塑面对特卫强面，并同向有序摆放。④器械盒宜平放装载。⑤金属物体不应与灭菌器腔体内壁、柜门或者电极网接触；装载物和电极网之间至少保持 2.5 cm 的距离，并不应触及柜门及腔体后壁。⑥不同材质的物品宜混合装载、放置于上下层装载架上。

2.灭菌程序的选择：应遵循器械灭菌器生产厂家的使用说明，选择正确的灭菌器型号和灭菌程序。

3.灭菌过程的观察：通过灭菌器屏幕观察灭菌循环的状态。灭菌过程包含两次或若干次灭菌循环周期，每次循环周期包括抽真空、注射、扩散、等离子体和通风五个步骤。

4.卸载：①灭菌周期结束，屏幕显示已完成，确认物理参数符合要求，可进行卸载。②佩戴 PVC 或丁腈手套将无菌物品卸载至转运车。③双人核对物理监测、化学监测，结果应合格。④有生物监测的，卸载后进行生物监测操作。

（四）操作后处理

及时记录灭菌数据，包括灭菌日期、灭菌器编号、批次号、物品名称、灭菌周期、灭菌周期运行起止时间及灭菌阶段的温度、压力、时间、等离子功率、浓度等数值。

四、注意事项

1.灭菌负载不得含有布、纸、油、水、粉、木质类物质，以及一端闭塞的盲端管腔类物品。

2.应遵循灭菌设备厂家说明书对特殊类物品（如软式内镜等）的灭菌数量要求进行装载。

3.当发生灭菌循环报警、过程中断时，应佩戴乳胶或 PVC 手套进行灭菌器内灭菌物品的针对性处理。

五、知识拓展

发放器械时遵守灭菌监测的标准：①物理监测或外包化学监测不合格的灭菌物品不得发放，并应分析原因进行改进，直至监测结果符合要求；②生物监测不合格时，应尽快召回上次生物监测合格以来所有尚未使用的灭菌物品，重新处理，并查找，分析不合格原因，改进后生物检测连续 3 次合格后方可使用；③每批次灭菌植入型器械均应进行生物监测，合格后方可发放。

（黄禄玮）

第九节 消毒与灭菌物品储存技术

一、概述

适用于消毒与无菌物品的储存。无菌物品储存条件应符合 WS 310.2—2016 的要求。

二、目的

确保无菌物品在使用前保持无菌状态。

三、操作实践

（一）评估

评估储存环境是否合格，温度低于 24 ℃，相对湿度低于 70%。

（二）操作前准备

1. 人员准备：做好手卫生，戴圆帽，穿专用鞋。

2. 用物准备：清洁干燥的篮筐、储物架或储存柜、转运车。

（三）操作步骤

1. 接触无菌物品前做好手卫生。

2. 质量检查：①充分冷却后，检查有无包外湿包、包外化学指示物变色情况等。②检查包装是否闭合完好，纸塑包装袋应密封完整，硬质容器卡锁完整。③检查外包装标识，包括包名称、所属科室、灭菌日期、失效日期等是否完整、清晰、正确。

3. 储存：①灭菌后物品应分类、分架放置，固定位置，设置标识。②采用开放式储存架，可将无菌物品直接或使用篮筐放置于储存架上。③消毒后直接使用的物品专区或专架储存。④验收合格的一次性使用无菌物品，拆除外包装后进入无菌物品存放区储存。

4. 无菌物品储存要求：物品存放架（柜）应距离地面高度 ≥ 20 cm，距离墙 ≥ 5 cm，距离天花板 ≥ 50 cm。

5. 无菌物品有效期要求：①棉布材料包装的无菌物品有效期宜为 14 天。②未达到环境标准时，使用普通棉布材料包装的无菌物品有效期不应超过 7 天。③医用一次性纸袋包装的无菌物品，有效期宜为 30 天。④使用一次性医用皱纹纸、医用无纺布包装、一次性纸塑袋包装、硬质容器包装的无菌物品，有效期宜为 180 天。

（四）操作后处理

严格检查消毒与灭菌物品的有效期。

四、注意事项

1. 同类物品宜放置在同一层架上或同一灭菌篮筐内，细小物品用篮筐或固定容器放置。

2. 无菌包掉落地上或放到不洁处应视为被污染，需重新处理。

五、知识拓展

消毒与无菌物品的储存原则：①应通过正确的操作和管理，维持合格的储存环境；②储存环境温度低于 24 ℃，相对湿度低于 70%。

（黄禄玮）

第十节　发放与运送技术

一、概述

适用于消毒及无菌物品的发放与运送。

二、目的

消毒及无菌物品以合格状态发放，并安全运送至使用科室。

三、操作实践

（一）评估

评估消毒及无菌物品是否合格。

（二）操作前准备

1. 人员准备：做好手卫生，戴圆帽，穿专用鞋。

2. 用物准备：发放操作台、转运车、发放清单、快速手消毒剂、信息追溯系统。

（三）操作步骤

1. 发放操作：①按照发放清单准备所需物品。②确认消毒及无菌物品的有效性和包装完好性。③植入物的常规放行，应生物检测合格。④植入物的提前放行，第5类化学指示物合格可提前放行，并做好记录。⑤将消毒及无菌物品放入封闭运送箱，物品放置无挤压。⑥精密特殊器械宜按标识要求分开发放。

2. 运送操作：①按发放清单核对消毒及无菌物品并装车。②按规定的运送路线下送，做到急用优先。③运送过程中落实手卫生，防止消毒及无菌物品被污染，安全运输。④消毒及无菌物品到达使用科室后，与相关人员进行交接。

（四）操作后处理

1. 发放操作：植入物的生物监测的结果应及时通报使用部门。

2. 运送操作：运送工作完成后，运送工具应清洁消毒，干燥保存。

四、注意事项

1. 操作前、中、后均应做好手卫生。

2. 发放后的无菌物品不应回到无菌物品存放区储存。

3. 运送箱装车时不宜叠放过高。

五、知识拓展

消毒及无菌物品的发放与运送原则：①发放时应遵循"先进先出"的原则；②运送时应保证器械的安全，妥善固定，防止器械损坏和二次污染。

（王　静）

第二十一章　内镜中心护理技术

第一节　个人防护技术

一、概述

　　个人防护技术是指通过特定的装备、装置或方法，保护个人免受工作场所中潜在危险和有害因素伤害的一系列综合性措施，是保障从业人员生命安全与健康的重要手段，对于减少事故伤害和职业病的发生具有重要意义。

二、目的

　　根据工作岗位的不同需求，穿戴相应的防护用品，确保安全工作，避免发生职业暴露，增强工作人员的自我保护意识和能力。

三、操作实践

（一）评估

　　1.评估当班工作区域、工作内容和职责。

　　2.评估患儿有无传染性疾病或其他特殊病原体感染等情况。

　　3.评估环境，如室温、光线等。

（二）操作前准备

　　1.人员准备：衣帽整洁，修剪指甲，洗手。

　　2.物品准备：速干手消毒液、一次性医用帽子、医用外科口罩、医用防护口罩、护目镜／防护面屏、防水隔离衣／防水围裙、一次性医用手套。

　　3.环境准备：温度适宜、光线充足、环境安静。

（三）操作步骤

　　1.不同区域人员防护及着装要求。

（1）诊疗室：着工作服，戴口罩、一次性帽子、手套，必要时戴防护面罩或护目镜。

（2）复苏室：着工作服，戴口罩、一次性帽子、手套。

（3）洗消室：着工作服、防水隔离衣（防水围裙），戴口罩、一次性帽子、防护面屏或护目镜、手套（表21-1）。

▶ 表21-1　内镜中心不同区域人员防护及着装要求

区域	防护着装						
	工作服	一次性帽子	口罩	手套	护目镜/面屏	防水隔离衣/防水围裙	专用鞋
诊疗室	√	√	√	√	△	—	—
复苏室	√	√	√	√	—	—	—
洗消室	√	√	√	√	√	√	√

注："√"表示应使用，"∧"表示宜使用。

2. 各类防护用品穿脱方法见表21-2。

▶ 表21-2　各类防护用品穿脱方法

用品名称	方法	具体步骤
医用外科口罩	佩戴方法	①检查口罩，确定上下内外，有鼻夹一侧朝上且较明显一面朝外； ②将口罩罩住口、鼻及下巴，系带式口罩下方带系于颈后，上方带系于头顶中部，挂耳式口罩将两侧系带直接挂于耳后； ③双手指尖放于鼻夹上，从中间开始向内按压鼻夹，并逐步向两侧移动，根据鼻梁形状塑造鼻夹； ④调节系带松紧度
	摘脱方法	①双手不得接触口罩前面（污染面）； ②系带式口罩先解下方系带，再解上方系带，挂耳式口罩双手直接捏住耳后系带取下； ③用手仅捏住口罩系带放入医疗废物容器
医用防护口罩	佩戴方法	①一手托住防护口罩，有鼻夹的一面向外； ②将防护口罩罩住鼻、口及下巴，鼻夹部位向上紧贴面部； ③另一手将下方系带拉过头顶，放在颈后双耳下； ④将上方系带拉至头顶中部； ⑤双手指尖放于金属鼻夹上，从中间开始向内按鼻夹，并逐步向两侧移动和按压，根据鼻梁的形状塑造鼻夹； ⑥双手完全盖住防护口罩并快速呼气，进行气密性检查，若有漏气应调整到不漏气为止

续表

用品名称	方法	具体步骤
医用防护口罩	摘脱方法	①身体稍前倾，用手慢慢将颈部系带从脑后拉过头顶； ②拉头顶中部系带摘除口罩； ③双手不可触及口罩前面，仅捏住口罩系带放入医疗废物容器
医用手套	佩戴方法	①一只手捏住手套翻折部分（手套内面）取出手套，对准五指戴上； ②已戴手套手指插入另一只手套的翻边内面，将另一只手套戴好； ③将手套翻转处套在工作服衣袖外面
医用手套	摘脱方法	①用戴着手套的手捏住另一只手套污染面的边缘将手套脱下； ②戴着手套的手握住脱下的手套，用脱下手套的手捏住另一只手套清洁面（内面）边缘，将手套脱下； ③用手捏住手套内面放入医疗废物容器
护目镜或防护面屏	佩戴方法	①检查护目镜或防护面屏有无破损； ②戴上，上缘压住医用帽子，下缘压住防护口罩； ③调整头带松紧度
护目镜或防护面屏	摘脱方法	①身体稍前倾，低头、闭眼； ②捏住靠近头部或耳朵的一边摘脱； ③放入回收或医疗废物容器
隔离衣	穿戴方法	①右手提衣领，左手伸入袖内，右手将衣领向上拉直至露出左手； ②换左手持衣领，右手伸入袖内，露出右手，勿触及面部； ③两手持衣领，由领子中央沿边缘向后系好颈带； ④扎好袖口，不得露出里面衣物； ⑤将隔离衣一边（约腰下5 cm处）向前拉，见到边缘捏住； ⑥同法捏住另一侧边缘； ⑦双手在背后将衣边对齐或将一边遮盖住另一边，将背部完全覆盖； ⑧向一侧折叠，一手按住折叠处，另一手将腰带拉至背后折叠处； ⑨将腰带在背后交叉，回到前面将带子系好
隔离衣	脱除方法	①解开腰带，在前面打一活结； ②解开袖带，塞入袖袢内，充分暴露双手，进行手消毒； ③解开颈后带子； ④右手伸入左手腕部袖内，拉下袖子过手； ⑤用遮盖着的左手握住右手隔离衣袖子的外面，拉下右侧袖子； ⑥双手转换逐渐从袖管中退出，脱下隔离衣； ⑦左手握住领子，右手将隔离衣两边对齐，污染面向外悬挂污染区，如悬挂污染区外，则污染面向里； ⑧不再使用时，脱下后污染面向内，卷成包裹状，放入医疗废物容器或回收袋中

（四）操作后处理

1. 使用后的一次性防护用品严格按照医疗废物处置。

2. 可复用的防护用品严格按产品说明书进行消毒灭菌处理。

四、注意事项

1. 进行非无菌操作应戴一次性使用医用橡胶检查手套，无菌操作时应戴一次性使用灭菌橡胶外科手套，清洁工作可戴重复使用的橡胶手套。

2. 进行有体液喷溅风险或侵入性操作时应戴医用外科口罩；接触经空气传播传染病患儿、近距离（≤1 m）接触飞沫传播的传染病患儿或进行产生气溶胶操作时，应戴医用防护口罩。

3. 操作时发现防护用品破损、潮湿或被污染应立即更换。

4. 脱卸防护用品后须洗手。

5. 一次性防护用品不得重复使用，可复用防护用品使用后按要求清洗消毒灭菌后备用。

五、知识拓展

医务人员职业暴露是指医务人员在从事职业活动过程中，暴露于危险环境中，有可能造成损害健康或危及生命的一类职业暴露。一个安全、无害的工作环境，对于提升医务人员与患者的身体健康与安全都有帮助，它是医护诊疗护理工作顺利进行的关键保证。

职业防护是指在医疗、护理等临床工作过程中，医护人员对带有人类获得性免疫缺陷病毒等传染病病原体的血液、体液、分泌物或器械等所造成的污染进行的一种预防规避。提高医务人员的职业防护能力，有助于医务人员建立职业危险防范意识，提高职业防护能力，从而降低医务人员的职业病危害。

（钟达慧）

第二节　软式内镜清洗消毒（灭菌）技术

一、概述

软式内镜清洗消毒（灭菌）技术是去除内镜上污物的全过程，流程包括预处理、测漏、清洗、漂洗、消毒（灭菌）、终末漂洗、干燥及存储。

二、目的

彻底清洗和去除可见或不可见的污染物，降低内镜微生物负荷；正确选择消毒水平及方法，清除或杀灭内镜上的致病菌，以达到无害化的处理，保证患儿、工作人员及环境安全。

三、操作实践

（一）评估

1. 评估内镜的种类、结构和污染程度，是否为特殊感染。

2. 根据评估结果选择合适的清洗消毒（灭菌）方式。

（二）操作前准备

1. 人员准备：穿工作服、防水围裙或防水隔离衣、专用鞋，戴口罩、一次性帽子、手套、防护面屏或护目镜。

2. 物品准备：测漏器、吸引器、压力水枪/气枪、全管道灌流器、超声清洗器、清洁毛刷、20 mL 注射器、多酶清洗液、消毒液、纱布、大无菌巾、消毒毛巾、pH 值测试纸、电位值测试器、有效氯浓度测试纸、内镜清洗消毒机。

（三）操作步骤

1. 内镜清洗消毒（灭菌）流程如图 21-1 所示。

2. 手工清洗消毒（灭菌）步骤见表 21-3。

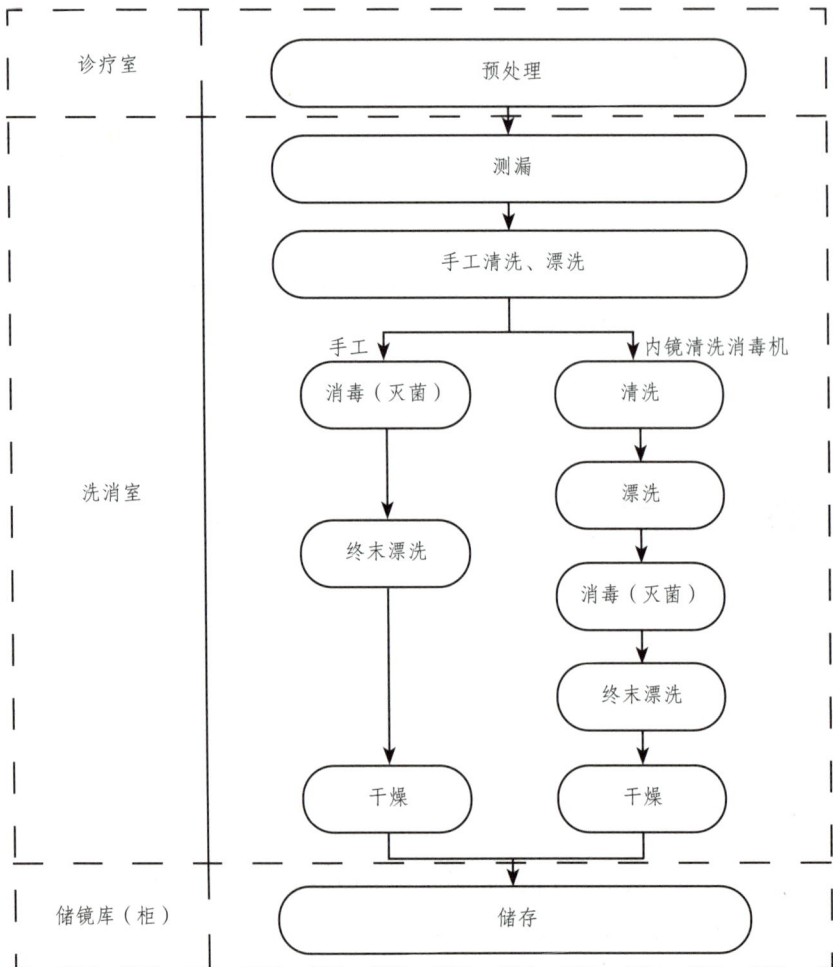

图 21-1　内镜清洗消毒（灭菌）流程

▶ 表21-3　手工清洗消毒（灭菌）步骤

步骤	操作方法	注意事项
预处理	①内镜从患儿体内取出后，立即用含有清洗液的湿巾或湿纱布擦去外表面污物； ②反复送水送气至少10秒； ③将内镜前端置入盛有清洗液的容器中，启动吸引功能，抽吸清洗液直至其流入吸引管； ④盖好内镜防水盖； ⑤将内镜放入运送容器，送至洗消室	湿巾或湿纱布等擦拭用品一次性使用，用后弃入感染性医疗废物桶
测漏	①取下各按钮及阀门； ②连接测漏装置，并注入压力； ③检查内镜外表面有无压痕、破损，弯曲部是否膨胀； ④将内镜完全浸没于水中，去除表面张力气泡，用注射器向各个管道注水，排出管道内气体； ⑤向各个方向弯曲内镜先端，"S"形弯曲镜身，观察内镜各部是否有气泡冒出； ⑥关闭测漏装置，将内镜移出水面，释放压力； ⑦记录测漏情况，包括内镜名称、编号、测漏时间、结果等	测漏时如发现有渗漏，应及时报修送检
清洗	①在清洗槽内配制清洗液，将内镜、按钮和阀门全部浸没于清洗液中； ②用纱布反复擦洗镜身，重点擦洗插入部和操作部，镜头处沿喷嘴喷水方向擦拭； ③刷洗内镜所有管道，刷洗时两头见刷头，并洗净刷头上的污物，反复刷洗至没有可见污染物； ④连接全管道灌流器，使用动力泵或注射器将清洗液注满各管道，浸泡时间遵照产品说明书； ⑤刷洗各按钮和阀门，适合超声清洗的按钮和阀门应遵循使用说明进行超声清洗	①擦拭纱布、清洗液一用一换； ②清洗刷清洗干净，随同内镜高水平消毒后备用
漂洗	①将清洗后的内镜连同全管道灌流器、按钮及阀门移入漂洗槽； ②用动力泵或压力水枪充分冲洗内镜各管道至无清洗液残留； ③用流动水冲洗内镜外表面、按钮和阀门； ④用动力泵或压力气枪向各管道内充气至少30秒，去除管道内水分； ⑤用纱布擦拭或压力气枪吹干内镜外表面、按钮和阀门	擦拭纱布一用一换

续表

步骤	操作方法	注意事项
消毒（灭菌）	①测试消毒液有效氯浓度、电位值、pH值； ②将内镜连同全管道灌流器、按钮和阀门移入消毒槽，完全浸没于消毒液中； ③用动力泵或注射器将各管道充满消毒液，消毒方式和时间遵循产品说明书； ④更换手套，用压力气枪向管道内充气至少30秒，去除管道内消毒液	使用灭菌设备对软式内镜灭菌时，应遵循设备使用说明书
终末漂洗	①将内镜连同全管道灌流器、按钮、阀门移入终末漂洗槽； ②使用动力泵或压力水枪，用纯化水或无菌水冲洗内镜各管道至少2分钟，直至无消毒液残留； ③用纯化水或无菌水冲洗内镜外表面及按钮、阀门，去除残留消毒液； ④取下全管道灌流器	采用浸泡灭菌的内镜应在专用终末漂洗槽内使用无菌水进行终末漂洗
干燥	①将内镜、按钮、阀门置于铺有无菌巾的专用干燥台上； ②用75%~95%乙醇或异丙醇灌注所有管道； ③用压力气枪、洁净压缩空气向所有管道充气至少30秒，至其完全干燥； ④用压力气枪或无菌巾干燥内镜外表面、按钮、阀门； ⑤安装按钮和阀门	干燥台无菌巾应每4小时更换1次
储存	①如内镜继续使用，安装按钮和阀门将内镜放入消毒盒内备用； ②如内镜使用结束，再次检查镜身有无压痕、皱褶等，松开内镜防水盖，放置于内镜储存柜内，镜体悬挂，弯角固定钮置于自由位，取下的各类按钮、阀门单独储存	

　　3.内镜清洗消毒机清洗消毒（灭菌）：①消毒前，测试消毒液有效氯浓度、电位值、pH值，填写监测记录单，补充清洗液、消毒液和乙醇。②完成手工清洗消毒的预处理、测漏、清洗、漂洗流程（方法同前）。③打开进水阀门，检查内置、外置过滤器，各种水管是否有漏水迹象。④确认所有装置正常，将内镜放入洗消机内，连接各管道。⑤选择相应的洗消模式启用机器进行清洗消毒。⑥清洗消毒完毕，更换无菌手套，取出内镜，如内镜清洗消毒机无干燥功能，则需进行手工干燥（方法同前）。⑦存储（方法同前）。⑧清洗消毒机使用完毕后，清洗水位传感器、循环口和排放口滤网，并进行自身消毒，排出消毒液。

　　4.复用附件的清洗消毒（灭菌）。

　　（1）浸泡。及时将使用后的附件浸泡于清洗液中或使用保湿剂保湿，管腔类附件需向管腔内注入清洗液。

（2）刷洗。仔细刷洗附件内外表面及关节处，直至无可见污染物。

（3）超声清洗。遵循附件产品说明书使用医用清洗剂进行超声清洗，清洗后用流动水漂洗干净，干燥。

（4）润滑。部分附件（如活检钳）需经常上油润滑，以便使用灵活。可用于附件的润滑剂大致分为浸泡式润滑剂和涂抹式润滑剂两种。使用浸泡式润滑剂时需注意：①将附件浸入润滑剂中数秒并将润滑剂注入所有管道；②润滑后向所有管道注入空气，除去多余的润滑剂；③将附件擦干，因内镜按钮专用硅油不适于附件润滑，可能导致附件老化、损坏，切记不可用硅油代替润滑剂。

（5）消毒（灭菌）。①吸引、注水注气按钮、钳子管道帽采用消毒剂进行消毒，纯化水或无菌水漂洗干净，干燥备用。②进入人体无菌器官、组织，或接触破损皮肤、黏膜的耐热耐湿的附件（活检钳、异物钳等）首选压力蒸汽灭菌；进入人体无菌器官、组织，或接触破损皮肤、黏膜的不耐热的附件采用低温灭菌设备或化学灭菌剂浸泡灭菌，采用化学灭菌剂浸泡灭菌后应使用无菌水漂洗干净，干燥备用。

（四）操作后处理

1.灭菌后的内镜、附件及相关物品应遵循无菌物品储存要求进行储存。

2.每日诊疗工作结束后，对清洗槽、吸引瓶、吸引管道等清洁后，用 500 mg/L 含氯消毒液浸泡（擦拭）作用 30 分钟，或用酸性氧化电位水浸泡（擦拭）作用 3 ~ 5 分钟，干燥备用。

3.镜柜每周清洁消毒一次，遇污染随时清洁消毒，并在登记本上做好记录。

四、注意事项

1.内镜使用后测漏要求：宜每次清洗前测漏；条件不允许时，应至少每天测漏 1 次。

2.内镜消毒或灭菌前应进行彻底清洗。

3.清洗剂和消毒剂的作用时间应遵循产品说明书。

4.消毒后的内镜应采用纯化水或无菌水进行终末漂洗，浸泡灭菌后的内镜应采用无菌水进行终末漂洗。

5.内镜应储存于清洁、干燥的环境中。

6.每日诊疗工作开始前，应对当日拟使用的消毒类内镜进行再次消毒后方可使用。

五、知识拓展

1.所有软式内镜每次使用后均应进行彻底清洗和高水平消毒或灭菌。

2.软式内镜及重复使用的附件、诊疗用品应遵循以下原则进行分类处理：①进入人体无菌组织、器官，或接触破损皮肤、破损黏膜的软式内镜及附件应进行灭菌；②与完整黏膜相接触，而不进入人体无菌组织、器官，也不接触破损皮肤、破损黏膜的软式内镜及附属物品、器具，应进行高水平消毒；③与完整皮肤接触而不与黏膜接触的用品宜低水平消毒或清洁。

（王　倩）

第三节　超声波清洗技术

一、概述

超声波清洗技术是利用超声波在液体中的空化作用、加速度作用及直进流作用对液体和污物直接、间接的作用，使污物层被分散、乳化、剥离而达到清洗目的，可作为内镜附件手工清洗或机械清洗的辅助手段。目前所用的超声波清洗机中，空化作用和直进流作用的应用较多。

二、目的

通过超声波在水中振荡产生"空化效应"，达到对内镜附件进行清洗的目的。

三、操作实践

（一）评估

1.评估附件种类、材质和污染程度，是否为特殊感染。

2.评估附件是否适于超声波清洗。

（二）操作前准备

1.人员准备：穿工作服、防水围裙或防水隔离衣、专用鞋，戴口罩、一次性帽子、手套、防护面屏或护目镜。

2.物品准备：超声波清洗器、清洗剂、清洁毛刷、纱布、压力气枪。

3.环境准备：设备工作场所通风、干燥、清洁。

（三）操作步骤

1.清洗槽内加入清洗用水至所需水位，并按比例添加清洗剂。

2.使用专用清洁毛刷或纱布对附件进行刷洗，初步去除其表面污染物。

3.将附件放入清洗槽内专用清洗篮，均匀分布并完全浸没于清洗液中，不得直接将附件放置于清洗槽底。

4.打开电源，根据附件使用说明要求设置超声清洗时间、温度及频率。

5.盖好清洗器盖子，防止产生气溶胶。

6.启动超声波清洗器开始清洗，清洗槽内出现小气泡并伴随有"吱、吱、吱"的声响，表示超声波工作正常。

7.清洗结束后，取出清洗好的附件，用清水将其冲洗干净，并用压力气枪吹干或擦干。

8.关闭电源。

（四）操作后处理

1.关闭电源后，打开排水开关，彻底排出清洗槽内的污水。

2.每日工作结束后，排空清洗槽内所有液体，并对清洗槽进行清洗、消毒、干燥。

四、注意事项

1. 超声波清洗用于附件的二次清洗，超声清洗前需先进行手工清洗。

2. 严禁空载状态下开机，开机前须按说明的液位加入清洗液。

3. 禁止使用腐蚀性强和易燃的溶液作为清洗液，以免腐蚀容器和发生危险。

4. 清洗器工作时，不得进行空气搅拌或将手伸入清洗液中。

5. 保持机器外观及内部各部件清洁，不使用时关闭电源总开关。

五、知识拓展

超声波清洗器工作原理是由超声波发生器发出的高频振荡信号，通过换能器转换成高频机械振荡而传播到介质清洗溶剂中，超声波在清洗液中疏密相间地向前辐射，使液体流动而产生数以万计直径为 50 ～ 500 μm 的微小气泡，存在于液体中的微小气泡在声场的作用下振动，当声压达到一定值时，气泡迅速增大然后突然闭合，由于大量气泡破裂释放能量而产生的冲击将浸泡在清洗液中的附件内、外表面的污物振荡剥离下来，从而达到彻底清洗。在这种被称为"空化效应"的过程中，气泡闭合可形成几百度的高温和超过 1000 个气压的瞬间高压。

超声波清洗的效果不仅取决于振荡本身，还取决于洗液的温度，在 40 ～ 45 ℃时使用多酶洗液进行清洗的效果较理想，清洗时间通常为 15 ～ 30 分钟。振荡器通过振荡使活检钳螺旋外套管和钳瓣这些不易清洗的地方得到较彻底的清洁，除去其中的碎屑、黏液、污物等；对于已经干硬的污物也可清除，且超声波清洗器对器械不会造成损伤。

（王　倩）

第二十二章

放射科护理技术

第一节 CT 增强扫描高压注射技术

一、概述

CT 增强扫描（enhanced scan）是指在 CT 平扫的基础上，将碘对比剂（iodine contrast medium，ICM）经静脉快速注入体内，并进行 CT 扫描的检查。

二、目的

CT 增强扫描可以提高病变组织与正常组织的密度差，显示平扫未能显示或显示不清的病变，更清楚地显示病变的大小、形态、范围以及和其他组织的关系，显示血管结构及血管性病变，有利于疾病的诊断和鉴别诊断。

三、适应证

需要通过 CT 增强扫描明确诊断的疾病。

四、禁忌证

CT 增强扫描的高风险人群包括：碘对比剂过敏史患儿、急性甲状腺毒症患儿、不稳定型哮喘患儿、严重心脏疾病患儿、肾功能不全患儿 [估算的肾小球滤过率（eGFR）< 30 mL/（min · 1.73m^2）]、需要治疗的有其他药物不良反应史患儿，检查前需要充分评估。

五、操作实践

（一）评估

1. 患儿信息：患儿基本信息，如姓名、性别、年龄、ID 号、体重，检查的部位、设备、方式，碘对比剂的名称、浓度、剂量；"CT 增强扫描同意书"患儿监护人签字是否完善。

2.病史：①14 天内是否有增强检查史。②是否在限碘治疗期间，48 小时内是否服用过二甲双胍类药物，有无使用肾毒性药物或其他影响肾小球滤过率的药物。③既往使用碘对比剂中、重度不良反应史；有无哮喘、糖尿病、肾脏疾病、肾脏手术史；有无高血压、痛风病史；有无脱水、充血性心力衰竭现象。④是否有甲亢、肝肾衰竭、心力衰竭、肺动脉高压等。⑤有无其他药物不良反应史或过敏史。

3.评估患儿是否需要镇静。

4.评估患儿是否有通畅且耐高压的中心静脉血管通路，如 CVC、PICC、输液港。如无，则选择正确型号的外周静脉的留置针，进行穿刺并妥善固定（表 22-1）。

▶ 表 22-1　患儿体重、外周静脉与留置针型号选择

体重（kg）	检查要求及部位	留置针型号
<15	流速 <1.5 mL/s，四肢、头皮血管可选	24G
15 ~ 25	流速 <3.0 mL/s，可选四肢（上肢为主）大静脉	22G
26 ~ 40	≤ 3.5 mL/s，可选肘部或手腕部较粗静脉	20G
>40	CTA、冠脉造影，肝移植供体可选	18G

（二）操作前护理

1.物品准备：对比剂加温至 37 ℃、高压注射器针筒（一人一管）。

2.患儿及家长准备：向患儿及家属解释检查目的、检查流程、所需时间。

3.注意事项：①取出患儿检查部位的金属或高密度伪影物品，必要时更换棉质衣裤。②将患儿置检查体位，为患儿及家长做放射防护。③若家长发现患儿留置针处疼痛或肿胀，应立即向工作人员挥手示意。④输注对比剂后可能出现的正常现象（如口干、口苦、口腔金属异味、全身发热、有尿意等）和不良反应（如恶心、呕吐、皮疹等）。⑤鼓励患儿勇敢面对，消除紧张情绪，提高检查配合度。

（三）操作中护理

1.再次核对患儿信息。

2.管道连接。①完成高压注射器自检；②检查高压注射器管路，安装、连接、排气；③镇静患儿以便连接心电监护。

3.充分试水。检查留置针是否通畅、有回血。连接高压注射器管路及留置针，先手动试水再高压试水：试推生理盐水，"一看二摸三感觉四询问"，观察患儿反应及穿刺处有无肿胀，将食指和中指轻置于留置针上方，感觉液体在血管中的流速，询问年长患儿留置针处是否疼痛不适。

4.扫描。技师设定合适扫描参数和流速。提供满足检查需要的最低输注压力，减少外渗风险。

5. 过程观察。患儿肢体动作、家长反应、图像动态变化、高压注射器曲线图变化。

6. 做好静脉通路情况记录。

7. 完成检查，分离管道。

（四）操作后护理

1. 再次核对患儿信息及检查信息。

2. 健康教育。患儿需在观察区休息 30 分钟，如出现皮疹、瘙痒、呕吐、呼吸不畅等情况，请家长立即呼叫工作人员。镇静患儿回镇静中心观察 30 分钟。检查完毕两天内，可适当多喝水以促进对比剂排出。

3. 工作人员加强对观察区的巡视。如患儿 30 分钟内无不适，可予拔除留置针离开。

六、并发症处理

1. 对比剂外渗：①患处局部处理，一旦出现外渗，应立即停止注射，拔针，拔针前尽量回抽渗液，抬高外渗肢体，用棉球按压穿刺部位，避免血液外渗而加重局部组织肿胀。用 30% ~ 50% 的硫酸镁局部冷湿敷，48 小时后可热敷。②每日随访至肿胀消失。③若局部有水疱或水疱破溃，必要时请皮肤科会诊。

2. 碘对比剂急性不良反应。

（1）恶心、呕吐：若为一过性，加强观察，必要时支持治疗；严重者应考虑适当应用止吐药（如昂丹司琼、苯海拉明等），平卧位，头偏向一侧，保持呼吸道通畅。

（2）荨麻疹：散发性、一过性者，给予观察、饮水、安慰等处理；散发性、皮疹广泛、持续时间长者，适当给予 H1 受体阻滞剂肌内或静脉注射，口服水化，以加速对比剂排泄。

（3）喉头水肿：①面罩吸氧（6 ~ 10 L/min）或简易呼吸器给氧；②肌内注射肾上腺素，成人（1∶1000）0.5 mL（0.5 mg），必要时重复给药；6 ~ 12 岁儿童 0.3 mL（0.3 mg）肌内注射，6 岁以下 0.15 mL（0.15 mg）肌内注射；③呼吸极度困难时，立即行环甲膜穿刺，必要时行气管插管或气管切开。

（4）支气管痉挛：①面罩吸氧（6 ~ 10 L/min）或简易呼吸器给氧。② β 2 受体激动剂定量吸入（深吸 2 ~ 3 次），如硫酸沙丁胺醇吸入气雾剂。③注射肾上腺素，血压正常时，成人予肾上腺素（1∶1000）0.1 ~ 0.3 mL（0.1 ~ 0.3 mg）肌内注射；6 ~ 12 岁儿童使用 50% 的成人剂量，6 岁以下使用 25% 的成人剂量，需要时可重复使用；血压降低时，成人予肾上腺素（1∶1000）0.5 mL（0.5 mg）肌内注射；6 ~ 12 岁儿童 0.3 mL（0.3 mg）肌内注射，6 岁以下，0.15 mL（0.15 mg）肌内注射。④必要时遵医嘱适当加用氨茶碱治疗，低血压者不可使用氨茶碱。⑤呼吸极度困难时，立即行环甲膜穿刺，必要时气管切开。

（5）低血压：①抬高患儿下肢。②面罩吸氧（6 ~ 10 L/min）。③静脉输液，0.9% 氯化钠注射液或林格氏液快速输注，如治疗无反应，肌内注射肾上腺素（1∶1000）0.5 mL（0.5 mg），需要时可重复注射；6 ~ 12 岁儿童 0.3 mL（0.3 mg）肌内注射，6 岁以下，0.15 mL（0.15 mg）肌内注射。

（6）血管迷走神经反应（低血压与心动过缓）：①抬高患儿下肢。②面罩吸氧（6～10 L/分钟）。③静脉注射阿托品0.6～1.0 mg，如果需要，3～5分钟后重复注射，成人总量可至3 mg（0.04 mg/kg）；儿童静脉给予0.02 mg/kg（每次最大剂量0.6 mg），如果需要，重复注射至总量2 mg。④静脉输液，0.9%氯化钠注射液或林格氏液快速输注。⑤如果患儿对上述措施反应不佳，则按过敏反应处理。

（7）全身过敏样反应：①呼叫复苏团队。②保持呼吸道通畅。③如有低血压，抬高患儿下肢。④面罩吸氧（6～10 L/min）。⑤成人予肌内注射肾上腺素（1：1000）0.5 mL（0.5 mg），需要时可重复注射；6～12岁儿童0.3 mL（0.3 mg）肌内注射，6岁以下0.15 mL（0.15 mg）。⑥静脉输液，0.9%氯化钠注射液或林格氏液快速输注。⑦H1受体阻滞剂，如苯海拉明25～50 mg静脉注射。⑧如发生呼吸心脏骤停，立即就地平卧，进行心肺复苏。

七、注意事项

1. 尽量保证穿刺一次性成功，避免多次反复在同一血管穿刺。

2. 根据检查部位选择血管：①留置针不在检查扫描的范围内；②除右上肢为检查部位外，首选上肢血管穿刺（如手背静脉、腕关节静脉、贵要静脉、肘正中静脉）；③体重超过10 kg的患儿尽量不选择头皮穿刺；④胸部增强CT（包括心脏CTA），上、下肢静脉都可以穿刺；⑤腹部增强CT（肝脏CTA、泌尿系CTU），尽量避免下肢穿刺；⑥肿块检查留置针穿刺在肿块对侧肢体；⑦特殊位置特殊处理（如手脚畸形等）。

3. 留置针型号选择：根据检查要求、输注速度及血管条件选择合适留置针。

4. 含碘对比剂过敏反应预防：①尽量选择非离子等渗含碘对比剂；②含碘对比剂使用前加温至37 ℃，减少不良反应发生；③工作人员急救培训合格，急救仪器、设备及药品处于备用状态。

5. 空气栓塞的预防：①连接高压注射器管路时应仔细检查管路的完整性及密闭性；②高压注射器排气时应仔细检查套筒及连接管内是否有气泡，若发现气泡要彻底排出，方可注射对比剂；③高压注射器连接静脉通路装置时，应确保管路连接紧密；④妥善固定静脉通路装置，使用透明敷料固定留置针，以穿刺点为中心，横向无张力固定留置针，防止留置针脱管造成空气栓塞的发生。

6. 使用CVC、PICC、输液港作为CT增强扫描血管通路，请务必确认产品说明书标明可用于造影剂输注，或者可以耐受300 PSI压力（1 PSI≈6.895 kPa）。

八、知识拓展

1. 对比剂是指以医学成像为目的，被引入人体后能改变机体局部组织对比度的一种化学物质。

2. 高压注射是指在一定时间内，利用高压注射器，通过经皮穿刺进入血管或经人体原有孔道，将适量的对比剂快速、准确地注射到检查部位的一种注射方式。

3. 静脉团注是实施影像增强检查时常用的一种对比剂注射方式，使用高压注射器快速地将对比剂以"团块"的形式注入静脉中，以便形成有血流动力学特征的增强造影效果。

4. 含碘对比剂外渗发生的高危人群包括婴幼儿、老年人、不能进行有效沟通配合者、被穿刺血管情况不佳者。

5. 含碘对比剂的渗透压、黏稠度、使用温度均可能影响外渗发生的频率和严重程度。高渗、高黏稠度含碘对比剂的应用会增加外渗风险。

（张　柯）

第二节　儿童磁共振增强扫描技术

一、概述

磁共振增强扫描（contrast-enhanced magnetic resonance scan）是经静脉注射钆对比剂后的磁共振再次扫描。

二、目的

提高图像质量，提供病变的定性诊断及其他疾病的鉴别诊断。

三、适应证

有磁共振增强检查诊断需要的疾病。

四、禁忌证

金属或磁性物质植入物（说明书标明材质为不能进入特定磁场的），如假牙、电子耳、义眼义肢、心脏起搏器、心导管、心电极、外科手术夹、耳蜗植入物、外科钢钉钢针、静脉滤器、人工瓣膜、人工耳蜗、植入性药物泵、人工关节、动脉瘤夹等。

五、操作实践

（一）评估

1. 患儿信息：患儿基本信息，如姓名、性别、年龄、ID、体重，检查的部位、设备、方式，钆对比剂的名称、浓度、剂量；"磁共振增强扫描同意书"患儿监护人签字是否完善。

2. 病史：筛查患儿有无检查禁忌证；有无手术史；有无金属或磁性物质植入史，植入物是否能进入特定磁场；有无药物过敏史；近期有无金属碎片溅入史，尤其是眼内有无金属异物；有无发热，是否≥38 ℃。

3. 评估患儿是否需要镇静：给配合检查的患儿讲解检查过程，打消患儿恐惧心理；需镇静的患儿，评估禁食禁饮时间是否足够。检查需要家长陪同者，确认家长是否有幽闭恐惧症等不适合陪同的情况。

4. 建立外周静脉留置针或使用通畅的中心静脉导管。

（二）操作前护理

1. 物品准备：钆对比剂。

2. 健康教育：耐心向患儿及家长阐述增强检查目的、流程、注意事项，说明配合检查（或是镇静）的必要性，注射钆对比剂后可能出现的正常反应（全身发热等）和不良反应（如恶心、呕吐、皮疹等），具有检查时间长、噪声大的特点，检查时需要患儿固定体位等内容。消除患儿及家长紧张情绪，此检查全程家长陪同，患儿及陪同家长所有金属物品不能带入检查室，在检查室中如有不适，可挥手示意。

3. 做好患儿及家属入室前的金属探测检查。做好患儿及家长的听力保护，戴耳机或塞棉球。

（三）操作中护理

1. 体位设计。设计摆放检查体位，并保持。镇静患儿除了检查体位，还应综合麻醉镇静安全体位，同时做好给氧及心电监护。

2. 注意保暖。检查时注意保暖，避免患儿着凉。

3. 核对信息。与技师再次核对患儿基本信息、检查信息及钆对比剂处方。

4. 按"生理盐水、对比剂、生理盐水"顺序，"一看二摸三感觉四询问"步骤，完成钆对比剂推注。

5. 扫描过程中密切观察患儿生命体征变化。

6. 做好用药记录。

（四）操作后护理

1. 再次核对患儿信息及检查信息。

2. 协助年长患儿起床，注意体位性低血压、一过性头晕。将镇静患儿保持复苏体位转运到镇静中心。

3. 健康宣教。指导患儿及家长在观察区观察 30 分钟，如有不适及时呼叫工作人员。护士定时巡视观察区。观察 30 分钟后，如无不适可拔针离开。

六、并发症处理

钆对比剂的不良反应多为轻微和生理性的。如注射部位的冷、热或疼痛、恶心、呕吐、头晕头痛、感觉异常等，通常不需要特殊处理。呕吐可能造成窒息，需特别重视，体位摆放时，若条件允许可将头偏向一侧。

钆对比剂的外渗罕见，因剂量小，毒性小，按一般渗漏常规处理即可。

七、注意事项

严格做好金属检查，严禁普通推床、轮椅进入检查室。

八、知识拓展

钆对比剂（gadolinium-based contrast agent，GBCA）是磁共振成像（magnetic resonance imaging，MRI）对比剂中应用最广泛的类型。

钆属于稀土金属，具有稳定的不成对电子，可形成强磁矩，通过缩短周围水质子的T1（纵向）和T2（横向）弛豫时间，间接产生信号增强作用，从而增强图像对比度，可有效增强病变组织（如肿瘤）和背景组织（正常组织）之间的信号强度差。

可根据在溶液中的净电荷将GBCA分为离子型和非离子型，根据其螯合配体的分子结构（可能是离子性或非离子性的）分为线性和大环状。

（张　柯）

参考文献

［1］崔焱，张玉侠．儿科护理学［M］．7版．北京：人民卫生出版社，2021．

［2］王卫平，孙锟，常立文．儿科学［M］．9版．北京：人民卫生出版社，2018．

［3］医务人员手卫生规范 WS/T 313—2019［J］．中国感染控制杂志，2020，19（1）：93-98．

［4］李小寒，尚少梅．基础护理学［M］．7版．北京：人民卫生出版社，2022．

［5］医院隔离技术标准 WS/T 311—2023［J］．中国感染控制杂志，2023，22（11）：1398-1410．

［6］李春辉，黄勋，蔡虻，等．新冠肺炎疫情期间医疗机构不同区域工作岗位个人防护专家共识［J］．中国感染控制杂志，2020，19（3）：199-213．

［7］吴欣娟．临床护理技术操作并发症与应急处理［M］．2版．北京：人民卫生出版社，2016．

［8］张琼，汪俊，夏斌，等．低龄儿童龋的临床管理专家共识［J］．华西口腔医学杂志，2022，40（5）：495-503．

［9］孙玉梅，张立力，张彩虹．健康评估［M］．5版．北京：人民卫生出版社，2021．

［10］中华护理学会．住院患儿身体约束护理：ZT/CNAS 04—2019［S］．［2019-11-10］．

［11］浙江大学医学院附属第二医院，中华护理学会急诊护理专业委员会，中华护理学会重症护理专业委员会，等．成人 ICU 患者身体约束临床实践指南［J］．中华急危重症护理杂志，2023，4（10）：909-912．

［12］王新．心电监护仪常见故障及日常管理进展分析［J］．中国医疗器械信息，2021，27（12）：22-23，26．

［13］范玲，张大华．新生儿专科护理［M］．北京：人民卫生出版社，2020．

［14］申昆玲．儿科临床操作技能［M］．北京：人民卫生出版社，2016．

［15］中华护理学会儿科专业委员会．婴幼儿护理操作指南［M］．北京：人民卫生出版社，2018．

［16］Infusion Nurses Society. Infusion Therapy Standards of Practice［M］.

Alphen aan den Rijn： Wolters Kluwer，2016.

［17］中华护理学会静脉输液治疗专业委员会.临床静脉导管维护操作专家共识［J］.中华护理杂志，2019，54（9）：1334-1342.

［18］卫生部.医疗机构临床用血管理办法［J］.中国医药科学，2012，2（12）：6-8.

［19］卫生部.《临床输血技术规范》（摘录）［J］.中国护理管理，2006，6（4）：11.

［20］黄金，李乐之.常用临床护理技术操作并发症的预防及处理［M］.北京：人民卫生出版社，2013.

［21］Fawley J，Napolitano L M. Vancomycin Enema in the Treatment of Clostridium difficile Infection［J］.Surg Infect（Larchmt），2019，20（4）：311-316.

［22］向小卫，张志敏，王翔，等.一种保留灌肠器的设计与应用［J］.中华危重病急救医学，2019，31（12）：1547-1548.

［23］陈丽娟，孙林利，刘丽红，等.2019版《压疮/压力性损伤的预防和治疗：临床实践指南》解读［J］.护理学杂志，2020，35（13）：41-43，51.

［24］唐绪容，周蓉，屈虹，等.儿童压力性损伤风险评估量表的比较分析［J］.护理学杂志，2019，34（18）：58-61.

［25］周毅先，姚香莉，程功梅，等.中文版Braden-Q量表和N/I BradenQ量表在NICU新生儿压力性损伤风险评估中的应用对比研究［J］.护士进修杂志，2020，35（12）：1093-1096.

［26］张琳琪.《儿童动脉血气分析临床操作实践标准》要点解读［J］.中国护理管理，2021，21（4）：592-595.

［27］张佩超，张彦荣.小儿颈静脉穿刺取血致小儿窒息死亡1例教训［J］.实用护理杂志，2002，18（8）：57.

［28］姜安丽，钱晓路.新编护理学基础［M］.3版.北京：人民卫生出版社，2018.

［29］徐海燕.儿童物理降温的应用现状及护理［J］.世界最新医学信息文摘，2017，17（82）：30-31，33.

［30］彭南海.临床营养护理指南·肠内营养部分（第2版）［M］.东南大学出版社，2019.

［31］张玉侠.实用新生儿护理学［M］.北京：人民卫生出版社，2015.

［32］胡亚美，江载芳.诸福棠实用儿科学［M］.7版.北京：人民卫生出版社，2005.

［33］中华医学会呼吸病学分会《雾化吸入疗法在呼吸疾病中的应用专家共识》制定专家组.雾化吸入疗法在呼吸疾病中的应用专家共识［J］.中华医学杂志，2016，96（34）：

2696-2708.

[34]刘瀚旻，符州，张晓波，等.儿童呼吸系统疾病雾化治疗合理应用专家共识［J］.中华儿科杂志，2022，60（4）：283-290.

[35]李乐之，路潜.外科护理学［M］.7版.北京：人民卫生出版社，2021.

[36]丁亚平，夏姗姗，童祥飞，等.2022版《AARC临床实践指南：人工气道内吸痰》解读［J］.护理研究，2022，36（22）：3953-3957.

[37]刘英，杨莉莉，潘楚梅，等.心脏围手术期患者肺功能锻炼的方法与效果［J］.护理管理杂志，2013，13（8）：582-584.

[38] Clinkscale D，Spihlman K，Watts P，et al. A randomized trial of conventional chest physical therapy versus high frequency chest wall compressions in intubated and non-intubated adults［J］. Respir Care，2012，57（2）：221-228.

[39]中华医学会围产医学分会，中华医学会妇产科学分会产科学组，中华护理学会产科护理专业委员会，等.中国新生儿早期基本保健技术专家共识（2020）［J］.中华围产医学杂志，2020，23（7）：433-440.

[40]中国医师协会新生儿科医师分会循证专业委员会.重症监护病房新生儿皮肤管理指南（2021）［J］.中国当代儿科杂志，2021，23（7）：659-670.

[41]杨静丽，王建辉.2022版美国儿科学会新生儿高胆红素血症管理指南解读［J］.中国当代儿科杂志，2023，25（1）：11-17.

[42]邵肖梅，叶鸿瑁，丘小汕.实用新生儿学［M］.5版.北京：人民卫生出版社，2019.

[43]中国新生儿复苏项目专家组，中华医学会围产医学分会新生儿复苏学组.中国新生儿复苏指南（2021年修订）［J］.中华围产医学杂志，2022，25（1）：4-12.

[44]中华医学会儿科学分会新生儿学组，中华儿科杂志编辑委员会.中国新生儿肺表面活性物质临床应用专家共识（2021版）［J］.中华儿科杂志，2021，59（8）：627-632.

[45]中华医学会儿科学分会新生儿学组.早产儿无创呼吸支持临床应用建议［J］.中华儿科杂志，2018，56（9）：643-647.

[46]新生儿医源性皮肤损伤处理的专家共识专家组，中国医药教育协会新生儿护理分会.新生儿医源性皮肤损伤处理的专家共识［J］.中国循证儿科杂志，2021，16（4）：255-261.

[47]董文辉，邓博引，悦光，等.美国新生儿重症监护室床旁即时超声检查的临床方案解

读［J］.中国当代儿科杂志，2023，25（7）：672-677.

［48］周伟，周文浩.新生儿治疗技术［M］.北京：人民卫生出版社，2022.

［49］Kemper A R，Newman T B，Slaughter J L，et al. Clinical practice guideline revision：management of hyperbilirubinemia in the newborn infant 35 or more weeks of gestation［J］.Pediatrics，2022，150（3）：e2022058859.

［50］儿童静脉输液治疗临床实践循证指南工作组.儿童静脉输液治疗临床实践循证指南［J］.中国循证儿科杂志，2021，16（1）：1-42.

［51］Hinck S M. Implementing the infusion therapy standards of practice［J］.Home Healthc Now，2021，39（5）：295.

［52］中国医师协会新生儿科医师分会循证专业委员会.新生儿经外周置入中心静脉导管操作及管理指南（2021）［J］.中国当代儿科杂志，2021，23（3）：201-212.

［53］中华医学会儿科学分会新生儿学组，中华儿科杂志编辑委员会.亚低温治疗新生儿缺氧缺血性脑病专家共识（2022）［J］.中华儿科杂志，2022，60（10）：983-989.

［54］张巍，童笑梅，王丹华.早产儿医学［M］.北京：人民卫生出版社，2018.

［55］中华医学会儿科学分会新生儿学组.早产儿无创呼吸支持临床应用建议［J］.中华儿科杂志，2018，56（9）：643-647.

［56］黄晓芳，冯琪.2019版欧洲新生儿呼吸窘迫综合征防治指南更新要点［J］.中华新生儿科杂志（中英文），2019，34（4）：310-315.

［57］杨童玲，王丽.新生儿医源性皮肤损伤的评估要点和预见性护理的专家共识［J］.中国循证儿科杂志，2020，15（3）：161-165.

［58］毛萌，江帆.儿童保健学.［M］.4版.北京：人民卫生出版社，2020.

［59］黄昭鸣，朱群怡，卢红云.言语治疗学［M］.上海：华东师范大学出版社，2017.

［60］刘俊秀.碳13尿素呼气试验对幽门螺杆菌相关慢性胃炎的诊断价值［J］.医疗装备，2021，34（18）：41，155.

［61］王晓瑾，陈颖.呼气试验数值对幽门螺杆菌根除率影响研究［J］.内科理论与实践，2019，14（4）：244-246.

［62］郭祥，姚健，杨志，等.探讨幽门螺杆菌相关难治性胃炎患儿Hp耐药性及其根治性治疗方案［J］.系统医学，2021，6（20）：104-107.

［63］孙锟，沈颖，黄国英.小儿内科学［M］.6版.北京：人民卫生出版社，2020.

［64］中华医学会消化内镜学分会儿科协作组.中国儿童胃镜结肠镜检查规范操作专家共识［J］.中国实用儿科杂志，2018，33（11）：817-820.

［65］余竹春，宇丽，汤玉霞.循证护理在小儿胃镜检查中的应用［J］.临床护理杂志，

2015（3）： 46-47.

［66］蒋斌，潘骏，钱阳阳，等.《中国磁控胶囊胃镜临床应用指南（2021，上海）》解读［J］.
中华消化内镜杂志，2022，39（6）： 432-434.

［67］刘琳.乳果糖在胶囊内镜检查时肠道准备中的应用价值［J］.四川医学，2020，41（11）：
1166-1169.

［68］中华医学会消化内镜学分会儿科协作组，中国医师协会内镜医师分会儿科消化内镜专
业委员会.中国儿童消化内镜诊疗相关肠道准备快速指南（2020，西安）［J］.中国
循证医学杂志，2021，21（3）： 249-259.

［69］高杨，高峰，张莉.两种肠道准备方法在服用阿司匹林肠溶片患儿行胶囊内镜检查中
的效果比较［J］.中国医药，2020，15（6）： 915-918.

［70］钟艺华，韩杨，唐显君.二甲硅油的不同配伍方案在胶囊内镜肠道准备中的随机对照
研究［J］.中国内镜杂志，2021，27（11）： 25-30.

［71］中国医师协会内镜医师分会消化内镜专业委员会，中国抗癌协会肿瘤内镜学专业委
员会.中国消化内镜诊疗相关肠道准备指南（2019，上海）［J］.中华医学杂志，
2019，99（26）： 2024-2035.

［72］中华医学会消化内镜学分会.中国胶囊内镜临床应用指南［J］.中国实用内科杂志，
2014，34（10）： 984-987.

［73］王秀华，刘荣耀，陈学芝，等.维生素饮料溶解复方聚乙二醇电解质散对结肠镜检查
患儿服药依从性及不良反应的影响［J］.齐鲁护理杂志，2022，28（7）： 155-157.

［74］中华医学会消化病学分会胃肠动力学组，胃肠功能性疾病协作组，食管疾病协作组.
中国胃食管反流病诊疗规范［J］.胃肠病学，2023，28（10）： 597-607.

［75］卢小艳，白姣姣，王峥.结肠镜检查前肠道准备健康教育效果的Meta分析［J］.护
理研究，2018，32（10）： 1537-1542.

［76］王姣，钟雪梅，宫幼喆，等.电子结肠镜检查在儿童下消化道出血中的应用价值［J］.
中国内镜杂志，2021，27（4）： 75-80.

［77］侯晓华.消化道高分辨率测压图谱［M］.北京： 科学出版社，2014.

［78］王维林.小儿排便障碍性疾病的诊断与治疗［M］.2版.北京： 人民卫生出版社，
2014.

［79］蔡威，张潍平，魏光辉.小儿外科学［M］.6版.北京： 人民卫生出版社，2020.

［80］侯金平，逯小红，孙静，等.高分辨率肛门直肠测压在先天性肛门直肠畸形术后患儿
排便功能评估中的应用［J］.第三军医大学学报，2019，41（8）： 805-809.

［81］ÇağanA Y，Karakoyun M，Koru T，et al. Dietary properties and anthropometric findings of children with functional constipation: a cross-sectional study [J]. Arch Argent Pediatr, 2019, 117 (3): e224-e231.

[82] Sangalli C N, Leffa P D S, Morais M B, et al. Infant feeding practices and the effect in reducing functional constipation 6 years later: a randomized field trial [J]. J Pediatr Gastroenterol Nutr, 2018, 67 (5): 660-665.

[83] 楼建华. 儿科护理操作指南 [M]. 2版. 上海: 上海科学技术出版社, 2012.

[84] 张金哲. 张金哲小儿外科学 [M]. 2版. 北京: 人民卫生出版社, 2020.

[85] 李柯, 郑璨, 曹哲, 等. 循证护理在小儿巨结肠清洁灌肠中的应用效果 [J]. 中国肛肠病杂志, 2019, 39 (2): 60-62.

[86] Rodriguez G, Muter P, Inglese G, et al. Evolving evidence supporting use of rectal irrigation in the management of bowel dysfunction: an integrative literature review [J]. J Wound Ostomy Continence Nurs, 2021, 48 (6): 553-559.

[87] Nataraja R M, Ferguson P, King S, et al. Management of Hirschsprung disease in Australia and New Zealand: a survey of the Australian and New Zealand Association of Paediatric Surgeons (ANZAPS) [J]. Pediatr Surg Int, 2019, 35 (4): 419-423.

[88] Costigan A M, Orr S, Alshafei A E, et al. How to establish a successful bowel management programme in children: a tertiary paediatric centre experience [J]. Ir J Med Sci, 2019, 188 (1): 211-218.

[89] 王紫娟, 刘玉琳, 刘恩梅. 儿童过敏原皮肤点刺试验护理实践专家共识 [J]. 中华护理杂志, 2020, 55 (10): 85-89.

[90] 王洪田, 马琳, 王成硕, 等. 过敏原皮肤点刺试验的专家共识 [J]. 北京医学, 2020, 42 (10): 966-985.

[91] 上海市医学会儿科分会呼吸学组, 上海儿童医学中心儿科医疗联合体 (浦东). 儿童哮喘常用吸入装置使用方法及质控专家共识 [J]. 中华实用儿科临床杂志, 2020, 35 (44): 1041-1050.

[92] 程雷, 周文成, 陆美萍. 中国变应性鼻炎和哮喘舌下免疫治疗指南英文版精要解读 [J]. 临床耳鼻咽喉头颈外科杂志, 2020, 34 (4): 292-295.

[93] 王青, 刘君, 支凡, 等. 变应原特异性免疫治疗皮下注射护理的专家共识 [J]. 中华护理杂志, 2024, 59 (9): 1080-1084.

[94] 中国医药教育协会儿科专业委员会, 中华医学会儿科学分会呼吸学组哮喘协作组, 福

棠儿童医学发展研究中心过敏（变态）反应学科规范化建设研究组，等．儿童过敏性哮喘尘螨过敏原特异性免疫治疗循证指南（医生版）［J］．中华实用儿科临床杂志，2024，39（6）：401-417．

［95］中国医药教育协会儿科专业委员会，中华医学会儿科学分会呼吸学组哮喘协作组，中国医师协会呼吸医师分会儿科呼吸工作委员会，等．儿童过敏性哮喘尘螨过敏原特异性免疫治疗循证指南（患者版）［J］．中华实用儿科临床杂志，2024，39（6）：418-425．

［96］国家卫生健康委员会人才交流服务中心儿科呼吸内镜诊疗技术专家组，中国医师协会儿科医师分会内镜专业委员会，中国医师协会内镜医师分会儿科呼吸内镜专业委员会，等．中国儿科可弯曲支气管镜术指南（2018年版）［J］．中华实用儿科临床杂志，2018，33（13）：983-989．

［97］中华医学会呼吸病学分会介入呼吸病学学组，中国医师协会内镜医师分会．支气管镜操作围手术期雾化治疗专家共识［J］．中华结核和呼吸杂志，2021，44（12）：1045-1053．

［98］封辰叶，刘璠．支气管镜介入诊疗技术的并发症及处理［J］．中国实用内科杂志，2022，42（9）：726-730．

［99］葛慧青，孙兵，王波，等．重症患者气道廓清技术专家共识［J］．中华重症医学电子杂志（网络版），2020，6（3）：272-282．

［100］车小燕，刘玉琳，杨姝晖，等．儿童哮喘运动方案的最佳证据总结［J］．护理学报，2022，29（11）：41-46．

［101］魏红雨，刘玉琳，车小燕，等．振荡呼气正压技术在儿童气道黏液高分泌相关疾病中的应用进展［J］．临床肺科杂志，2023，28（7）：1091-1094．

［102］钱孔嘉，徐红贞，陈志敏，等．支气管哮喘患儿肺康复临床研究进展［J］．浙江大学学报（医学版），2023，52（4）：518-525．

［103］郭继鸿，王思让，谭学瑞，等．常规心电图检查操作指南（简版）［J］．实用心电学杂志，2019，28（1）：1-6．

［104］杨思源，陈树宝．小儿心脏病学［M］．北京：人民卫生出版社，2012．

［105］袁越．实用小儿心电图学［M］．北京：人民卫生出版社，2018．

［106］桂永浩，刘芳．实用儿童心脏病学［M］．北京：科学出版社，2017．

［107］尤黎明，吴瑛．内科护理学［M］．7版．北京：人民卫生出版社，2022．

［108］中华护理学会放射介入护理专业委员会．经静脉临时心脏起搏器置入术患儿术肢管理专家共识［J］．中华护理杂志，2024，59（13）：1581-1583．

［109］徐虹 . 儿童肾脏病学［M］. 北京：人民卫生出版社，2018.

［110］中华医学会儿科学分会肾脏病学组 . 激素耐药型肾病综合征诊治循证指南（2016）［J］. 中华儿科杂志，2017，55（11）：805-809.

［111］中华医学会内分泌学分会，中国内分泌代谢病专科联盟 . 糖皮质激素类药物临床应用指导原则（2023版）［J］. 中华内分泌代谢杂志，2023，39（4）：289-296.

［112］Munshi M A，Noe M H，Chiu Y E，et al. Vaccines：considerations for pediatric dermatology patients on immunosuppressive agents［J］. Pediatr Dermatol，2021，38（5）：1040-1046.

［113］董志 . 药理学［M］. 3版 . 北京：人民卫生出版社，2002.

［114］金雪锋，王墨 . 利妥昔单抗在难治性肾病综合征的应用进展［J］. 儿科药学杂志，2012，18（3）：59-61.

［115］Thiel J，Rizzi M，Engesser M，et al. B cell repopulation kinetics after rituximab treatment in ANCA-associated vasculitides compared to rheumatoid arthritis，and connective tissue diseases：a longitudinal observational study on 120 patients［J］. Arthritis Res Ther，2017，19（1）：101.

［116］Kaplan B，Kopyltsova Y，Khokhar A，et al. Rituximab and immune deficiency：case series and review of the literature［J］. J Allergy Clin Immunol Pract，2014，2（5）：594-600.

［117］Ling J，Koren G. Challenges in vaccinating infants born to mothers taking immunoglobulin biologicals during pregnancy［J］. Expert Rev Vaccines，2016，15（2）：239-256.

［118］中国腹膜透析相关感染防治专家组 . 腹膜透析相关感染的防治指南［J］. 中华肾脏病杂志，2018，34（2）：139-148.

［119］陈香美 . 腹膜透析标准操作规程（2010版）［M］. 北京：北京人民军医出版社，2010.

［120］安力彬，陆虹 . 妇产科护理学［M］. 7版 . 北京：人民卫生出版社，2022.

［121］蔡文智，孟玲，李秀云 . 神经源性膀胱护理实践指南（2017年版）［J］. 护理学杂志，2017，32（24）：1-7.

［122］韩雪婷，穆亚平，王阳 . 儿童康复护理技术操作规程［M］. 沈阳：辽宁科学技术出版社，2020.

［123］田军，张潍平，孙宁，等 . 再谈清洁间歇导尿对小儿神经源性膀胱的治疗价值［J］.

临床小儿外科杂志，2021，20（11）：1001-1004.

［124］贾建平，陈生弟．神经病学［M］．8 版．北京：人民卫生出版社，2018.

［125］Engelborghs S，Niemantsverdriet E，Struyfs H，et al. Consensus guidelines for lumbar puncture in patients with neurological diseases［J］. Alzheimers Dement（Amst），2017，8：111-126.

［126］刘钢，刘冰．儿童诊断性腰椎穿刺术后管理循证实践指南解读［J］．中国循证儿科杂志，2020，15（4）：311-313.

［127］洪颜，于静波，方佩娟，等．游戏疗法在住院儿童腰椎穿刺术中的应用［J］．中国实用护理杂志，2015，31（15）：1140-1142.

［128］尹志勤，孙一勤．基于临床情境的妇儿护理实训教程［M］．北京：高等教育出版社，2022.

［129］刘晓燕．临床脑电图学［M］．2 版．北京：人民卫生出版社，2017.

［130］刘佳微，向诗兵，张濛濛，等．医护人员职业性接触性皮炎管理的最佳证据总结［J］．护理学杂志，2023，38（13）：98-102.

［131］徐静，黄玲．系统性接触性皮炎发病机制及诊治研究进展［J］．皮肤病与性病，2020，42（5）：668-671.

［132］彭丹涛，许贤豪，佘子瑜．新斯的明试验改良结果判定法研究［J］．中国神经免疫学和神经病学杂志，2007，14（1）：1-3.

［133］包新华，姜玉武，张月华．儿童神经病学［M］．3 版．北京：人民卫生出版社，2021.

［134］中国免疫学会神经免疫分会．中国重症肌无力诊断和治疗指南（2020 版）［J］．中国神经免疫学和神经病学杂志，2021，28（1）：1-12.

［135］张馨，胡小懿，龚磊磊．脑脊液外引流术围手术期的护理进展［J］．中西医结合护理（中英文），2018，4（11）：220-222.

［136］中华医学会神经外科学分会，中国神经外科重症管理协作组．神经外科脑脊液外引流中国专家共识（2018 版）［J］．中华医学杂志，2018，98（21）：1646-1649.

［137］任晓雨．神经外科脑室引流术后引流管的护理效果观察［J］．中国医药指南，2019，17（16）：229.

［138］欧阳良美．颅脑手术后脑室引流管的护理干预及术后的康复情况研究［J］．当代护士，2019，1（2）：43-45.

［139］董颖华．术区引流管护理在颅脑手术后的效果及对并发症发生情况的影响［J］．医学信息，2021，11（22）：176-178.

[140] 左德献，李正阳，罗似亮，等.两种术式治疗颅内蛛网膜囊肿35例体会 [J].当代医学，2021，27（36）：623.

[141] 郭琼英.集束化护理干预在神经外科术后留置引流管患儿中的应用效果观察 [J].中国医药指南，2022，10（28）：29-32.

[142] 王玉龙.康复功能评定学 [M].3版.北京：人民卫生出版社，2018.

[143] 中国康复医学会儿童康复专业委员会，中国残疾人康复协会小儿脑性瘫痪康复专业委员会，中国医师协会康复医师分会儿童康复专业委员会，等.中国脑性瘫痪康复指南（2022）第三章：ICF-CY框架下的儿童脑瘫评定 [J].中华实用儿科临床杂志，2022，37（15）：1121-1141.

[144] 谭青满.抗痉挛体位对脑卒中偏瘫肢体功能恢复的疗效观察 [J].实用临床护理学电子杂志，2019，4（8）：95-105.

[145] 中国康复医学会儿童康复专业委员会，中国残疾人康复协会小儿脑性瘫痪康复专业委员会，中国医师协会康复医师分会儿童康复专业委员会，等.中国脑性瘫痪康复指南（2022）第六章：康复护理 [J].中华实用儿科临床杂志，2022，37（19）：1441-1451.

[146] 罗小平，傅君芬.儿科内分泌与代谢性疾病诊疗规范 [M].2版.北京：人民卫生出版社，2024.

[147] 中华医学会儿科学分会内分泌遗传代谢学组，中华儿科杂志编辑委员会.中枢性性早熟诊断与治疗专家共识（2022）[J].中华儿科杂志，2023，61（1）：16-22.

[148] 中国中西医结合学会儿科专业委员会内分泌工作组，上海市中西医结合学会儿科专业委员会.儿童性早熟中西医结合诊疗指南（2023版）[J].中医杂志，2024，65（5）：546-552.

[149] 吴利平，陈大鹏，史瑞明.儿科检验项目选择与样本采集 [M].北京：人民卫生出版社，2024.

[150] 王天有，申昆玲，沈颖.诸福棠实用儿科学 [M].9版.北京：人民卫生出版社，2022.

[151] 李凤婷，杨芹，李佳丽，等.儿童外周静脉血标本采集的循证护理实践 [J].中国护理管理，2022，22（1）：95-100.

[152] 中华医学会儿科学分会内分泌遗传代谢学组.中国儿童生长激素缺乏症诊治指南 [J].中华儿科杂志，2024，62（1）：5-11.

[153] 中华医学会糖尿病学分会，中国医师协会内分泌代谢科医师分会，中华医学会内分泌学分会，等.中国1型糖尿病诊治指南（2021版）[J].中华糖尿病杂志，

2022，14（11）：1143-1250.

[154] 中华医学会糖尿病学分会.中国2型糖尿病防治指南（2020年版）[J].中华糖尿病杂志，2021，13（4）：315-409.

[155] 中国中西医结合学会检验医学专业委员会.临床检验样本转运及保存规范化专家共识[J].中华检验医学杂志，2023，46（3）：259-264.

[156] Bao Y, Zhu D, Chinese Diabetes Society. Clinical application guidelines for blood glucose monitoring in China（2022 edition）[J]. Diabetes Metab Res Rev, 2022, 38（8）: e3581.

[157] 中华医学会糖尿病学分会.中国血糖监测临床应用指南（2021年版）[J].中华糖尿病杂志，2021，13（10）：936-948.

[158] 黄晓军.实用造血干细胞移植[M].2版.北京：人民卫生出版社，2019.

[159] 静脉治疗护理技术操作标准：WS/T 433—2023[S].

[160] 中华护理学会静脉输液治疗专业委员会.静脉导管常见并发症临床护理实践指南[J].中华现代护理杂志，2022，28（18）：2381-2395.

[161] 陈利芬，卫建宁，屈盈莹，等.经外周静脉穿刺中心静脉置管操作技术专家共识[J].现代临床护理，2023，22（2）：1-9.

[162] 中心静脉血管通路装置安全管理专家组.中心静脉血管通路装置安全管理专家共识（2019版）[J].中华外科杂志，2020，58（4）：261-272.

[163] GD2单抗治疗神经母细胞瘤临床应用协作组.GD2抗体达妥昔单抗 β 治疗神经母细胞瘤的临床应用专家共识（2021年版）[J].临床儿科杂志，2022，40（1）：14-20.

[164] 中心静脉通路上海协助组.完全植入式输液港上海专家共识[J].介入放射学杂志，2019，28（12）：1123-1128.

[165] 尚倩雯，张乐萍.贝林妥欧单抗在儿童复发或难治前体B细胞急性淋巴细胞白血病中的应用[J].中国小儿血液与肿瘤杂志，2024，29（2）：81-85.

[166] 王嘉怡，黄儒霖，梁志敏.COM.TEC血细胞分离机在儿童外周血干细胞采集中的应用[J].临床输血与检验，2018，20（5）：496-499.

[167] 顾婕，钱火红，任凭，等.2021年美国输液护理学会《输液治疗实践标准》中血管通路装置的置入与维护解读[J].护理研究，2023，37（3）：377-381.

[168] 刘洪，石果，邢雷，等.植入式静脉输液港相关并发症的临床分析[J].局部手术学杂志，2017，26（9）：648-651.

[169] 卓晓雨，苏庸春，肖剑文.儿童完全植入式静脉输液港感染的防治进展[J].儿科

药学杂志，2021，27（2）：62-65.

［170］Locatelli F，Zugmaier G，Mergen N，et al. Blinatumomab in pediatric relapsed/refractory B-cell acute lymphoblastic leukemia： RIALTO expanded access study final analysis［J］. Blood Adv，2022，6（3）： 1004-1014.

［171］邓伟萍，胡长平，罗平.贝利尤单抗用于儿童系统性红斑狼疮的研究进展［J］.中国当代儿科杂志，2021，23（10）： 1069-1074.

［172］李丰，陈慧珊，唐盈.贝利尤单抗治疗儿童系统性红斑狼疮临床特点分析及对JAK/STAT信号通路相关分子表达的影响［J］.中国实用儿科杂志，2023，38（12）： 924-931.

［173］风湿免疫疾病慢病管理全国护理协作组.英夫利西单抗输注护理专家共识（2014版）［J］.中华风湿病学杂志，2016，20（3）： 193-196.

［174］王阳，江学良，郭玉婷，等.英夫利西单抗治疗溃疡性结肠炎的有效性及安全性［J］.临床内科杂志，2022，39（1）： 50-52.

［175］梁芳芳，刘大玮，樊志丹.托珠单抗治疗全身型幼年特发性关节炎多中心临床研究［J］.中国实用儿科杂志，2022，37（5）： 379-384.

［176］姚华，唐韩云，王文娟.托珠单抗治疗全身型幼年特发性关节炎中长程疗效的观察总结［J］.中国实用儿科杂志，2022，37（7）： 523-526，531.

［177］陈建锋，李庆华，彭建军.托珠单抗治疗难治性全身型幼年特发性关节炎疗效及安全性［J］.儿科药学杂志，2021，27（11）： 8-11.

［178］贾茹，刘庆芬.风湿病患儿居家皮下注射生物制剂安全实施流程的构建［J］.中国实用护理杂志，2018，34（27）： 2112-2115.

［179］中国医师协会儿科医师分会血液净化专业委员会.儿童血液灌流临床应用专家共识［J］.中国小儿急救医学，2018，25（8）： 561-568.

［180］朱颖，董扬，徐达良.血液灌流治疗患儿重症腹型过敏性紫癜的临床疗效和机制探讨［J］.中国当代儿科杂志，2018，20（5）： 378-382.

［181］崔炎，仰曙芬.儿科护理学［M］.6版.北京：人民卫生出版社，2017.

［182］李楠.中医特色推拿手法规范化治疗小儿肌性斜颈120例临床疗效观察［J］.按摩与康复医学，2018，9（5）： 49-50.

［183］Nixon-Cave K，Kaplan S，Dole R，et al. Pediatric physical therapists' use of the congenital muscular torticollis clinical practice guidelines： a qualitative implementation study［J］. Pediatr Phys Ther，2019，31（4）：

331-336.

［184］Jiang B，Zu W，Xu J，et al. Botulinum toxin type A relieves sternocleidomastoid muscle fibrosis in congenital muscular torticollis［J］. Int J Biol Macromol，2018，112： 1014-1020．

［185］崔立津.按摩对不同时期小儿斜颈的疗效比较分析［J］.现代诊断与治疗，2015，26（3）： 580-581.

［186］赵章帅，唐盛平，熊竹.婴儿先天性肌性斜颈保守综合治疗1142例［J］.临床小儿外科杂志，2016，15（6）： 551-557.

［187］赵月芳.骨创伤治疗仪用于骨创伤疾病的临床应用研究［J］.国际护理学杂志，2007，26（6）： 575-577.

［188］张思璐，陈小丽.骨创伤治疗仪在股骨骨折患儿术后护理中的应用［J］.医疗装备，2021，34（14）： 170-172.

［189］张金哲，陈晋杰.小儿门诊外科学［M］.北京： 人民卫生出版社，2008.

［190］何翼君，曹雪芳，高磊.《结核菌素皮肤试验-γ干扰素释放试验两步法的操作技术规范》解读［J］.中国防痨杂志，2022，44（5）： 438-441.

［191］陆婷，林慧敏，龚秋伶.针对性护理对危重症儿童留置胃管期间相关并发症及患儿治疗依从性、睡眠质量的影响［J］.医学理论与实践，2022，35（22）： 3926-3927，3955.

［192］方敏，石艳，段莉，等. GeneXpert MTB/RIF Ultra 检测胃液标本对儿童肺结核的诊断价值［J］.中国防痨杂志，2021，43（6）： 584-589.

［193］赵佛容.口腔护理学［M］.3版.上海： 复旦大学出版社，2017.

［194］胡菁颖，李莉，周倩妹.不同调拌板对玻璃离子水门汀物理性能的影响［J］.北京大学学报（医学版），2019，51（5）： 964-967.

［195］邱韬，陈欣蕾，黄娟，等.调拌方式对玻璃离子水门汀充填体抗压强度的影响［J］.中国医药导报，2019，16（24）： 111-114.

［196］葛立宏.儿童口腔医学［M］.4版.北京： 人民卫生出版社，2019.

［197］李秀娥，王春丽.实用口腔护理技术［M］.北京： 人民卫生出版社，2016.

［198］宋育萱，梁瑞芬，刘锐.调拌方法对藻酸盐印模材料操作时间固化时间的影响［J］.实用口腔医学杂志，2017，33（1）： 119-121.

［199］苏玉娣，张玉英，张锦玲，等.调拌时间和粉水比对藻酸盐类印模材料流动性的影响［J］.口腔医学研究，2019，35（4）： 390-392.

［200］纪莹，杜小沛，朱丽颖.适龄儿童涂氟前后患龋状态及龋齿活跃度的比较研究［J］.

大连医科大学学报，2017，39（6）：562-565.

［201］乔丹.氟保护漆预防儿童龋齿效果的影响因素分析［J］.中国妇幼保健，2022，37（21）：4008-4011.

［202］杨军星，胡敏.国内四手操作在根管治疗中的应用研究进展［J］.解放军护理杂志，2017，34（20）：53-56.

［203］袁爱花，周佩燕，陈文慧.全程精细化四手操作对口腔患儿临床效果、遵医行为及满意度的影响［J］.国际护理学杂志，2021，40（19）：3556-3559.

［204］姚杜娟，胡亚莉.口腔诊疗中四手操作的应用进展［J］.全科口腔医学杂志（电子版），2020，7（5）：8，27.

［205］杨培增，范先群.眼科学［M］.9版.北京：人民卫生出版社，2018.

［206］Leonard B.Nelson，Scott E.Olitsky. Harley 小儿眼科学［M］.6版.赵堪兴，译.北京：北京大学医学出版社，2019.

［207］李志英，吕兰.实用眼科护理手册［M］.北京：化学工业出版社，2020.

［208］曾继红，何为民.眼科护理手册［M］.2版.北京：科学出版社，2021.

［209］陈梦，秦蕾蕾，刘夫玲.双眼睑眶周渐进性坏死性肉芽肿一例［J］.中华眼视光学与视觉科学杂志，2020，22（12）：940-942.

［210］席淑新，赵佛容.眼耳鼻咽喉口腔科护理学［M］.4版.北京：人民卫生出版社，2017.

［211］胡国华，周善璧.感官系统疾病［M］.北京：人民卫生出版社，2017.

［212］中华耳鼻咽喉头颈外科杂志编辑委员会鼻科组，中华医学会耳鼻咽喉头颈外科学分会鼻科学组.中国慢性鼻窦炎诊断和治疗指南（2018）［J］.中华耳鼻咽喉头颈外科杂志，2019，54（2）：81-100.

［213］Horton G A，Simpson M T W，Beyea M M，et al. Cerumen management: an updated clinical review and evidence-based approach for primary care physicians［J］. J Prim Care Community Health，2020，11：2150132720904181.

［214］Michaudet C，Malaty J. Cerumen impaction: diagnosis and management［J］. Am Fam Physician，2018，98（8）：525-529.

［215］中华耳鼻咽喉头颈外科杂志编辑委员会，中华医学会耳鼻咽喉头颈外科学分会小儿学组.儿童分泌性中耳炎诊断和治疗指南（2021）［J］.中华耳鼻咽喉头颈外科杂志，2021，56（6）：556-567.

［216］吴宗耀.烧伤康复学［M］.北京：人民卫生出版社，2015.

［217］中国老年医学学会烧创伤分会.烧伤儿童心理康复治疗全国专家共识（2020版）［J］. 中华烧伤杂志，2020，36（11）：987-992.

［218］冯华丽，王莎，项芹，等.烧伤患儿创面换药时中深度镇静的研究进展［J］.中华 烧伤与创面修复杂志，2023，39（1）：96-100.

［219］Gokalp H. Evaluation of nonablative fractional laser treatment in scar reduction［J］. Lasers Med Sci，2017，32（7）：1629-1635.

［220］李克楠.非剥脱性点阵激光在皮肤科的应用进展［J］.中国医疗器械信息，2021， 27（6）：33-34.

［221］李志辰，钟旻晖，莫雅碧，等.重组人表皮生长因子凝胶封包联合1540 nm非剥脱 性点阵激光治疗萎缩性痤疮瘢痕的临床疗效［J］.临床合理药，2023，16（13）： 88-90.

［222］王硕，王怀谷，蒋邦红，等.1565 nm非剥脱点阵激光联合硅凝胶对头面部急诊外 伤后早期瘢痕修复中的临床疗效［J］.实用医学杂志，2023，39（19）：2511- 2516.

［223］丁炎明.伤口护理学［M］.北京：人民卫生出版社，2017.

［224］巴拉诺斯基.伤口护理实践原则［M］.蒋琪霞，译.北京：人民卫生出版社， 2017.

［225］胡爱玲，郑美春，李伟娟.现代伤口与肠造口临床护理实践［M］.北京：中国协 和医科大学出版社，2018.

［226］中华医学会烧伤外科学分会.儿童深Ⅱ度烧伤创面处理专家共识（2023版）［J］. 中华烧伤与创面修复杂志，2023，39（10）：901-910.

［227］李帅志，杨玉山，罗彪.封闭式负压引流技术联合开放植骨治疗胫骨创伤性骨髓炎 的效果观察［J］.临床医学，2023，43（7）：17-20.

［228］万广稳，李亚茹.VSD技术治疗高位肛周脓肿的临床疗效观察［J］.基层医学论坛， 2023，27（4）：30-32.

［229］陈孝平，李荣祥，张志伟.门诊手术与处置技术经验与技巧［M］.北京：人民卫 生出版社，2018.

［230］中国创伤救治联盟，国家创伤医学中心，北京大学人民医院创伤救治中心.急诊 开放性伤口清创缝合术专家共识［J］.中华医学杂志，2020，100（21）：1605- 1610.

［231］包景峰，孙海亮，壮文军，等.套环引流术治疗小儿体表脓肿的疗效分析［J］.临 床小儿外科杂志，2020，19（12）：1140-1144.

［232］曾红，李佳，饶敏，等．脉冲染料激光治疗预防面部术后切口瘢痕增生的护理［J］．护理学杂志，2022，37（18）：40-42.

［233］张潇予，李凯．脉冲染料激光在皮肤科的临床拓展应用［J］．实用皮肤病学杂志，2022，15（1）：31-34.

［234］陶凯，郭锐．皮肤激光美容与治疗图解［M］．沈阳：辽宁科学技术出版社，2021.

［235］冯敏，陈玉平．流程化护理模式对308准分子光治疗白癜风患者的临床疗效及预后的影响［J］．临床医学研究与实践，2022，7（20）：149-152，159.

［236］冼卫民，杨秀文，李萍．封包疗法配合精细化护理对湿疹的疗效及安全性研究［J］．皮肤性病诊疗学杂志，2021，28（1）：65-66.

［237］翁志洁，高存志，王岩．网状弹力袜套在足部亚急性湿疹患者治疗过程中的辅助效果［J］．中国美容医学，2022，31（4）：155-158.

［238］吴志华．皮肤科治疗学［M］．3版．北京：科学出版社，2021.

［239］黄敏，李媛丽，王文颖．火针联合液氮冷冻治疗跖疣临床疗效观察［J］．北京中医药，2021，40（1）：96-98.

［240］孙琪，金志鹏．2020年美国心脏协会心肺复苏及心血管急救指南［J］．中华实用儿科临床杂志，2021，36（5）：321-328.

［241］桂莉，金静芬．急危重症护理学［M］．5版．北京：人民卫生出版社，2022.

［242］张琳琪，王天有．实用儿科护理学［M］．北京：人民卫生出版社，2018.

［243］赵祥文，肖政辉．儿科急诊医学手册［M］．北京：人民卫生出版社，2015.

［244］陈翔，吴静．湘雅临床技能培训教程［M］．北京：高等教育出版社，2016.

［245］姜保国，陈红．中国医学生临床技能操作指南［M］．3版．北京：人民卫生出版社，2023.

［246］郑显兰．儿科危重症护理学［M］．北京：人民卫生出版社，2015.

［247］苗晓，马靓，徐萍，等．不同卧位对机械通气患儿中心静脉压监测影响的系统评价［J］．中华现代护理杂志，2019，25（21）：2668-2673.

［248］石岚，郭仙斌，何进椅，等．急危重症患儿中心静脉压测量系统效能评估体系的临床实证研究［J］．中国实用护理杂志，2015，31（1）：5-8.

［249］中国医师协会急诊医师分会，中国医师协会急诊医师分会循环与血流动力学学组，中华医学会急诊医学分会，等．中心静脉压急诊临床应用中国专家共识（2020）［J］．中国急救医学，2020，40（5）：369-376.

［250］陆国平．儿童急诊与重症医学临床技术［M］．上海：复旦大学出版社，2016.

［251］赵明曦，李奇，罗红波，等 . 中心静脉压测量的最佳证据总结［J］. 中华护理杂志，
　　　2021，56（10）：1552-1560.

［252］全雪丽 . 腹膜透析在婴幼儿先天性心脏病手术后的应用［J］. 临床小儿外科杂志，
　　　2018，17（10）：795-798.

［253］庞亚昌，徐卓明，张明杰，等 . 腹膜透析在小儿先天性心脏病手术后的应用［J］.
　　　临床小儿外科杂志，2021，20（8）：743-748.

［254］林雪琼，陈晓青，曹芳 . 急诊腹膜透析在抢救先心患儿术后肾损伤应用的护理［J］.
　　　中国卫生标准管理，2021，12（17）：160-163.

［255］朱晓丽，王建明，姚俊平，等 . 早期腹膜透析在儿童重症先天性心脏病术后的临床
　　　应用［J］. 心肺血管病杂志，2018，37（6）：563-566.

［256］李晓庆，陈冬梅，王瑞泉，等 . 连续性血液净化治疗新生儿重症脓毒症伴多器官功
　　　能障碍综合征临床效果分析［J］. 中华新生儿科杂志（中英文），2019，34（5）：
　　　334-337.

［257］蔡成 . 新生儿急性肾衰竭的连续性肾脏替代治疗［J］. 中华实用儿科临床杂志，
　　　2017，32（2）：84-87.

［258］王凌峰，卢尧，文爱清 . 全血在战伤失血性休克复苏中的应用研究进展［J］. 中华
　　　创伤杂志，2019，35（5）：472-478.

［259］洪文超，陈一欢，裘刚 . 连续性肾脏替代治疗在低体重新生儿应用中的可行性分
　　　析［J］. 中华新生儿科杂志，2019，34（3）：192-196.

［260］夏耀方，石磊，刘翠青，等 . 连续性血液净化治疗新生儿急性肾功能衰竭五例［J］.
　　　中国小儿急救医学，2017，24（11）：874-877.

［261］孙仁华，黄东胜 . 重症血液净化学［M］. 浙江：浙江大学出版社，2015.

［262］李营阳，乔亚欣，侯琳琳，等 . ICU 经口气管插管患儿口渴管理的证据总结［J］.
　　　中华护理杂志，2023，58（14）：1750-1757.

［263］中国医师协会新生儿科医师分会循证专业委员会，中国医师协会新生儿科医师分会
　　　呼吸专业委员会 . 2020 新生儿机械通气时气道内吸引操作指南［J］. 中国当代儿科
　　　杂志，2020，22（6）：533-542.

［264］天津市护理质控中心 . 预防成人经口气管插管非计划性拔管护理专家共识［J］. 中
　　　华护理杂志，2019，54（6）：822-828.

［265］罗振吉 . 经鼻气管插管的发展及应用状况［J］. 中国中西医结合急救杂志，2017，
　　　24（2）：217-219.

［266］American Association for Respiratory Care. AARC Clinical Practice

Guidelines. Endotracheal suctioning of mechanically ventilated patients with artificial airways 2010 [J]. Respir Care, 2010, 5（6）: 758-764.

[267] Napolitano N, Berlinski A, Walsh B K, et al. AARC Clinical Practice Guideline: management of pediatric patients with oxygen in the acute care setting [J]. Respir Care, 2021, 66（7）: 1214-1223.

[268] 郭松领, 翁永林, 刘鹏, 等. 机械通气患儿应用气管导管内壁清理法的临床研究[J]. 现代医药卫生, 2019, 35（10）: 1460-1463.

[269] 孔懿, 高晓东, 戴正香, 等. SHEA 急症医院的呼吸机相关性肺炎和呼吸机相关性事件的预防策略（2022 版）解读[J]. 华西医学, 2023, 38（3）: 336-345.

[270] 王文静, 王宁, 林红, 等. 预防重症监护室患儿呼吸机相关性肺炎的循证护理实践[J]. 现代临床护理, 2023, 22（9）: 78-84.

[271] Liu W, Zuo Z, Ma R, et al. Effect of mechanical cleaning of endotracheal tubes with sterile urethral catheters to reduce biofilm formation in ventilator patients [J]. Pediatr Crit Care Med, 2013, 14（7）: e338-e343.

[272] Blakeman T C, Scott J B, Yoder M A, et al. AARC Clinical Practice Guidelines: artificial airway suctioning [J]. Respir Care, 2022, 67（2）: 258-271.

[273] 郭莉, 徐梅. 手术室专科护理 [M]. 北京: 人民卫生出版社, 2019.

[274] 郭莉. 手术室护理实践指南 [M]. 北京: 人民卫生出版社, 2023.

[275] 郭启勇. 介入放射学 [M]. 3 版. 北京: 人民卫生出版社, 2017.

[276] 肖书萍, 陈冬萍, 熊斌. 介入治疗与护理[M]. 3 版. 北京: 中国协和医科大学出版社, 2016.

[277] 叶盼, 边雪梅. 国内近 10 年经导管动脉化疗栓塞术护理的文献计量学分析 [J]. 中华现代护理杂志, 2022, 28（10）: 1299-1304.

[278] 王艳梅, 孙志强, 王修. TACE 术后并发肝癌栓塞后综合征病人护理的研究进展[J]. 护理研究, 2017, 31（33）: 4190-4192.

[279] 医院消毒供应中心第 2 部分: 清洗消毒及灭菌技术操作规范 WS310.2—2016 [J]. 中国感染控制杂志, 2017, 16（10）: 986-992.

[280] 张青, 钱黎明. 消毒供应中心管理与技术指南（2022 年版）[M]. 北京: 人民卫生出版社, 2023.

[281] 软式内镜清洗消毒技术规范 WS 507—2016[J]. 中国感染控制杂志, 2017, 16（6）: 587-592.

［282］医院隔离技术标准 WS/T 311—2023［J］.中国感染控制杂志，2023，22（11）：1398-1410.

［283］童强，滕敬华，李胜保，等.实用消化内镜护理技术［M］.武汉：华中科技大学出版社，2015.

［284］刘洁.超声波清洗技术在硬式腔镜器械清洗消毒中的应用［J］.医疗装备，2023，36（5）：139-141.

［285］毛燕君，李玉梅，曾小红，等.碘对比剂静脉注射护理实践手册［M］.上海：上海科技出版社，2020.

［286］张月英，郭锦丽，王朝霞，等.影像专业基础知识及护理实操手册［M］.北京：科学技术文献出版社，2020.

［287］秦月兰，郑淑梅，刘雪莲，等.影像护理学［M］.北京：人民卫生出版社，2020.

［288］刘平，汪茜，王琳，等.实用影像护理手册［M］.北京：科学技术文献出版社，2019.

［289］中华医学会影像技术分会医学影像护理专委会.影像增强检查静脉输注工具规范应用专家共识［J］.中国医疗设备，2021，36（3）：1-5.

［290］中华护理学会内科专业委员会.含碘对比剂静脉外渗护理管理实践指南［J］.中华护理杂志，2021，56（7）：1008.

［291］中国医药教育协会临床合理用药专业委员会，广东省药学会用药评价与临床科研专家委员会.钆对比剂全程化药学服务共识［J］.中国药房，2023，34（17）：2049-2056.